Handbuch der Arzneimittelinteraktionen

J. P. Griffin / P. F. D'Arcy

Handbuch der Arzneimittelinteraktionen

Übersetzt, bearbeitet und ergänzt von Dr. W. Ledwoch
Mit einem Vorwort von Prof. Dr. E. A. Noack

R. Oldenbourg Verlag München Wien 1981

Titel der Originalausgabe: J. P. Griffin and P. F. D'Arcy.
A Manual of Adverse Drug Interactions. © John Wright & Sons Ltd., 1979
Verantwortlich für die Deutsche Ausgabe:
Dr. W. Ledwoch, Zum Stadion 17, 4018 Langenfeld

CIP-Kurztitelaufnahme der Deutschen Bibliothek

Griffin, John P.:
Handbuch der Arzneimittelinteraktionen / J. P. Griffin; P. F. D'Arcy.
Übers., bearb. u. erg. von W. Ledwoch. Mit e. Vorw.
von E. A. Noack. – München; Wien : Oldenbourg,
1981.
  Einheitssacht.: A manual of adverse drug
interactions ‹dt.›
  ISBN 3-486-50741-9

NE: D'Arcy, Patrick F.:; Ledwoch, Wolfram [Bearb.]

© 1981 R. Oldenbourg Verlag München Wien

Das Werk ist urheberrechtlich geschützt. Die dadurch begründeten Rechte, insbesondere die der Übersetzung, des Nachdrucks, der Funksendung, der Wiedergabe auf photomechanischem oder ähnlichem Wege sowie die Speicherung und Auswertung in Datenverarbeitungsanlagen, bleiben auch bei auszugsweiser Verwertung vorbehalten. Werden mit schriftlicher Einwilligung des Verlages einzelne Vervielfältigungsstücke für gewerbliche Zwecke hergestellt, ist an den Verlag die nach § 54 Abs. 2 Urh.G. zu zahlende Vergütung zu entrichten, über deren Höhe der Verlag Auskunft gibt.

Schutzumschlagentwurf: WKW Münster

Gesamtherstellung: R. Oldenbourg Graphische Betriebe GmbH, München

ISBN 3-486-50741-9

INHALTSVERZEICHNIS

Vorwort ... VII
Einführung ... IX

Teil I. Die grundlegenden Mechanismen der Arzneimittelwechselwirkungen ... 1

1. Die grundlegenden Mechanismen ... 3
2. Arzneimittelinteraktionen *in vitro* ... 6
3. Arzneimittelinteraktionen im Gastro-Intestinaltrakt ... 20
4. Arzneimittelwechselwirkungen und Arzneimittelmetabolisierende Enzyme ... 25
5. Arzneimittelwechselwirkungen an Plasma- und Rezeptorbindungsstellen ... 40
6. Arzneimittelinteraktionen bei der Elimination von Pharmaka ... 51
7. Weitere Ursachen für Arzneimittelinteraktionen ... 55
Literaturangaben zu Teil I ... 58

Teil II. Tabellarische Zusammenstellung der Arzneimittelinteraktionen 69

Arzneimittel-Interaktionen mit

1. Alkohol ... 71
2. Antibiotika und antibakteriell wirkende Präparate ... 77
3. Antikoagulantien ... 124
4. Antikonvulsiva ... 145
5. Antidepressiva ... 153
6. Antidiabetika ... 178
7. Antihistaminika ... 190
8. Antihypertonika ... 201
9. Aspirin und nicht-steroidale antiphlogistisch wirkende Analgetika ... 224
10. Herzwirksame Pharmaka ... 232
11. Diuretika ... 251
12. Narkosemittel ... 260
13. Hypnotika und Sedativa ... 271
14. Levodopa ... 288
15. Lithiumcarbonat ... 293
16. Lokalanaesthetika ... 297
17. Orale Kontrazeptiva ... 300
18. Muskelrelaxantien ... 307
19. Sympathomimetika ... 314
20. Neuroleptika ... 330
21. Tuberkulostatika ... 344
22. Zytostatika ... 355
23. Phytopharmaka ... 365
Register ... 372

VORWORT

Das vorliegende Buch ist eine Monografie über unerwünschte Arzneimittelwirkungen, die man im allgemeinen etwas zu pauschal als Nebenwirkungen bezeichnet. Hierbei wird nicht berücksichtigt, daß es durchaus auch erwünschte Neben- und Wechselwirkungen gibt, die man sich im Einzelfall therapeutisch nutzbar gemacht hat (beispielsweise bei der Kombinationstherapie der Hypertonie). Schon aus der Beobachtung, daß jedes Medikament mit einer nachweisbaren Hauptwirkung in der Regel auch unerwünschte Nebenwirkungen besitzt, ist zu entnehmen, daß wir bei jeder wirkungsvollen Therapie potentiell mit Komplikationsmöglichkeiten zu rechnen haben, deren richtige Einschätzung, Zuordnung und Verhinderung meist nur dann gelingen wird, wenn wir eine solche Möglichkeit überhaupt in Erwägung ziehen. Dies wird noch besser gelingen, wenn wir zusätzlich auch den zugrundeliegenden Mechanismus kennen.

Welche große praktisch-therapeutische Bedeutung unerwünschten Arzneimittelwirkungen zukommt, sei anhand einiger Daten der Heidelberger Medizinischen Universitätsklinik aus dem Jahre 1977 aufgezeigt, die der Broschüre „Pharmadaten 80" des Bundesverbandes der Pharmazeutischen Industrie e.V. entnommen wurden. Danach erfolgte bei insgesamt 7500 stationär behandelten Patienten die Einlieferung in 2,0% der Fälle wegen unerwünschter Arzneimittelwirkungen. Darüber hinaus traten bei 17% während des Klinikaufenthaltes eine oder mehrere unerwünschte Arzneimittelwirkungen auf, wobei mir beachtenswert erscheint, daß jedem Patienten im Durchschnitt neun verschiedene Medikamente verabreicht wurden.

Seitdem die Nebenwirkungen von Pharmaka systematisch beobachtet und untersucht werden, ist unser Wissen über die Zusammenhänge in einem nicht voraussehbaren Ausmaß angewachsen. Ein beredtes Beispiel hierfür ist dieses Buch, das sich ausschließlich mit einer besonderen Art unerwünschter Nebenwirkungen befaßt, nämlich denjenigen, die durch Wechselwirkungen mehrerer gleichzeitig verabreichter Pharmaka entstehen. Tatsache ist, daß ein Pharmakon nicht nur mit bestimmten Strukturen des Wirtsorganismus selbst interagiert, sondern dort auch auf sehr unterschiedliche Art und Weise mit anderen Pharmaka in Wechselwirkung treten kann. Dies kann durch eine einfache chemische Reaktion zweier Pharmaka miteinander (Chemischer Antagonismus) oder durch Ingangsetzung zweier gegenläufiger physiologischer Prozesse (Funktioneller Antagonismus) geschehen, um nur zwei Beispiele zu nennen.

Das vorliegende Buch untergliedert sich in einen allgemeinen Teil, in dem die grundlegenden Mechanismen, auf die nach dem heutigen Erkenntnisstand Arzneimittelwechselwirkungen zurückzuführen sind, erklärt werden. Darauf folgt in einem zweiten, tabellarisch aufgebauten Teil die systematische Auflistung aller bekannten Interaktionen, geordnet nach Arzneimittelklassen. Zum Teil werden auch bisher rein theoretische Interaktionen aufgeführt, für die bisher ein praktischer Nachweis fehlt, die aber möglicherweise nur deshalb nicht beschrieben wurden, weil man nicht speziell darauf geachtet hat.

Das als Nachschlagewerk ausgelegte Fachbuch wendet sich in erster Linie an den verschreibenden Arzt und den die Patienten beliefernden Apotheker. Letzterem kommt heute eine besondere verantwortungsvolle Kontrollfunktion zu. Dies gilt insbesondere auch für rezeptfreie Arzneimittel, deren oft wirkungsintensive Inhaltsstoffe zu gefährlichen Unverträglichkeitsreaktionen Anlaß geben können, oder für die Belieferung mehrerer Rezepte, die einem Patienten zu gleicher Zeit von verschiedenen Ärzten ausgestellt wurden. Dabei ist der orientierende Blick in den tabellarischen Teil sicherlich praxisgerechter als beispielsweise die mühsame und zeitaufwendige Handhabung von unübersichtlichen Mikrofilmen und Folien. Betont sei hier, daß auch der Krankenhausapotheker, der mit der Zubereitung von Infusionslösungen wechselnder Zusammensetzung beschäftigt ist, zahlreiche, in dieser Fülle sonst nicht verfügbare Hinweise auf chemische Unverträglichkeiten erhält.

Es ist zu wünschen, daß das vorliegende Buch zu einem häufig zur Hand genommenen Ratgeber in der Klinik, der ärztlichen Praxis und der Apotheke wird. So wird es dazu beitragen, die vielfältigen, besonders auch vom öffentlichen Gesundheitswesen und der pharmazeutischen Industrie angestrebten und geförderten Bemühungen um eine Risikominderung in der Arzneimitteltherapie wirksam zu unterstützen, woraus letzten Endes eine bessere Verträglichkeit und Tolerierbarkeit der Pharmaka für den Patienten resultiert.

Düsseldorf, Februar 1981   Prof. Dr. med. E. NOACK

EINFÜHRUNG

Die Möglichkeit einer „Arzneimittelinteraktion" ist gerade heute, da viele Patienten mehr als ein Arzneimittel gleichzeitig einnehmen müssen, besonders groß geworden. Dabei sind sich viele Ärzte der Risiken, denen ihr Patient bei der Behandlung mit mehreren Arzneimitteln ausgesetzt ist, nicht bewußt. Als OSLER vor etwa 100 Jahren den Arzt beschrieb, der „eine Art Blindschußtherapie betreibt, bei der einmal die Krankheit und einmal der Kranke getroffen wird, ohne daß der Arzt im Einzelfall weiß, wen er nun gerade trifft", dachte er wohl kaum daran, daß seine Worte später noch größere Gültigkeit erhalten würden. Es ist oft genug darauf hingewiesen worden, daß jedes Mal, wenn der Arzt dem Patienten zusätzlich ein Mittel verschreibt, er möglicherweise eine ganz neue Kombination „kreiert", die ein bis dahin unbekanntes neues Risiko aufgrund einer Interaktion aufweist. In manchen Fällen sind solche Risiken aufgrund bereits bekannter pharmakologischer Zusammenhänge vorherzusagen, allzu oft sind sie aber nur dann rechtzeitig zu erkennen, wenn sie bei vielen Patienten auftreten.

Arzneimittelinteraktionen treten immer dann auf, wenn die pharmakologischen Eigenschaften eines zu therapeutischen Zwecken verabreichten Arzneimittels durch Anwesenheit einer anderen chemischen Substanz verändert werden. Die Bezeichnung „chemische Substanz" ist dabei im erweiterten Sinne zu verstehen, denn sie schließt so unterschiedliche Stoffe wie Alkohol, Nahrungsmittel, Insektizide, Nahrungsmittelzusätze, chemische Stoffe der Umwelt sowie Genuß- und Suchtmittel wie Cannabis und Tabak ebenfalls mit ein.

Ein Großteil des heute schon umfangreichen Wissens über das Entstehen von Arzneimittelinteraktionen basiert auf tierexperimentellen Untersuchungen. Obwohl Beobachtungen dieser Art zweifellos wichtig sind, sollte man beachten, daß sich beim Menschen Geschwindigkeit und Art des Arzneimittelmetabolismus sehr von dem vieler Labortiere unterscheiden können. So haben BRODIE (1962) und MODELL (1964) nachdrücklich darauf hingewiesen, daß klinische Studien beim Menschen die einzig gültige bzw. verläßliche Methode zum Nachweis von Wechselwirkungen sind, und daß solche Studien vorzugsweise bereits während der frühen Stadien der Prüfung eines neuen Arzneimittels durchgeführt werden sollten. Auch neuartige Kombinationen von Arzneimitteln erfordern eigene Prüfungen, die Toxizitätsstudien am Tier und eine adäquate klinische Testung einschließen, die wie bei einem ganz neuen Arzneimittel mit angemessener großer Genauigkeit und Sorgfalt durchzuführen sind.

In einem Übersichtsartikel stellte ORME (1972) die Behauptung auf, daß Arzneimittelinteraktionen nur einen kleinen Prozentsatz aller unerwünschten Arzneimittelnebenwirkungen ausmachen. Eine solche Äußerung spiegelt aber lückenhafte Kenntnisse über die epidemiologischen Aspekte unerwünschter Arzneimittelreaktionen im allgemeinen und für Arzneimittelinteraktionen im besonderen wider. Bisher stehen die erforderlichen Daten jedoch nicht in ausreichendem Maße zur Verfügung, und es ist fraglich, ob viele der bereits vorhandenen Angaben überhaupt vollständig sind. SMITH et al. (1966) haben die Häufigkeit unerwünschter Arzneimittelwirkungen auf einer 33-Betten-Station in der Zeit vom 1. Januar bis 31. Dezember 1965 systematisch untersucht. In der Studie wurden insgesamt 900 Patienten erfaßt. Dabei wurden unerwünschte Arzneimittelreaktionen in 10,8% der Fälle festgestellt, die am häufigsten bei jenen schwerkranken Patienten auftraten, die mit mehreren Arzneimitteln gleichzeitig behandelt wurden. Die enge Korrelation zwischen dem Auftreten unerwünschter Arzneimittelwirkungen und der Zahl der Pharmaka, mit denen die Patienten behandelt werden, ist ein gutes Indiz für die Annahme von Arzneimittelwechselwirkungen als häufigste Ursache für die beobachteten Komplikationen.

1967 untersuchten OGILVIE und RUEDY unerwünschte Arzneimittelreaktionen bei 731 Patienten auf einer Allgemeinstation während eines Zeitraums von 12 Monaten. Bei 193 Patienten (26,4%) konnten pharmakabedingte Nebenwirkungen nachgewiesen werden. Von den 67 Todesfällen war ein Viertel auf Arzneimittelnebenwirkungen zurückzuführen. Die meisten Symptome (81%) wurden dabei durch die pharmakologische Hauptwirkung des Arzneimittels verursacht, wobei dieser Effekt dosisabhängig war. Die restlichen 19% der beobachteten Nebenwirkungen waren eine Folge von Arzneimittelinteraktionen oder wurden durch konstitutions-, krankheits-, arzneimittel- oder umweltbedingte prädisponierende Faktoren hervorgerufen.

Im Rahmen des Bostoner „Collaborative Drug Surveillance Program" wurden quantitative Daten über sämtliche in ein Krankenhaus eingelieferte Patienten gesammelt. 1968 wurde in einem ersten Bericht über zunächst 830 Patienten mit chronischen Erkrankungen berichtet. Es wurden 7078mal Arzneimittel verabreicht, wobei 405mal unerwünschte Nebenwirkungen auftraten; davon wurden wiederum 22% auf Arzneimittelwechselwirkungen zurückgeführt. Die in diesem Buch verwandte Definition „Arzneimittelinteraktion" lehnt sich an die allgemein gebräuchliche Interpretation an. Danach handelt es sich um einen „pharmakologischen Effekt, der nicht über die Wirkung eines einzelnen Arzneimittels zu erklären, sondern auf zwei oder mehr gleichzeitig verabreichte Arzneistoffe zurückzuführen ist". Diese zunächst pauschale Definition beinhaltet zwei grundlegend verschiedene Arten von Arzneimittelinteraktionen: die „direkten" Arzneimittelinteraktionen, bei denen die Wirkung zweier oder mehrerer Arzneimittel mit ähnlichen pharmakologischen Eigenschaften durch Summation der Einzeleffekte zu toxikologischen Reaktionen führt, und die „indirekten" Interaktionen, bei denen mehrere Arzneimittel miteinander so in Wechselwirkung treten, daß sich die pharmakologischen Eigenschaften von mindestens einer der Substanzen verändern.

Im Jahre 1972 überprüfte die Bostoner Forschergruppe ihr Datenmaterial, das nun insgesamt 9900 untersuchte Patienten umfaßte. Es wurden 83 200 Arzneimittelverordnungen ermittelt, von den 3600 (36,4%) unerwünschte Reaktionen hervorriefen. Insgesamt 234 (6,9%) dieser Reaktionen wurden von den behandelnden Ärzten nach der o.g. Definition Arzneimittelinteraktionen zugeschrieben. Dies war damit ein weit geringerer

VORWORT

Das vorliegende Buch ist eine Monografie über unerwünschte Arzneimittelwirkungen, die man im allgemeinen etwas zu pauschal als Nebenwirkungen bezeichnet. Hierbei wird nicht berücksichtigt, daß es durchaus auch erwünschte Neben- und Wechselwirkungen gibt, die man sich im Einzelfall therapeutisch nutzbar gemacht hat (beispielsweise bei der Kombinationstherapie der Hypertonie). Schon aus der Beobachtung, daß jedes Medikament mit einer nachweisbaren Hauptwirkung in der Regel auch unerwünschte Nebenwirkungen besitzt, ist zu entnehmen, daß wir bei jeder wirkungsvollen Therapie potentiell mit Komplikationsmöglichkeiten zu rechnen haben, deren richtige Einschätzung, Zuordnung und Verhinderung meist nur dann gelingen wird, wenn wir eine solche Möglichkeit überhaupt in Erwägung ziehen. Dies wird noch besser gelingen, wenn wir zusätzlich auch den zugrundeliegenden Mechanismus kennen.

Welche große praktisch-therapeutische Bedeutung unerwünschten Arzneimittelwirkungen zukommt, sei anhand einiger Daten der Heidelberger Medizinischen Universitätsklinik aus dem Jahre 1977 aufgezeigt, die der Broschüre „Pharmadaten 80" des Bundesverbandes der Pharmazeutischen Industrie e.V. entnommen wurden. Danach erfolgte bei insgesamt 7500 stationär behandelten Patienten die Einlieferung in 2,0% der Fälle wegen unerwünschter Arzneimittelwirkungen. Darüber hinaus traten bei 17% während des Klinikaufenthaltes eine oder mehrere unerwünschte Arzneimittelwirkungen auf, wobei mir beachtenswert erscheint, daß jedem Patienten im Durchschnitt neun verschiedene Medikamente verabreicht wurden.

Seitdem die Nebenwirkungen von Pharmaka systematisch beobachtet und untersucht werden, ist unser Wissen über die Zusammenhänge in einem nicht voraussehbaren Ausmaß angewachsen. Ein beredtes Beispiel hierfür ist dieses Buch, das sich ausschließlich mit einer besonderen Art unerwünschter Nebenwirkungen befaßt, nämlich denjenigen, die durch Wechselwirkungen mehrerer gleichzeitig verabreichter Pharmaka entstehen. Tatsache ist, daß ein Pharmakon nicht nur mit bestimmten Strukturen des Wirtsorganismus selbst interagiert, sondern dort auch auf sehr unterschiedliche Art und Weise mit anderen Pharmaka in Wechselwirkung treten kann. Dies kann durch eine einfache chemische Reaktion zweier Pharmaka miteinander (Chemischer Antagonismus) oder durch Ingangsetzung zweier gegenläufiger physiologischer Prozesse (Funktioneller Antagonismus) geschehen, um nur zwei Beispiele zu nennen.

Das vorliegende Buch untergliedert sich in einen allgemeinen Teil, in dem die grundlegenden Mechanismen, auf die nach dem heutigen Erkenntnisstand Arzneimittelwechselwirkungen zurückzuführen sind, erklärt werden. Darauf folgt in einem zweiten, tabellarisch aufgebauten Teil die systematische Auflistung aller bekannten Interaktionen, geordnet nach Arzneimittelklassen. Zum Teil werden auch bisher rein theoretische Interaktionen aufgeführt, für die bisher ein praktischer Nachweis fehlt, die aber möglicherweise nur deshalb nicht beschrieben wurden, weil man nicht speziell darauf geachtet hat.

Das als Nachschlagewerk ausgelegte Fachbuch wendet sich in erster Linie an den verschreibenden Arzt und den die Patienten beliefernden Apotheker. Letzterem kommt heute eine besondere verantwortungsvolle Kontrollfunktion zu. Dies gilt insbesondere auch für rezeptfreie Arzneimittel, deren oft wirkungsintensive Inhaltsstoffe zu gefährlichen Unverträglichkeitsreaktionen Anlaß geben können, oder für die Belieferung mehrerer Rezepte, die einem Patienten zu gleicher Zeit von verschiedenen Ärzten ausgestellt wurden. Dabei ist der orientierende Blick in den tabellarischen Teil sicherlich praxisgerechter als beispielsweise die mühsame und zeitaufwendige Handhabung von unübersichtlichen Mikrofilmen und Folien. Betont sei hier, daß auch der Krankenhausapotheker, der mit der Zubereitung von Infusionslösungen wechselnder Zusammensetzung beschäftigt ist, zahlreiche, in dieser Fülle sonst nicht verfügbare Hinweise auf chemische Unverträglichkeiten erhält.

Es ist zu wünschen, daß das vorliegende Buch zu einem häufig zur Hand genommenen Ratgeber in der Klinik, der ärztlichen Praxis und der Apotheke wird. So wird es dazu beitragen, die vielfältigen, besonders auch vom öffentlichen Gesundheitswesen und der pharmazeutischen Industrie angestrebten und geförderten Bemühungen um eine Risikominderung in der Arzneimitteltherapie wirksam zu unterstützen, woraus letzten Endes eine bessere Verträglichkeit und Tolerierbarkeit der Pharmaka für den Patienten resultiert.

Düsseldorf, Februar 1981   Prof. Dr. med. E. NOACK

Prozentsatz als bei der ersten Studie. Diese Veränderung ist mit großer Wahrscheinlichkeit darauf zurückzuführen, daß in allen, seit der ersten Untersuchung zum Surveillance Programm hinzugekommenen 9 Krankenhäusern auch Akutkrankheiten behandelt und mit erfaßt wurden. Bei nahezu allen Fällen (230 von 234) hatten die Arzneimittelinteraktionen ihre Ursache in einer Addition der pharmakologischen Einzelwirkungen. 1973 betrug die Gesamtzahl der vom Forschungsteam untersuchten Patienten bereits 11 526. Bei 103 770 Arzneimittelgaben kam es in 28,1% (MILLER, 1973) zu unerwünschten Reaktionen; 1974 zählte man bei 19 000 Patienten 171 000 Arzneimittelverordnungen. Die Häufigkeit der Nebenwirkungen (JICK, 1974) hatte sich mittlerweile bei 30% eingependelt. Es ist weiterhin interessant, festzustellen, daß sich während der etwa 6jährigen Studiendauer trotz des ärztlichen Wissens um die große Häufigkeit unerwünschter Arzneimittelwirkungen keine Verhaltensänderungen hinsichtlich der Therapie mit mehreren Arzneimitteln einstellten. So erhielten die Patienten übereinstimmend zu Beginn wie zum Ende der Studie im Durchschnitt 9 verschiedene Medikamente während ihres stationären Aufenthaltes.

Von der Bostoner Untersuchergruppe wurde auch über 24 arzneimittelbedingte Todesfälle berichtet, die bei den stationär behandelten Patienten auftraten (PORTER und JICK, 1977a). Die Studie erfaßte insgesamt mehr als 26 000 akut erkrankte Patienten in sieben Ländern, so daß gleichzeitig auch ein Einblick in die mit der Pharmakotherapie verbundenen besonderen Risiken in höher entwickelten Ländern gewonnen wurde. Allerdings dürfen solche Ergebnisse nicht isoliert und von der jeweiligen Krankheit losgelöst betrachtet werden. In der Bostoner multizentrischen Studie konzentrierten sich die Todesursachen bei einem Großteil der Patienten auf meist tödlich verlaufende Erkrankungen wie Krebs, Leukämie, Lungenembolie und Leberzirrhose, so daß arzneimittelbedingte Todesfälle sicherlich unterrepräsentiert sind. Im Nachhinein ergab sich nämlich *(British Medical Journal, 1977a)*, daß nur 6 der 24 Todesfälle von insgesamt 26 000 der in die Klinik eingewiesenen Patienten hätten vermieden werden können. In 3 Fällen handelte es sich um nur leicht Erkrankte, so daß sich bei dieser Gruppe stationär behandelter Patienten die Zahl der möglicherweise *zu verhindernden* Todesfälle etwa 1 zu 10 000 verhält. Bei den für einen letalen Ausgang verantwortlich zu machenden Arzneimitteln handelte es sich hauptsächlich um intravenös applizierte Infusionslösungen, denen häufig Kaliumchlorid zugesetzt worden war.

Ähnliche Ergebnisse über unerwünschte Arzneimittelreaktionen und daraus abzuleitende Todesfälle wurden auch in anderen Studien erzielt. IREY (1976) vom US Armed Forces Institute of Pathology stellte bei der Obduktion von 827 infolge unerwünschter Arzneimittelwirkungen verstorbener Patienten fest, daß nur 25 Todesfälle auf vermeidbare therapeutische Fehler zurückzuführen waren. In 220 Fällen (26,6%) handelte es sich um nicht vorhersehbare Arzneimittelwirkungen. Obwohl diese Reaktionen wohl nicht ganz hätten vermieden werden können, da sie unerwartet auftraten, hätte sich ihre Zahl rückblickend betrachtet vielleicht durch eine sorgsamere Auswahl bzw. einen gewissenhaften Einsatz von Chemotherapeutika und Anästhetika reduzieren lassen, da diese Pharmaka an mehr als der Hälfte der Todesfälle ursächlich beteiligt waren (*Journal of the American Medical Association,* 1976). Auch andere Untersuchungen und retrospektive Studien haben bestätigt, daß arzneimittelbedingte Todesfälle sowohl bei stationär als auch ambulant behandelten Patienten in der Regel selten sind und dann vornehmlich bei Schwerstkranken festgestellt werden (BÖTTIGER et al., 1974; GIRDWOOD, 1974; ARMSTRONG et al., 1976; CARANASOS et al., 1976; *Journal of the American Medical Association,* 1977).

Nach Meinung des Bostoner Forscherteams konzentriert sich das momentane Interesse in Handbüchern und in Informationsmaterial, die den indirekten Arzneimittelinteraktionen besondere Bedeutung beimessen, nur auf wenige Aspekte des Auftretens von Arzneimittelinteraktionen. Es sollte dagegen auch zunehmend das Augenmerk auf toxische Reaktionen bei der Anwendung mehrerer Arzneimittel mit ähnlichem pharmakologischem Angriffspunkt gerichtet werden. In diesem Zusammenhang muß jedoch auch erwähnt werden, daß es sich bei vielen der in der Literatur beschriebenen Arzneimittelwechselwirkungen lediglich um wissenschaftliche, nicht exakt belegte Zwischenfälle handelt oder um Vorgänge, die sich mit den bisherigen pharmakologischen Erkenntnissen nicht erklären lassen. Dennoch sind die beobachteten Reaktionen im Einzelfall so verschieden, daß etwa pharmakogenetische Faktoren oder spezielle Folgen der Erkrankungen zu dieser einmaligen Reaktion geführt haben können. Auch umweltbedingte Einflüsse wie das Rauchen und die Luftverschmutzung, ja sogar die Härte des Leitungswassers können erwiesenermaßen die Arzneimittelmetabolisierung beeinflussen und an der Auslösung einer Interaktion beteiligt sein. Dies trifft sinngemäß auch für bestimmte Nahrungsmittel und insbesondere für pflanzliche Naturheilmittel zu, deren Gebrauch ständig zunimmt, in dem fälschlichen Glauben, daß diese aufgrund ihrer Naturbelassenheit frei von Nebenwirkungen seien. Tatsache ist jedoch, daß über ihre pharmakologischen und toxikologischen Eigenschaften noch weniger als von den synthetischen Pharmaka bekannt ist (DUKES, 1977). Auf diese Problematik soll an späterer Stelle noch näher eingegangen werden.

Es ist sicher, daß nicht alle unerwünschten Arzneimittelnebenwirkungen oder -interaktionen offiziell gemeldet werden. Das amerikanische „Committee on Safety of Medicines" hat deshalb die Ärzte wiederholt darauf hingewiesen, entsprechende Meldungen vorzunehmen, um damit zugleich die offiziellen Statistiken realistischer zu machen. In den Vereinigten Staaten wird die Erstellung von Statistiken aus juristischen Gründen noch zusätzlich erschwert. Im Bericht der FDA aus dem Jahre 1966 wurde nämlich die Vermutung geäußert, daß die Ärzte immer stärker damit zögerten, arzneimittelbedingte Nebenwirkungen und Todesfälle zu melden, da sie rechtliche Folgen fürchteten.

Schon 1969 sagte das „Office of Health Economics" in seiner lesenswerten Übersicht „*Die Medizin in den 90er Jahren*" voraus, daß die Einstellung der Ärzteschaft zu unerwünschten Arzneimittelnebenwirkungen realistischer werden würde. Außerdem könnte eine eingehendere Untersuchung epidemiologischer Zusammenhänge mit einer verbesserten Patientenkontrolle auch bei kleinen Kollektiven einen größeren Aufschluß über die Risiken unerwünschter Arzneimittelnebenwirkungen bei bestimmten Medikamenten erbringen.

Genau dies war und ist auch die Absicht verschiedener Untersucher, z. B. von HURWITZ und WADE (1969) ‚Intensive hospital monitoring of adverse reactions to drugs'; the Boston Collaborative Drug Surveillance Program (1972a) ‚Adverse drug interactions', (1972b) ‚Adverse reactions to the tricyclic antidepressant drugs', (1972c) ‚Interaction between chloral hydrate and warfarin'; STEWART and CLUFF (1974) ‚Gastrointestinal manifestations of adverse drug reactions'; New Zealand Rheumatism Association Study (1974) ‚Aspirin and the kidney'; Boston Collaborative Drug Surveillance Program (LEVY, 1974) ‚Aspirin use in patients with major upper gastrointestinal bleeding and peptic ulcer disease'; Medicines Evaluation and Monitoring Group (WOOD et al., 1974) ‚Central nervous system effects of pentazocine'; Boston Collaborative Drug Surveillance Group (1974) ‚Regular aspirin intake and acute myocardial infarction'; SANDERS et al. (1974) ‚Adverse reactions to cephalothin and cephapirin'; CARANASOS et al. (1974) ‚Drug induced illness leading to hospitalization'; LAWSON (1974) ‚Adverse reactions to potassium chloride'; Boston Collaborative Drug Surveillance Program (1974) ‚Allopurinol and cytotoxic drugs. Interaction in relation to bone marrow depression'; PETRIE et al. (1974) ‚Drug interaction in general practice'; JANERICH et al. (1974) ‚Oral contraceptives and congenital limb-reduction defects'; WILLIAMS et al. (1976) ‚The effects of concomitantly administered drugs on control of long-term anticoagulant therapy'; BLEYER (1975) ‚Surveillance of pediatric adverse drug reactions'; MCKENNEY and HARRISON (1976) ‚Drug-related hospital admissions'; ‚Patient compliance especially in the elderly patient' (SMITH, 1976; WATERS et al., 1976; WANDLESS and DAVIE, 1977); ‚Drug-induced deafness, anaphylaxis, convulsions and extrapyramidal symptoms' (PORTER and JICK, 1977b); ‚Oral contraceptives and diseases of the circulatory system' (Royal College of General Practitioners' Oral Contraception Study, 1977; VESSEY et al., 1977; *British Medical Journal,* 1977b).

Sogar bei der Anwendung einer so einfachen Substanz wie Kaliumchlorid können folgenschwere Nebenwirkungen auftreten. LAWSON (1974) analysierte die Daten von 16 048 Patienten im Rahmen des Boston Collaborative Drug Surveillance Programms und stellte fest, daß 4921 (31%) von ihnen Kaliumchlorid erhalten hatten und zwar hauptsächlich zur Prophylaxe von Elektrolytverlusten. 283 (5,8%) Patienten zeigten Nebenwirkungen, meist in Form von Hyperkaliämien, die sich auf Kaliumchlorid zurückführen ließen. Diese unerwünschten Wirkungen führten bei 7 Patienten zum Tode und bei weiteren 21 Patienten zu lebensbedrohlichen Zuständen.

Nur durch derartige systematische Übersichten und nicht auf der Basis unvollständiger Daten, können die den unerwünschten Arzneimittelnebenwirkungen und -interaktionen zugrundeliegenden Mechanismen aufgedeckt und therapeutisch besser berücksichtigt werden. Durch eine dadurch bewirkte Vergrößerung unseres Wissens sollte auf Dauer eine genauere Voraussage über das Risiko von Nebenwirkungen und Interaktionen möglich sein, so daß zwangsläufig auch die Häufigkeit von Komplikationen verringert wird. Gegenwärtig besteht jedoch zunächst einmal die Notwendigkeit, eine effektivere Aufklärung über Arzneimittelinteraktionen durchzuführen, damit unnötige Erkrankungen vermieden werden. Ganz besonders sollte sich dieses Informationsmaterial an den praktischen Arzt wenden. In einer kürzlich erschienenen Publikation berichtete PETRIE et al. (1974) von der Universität Aberdeen über eine Fragebogenaktion, die bei 253 Praktikern im Nordosten von Schottland durchgeführt wurde, um festzustellen, ob den Ärzten einige der potentiellen Interaktionen von folgenden 5 Arzneimittelgruppen – adrenerge Neuronenblocker, Warfarin, Antidiabetika, MAO-Hemmer und Sedativa – bekannt waren. Der Fragebogen wurde anonym ausgefüllt und von 185 der 253 Ärzte wieder zurückgeschickt. Die Umfrage ergab, daß von den 50 auf dem Fragebogen aufgeführten Wechselwirkungen im Schnitt 17,2 den Ärzten bekannt waren. 94% der Ärzte, die den Fragebogen zurückgesandt hatten, baten dabei um weitere Informationen zum Thema Arzneimittelinteraktionen.

Nach PETRIE und Mitarbeitern besteht bei den Ärzten der ausdrückliche Wunsch, über klinisch bedeutsame Interaktionen ausführlich unterrichtet zu werden. Dabei sollten nur wichtige und praxisbezogene Informationen mitgeteilt werden, denn die Verbreitung von Informationsmaterial über nur ganz selten verschriebene Medikamente reduziert zwangsläufig die Effektivität der eigentlich wichtigen Informationen. Genau dieses Wissen soll aber in diesem Buch vermittelt werden. Die ausführliche Abhandlung der den Arzneimittelinteraktionen zugrundeliegenden Mechanismen soll als Grundlage für das Verständnis der in den Tabellen aufgeführten Wechselwirkungen dienen.

Die in den Tabellen enthaltenen Daten sind sorgfältig ausgewählt. Es wurde soweit wie möglich vermieden, lediglich tierexperimentell beobachtete Interaktionen mit einzubeziehen, es sei denn, sie erleichterten das Verständnis für ein klinisch zu beobachtendes Problem.

Wo es erforderlich ist, werden in den Interaktionstabellen auch genauere Informationen zu *in vitro*-Interaktionen von Arzneimitteln untereinander sowie zwischen Arzneimitteln und Infusionslösungen mitgeteilt. Diese sind deshalb von besonderem Interesse, weil in Krankenhäusern Arzneimittel in zunehmendem Maße intravenösen Infusionslösungen zugesetzt werden.

In einigen Fällen wird auch aufgrund theoretischer pharmakologischer Gesichtspunkte auf denkbare Arzneimittelwechselwirkungen hingewiesen, auch dann, wenn keine entsprechenden Beispiele aus der Praxis bekannt sind. Eine solche Vorhersage einer potentiellen Interaktion, die als reine Warnung des Arztes vor einem, wenn auch bisher nur theoretischen Risiko verstanden werden will, ist sicherlich besser, als daß man die Meldung solcher Interaktionen in der Literatur abwartet.

Literaturhinweise siehe Seite 59–67.

TEIL 1

Grundlegende Mechanismen der Arzneimittel-wechselwirkungen

1. DIE GRUNDLEGENDEN MECHANISMEN

Arzneimittelinteraktionen können sowohl innerhalb als auch außerhalb des menschlichen Körpers auftreten, so z. B. dann, wenn Arzneimittel *in vitro* einer Infusionsflüssigkeit zugefügt werden, oder aber in einer Tablette oder Kapsel, wenn ein Bestandteil des Präparates die Bioverfügbarkeit des Wirkstoffs beeinflußt. Interaktionen können aber auch im Gastro-Intestinaltrakt bereits vor der eigentlichen Resorption des Arzneimittels auftreten, wenn einzelne Arzneimittel- oder Nahrungsbestandteile die Resorptionseigenschaften eines anderen Arzneimittels verändern.

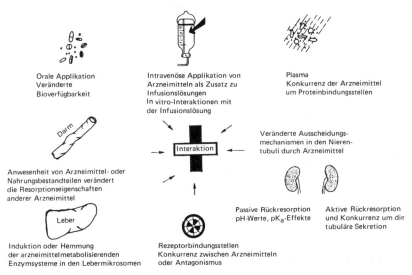

Abb. 1. Möglichkeiten für das Auftreten von Arzneimittelinteraktionen

Arzneimittelwechselwirkungen nach erfolgter Resorption können ferner durch Konkurrenz um Proteinbindungsstellen im Plasma oder Gewebe bzw. durch einen Antagonismus an den Rezeptorbindungsstellen im Gewebe verursacht werden.

Interaktionen können den Abbau eines Arzneimittels dahingehend verändern, daß sie insbesondere die an der Biotransformation von Arzneimitteln beteiligten Enzymsysteme der Lebermikrosomen induzieren oder hemmen. Sie können darüber hinaus die Ausscheidung von Arzneimitteln in den Nierentubuli beeinflussen. Von der Herstellung bis zur Elimination eines Arzneimittels besteht also immer die Möglichkeit, daß Interaktionen auftreten (GRIFFIN und D'ARCY, 1974).

Wo überall Arzneimittelwechselwirkungen auftreten können, ist in *Abbildung 1* dargestellt. Hier wird der ganze Umfang des Problems verdeutlicht. Einzelne Fragen zu Arzneimittelwechselwirkungen werden in den folgenden Abschnitten abgehandelt:

Arzneimittelinteraktionen in vitro, Arzneimittelinteraktionen im Gastro-Intestinaltrakt, Arzneimittelinteraktionen und arzneimetabolisierende Enzyme, Arzneimittelinteraktionen an Plasma- und Rezeptorbindungstellen, Arzneimittelinteraktionen in den Ausscheidungsorganen sowie infolge eines veränderten Verteilungsvolumens.

Die Vielfalt der Arzneimittelinteraktionen

Der Einfachheit halber sollen in den nun folgenden Abschnitten die verschiedenen Stellen, an denen Arzneimittelinteraktionen auftreten können, getrennt besprochen werden. Es muß jedoch darauf hingewiesen werden, daß ein Arzneimittel an mehreren dieser Stellen und durch Einwirkung mehrerer Mechanismen mit anderen Substanzen in Wechselwirkung treten kann. Das beste Beispiel hierfür sind wohl die Antikoagulantien vom Kumarintyp, deren Wirkung durch eine Vielzahl von Arzneimitteln und an ganz unterschiedlichen Stellen verstärkt oder verringert werden kann *(Tabelle 1).*

Langzeittherapeutika wie Antikoagulantien, Antihypertonika, Antidiabetika oder Antiepileptika müssen bei jedem Patienten individuell dosiert werden. Jede spätere Abweichung von der einmal festgelegten Dosierung ist für den Patienten entweder durch unzureichende Beeinflussung seiner Krankheit oder durch das Auftreten von Nebenwirkungen infolge Überdosierung risikoreich. Interaktionen zwischen Arzneimitteln stellen daher in diesen Fällen eine besondere Gefahr dar (D'ARCY, 1974).

Unerwünschte Arzneimittelwirkungen, die entstehen können, wenn neue Arzneimittel *zusätzlich* verordnet werden, sollen auch im folgenden Abschnitt besonders hervorgehoben werden. Jedoch muß hier auch erwähnt werden, daß innerhalb einer therapeutischen Behandlung das plötzliche *Absetzen* eines Medikaments, welches die Arzneimittelmetabolisierung beschleunigt, schwerwiegende oder sogar zum Tode führende unerwünschte Wirkungen nach sich ziehen kann. In einem solchen Fall wird die vorher gut vertragene Tagesdosis des weiterhin eingenommenen Arzneimittels gleichsam zu einer Überdosis, da das Medikament jetzt langsamer metabolisiert wird.

Die Kumarine liefern hier wiederum ein therapeutisch relevantes Beispiel: Wenn Phenobarbital, eine stark enzyminduzierende Substanz, bei Patienten unter Kumarinbehandlung plötzlich abgesetzt wird, kann die Prothrombinzeit verlängert werden, und es können spontan massive Blutungen auftreten.

Tab. 1. Arzneimittelwechselwirkung mit Antikoagulantien (Kumarine)

Arzneimittel, welche die therapeutische Wirkung antagonisieren

Durch Enzyminduktion	Durch verringerte Resorption	Durch Erhöhung der Synthese von Gerinnungsfaktoren
Barbiturate Dichloralphenazon Äthchlorvynol Griseofulvin	Cholestyramin	Orale Kontrazeptiva Vitamin K (Schwangerschaft)

Arzneimittel, welche die therapeutische Wirkung verstärken

Durch Enzymhemmung	Durch Verdrängung des Arzneimittels aus Proteinbindungsstellen	Durch erhöhte Affinität zu Rezeptorbindungsstellen
Chloramphenicol Disulfiram Äthanol Phenyramidol	Chloralhydrat Diazoxid Etacrynsäure Indometacin Mefenaminsäure Nalidixinsäure Oxyphenbutazon Phenylbutazon Sulfonamide Tolbutamid	Clofibrat D-Thyroxin Norethandrolon
Durch Herabsetzung der Verfügbarkeit von Vitamin K		*Durch verminderte Synthese von Gerinnungsfaktoren*
Neomycin und orale Breitbandantibiotika		Anabolika wie z. B. Äthyloestrenol Methandienon Norethandrolon und andere an C-17 alkylierte Androgene Chinidin Salizylate

2. ARZNEIMITTELINTERAKTIONEN *IN VITRO*

Bereits vor der Arzneimittelanwendung können Wechselwirkungen auftreten. Aus der alten Apothekerpraxis ist bekannt, daß manche Medikamente nicht miteinander zu kombinieren sind. Zu einer Zeit, als noch aufwendig rezeptiert wurde, war dies ein häufiges, wenngleich einkalkuliertes Risiko. Damals galt die Inkompatibilität bestimmter Substanzen als die einzig wichtige und zu beachtende Interaktion. Später jedoch, als die Entnahme einzelner Arzneimitteldosen aus einer Arzneimittelflasche durch moderne galenische Zubereitungen wie Tablette, Kapsel oder Injektion ersetzt und die Kenntnisse über die möglichen Interaktionen im menschlichen Körper erweitert wurden, geriet das spezifische Problem der *in vitro*-Arzneimittelinteraktionen länger als ein Vierteljahrhundert in Vergessenheit. Es gewann wieder an Aktualität, als es zunehmend zur Gewohnheit wurde, auf Krankenhausstationen industriell hergestellten Infusionslösungen mehrere Arzneimittel auf einmal zuzusetzen. Außerdem hatte man erkannt, daß feste galenische Formen eines Arzneimittels wie Tablette oder Kapsel einen starken Einfluß auf die Bioverfügbarkeit des Wirkstoffs haben können.

Diese beiden von Natur aus unterschiedlichen Probleme sollen in den nun folgenden Abschnitten behandelt werden. Obwohl verschieden, sind sie doch dadurch miteinander verwandt, daß in beiden Fällen chemische oder physikochemische Wechselwirkungen der Einzelkomponenten die Hauptursachen sind.

Zusätze zu intravenösen Lösungen
Bevor die Gefahren einer kritiklosen Zugabe von Arzneimitteln zu Infusionslösungen erörtert werden, müssen zunächst die Gründe für den bevorzugten Einsatz dieser Therapieform untersucht werden. Eine parenterale Applikation kommt z. B. für Patienten in Frage, bei denen das Ausmaß der Resorption bei oraler Gabe unsicher ist (beispielsweise bei Patienten mit Nausea oder Vomitus) oder bei bewußtlosen Patienten, bei denen eine orale Arzneimittelverabreichung kontraindiziert ist. Eine intramuskuläre Gabe kann aufgrund einer verminderten Gewebedurchblutung wirkungslos oder aufgrund anderer Umstände, wie z. B. bei einer hochdosierten Antikoagulantientherapie, unmöglich sein.

Die Zugabe eines Arzneimittels kann der Unterstützung einer Infusionstherapie dienen, möglicherweise ist aber auch eine einfache und kontinuierliche Applikation des Arzneimittels erwünscht, oder aber die für die Arzneimittelverabreichung zur Verfügung stehenden Venen sind schwer zugänglich sowie zahlenmäßig begrenzt. Man darf jedoch annehmen, daß Arzneimittel in vielen Fällen der Einfachheit halber zusätzlich in die Infusionslösungen gegeben werden, und daß diese Zugabe häufig erfolgt, ohne daß die Stabilität und die mögliche Änderung der therapeutischen Eigenschaften solcher Kombinationen dabei berücksichtigt werden.

Die Tendenz, Arzneimittel Infusionslösungen zuzufügen, steigt unzweifelhaft an. Demzufolge ist auch die zunehmende Verwendung einer Vielzahl von Infusionslösungen festzustellen. Im Rahmen einer einmonatigen Untersuchung an 10 Krankenhäusern in der Grafschaft Ulster im Januar 1972 bzw. 1973, stellten D'ARCY und THOMPSON (1974) fest, daß von 7900 Einzelinfusionen 3096 (39,2%) nachweislich Arzneimittelzusätze enthielten, wobei einem Großteil mehrere Medikamente zugefügt wurden. Aus einer 1974 von HARRISON und LOWE publizierten Krankenhausstudie über Arzneimittelzusätze in Infusionslösungen geht hervor, daß 44% der verabreichten Lösungen Arzneimittelzusätze enthielten und daß bei 17–24% davon sogar mehrere Arzneimittel der Infusionslösung zugesetzt waren. Interessant ist in diesem Zusammenhang die Feststellung von BRODIE et al. (1974), daß in internistischen Abteilungen im allgemeinen nur ein einziges Arzneimittel intravenösen Lösungen zugesetzt wurde, wohingegen bei Patienten der chirurgischen Abteilungen in 15% der Fälle zwei oder mehr Arzneimittel den Infusionslösungen zugefügt wurden.

Es mehren sich die Hinweise dafür, daß sich sowohl die chemisch-physikalischen Eigenschaften als auch die Wirksamkeit bestimmter Arzneimittel in Infusionsflüssigkeiten bei alleiniger oder kombinierter Gabe mit anderen Arzneimitteln verändern. Bei der Zugabe von Arzneimitteln zu Infusionslösungen können eine Reihe unerwünschter Veränderungen auftreten, wie z. B. Interaktionen zwischen den Arzneimitteln und der Infusionsflüssigkeit oder zwischen einzelnen Arzneimitteln untereinander. In beiden Fällen können einzelne oder alle Bestandteile der Infusionslösung verändert werden.

Das Ausmaß dieser Veränderungen ist sehr unterschiedlich und wird wie bei allen chemischen bzw. physikochemischen Reaktionen durch die Temperatur, die Dauer der Einwirkung, den pH-Wert, Lichteinwirkung, Anwesenheit von Elektrolyten sowie durch die Stabilität der Infusionslösungen, bei denen es sich häufig um Emulsionen oder gesättigte Lösungen handelt, in starkem Maße beeinflußt.

All diese Reaktionen können zu einer Inaktivierung, einer Veränderung der therapeutischen Wirkung bis hin zur toxischen Wirkung führen. Diese Veränderungen in den Infusionslösungen können sich auch schon äußerlich durch das Auftreten eines Niederschlages, einer Trübung oder eines Farbumschlages äußern. Sie können aber ebensogut auftreten, ohne eine sichtbare Veränderung der Infusionsflüssigkeit herbeizuführen.

Die Kenntnisse über die Zusammenhänge sind noch sehr lückenhaft. Einige bereits sicher nachgewiesene Unverträglichkeiten zwischen Arzneimitteln und Infusionslösungen sind in *Tabelle 2* zusammengefaßt.

Tab. 2. Infusionslösungen: Unverträglichkeiten mit Arzneimittelzusätzen

Infusionslösung	*Inkompatibilität*
Aminosäuren, z. B. enthalten in: Aminofusin Aminohek Aminomel	*Jegliche Zufügung von Arzneimitteln vermeiden:* diese Lösungen können säure-labile Arzneimittel abbauen; mit Penicillinen bilden sie potentiell allergene Verbindungen. Auch können sie Arzneimittel binden oder Komplexbildung verursachen.

8　Arzneimittelinteraktionen

Infusionslösung	Inkompatibilität
Aminoplasmal Aminosteril Aminovenös EAS-Pfrimmer L-Amino-Omnifundol Normofundin Nutriamin Parentamin Schiwasol TPE 1800 Vaminaco mit Fructose	
Blut	*Bluttransfusionen dürfen niemals Arzneimittel zugefügt werden:* die Undurchsichtigkeit der Flüssigkeit verhindert die Feststellung eventueller Inkompatibilitäten.
Dextrane wie z. B. Dextran 40 Lösung Rheomacrodex Dextran 70 Lösung Dextran 110 Lösung Dextraven 110 Dextran 150 Lösung Dextraven 150 Dextraven 70, Macrodex Lomodex, Perfadex	*Zufügung der folgenden Arzneimittel vermeiden:* Aminocapronsäure, Ampicillin, Ascorbinsäure, Chlorpromazin, Chlortetracyclin, lösliche Barbiturate, Phytomenadion, Promethazin oder Streptokinase. Diese Lösungen können säure-labile Arzneimittel abbauen, Arzneimittel binden oder Komplexbildung verursachen.
Dextrose Dextrose Lösung (der pH-Wert kann zwischen 3,5 und 6,5 variieren, was sich in widersprüchlichen Berichten über Unverträglichkeiten erklärt) Laevulose (Fructose) Laevulose Lösung Levugen (pH-Wert kann zwischen 3 und 6 variieren)	*Zufügung der folgenden Arzneimittel vermeiden:* Aminophyllin, lösliche Barbiturate, Cyanocobalamin, Erythromycin, Hydrocortison, Kanamycin, Novobiocin, lösliche Sulfonamide oder Warfarin. Falls Ampicillin zugefügt werden muß, soll dies innerhalb von 4 Stunden infundiert sein; Meticillin nicht länger als 8 Stunden und Heparin nicht über längere Zeit infundieren.
Elektrolyte wie z. B. Kalium-Chlorid Lösung Kalium-Chlorid/ Dextrose Lösung	Die Lösungen sind gewöhnlich leicht sauer oder neutral; mit vielen Arzneimitteln ist ihre Kompatibilität erwiesen, jedoch ist bei fehlendem Stabilitätsnachweis Vorsicht geboten.
Ringer-Lösung	*Zufügung der folgenden Arzneimittel in Ringer-Lösung vermeiden:* Amphotericin, Corticotrophin, Metaraminol, Noradrenalin oder Tetracycline.

Infusionslösung	Inkompatibilität
Natriumchlorid Lösung Natriumchlorid/Dextrose Lösung	Zufügung von Alkohol oder Amphotericin in Natriumchloridlösung vermeiden.
Natriumlaktat Lösung	Zufügung der folgenden Arzneimittel in Natriumlaktat Lösungen vermeiden: Amphotericin, Novobiocin, Suxamethonium oder Tetracycline.
Fettemulsionen wie z. B. Intralipid Lipofundin Nutrifundin	Keine Arzneimittel oder Elektrolyte zufügen: diese Zusätze könnten den Emulsionszustand zerstören und zu einer Aggregation führen.
Mannit Mannit Lösung Osmosteril Osmofundin	Einer 20- oder 25%igen Mannit-Lösung sollten weder Kaliumchlorid noch andere Elektrolyte oder Arzneimittel zugefügt werden. Der Zusatz würde das Mannit auskristallisieren lassen. Grundsätzlich sollten Mannit-Lösungen folgende Arzneimittel nicht zugefügt werden: Corticotrophin, lösliche Barbiturate, Noradrenalin, Metaminol, Suxamethonium oder Tetracycline.
Natriumbicarbonat Natriumbicarbonat Lösung	Nicht zufügen: Calciumchlorid, Calciumgluconat, Calciumsalze von Arzneimitteln Corticotrophin, Hydrocortison, Hydromorphon, Insulin, Meticillin, Narkotika, Noradrenalin, Pentobarbital, Procain, Streptomycin, Tetracyclin, Thiopental, Vancomycin. Falls Ampicillin zugefügt werden muß, sollte dies innerhalb von 6 Stunden und Cloxacillin innerhalb von 8 Stunden infundiert sein.
Sorbit Sorbit Lösung Lytosteril	Über Inkompatibilitäten mit diesen Infusionslösungen liegen nur wenige publizierte Informationen vor. Der pH-Wert variiert normalerweise zwischen 6,5 und 7,5; Sorbit ist im Verhältnis von 2:1 wasserlöslich und einer 30%igen Lösung können ohne Bedenken Arzneimittel zugesetzt werden, es folgt hier keine Auskristallisierung des Sorbits. *Sollte keine Information vorliegen, so ist mit dem Zusatz Vorsicht geboten und im Falle einer sichtbaren Inkompatibilität dieser sofort zu unterbrechen* (Trübung, Nebelbildung, Ausfällung oder Farbveränderung).

Arzneimittelinteraktionen

Tabelle 3 gibt eine Übersicht über häufig auftretende Unverträglichkeiten *in vitro*.

Tab. 3. Häufig auftretende *in vitro*-Unverträglichkeiten

Arzneimittel	Wechselwirkung mit
Aminophyllin Cardophyllin Escophyllin Euphyllin	Cephalotin, Chlorpromazin, Corticotrophin, Dimenhydrinat, Hydralazin, Hydroxyzin, Narkotika, Phenytoin, Prochlorperazin, Promazin, Promethazin, Sympathikomimetika, Tetracycline, Vancomycin.
Ampicillin Amblosin Binotal Penbritin etc.	Chlorpromazin, Erythromycin, Gentamicin, Hydrocortison, Kanamycin, Lincomycin, Streptomycin, Tetracycline, Aminosäure-Lösungen (Amigen, Aminosol u. ä., Trophysan, Vamin).
Amphotericin Ampho-Moronal Fungizon etc.	Alle Elektrolyte, sämtliche andere Arzneimittel (Risiko einer Ausfällung).
Benzylpenicillin Crystapen	Chloramphenicol, Chlorpromazin, Gentamicin, Heparin, Hydroxyzin, Lincomycin, Metaraminol, Phenytoin, Polymyxin B, Prochlorperazin, Promethazin, Tetracycline, Vancomycin, Vitamin B_1, Vitamin E, Aminosäure-Lösungen.
Calciumgluconat Calcium-Sandoz	Amphotericin, Cephalotin, Hydroxyzin, Natriumbicarbonat, Novobiocin, Oxytetracyklin, Phenytoin, Prednisolon, Prochlorperazin, Promethazin, Streptomycin, Tetracycline, Vancomycin
Carbenicillin Anabactyl Microcillin Pyopen	Chloramphenicol, Erythromycin, Gentamicin, Lincomycin, Tetracycline, Aminosäure-Lösungen. Mit anderen Aminoglykosiden sind Interaktionen vorauszusehen (Gentamicin, Neomycin, Kanamycin, Streptomycin, Amikacin, Tobramycin, Viomycin).
Cephaloridin Ceporin (Sämtliche Infusionslösungen, die Cephaloridin enthalten, sollen nach 6 Stunden ausgewechselt werden)	Erythromycin, Oxytetracyklin, Phenylephrin, Polymyxin B, Tetracyclin, alle Barbiturate (10–15% Wirksamkeitsverlust von Cephaloridin in 6 Stunden), alle Bakteriostatika (verringerte Aktivität).
Chlorpromazin Megaphen	Aminophyllin, Ampicillin, Amphotericin, lösliche Barbiturate, Benzylpenicillin, Chloramphenicol, Chlorothiazid, Cloxacillin, Ethamivan, Meticillin, lösliche Sulfonamide.
Cloxacillin Constaphyl Stapenor	Erythromycin, Gentamicin, Polymyxin B, Tetracycline, Aminosäure-Lösungen.

Arzneimittelinteraktionen in vitro 11

Arzneimittel	Wechselwirkung mit
Erythromycin Erythrocin	Ampicillin, Carbenicillin, Cephaloridin, Cephalotin, Chloramphenicol, Cloxacillin, Colistin, Gentamicin, Heparin, Lincomycin, Novobiocin, Tetracycline
Furosemid Lasix (nur direkt als i. m.- oder i. v.-Injektion anwenden)	Allen anderen Arzneimitteln, allen sauren i. v.-Lösungen (diese Einschränkung gilt für die 2 ml-Injektionslösung; die 25 ml-Ampulle – 250 mg Furosemid – kann mit einer Natriumchlorid-Injektionslösung oder Ringer-Injektionslösung verdünnt werden, jedoch nicht mit Dextrose Lösungen (wegen einer pH-Wert-Senkung)).
Gentamicin Cidomycin, Genticin	Amphotericin, Cephalotin, Chloramphenicol, Erythromycin, Heparin, lösliche Sulfonamide, alle Penicilline (Gentamicin-Wirkungsverlust), Streptomycin oder Kanamycin (erhöhte Toxizität).
Heparin Pularin (werden schnell inaktiviert in Lösungen mit pH-Wert <6; in Dextrose Lösung nicht über längere Zeit infundieren)	Benzylpenicillin, Chlorpromazin, Dimenhydrinat, Erythromycin, Gentamicin, Hydrocortison, Hydroxyzin, Kanamycin, Meticillin, Novobiocin, Prochlorperazin, Promazin, Promethazin, Streptomycin, Tetracycline, Vancomycin.
Hydrocortison Natriumsuccinat Efcortelan Lösung, Solu-Cortef (nicht Infusionslösungen mit hohem oder niedrigem pH-Wert zufügen) Ficortril Scheroson F	Ampicillin, Calciumchlorid, Calciumgluconat, Cephalotin, Chloramphenicol, Chlorpromazin, Colistin, Dimenhydrinat, Heparin, Kanamycin, Novobiocin, Promazin, Tetracycline, Vancomycin
Kanamycin Kannasyn, Kantrex	Ampicillin, Amphotericin, Calciumsalze, Cephalotin, Cloxacillin, Gentamicin, Heparin, Hydrocortison, Meticillin, Methohexital, Nitrofurantoin, Phenobarbital, Phenytoin, Prochlorperazin, lösliche Sulfonamide.
Lincomycin Lincocin, Mycivin Albiotic Cillimycin	Ampicillin, Benzylpenicillin, Carbenicillin, Erythromycin, Novobiocin, Phenytoin, lösliche Sulfonamide.
Meticillin Celbenin Cinopenil (kann in einer Dextrose Lösung ausfallen; die Lösung ist alle 8 Stunden zu ersetzen, oder eher, falls eine Trübung auftritt)	Amiphenazol, Chlorpromazin, Erythromycin, Gentamicin, Heparin, Hydrocortison, Kanamycin, Levallorphan, Metaraminol, Methohexital, Prochlorperazin, Promethazin, lösliche Sulfonamide, Tetracycline, Vancomycin.

Arzneimittel	Wechselwirkung mit
Novobiocin Albamycin (inkompatibel mit Dextrose Lösungen und Ringer-Laktat-Lösung)	Adrenalin, Calciumgluconat, Chloramphenicol, Corticotrophin, Dimenhydrinat, Erythromycin, Heparin, Hydrocortison, Insulin, Oxytetrazyclin, Procain, Eiweiß-Hydrolysat, Ristocetin, Streptomycin, Tetracycline, Vancomycin.
Kaliumchlorid	Fettemulsionen, 20–25%ige Mannit-Lösungen
Prednisolon-Natriumphosphat Codelsol	Calciumchlorid, Calciumgluconat, Dimenhydrinat, Polymyxin B, Prochlorperazin, Promazin, Promethazin.
Sulfonamide Sulfadiazin-Natrium Sulfadimidin-Natrium (inkompatibel mit Dextrose- und Fructose-Lösungen)	Säure-Elektrolyte, Amiphenazol, Chloramphenicol, Chlorpromazin, Gentamicin, Hydralazin, Insulin, Eisendextran, Kanamycin, Lincomycin, Metaraminol, Meticillin, Methyldopa, Narkotika, Noradrenalin, Procain, Prochlorperazin, Promazin, Promethazin, Streptomycin, Tetracycline, Vancomycin.
Tetrazykline Achromycin Oxytetracyklin Tetracyn Terramycin (instabil in alkalischen Lösungen)	Aminophyllin, Amphotericin, Ampicillin, lösliche Barbiturate, Benzylpenicillin, Calciumsalze, Carbenicillin, Cephaloridin, Cephalotin, Chloramphenicol, Chlorpromazin, Cloxacillin, Erythromycin, Heparin, Hydrocortison, Meticillin, Novobiocin, Phenytoin, Prochlorperazin, Natriumbicarbonat, lösliche Sulfonamide.
Vitamin B und C	Aminophyllin, Amphotericin, lösliche Barbiturate, Chloramphenicol, Chlorpromazin, Erythromycin, Hydrocortison, Novobiocin, Prochlorperazin, lösliche Sulfonamide, Tetracycline.

Keine dieser Tabellen kann jedoch eine vollständige Zusammenfassung liefern, da dies den Rahmen des Buches sprengen würde. Sie sollen vielmehr einen Anhalt dafür geben, wie Angaben über Unverträglichkeiten zusammengestellt werden können, um den Arzt schnell darüber zu informieren, welche Arzneimittel Infusionslösungen nicht zugesetzt werden sollten.

Die Zugabe von Arzneimitteln zu Infusionslösungen wirft noch zwei weitere Probleme auf: Zum einen die Sterilität der Infusionslösung (LANCET, 1974). Sie kann jedoch durch entsprechende Kenntnisse und Sorgfalt der verantwortlichen Pharmazeuten gewährleistet werden, so daß an dieser Stelle nicht weiter darauf eingegangen werden soll. Erwähnt werden muß jedoch, daß in der Ulster-Studie die meisten Arzneimittelzusätze zu Infusionslösungen (97,5%) erst auf der Station von den Stationsschwestern vorgenommen wurden. Das zweite Problem besteht darin, daß während der klinischen Prüfung viele Arzneimittel, die zur intravenösen oder intramuskulären Applikation vorgesehen waren, als Injektionslösungen in Ampullenform mit nur wenigen Millilitern Inhalt vorlagen. Durch Verdünnung einer Injektionslösung mit der Infusionslösung auf ein Endvolumen von 500–1000 ml können u. U. Probleme durch eine veränderte Pharmakokinetik der Arzneimittel entstehen, die bei klinischen Studien mit nur geringen Injektionsmengen nicht immer vorhersehbar oder erkennbar sind. *Abbildung 2* zeigt die mit verschiedenen Infusionsgeschwindigkeiten erreichbaren Blutspiegel von Gentamicin (FRENCH, 1972). In diesem Beispiel fällt auf, daß der maximale Blutspiegelwert des Antibiotikums nach Infusion über einen Zeitraum von 60 Minuten gerade eben das Konzentrationsminimum erreicht, das die gleiche Dosis (60 mg) bereits bei einer Applikation über 5 Minuten erreicht.

In den meisten Fällen korreliert die klinisch meßbare Wirkung einer Arzneimittelgabe zwar direkt mit der Infusionsgeschwindigkeit, jedoch kann das Arzneimittel bei Zugabe zu einer Tropfinfusion wegen der hohen Verdünnung in kaum kontrollierbaren Mengen in den Kreislauf geraten, also sicherlich nicht in einer Konzentration, die zur Erreichung eines optimalen Blutspiegels notwendig ist.

Das Wissen um die Probleme bei der Verträglichkeit von Arzneimitteln *in vitro* sowie die möglichen Folgen bei der Verdünnung von Arzneimitteln durch Infusionslösungen, ist bereits ein erster Schritt vorwärts im Bemühen um eine sicherere und effektivere Anwendung von Arzneimitteln.

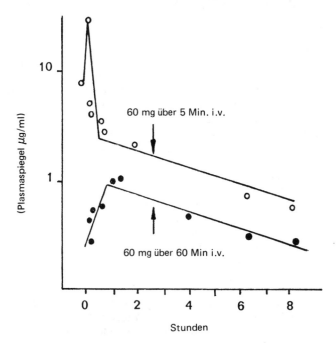

Abb. 2. Plasmaspiegel von Gentamicin bei unterschiedlicher Infusionsdauer
Offene Kreise: Gentamicininfusion 60 mg über 5 Minuten;
gefüllte Kreise: Gentamicininfusion 60 mg über 1 Stunde.

Von D'ARCY und GRIFFIN (1974) wird deshalb vorgeschlagen, sich selbst vor jeder Zugabe eines Arzneimittels zu einer Infusionslösung zunächst die folgenden Fragen zu beantworten:
1. Ist es notwendig, das Arzneimittel auf diese Weise zu applizieren?
2. Ist die Stabilität jedes einzelnen Arzneimittels in der gewählten Infusionslösung voll gewährleistet?
3. Wenn mehrere Arzneimittel der Infusionslösung zugesetzt werden sollen, ist dann die Stabilität jedes einzelnen Arzneimittels in der gewählten Infusionslösung in der Kombination mit den anderen Arzneimitteln noch voll gewährleistet?
4. Werden die Arzneimittel die gewünschte therapeutische Wirkung noch entfalten, wenn sie stark verdünnt und über einige Stunden infundiert werden?
5. Ist der Zeitraum zwischen der Arzneimittelzugabe und dem endgültigen Gebrauch der Infusionslösung ausreichend kurz?

Besonders die positive Beantwortung der letzten Frage ist wichtig, da sich viele Arzneimittel in den Infusionslösungen langsam zersetzen. Wenn die Dauer der eigentlichen Infusion nur kurz sein soll, ist dann aber die Zugabe des Arzneimittels zur Infusion mit der beabsichtigten Therapie noch vereinbar?

Falls eine dieser Fragen nicht positiv beantwortet werden kann, sollten die in Frage kommenden Arzneimittel lieber als intramuskuläre oder intravenöse Injektion gegeben werden.

Interaktionen in der Spritze
Das Mischen verschiedener Injektionslösungen in ein und derselben Spritze ist energisch abzulehnen, da in einem solchen Fall alle nur denkbaren Risiken einer *in vitro*-Arzneimittelinteraktion vorhanden sind. Diese können sogar verstärkt auftreten, weil die aktuellen Arzneimittelkonzentrationen bedeutend höher sind. Außerdem ist es unwahrscheinlich, daß sich die pH-Werte verschiedener Injektionslösungen entsprechen und der dann resultierende pH-Wert bzw. die Löslichkeitseigenschaften der Mischung für beide Arzneimittel optimal sind.

Ein praktisches Beispiel hierfür ist das Mischen einer Insulinlösung mit einer Protamin-Zink-Insulin-Injektionslösung in derselben Spritze. Zwischen dem löslichen Insulin und dem im Überschuß vorhandenen Zink und Protamin kommt es zu Wechselwirkungen, so daß der Wirkungseintritt des hinzugegebenen Insulins verzögert wird. In diesem Fall wäre es günstiger, die Insulin-Injektionen getrennt und an anderer Stelle vorzunehmen (GOODMAN und GILMAN, 1965; ALSTEAD et al., 1971).

Bioverfügbarkeit
Nicht alle bisher bekannten *in vitro*-Arzneimittelinteraktionen treten in Infusionsflaschen oder in der Injektionsspritze auf. Auch bei festen Darreichungsformen wie z. B. in Tabletten oder Kapseln können Arzneimittelinteraktionen zwischen den einzelnen Bestandteilen auftreten. Einmal abgesehen von den leicht feststellbaren und bereits erwähnten Inkompatibilitäten, zeigt sich immer häufiger, daß die Art der Zusammensetzung fester

Darreichungsformen die Freisetzung und anschließende Resorption des Wirkstoffs im Gastro-Intestinaltrakt und den jeweiligen Plasmawirkspiegel beeinflussen können. Das Wort „Bioverfügbarkeit" wird zur quantitativen Umschreibung dieser Phänomene häufig gebraucht, jedoch sollte man sich darüber im klaren sein, daß die Beeinflussung der optimalen Wirksamkeit eines Pharmakons durch einzelne Bestandteile der galenischen Zubereitung, seien es nun Trägerflüssigkeit oder ein anderer Wirkstoff, nur einen weiteren Aspekt in der Palette der Arzneimittelinteraktionen im weitesten Sinne darstellt (D'ARCY, 1973).

So hat es Jahre gedauert, bis man entdeckte, daß der üblicherweise in Tetracyclinkapseln verwandte Füllstoff Calciumphosphat die Resorption von Tetracyclin stark beeinträchtigt. Man weiß heute, daß zwei- oder dreiwertige Metallsalze wie Aluminium, Calcium, Magnesium oder Eisen mit Tetracyclinen nicht absorbierbare Komplexsalze bilden. NEUVONEN et al. (1970) konnten nachweisen, daß durch die gleichzeitige orale Verabreichung von Eisenhaltigen Präparaten und Tetracyclinen die Tetracyclinserumspiegel reduziert wurden (vgl. *Abb. 3*).

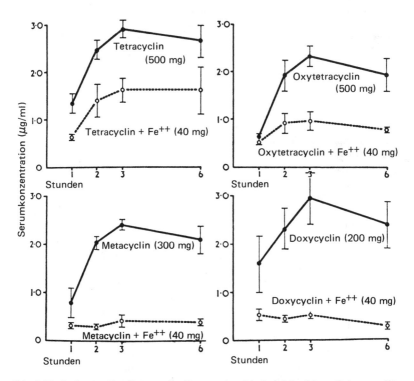

Abb. 3. Veränderung der Tetracyclin-Serumspiegel bei gleichzeitiger Gabe von Eisenhaltigen Präparaten; beide Präparate wurden oral verabreicht (nach Neuvonen et al., 1970).

LEVY (1970) konnte darüber hinaus zeigen, daß bereits die gleichzeitige Gabe von aluminiumhydroxydhaltigem Gel oder von einem halben Becher Milch die Resorption von Dimethylchlortetracyclin beachtlich verringert (vgl. *Abb. 4*).

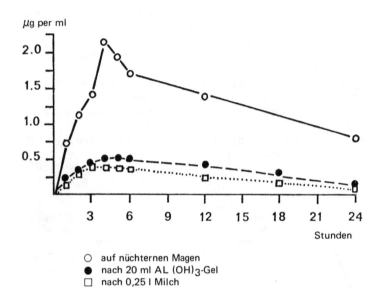

○ auf nüchternen Magen
● nach 20 ml AL (OH)$_3$-Gel
□ nach 0,25 l Milch

Abb. 4. Veränderung der Dimethylchlortetracyclin-Serumspiegel bei gleichzeitiger Gabe von Aluminiumhydroxyd oder 0,25 l Milch nach Einmalgabe von 200 mg des Arzneimittels (Levy, 1970).

Es gibt zahlreiche Untersuchungen, die darauf hinweisen, daß nicht alle Zubereitungen von ein und derselben Substanz auch therapeutisch gleichwertig sind. In einigen Fällen konnte sogar gezeigt werden, daß der Hersteller nicht einmal in der Lage war, eine konstante Bioverfügbarkeit ein und desselben Arzneimittels zu garantieren. Zur Verdeutlichung dieses Problems seien hier einige Beispiele genannt.

Die Auflösungsgeschwindigkeiten verschiedener Phenobarbitaltabletten werden in erheblichem Ausmaß von der Art und Konzentration der verwendeten Trägerstoffe in der galenischen Zubereitung sowie von der Stärke des bei der Tablettierung ausgeübten Druckes beeinflußt. So variieren die Serumspiegel und Lösungsgeschwindigkeiten von Phenylbutazonzubereitungen je nach Art des in den Tabletten verwendeten Trägerstoffes sehr stark. Allein durch Austausch des Trägerstoffes Calciumsulfat gegen Lactose konnte die Lösungsgeschwindigkeit von Phenytointabletten verbessert werden. Dadurch kam es bei Patienten, die alle mit dem gleichen Präparat behandelt wurden, zu einer Reihe von Vergiftungen aufgrund erhöhter Serumkonzentrationen. Die Auflösungsgeschwindigkeiten von tolbutamidhaltigen Präparaten schwankten so stark, daß Diabetiker bei jedem Präparatewechsel wieder neu eingestellt werden mußten. Obwohl die Richtlinien für die Qualitätskontrollen eingehalten wurden, nahm die Bioverfügbarkeit von Digoxin aus Lanoxintabletten, die in Großbritannien auf den Markt gebracht wurden, im Jahre 1969 ab und wurde erst 1972 wieder erreicht. Seit Mai 1972 ist die Resorption von Digoxin aus Lanoxin bei allen Chargen wieder gleichbleibend einheitlich. JOHNSON et al. (1973) folgerten hieraus, daß der gleichbleibende Inhalt allein kein adäquater Maßstab für die Tablettenqualität ist und daß eine konstante Bioverfügbarkeit von Digoxin durch die bestehenden Bestimmungen nicht gewährleistet werden kann. In einer Untersuchung von SHAW et al. (1973) zur therapeutischen Gleichwertigkeit sieben verschiedener, in Großbritannien häufig verordneter Digoxintabletten wurden signifikante Unterschiede in den durchschnittlichen Plasmadigoxinspiegeln gefunden. Darüber hinaus wurden Herzrhythmusstörungen signifikant unterschiedlich durch die einzelnen Präparate beeinflußt.

Die Ursache für die große Variabilität lag in einer Änderung des Herstellungsverfahrens, das zu unterschiedlichen Teilchengrößen von Digoxin führte. Tabletten, die vor Mai 1972 hergestellt wurden, besaßen eine nur halb so hohe Bioverfügbarkeit wie die nach diesem Zeitpunkt produzierten Tabletten.

Ein ausführlicher Bericht hierüber wurde von JOHNSON et al. (1973) publiziert. Darüber hinaus fand im November 1973 in Leeds ein Kongreß zum Thema Bioverfügbarkeit von Digoxin statt, dessen Ergebnisse später publiziert wurden (*Postgraduate Medical Journal,* 1974).

Es ist jedoch nicht verwunderlich, daß die Teilchengröße von Arzneimitteln mit einer unterschiedlichen therapeutischen Wirksamkeit einhergeht. Es gibt bereits klassische Beispiele dafür, daß durch Verkleinerung der Teilchengröße und die dadurch erzielte Oberflächenvergrößerung die Resorption von gering löslichen Stoffen verbessert werden kann und dafür, daß die Bioverfügbarkeit durch Kompartimentierung einzelner Bestandteile in den Präparaten beeinflußt werden kann. Die Resorptionsgeschwindigkeit von Nitrofurantoin in mikrokristalliner Form war signifikant höher als diejenige größerer Teilchen aus den gleichen galenischen Zubereitungen desselben Herstellers. Sowohl die klinische Wirksamkeit, als auch die Lösungsgeschwindigkeit von Phenindiontabletten, einem oralen Antikoagulans, variierten je nach Handelspräparat. Bei verschiedenen 50 mg-Tabletten schwankte die verfügbare Arzneimittelmenge unter den günstigsten Testbedingungen zwischen 2 und 45 mg. Bei einer Reihe weiterer Arzneimittel ist eine kleine Teilchengröße für eine optimale Resorption wichtig, u. a. bei Corticosteroiden, Chloramphenicol, Spironolacton, Tolbutamid, Oxytetracyclin und Tetracyclinen. Bei anderen Arzneimitteln wie beispielsweise Bepheniumhydroxynaphtoat, einem Anthelmintikum, darf die Teilchengröße einen bestimmten Wert nicht unterschreiten, da die Pharmakonpartikel ansonsten zu schnell vom Darm resorbiert würden, was zu einer Verringerung der therapeutisch erwünschten Lokalwirkung führen und lediglich die Toxizität des Arzneimittels erhöhen würde.

Von der Pharmazeutischen Gesellschaft der USA Jahre 1972 eine Übersicht für Apotheker herausgegeben, in der die unterschiedliche therapeutische Wirksamkeit verschiedener Zubereitungen ein und desselben Arzneistoffes zusammengefaßt wurde. Anhand der verfügbaren Daten wurden Arzneimittellisten mit nachweislich unterschiedlichen Bioverfügbarkeiten zusammengestellt. Die Liste enthielt die folgenden Präparate:

Acetohexamid
Aminophyllin
Ampicillin
Bishydroxycumarin
Chinidin
Chloramphenicol
Chlortetracyclin
Digoxin
Ephedrin
Erythromycin
Eisensulfat
Griseofulvin
Hydrochlorothiazid
Hydrocortison
Indometacin
Isoniazid
Meprobamat
Methandrostenolon
Methylprednisolon
Natrium-Aminosalicylat
Nitrofurantoin
Oxytetracyclin

Penicillin-G-Kalium
Penicillin-V-Kalium
Pentaerythrityltetranitrat
Pentobarbital-Natrium
Phenindion
Phenobarbital
Phenylbutazon
Phenytoin
Prednisolon
Prednison
Quinalbarbital-Natrium
Chinidin
Reserpin
Spironolacton
Stilboestrol
Sulfadiazin
Sulfafurazol
Tetracyclin
Theophyllin
Thyroid
Tolbutamid
Warfarin-Natrium

Unterschiede hinsichtlich der Bioverfügbarkeit zeigten sich bei den folgenden Arzneimitteln besonders stark:

Chloramphenicol
Digoxin
Nitrofurantoin
Oxytetracyclin
Phenindion

Phenylbutazon
Phenytoin
Tetracyclin
Tolbutamid

Die Angaben stammen einerseits aus Untersuchungen bereits bekannter Arzneimittel, bei denen eine ständig wechselnde Bioverfügbarkeit offensichtlich ein erhöhtes therapeutisches Risiko mit sich bringt, wie dies z. B. bei der Therapie mit Antikoagulantien und Antidiabetika der Fall ist. Andererseits beziehen sich die Angaben auf kontrollierte Studien mit neuen Arzneistoffen, für die Nachweise über die Lösungsgeschwindigkeit und andere pharmakokinetische Daten laut Arzneimittelgesetz vor der Genehmigung zur Durchführung klinischer Studien erbracht werden müssen.

Die systematische klinische Überprüfung der Bioverfügbarkeit tausender, bereits auf dem Markt befindlicher Arzneimittel wäre jedoch eine fast unmögliche Aufgabe. Da deshalb entsprechende Angaben für die Mehrzahl der klinisch gebräuchlichen Arzneimittel fehlen, sind präparatespezifische Unterschiede in der Bioverfügbarkeit als möglicher Faktor für unerwünschte bzw. zu geringe oder zu starke Wirkungen bei der Arzneimitteltherapie anzusehen.

Die in den offiziellen Arzneibüchern niedergelegten Richtlinien für die Standardisierung und Qualitätskontrolle von Arzneimitteln, die in der Vergangenheit allgemein akzeptiert wurden, sind nicht länger ausreichend. Viele der Verordnungen sind durch Untersuchungen zur Bioverfügbarkeit und die gefundenen Wirksamkeitsunterschiede überholt worden. Es sind daher neue und strengere Maßstäbe nicht nur bei allen neu einzuführenden Arzneimitteln anzulegen, sondern auch bei allen bereits eingeführten Präparaten, bei denen solche Wirksamkeitsunterschiede für den Patienten gefährlich sein könnten. Für die Zukunft wäre es jedoch wünschenswert, wenn diese strengeren Maßstäbe für alle neu einzuführenden Arzneimittel gelten würden.

Aufgrund heutiger Erkenntnisse sind derartige Bioverfügbarkeitsuntersuchungen aber umstritten. So steht man heute der Festsetzung eines Standardwertes für die Bioverfügbarkeit auf der Grundlage von *in vitro*-Freisetzungsuntersuchungen eher skeptisch gegenüber. Sieht man jedoch von dieser Möglichkeit ab, so bleiben alternativ nur noch *in vivo*-Untersuchungen im Sinne der klinischen Prüfung übrig. Gegen diese bestehen jedoch nicht nur aufgrund ihrer Durchführbarkeit, sondern auch aus ethischen Gründen besondere Vorbehalte. Daher ist es sehr wahrscheinlich, daß auf Dauer *in vitro*-Freisetzungsversuche als Grundlage für Bioverfügbarkeitsuntersuchungen dienen werden. In diesem Zusammenhang sei hier erwähnt, daß in vielen Studien gute Korrelationen zwischen Ergebnissen solcher *in vitro*-Freisetzungsuntersuchungen und den Blutspiegelbestimmungen gefunden wurden. SHAW et al. (1973) stellten beispielsweise eine enge Wechselbeziehung zwischen der Freisetzungsgeschwindigkeit von Digoxintabletten und den erreichten Plasmadigoxinspiegeln fest.

Abschließend sei hier noch erwähnt, daß die individuelle Ansprechbarkeit der Patienten auf Arzneimittel sehr unterschiedlich ist. Wie Berichte medizinischer Laboratorien bestätigen, ist bei der Arzneimittelverordnung und -dosiseinstellung bei jedem Patienten stets nach der individuellen Empfindlichkeit und Notwendigkeit vorzugehen. Ein besonderes Risiko scheint jedenfalls für den Patienten auf erheblichen Unterschieden in der Bioverfügbarkeit der einzelnen Arzneimittel zu beruhen, wobei entweder toxische Reaktionen infolge von Überdosierung oder aber auch zu geringe oder gar fehlende Wirkungen infolge einer unbeabsichtigt zu niedrigen Dosierung resultieren.

3. ARZNEIMITTELINTERAKTIONEN IM GASTRO-INTESTINALTRAKT

Um vom Verdauungstrakt aus in die Blutbahn zu gelangen, muß das Arzneimittel zunächst das Epithelgewebe, die Basalmembran und das Kapillarendothel im Verdauungstrakt durchdringen. Der wichtigste Absorptionsmechanismus für Arzneimittel ist die passive Diffusion (BINNS, 1971). Sie ist, wie schon der Name sagt, energieunabhängig. Bei dem Prozeß tritt keine Sättigung ein, und die Aufnahme ist sowohl zum Konzentrationsgradienten als auch zum Öl-/Wasser-Verteilungskoeffizienten des Arzneimittels direkt proportional. Es gibt jedoch eine Reihe voneinander abhängiger Faktoren, welche eine rasche und vollständige Arzneimittelaufnahme erschweren können. So kann die passive Diffusion vom pH-Wert abhängen. Einige Arzneimittel verzögern die Magenentleerungszeit und können auf diese Weise die Resorption gleichzeitig verabreichter Arzneimittel verlangsamen. Durch Wechselwirkung mit bestimmten Ionen können im Darm nicht resorbierbare Komplexe entstehen. Arzneimittel können auch auf ganz spezifische Weise ihre Resorption im Intestinaltrakt gegenseitig reduzieren. Darüber hinaus sind bestimmte Nahrungsbestandteile in der Lage, die Resorption der Arzneimittel zu beeinflussen. Im umgekehrten Fall kann natürlich durch Arzneimittel auch die Resorption bestimmter Nahrungsbestandteile beeinflußt werden. Das Problem ist also recht vielschichtig, und die angeführten Beispiele sollen eher der Veranschaulichung dienen als einer klar umrissenen Definition.

Der pH-Wert und die intestinale Motilität
Die passive Diffusion von Arzneimitteln durch die gastro-intestinale Schleimhaut kann pH-Wert-abhängig sein. Salicylsäure wird beispielsweise bei niedrigem pH-Wert schneller resorbiert, da dann mehr Arzneistoff in einem nicht ionisierten, fettlöslichen und damit diffusionsfähigen Zustand vorliegt. Andererseits können alkalisch reagierende Substanzen bei gleichzeitiger Gabe von Salicylsäure die Resorption des Arzneimittels im Magen verlangsamen. Anticholinergika (z. B. atropinähnliche Stoffe) und Opiate (z. B. Morphin, Codein und Pethidin) verzögern die Magenentleerungszeit, wodurch die Resorption anderer oral verabreichter Arzneimittel verlangsamt wird. Die verminderte Peristaltik wiederum bewirkt aus mechanischen Gründen eine langsamere Auflösung von Tabletten. Untersuchungen an Kleintieren haben z. B. gezeigt, daß Amphetamin die Darmmotilität herabsetzt, wodurch die Resorption von Phenobarbital verzögert wird.

In klinischen Untersuchungen stellten NIMMO et al. (1973) fest, daß die Verzögerung der Magenentleerungszeit durch Propanthelin die Resorption von Paracetamol deutlich verlangsamt. Umgekehrt wird die Resorption von Alkohol und Paracetamol durch Metoclopramid beschleunigt, da Metoclopramid die Magenentleerung stimuliert.

Interaktionen zwischen Arzneimittel und Kationen im Intestinaltrakt

Die Salze zwei- oder dreiwertiger Metalle (Ca^{2+}, Mg^{2+}, Fe^{2+}, Al^{3+}) können mit Arzneimitteln im Intestinaltrakt in Wechselwirkung treten und so unlösliche und nicht resorbierbare Komplexe bilden (PRESCOTT, 1969). Das beste Beispiel hierfür ist vielleicht die Interaktion zwischen Calciumionen und Tetracyclinen. Wir haben hierauf bereits im Zusammenhang mit den bei der galenischen Zubereitung auftretenden Problemen der Arzneimittelinteraktion (S. 15) hingewiesen, jedoch sind die praktischen Folgen der genannten Komplexbildung weitreichender als die Probleme bei der galenischen Herstellung. Die gleichzeitige Gabe von Milch oder eines Antacidums, insbesondere von aluminiumhydroxydhaltigen Präparaten, zur Behebung gastro-intestinaler Beschwerden bei Patienten, die gleichzeitig oral mit Tetracyclinen behandelt werden, führt zu einer Senkung des Plasmaspiegels des Antibiotikums (*Abb. 4*, S. 15). Die gleichzeitige Gabe von Eisenhaltigen Präparaten hat eine ähnliche Auswirkung (LEVY, 1970, NEUVONEN et al., 1970).

Einige Arzneimittel besitzen die Eigenschaften von Ionenaustauschern. Cholestyramin, ein Anionenaustauscherharz, hat beispielsweise eine starke Affinität zu säurebildenden Arzneimittelmolekülen. Es wird therapeutisch zur Senkung der Cholesterinspiegel im Blut verwendet, darüber hinaus aber auch zur Behandlung lästiger Nebenwirkungen wie sie z. B. der bei der Teilverlegung der Gallenwege ausgelöste Juckreiz darstellt. In diesen Fällen tauscht das Cholestyramin Chlorionen gegen Gallensalze aus, die dann vom Cholestyramin als unlöslicher Komplex gebunden mit dem Stuhl ausgeschieden werden. Durch diese Bindung der Gallensalze behindert Cholestyramin die Resorption von Fett und Cholesterin, so daß es bei längerer Anwendung zu Fettstühlen und verminderter Resorption der Vitamine A, D und K kommen kann. Infolge seiner Anionenaustauscher-Eigenschaft kann Cholestyramin ebenfalls die intestinale Resorption von Aspirin, Phenylbutazon und Warfarin beeinflussen (GALLO et al., 1965; KOCH-WESER und SELLERS, 1971).

Interaktionen bei der Arzneimittelresorption

Es ist bekannt, daß Barbiturate die Resorption anderer Arzneimittel hemmen; so wird insbesondere die Resorption von Warfarin durch Heptabarbital und diejenige von Griseofulvin durch Phenobarbital vermindert. Im letzteren Fall nahm man anfangs an, daß Barbiturate die Metabolisierung von Griseofulvin durch Induktion von Leberenzymen, die die Metabolisierungsrate des Arzneimittels erhöhen, beeinflussen.

RIEGELMAN et al. (1970) führten eine randomisierte cross-over Studie an 6 gesunden männlichen Probanden durch, denen Griseofulvin oral und intravenös, jeweils mit und ohne Phenobarbital, verabreicht wurde. Die Eliminationskinetik von Griseofulvin war bei diesen Probanden in beiden Fällen (also mit und ohne Barbiturat) gleich. Es ergab sich somit kein Anhalt für eine Enzyminduktion. Die absorbierte Menge des oral verabreichten Griseofulvins war jedoch bei gleichzeitiger Phenobarbitalgabe geringer. Dies würde bedeuten, daß die kombinierte Anwendung von Phenobarbital und Griseofulvin eine verminderte Griseofulvinabsorption zur Folge hat.

Ein weiteres Beispiel für derartige Arzneimittelinteraktionen ist die Wechselwirkung zwischen den beiden Tuberkulostatika PAS und Rifampicin. Sehr häufig werden zur Tuberkulosebehandlung Arzneimittel kombiniert angewendet, um die Nebenwirkungsrate zu senken. In diesem Zusammenhang sind deshalb die Beobachtungen von BOMAN et al. (1970) bei der gleichzeitigen Anwendung dieser Arzneimittel in der Tuberkulosetherapie interessant. Demzufolge verringerte PAS die intestinale Resorption von Rifampicin und senkte den Serumspiegel des Antibiotikums über 8 Stunden auf etwa 50% des bei alleiniger Gabe erreichten Wertes. Eine alternative Kombination von Isoniazid und Rifampicin führte zu keiner Beeinträchtigung der Resorption des Antibiotikums. Deshalb ist die zuerst genannte Kombination möglichst zu vermeiden oder aber die Arzneimittel sollten in einem genügend großen zeitlichen Abstand nacheinander eingenommen werden. Man hat übrigens inzwischen festgestellt, daß nicht PAS selbst, sondern Bentonit, eine im PAS-Granulat enthaltene kaolinähnliche Substanz, die Resorption von Rifampicin hemmt – was wieder einmal die Wichtigkeit der richtigen galenischen Zubereitung unterstreicht.

Nahrungsaufnahme und Arzneimittelresorption
Bestimmte Nahrungsbestandteile können die Resorption von Arzneimitteln im Intestinaltrakt beeinflussen. Die bloße Anwesenheit von Nahrung im Magen allein kann schon eine nichtspezifische Wirkung ausüben, indem die Resorption einiger Arzneimittel reduziert oder verlangsamt wird, was zur Reduktion maximaler Plasmakonzentrationen führt.

Glücklicherweise verursacht die überwiegende Mehrheit der oral einzunehmenden Arzneimittel weder Magenbeschwerden noch wird ihre Resorption durch die Nahrungsbestandteile beeinflußt. Sie werden in der Regel unabhängig davon, ob sie nüchtern oder nach einer Mahlzeit eingenommen werden, gut resorbiert. Es gibt jedoch eine, wenn auch geringe Anzahl von Arzneimitteln, für deren Wirksamkeit die gleichzeitige Nahrungsaufnahme wichtig ist. Das fettlösliche Griseofulvin z. B. zeigt eine erhöhte Resorption und höhere Plasmakonzentration, wenn es mit einer fetthaltigen Mahlzeit eingenommen wird *(Abb. 5)*.

Auch die Resorption des gut fettlöslichen Anthelmintikums Tetrachloräthylen wird durch eine fett- oder alkoholreiche Kost erhöht. Die erhöhte Resorption ist jedoch in diesem Fall aus zwei Gründen nicht erwünscht. Erstens reift der Hakenwurm (*Ancylostoma* oder *Necator*) im Darm heran und soll dort aufgrund der lokalen Wirkung des Arzneimittels bekämpft werden. Zweitens soll die Resorption in den großen Blutkreislauf so niedrig wie möglich gehalten werden, da Tetrachloräthylen wie Tetrachlorkohlenstoff leber- und nierentoxisch ist. Tetrachloräthylen-Saft (BNF*)* oder -Kapseln (BP) sollten deshalb vor dem Essen eingenommen werden. Die Mahlzeiten sollten nach der Medikamenteneinnahme arm an tierischem Fett, pflanzlichen Ölen und Alkohol sein.

Nahrungsmittel reduzieren auch die Resorption von Sulfafurazol und senken seine Maximalkonzentrationen im Serum um 20%. Die Serumsalicylsäurespiegel von Aspirin liegen in den ersten 20 Minuten nach der Einnahme zu einer Mahlzeit um 50% niedriger. Die Plasmakonzentrationen

Arzneimittelinteraktionen im Gastro-Intestinaltrakt 23

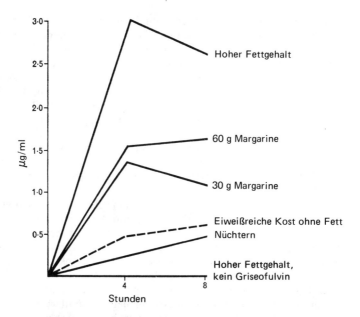

Abb. 5. Der Einfluß unterschiedlicher Nahrungsaufnahme auf den Griseofulvin-Serumspiegel nach einer oralen Gabe von 1 g (nach Crounse, 1961).

einiger synthetischer Penicilline zeigen nach Einnahme vor oder nach dem Frühstück signifikante Unterschiede.

Umgekehrt gibt es viele Beispiele dafür, daß eine Arzneimitteltherapie die Resorption vieler essentieller Nahrungsbestandteile stören kann. Orale Kontrazeptiva z. B. können bei völlig gesunden Frauen eine schwere Anämie hervorrufen durch starke Hemmung der intestinalen Resorption von Folsäure aus der Nahrung. Ähnliche Komplikationen können durch die Langzeittherapie mit dem Antikonvulsivum Phenytoin entstehen (HOFFBRAND und NECHELES, 1968; ROSENBERG et al., 1968). Eine Störung der Fett- und Vitamin-B_{12}-Resorption kann durch PAS verursacht werden (LEVINE, 1968).

Eine Reihe weiterer Arzneimittel beeinflussen die normale Aufnahme oder Metabolisierung von Vitaminen. Ein einfaches Beispiel hierfür ist der Vitamin-A- und -D-Mangel infolge chronischer Einnahme von flüssigem Paraffin als Abführmittel. Paraffinum subliquidum wird im Darm kaum resorbiert, nimmt aber aufgrund seiner Lipophilität die fettlöslichen Vitamine auf, welche dadurch nicht resorbiert werden können.

Von wesentlich schwerwiegenderer Bedeutung ist die Beeinträchtigung der Vitamin-K-Synthese bei der Therapie mit oralen Antikoagulantien. Die orale Gabe von Antibiotika, wie z. B. von Chloramphenicol, Chlortetracyclin oder Neomycin schädigt die Bakterienflora im Darm und verringert die Vitamin-K-Synthese der Mikroorganismen. Wenn während der

Therapie mit Antikoagulantien vom Kumarintyp solche Veränderungen stattfinden, wird dadurch auch das Ausmaß der Prothrombinsynthese beeinträchtigt. So kann eine Hypoprothrombinämie bei Patienten, die unter einer Langzeitbehandlung mit Antikoagulantien stehen, durch gleichzeitige Gabe von Antibiotika, welche die Darmflora zerstören, in gefährlichem Maße verstärkt werden. Wichtig ist auch zu wissen, daß die intestinale Resorption von Vitamin K durch Cholestyramin, PAS und andere Arzneimittel, die eine Malabsorption bewirken, gehemmt wird (KOCH-WESER und SELLERS, 1971).

Alkohol ist ein zusätzliches Risiko für Patienten mit Leberzirrhose bei gleichzeitiger Antikoagulantientherapie. UDALL (1970) berichtete über einen Patienten, dessen Prothrombinzeit an jedem Morgen nach einem durchzechten Wochenende anstieg.

Für die B-Vitamine gibt es ebenfalls eine Reihe interessanter Beispiele für Interaktionen zwischen Vitaminen und Arzneimitteln. Colchicin z. B., das therapeutisch zur Gichtbehandlung verwendet wird, verursacht eine Hemmung der Vitamin-B_{12}-Aufnahme aus der Nahrung. Klinische Studien haben gezeigt, daß Veränderungen der Darmschleimhaut und eine verringerte Resorptionskapazität der Darmschleimhaut Folgen einer solchen Colchicinmedikation sein können. Außerdem sind während der Einnahme von Colchicin die Cholesterinspiegel verändert. Ein weiteres Beispiel in diesem Zusammenhang ist die erhöhte Ausscheidung von Vitamin B_6 bei Tuberkulosepatienten unter Isoniazidtherapie. Dieser Pyridoxinverlust erhöht die ZNS-Toxizität von Isoniazid.

Pyridoxin seinerseits hemmt die therapeutische Wirkung von L-Dopa, das zur Behandlung der Parkinsonschen Krankheit eingesetzt wird.

4. ARZNEIMITTELWIRKUNGEN UND ARZNEIMITTELMETABOLISIERENDE ENZYME

Eine Vielzahl von Arzneimittelwechselwirkungen werden insbesondere durch Enzyme der Leber, welche Arzneimittel metabolisieren, verursacht. Diese Enzyme können durch die vorherige Einnahme anderer Arzneimittel aktiviert werden (BURNS und CONNEY, 1965). Im einfachsten Fall kann die Aktivität des für die Metabolisierung eines Arzneimittels verantwortlichen Enzymsystems bereits durch Vorbehandlung mit demselben Arzneimittel verstärkt werden. Untersuchungen an Ratten haben eindeutig belegt, daß die Kapazität der Leber zur Metabolisierung von Phenylbutazon nach Vorbehandlung mit diesem Pharmakon erhöht ist. Auch nach Gabe von Imipramin, einem trizyklischen Antidepressivum, nimmt die Metabolisierungsgeschwindigkeit von Imipramin durch die Lebermikrosomen zu.

Ein noch ungelöstes Problem wird jedoch dann beobachtet, wenn ein Arzneimittel die Metabolisierung eines anderen Arzneimittels stimuliert oder hemmt. Wodurch diese Enzymbeeinflussung verursacht wird, ist noch unklar und Gegenstand vieler aktueller Diskussionen. Es wird jedoch angenommen, daß solche Reaktionen eine Folge vermehrter Eiweißsynthese sind, die durch polyzyklische Kohlenwasserstoffe bzw. Arzneimittel verursacht wird. Diese Annahme wird auch durch die Beobachtung gestützt, daß durch Gabe des Aminosäureantagonisten Äthionin eine Enzyminduktion in den Lebermikrosomen völlig unterbunden werden kann.

Rauchen, Alkohol, Insektizide und viele Arzneimittel können als Enzyminduktoren wirken. In Anbetracht der weitverbreiteten Anwendung dieser Stoffe scheint eine kurze Darstellung ihrer Wirkweise an dieser Stelle angebracht. In *Tabelle 4* sind einige Arzneimittelinteraktionen zusammengefaßt, die durch Enzyminduktionen bewirkt werden.

Tab. 4. Einige durch Enzyminduktion verursachte Arzneimittelinteraktionen

Enzyminduktor	Durch erhöhte Metabolisierung verringerte Arzneimittelwirksamkeit
Alkohol	Pentobarbital, Phenytoin, Tolbutamid, Warfarin
Barbiturate	Kumarinantikoagulantien, Cortisol, Digitoxin, Dipyron, Doxycyclin, Phenytoin, Testosteron
Chloralhydrat	Dikumarol
Glutethimid	Dipyron, Warfarin
Griseofulvin	Warfarin
Phenylbutazon	Amidopyrin, Cortisol
Phenytoin	Cortisol

Angesichts der in beängstigendem Maße zunehmenden Umweltverschmutzung taucht die Frage auf, welche bisher noch unerkannten Umwelteinflüsse in der Lage sind, Arzneimittelwirkungen in unserem Organismus zu verändern. Selbst wenn diese Umweltschadstoffe an sich relativ untoxisch sind – und dies ist eine ziemlich optimistische Annahme – könnten sie sehr wohl ein potentielles Risiko für solche Patienten bedeuten, deren Krankheiten eine genau dosierte Arzneigabe erfordern, um wirksam behandelt oder unter Kontrolle gehalten werden zu können.

ENZYMINDUKTION

Alkohol und Enzyminduktion

Die Abbaugeschwindigkeit von Alkohol kann bei Alkoholikern kurz nach dem Alkoholkonsum mehr als doppelt so hoch sein als bei Nichttrinkern (KATER et al., 1969). Diese Form einer verstärkten Metabolisierung ist jedoch stoffunspezifisch und trifft auch für bestimmte Arzneimittel zu. Der Serumspiegel des Antikonvulsivums Phenytoin sinkt beispielsweise bei Alkoholikern bedeutend schneller ab als bei Nichtalkoholikern, wodurch die Dauer der antikonvulsiven Wirkung verkürzt wird.

Übermäßiger Alkoholgenuß würde somit potentiell durch Auslösen von Krampfanfällen eine direkte Gefahr für den Patienten bedeuten. Daß bei Alkoholikern nicht häufiger über eine erhöhte Anfallbereitschaft berichtet wird, ist sicherlich eher darauf zurückzuführen, daß gut informierte Patienten sich dieser Risiken bewußt sind, und liegt weniger daran, daß die Wechselwirkung praktisch von untergeordneter Bedeutung ist. Noch wahrscheinlicher ist es jedoch, daß die Enzyminduktion durch Phenobarbital verursacht wurde, welches gewöhnlich zusammen mit Phenytoin verordnet wird, denn sowohl Phenytoin als auch Barbiturate sind sicher nachgewiesene Enzyminduktoren.

Wie bereits erwähnt, kann durch übermäßigen Alkoholgenuß eine Enzyminduktion der mikrosomalen Leberenzyme hervorgerufen und damit auch eine verkürzte Halbwertzeit des oral wirksamen, blutzuckersenkenden Tolbutamids und des Antikoagulans Warfarin im Serum dieser Patienten festgestellt werden.

Rauchen und Enzyminduktion

Die einmalige Injektion von 3,4-Benzpyren, einem normalen Bestandteil des Zigarettenrauchs, oder eines anderen polyzyklischen Kohlenwasserstoffs kann bei der Ratte in den Lebermikrosomen die Synthese von Enzymen auslösen, die die Fähigkeit besitzen, 3,4-Benzpyren zu nichtkarzinogenen Stoffwechselprodukten zu hydroxylieren (CONNEY et al., 1957). Die Aktivität dieser sogenannten 3,4-Benzpyren-Hydroxylase konnte nicht nur in der Leber, sondern auch im Lungen- und Plazentagewebe signifikant stimuliert werden. WELCH et al. (1969) untersuchten den Einfluß des Zigarettenkonsums auf die Aktivität der Benzypren-Hydroxylase in der menschlichen Plazenta. Im Gegensatz zu Nichtrauchern wurden beachtliche Mengen des Enzyms in der Plazenta von Frauen gefunden, die während der Schwangerschaft 10–40 Zigaretten täglich geraucht hatten.

Über einen ursächlichen Zusammenhang zwischen Zigarettenrauchen und Enzyminduktion ist auch von BECKETT und TRIGGS berichtet worden

(1967). In der Untersuchung wurde festgestellt, daß die Metabolisierungsgeschwindigkeit von Nikotin durch Rauchen erhöht wird, was wiederum erklären würde, warum Raucher gegenüber Nikotin eine Toleranz entwickeln. KERRI-SZANTO und POMEROY (1971) konnten zeigen, daß der metabolische Abbau des Analgetikums Pentazocin bei Rauchern erhöht ist. Sie wiesen darüber hinaus nach, daß auch die zunehmende Umweltverschmutzung – im Unterschied zur natürlichen, atmosphärischen Verschmutzung – bei der Enzyminduktion eine Rolle spielen kann, da Stadtbewohner beispielsweise Pentazocin schneller metabolisieren als Bewohner ländlicher Gegenden. Bei Rauchern sind darüber hinaus sowohl die Plasmaspiegel als auch die klinische Wirksamkeit von Propoxyphen und Benzodiazepinderivaten deutlich herabgesetzt.

Insektizide und Enzyminduktion
Als ein Umweltfaktor von zunehmender Bedeutung ist der Einfluß chlorierter Kohlenwasserstoffe, die als Schädlingsbekämpfungsmittel Verwendung finden, auf den Arzneimittelmetabolismus anzusehen. Ihre stark enzyminduzierende Wirkung wurde zufällig bei Labortieren bei der routinemäßigen Anwendung von Insektiziden in Tierställen entdeckt. In kontrollierten Studien konnte nachgewiesen werden, daß Insektizidrückstände sowohl bei Tieren als auch beim Menschen die arzneimittelmetabolisierenden Enzyme in der Leber stimulieren. Da diese Insektizide bevorzugt im Körperfett gespeichert werden, besitzen sie eine lange Eliminationshalbwertzeit. Daher kann ihre enzyminduzierende Wirkung sehr lange andauern. HART et al. (1963) konnten beispielsweise zeigen, daß der metabolische Abbau von Phenylbutazon bei Hunden nach einer einmaligen Gabe des Insektizids Chlordane bis zu 4 Monate lang erhöht war. KOLMODIN et al. (1969) konnten eine verstärkte Metabolisierung von Phenazon bei Landarbeitern nachweisen, welche aufgrund ihrer beruflichen Tätigkeit DDT und Hexachlorcyclohexan (LINDAN) vornehmlich ausgesetzt waren.

Nachdem erkannt worden war, daß die Serumspiegel verschiedener Insektizide bei Patienten, die mit Phenytoin und Phenobarbital behandelt wurden, niedriger lagen, wurde sogar die therapeutische Anwendung dieser Antikonvulsiva zur Verringerung der Plasmaspiegel dieser Insektizide in Betracht gezogen. Darüber hinaus konnte zweifelsfrei nachgewiesen werden, daß der DDT-Gehalt in der Milch von Molkereikühen reduziert wird, wenn diesen Phenobarbital verabreicht wird. Umgekehrt hat aber eine durch DDT ausgelöste Enzyminduktion eine gewisse klinische Bedeutung dadurch erlangt, daß sowohl DDT als auch Phenobarbital bei der Neugeborenen- und familiären Hyperbilirubinämie, einer besonderen Form der Gelbsucht, zur Beschleunigung der Bilirubinentgiftung durch Konjugation therapeutische Anwendung finden (KREEK und SLEISENGER, 1968; TROLLE, 1968b; THOMPSON et al., 1969).

Arzneimittel und Enzyminduktion
Es ist von ungefähr 200 Arzneimitteln bekannt, daß sie die hydroxylierenden Leberenzyme stimulieren. Beim hydroxylierenden mikrosomalen En-

zymsystem der Leber nimmt das Cytochrom P-450 eine zentrale Rolle ein. Es hat seinen Namen nach dem charakteristischen Absorptionsmaximum bei 450 nm. Dieses Enzymsystem besteht aus einer Gruppe von Einzelenzymen, sogenannten mischfunktionellen Oxigenasen, welche die Fähigkeit besitzen, auf eine Reihe chemisch sehr unterschiedlicher Substanzen einzuwirken wie z. B. Barbiturate, Fettsäuren und körpereigene Steroide. Eine Reihe unterschiedlicher Reaktionen werden neben der Hydroxylierungsreaktion durch das Cytochrom P-450-abhängige System katalysiert. Dabei handelt es sich im einzelnen um Oxidations-, Dealkylierungs-, Desaminierungs- und Sulphoxidierungsreaktionen. Aufgrund der mangelnden Spezifität ist es deshalb zu erklären, daß eine enzymstimulierende Substanz einerseits den Metabolismus einer Vielzahl anderer Arzneimittel steigern kann und ein Arzneimittel andererseits auch den Metabolismus eines anderen, strukturell nicht verwandten Stoffes zu hemmen vermag (DAVIES, 1972a; PEARSON und HAVARD, 1974).

Auch Antibiotika können Enzyminduktoren sein, und wenn sie über längere Zeit hinweg etwa im Rahmen einer Dauertherapie eingesetzt werden, kann eben diese Eigenschaft die Hauptursache unzureichender Blutspiegelwerte sein. Dieser Beobachtung kommt z. B. bei der Langzeitbehandlung der Tuberkulose eine besondere Bedeutung zu. ACOCELLA et al. (1972) konnten zeigen, daß am 7. Tag nach Einleitung einer Dauermedikation mit Rifampicin (600 mg/Tag) signifikant niedrigere Blutspiegel als bei Therapiebeginn meßbar sind.

Da die Metabolisierung so vieler Arzneimittel aufgrund einer Cytochrom P-450-Induktion verändert wird, würde eine Besprechung aller Präparate selbst bei noch so kurzer Darstellung den Rahmen dieses Buches sprengen. Da sämtliche Barbiturate klassische Enzyminduktoren sind, sollen an ihrem Beispiel sowohl die klinischen Risiken, als auch die potentiellen Vorteile der mannigfaltigen Arzneimittelinteraktionen aufgezeigt werden.

Barbiturate
Bei der Langzeitanwendung von Barbituraten können nicht nur eine Erhöhung ihres eigenen metabolischen Abbaus und eine Toleranzentwicklung, sondern auch die Beschleunigung der Metabolisierungsgeschwindigkeit anderer Arzneimittel wie z. B. von Phenytoin und den Kumarinderivaten beobachtet werden, wodurch sich deren Wirksamkeit verringert. Barbiturate sind darüber hinaus in der Lage, auch den metabolischen Abbau körpereigener Substanzen, z. B. der Steroidhormone und des Bilirubins, zu verstärken.

Phenytoin
Bei gleichzeitiger Gabe von Phenytoin und Phenobarbital wird im Vergleich mit der alleinigen Gabe von Phenytoin weniger Phenytoin im Plasma gefunden. Diese Veränderung des Phenytoinmetabolismus scheint deshalb keine Auswirkung auf den Behandlungserfolg bei Epileptikern zu haben, weil Phenobarbital selbst eine antikonvulsive Wirkungskomponente besitzt (über die Erhöhung der Metabolisierungsgeschwindigkeit des Vitamin D durch Phenytoin *siehe* auch Seite 30).

Antikoagulantien vom Kumarin-Typ
Aufgrund der breiten Anwendung von Barbituraten gilt ihre ausgeprägte Hemmung der therapeutischen Kumarinwirkung als eines der praktisch wichtigsten Beispiele für eine Enzyminduktion. Glücklicherweise sind klinisch mittlerweile die negativen Auswirkungen dieser Arzneimittelkombination weitgehend bekannt. Dies hat nicht zuletzt dazu beigetragen, daß ihre Anwendung seit 1955, als die Risiken erstmals bekannt wurden, abgenommen hat.

Die Beschleunigung des Kumarinabbaus und die daraus resultierende Aufhebung der Kumarin-induzierten Hypoprothrombinämie sind für fast alle im Gebrauch befindlichen Barbiturate einschließlich der ultrakurz wirkenden Präparate, die in der Anästhesie eingesetzt werden, eindeutig nachgewiesen. Auch Substanzen wie das Barbital, welches kaum in der Leber metabolisiert wird, beschleunigen den Kumarin-Metabolismus.

Darüber hinaus wurde festgestellt, daß beispielsweise Heptabarbital bei oraler Gabe nicht nur die Metabolisierung von Dikumarol beschleunigt, sondern auch dessen gastro-intestinale Absorption verlangsamt.

Obgleich gesichert ist, daß die Einnahme von Barbituraten schon in therapeutischer Dosierung sehr stark die Kumarinwirkung hemmen kann, sind die Mindestdosis für diesen Effekt und Dosis-Wirkungsbeziehungen noch weitgehend unbekannt. In einigen Berichten wird sogar behauptet, daß bereits eine einmalige Dosis bzw. eine eintägige Verabreichung von Barbituraten eine ausgeprägte Wirkung hat. Werden Barbiturate abgesetzt, so klingen ihre Effekte auf die Kumarinwirkung und dessen Metabolisierung spontan oder auch nur allmählich ab; die bisherigen Angaben für diese Zeitspanne variieren zwischen ein paar Tagen bis zu 3 Monaten. Ein Zeitraum von 2–3 Wochen scheint jedoch ausreichend zu sein, um die ursprüngliche Empfindlichkeit gegenüber Kumarinen bei den meisten Patienten wiederherzustellen.

Häufige Messungen der Prothrombinzeit sowie eine besonders angepaßte Dosierung der Antikoagulantien sind immer dann erforderlich, wenn Patienten sowohl mit Kumarinderivaten als auch mit Barbituraten behandelt werden müssen. Trotzdem kann die Überwachung auch bei genauester Laborwertkontrolle schwierig sein. Wenn irgend möglich, sollten deshalb therapeutisch geeignete Alternativpräparate anstelle der Barbiturate, z. B. Benzodiazepine, eingesetzt werden. Eine ausgezeichnete und ausführliche Übersichtsarbeit über die Interaktionen zwischen Barbituraten und Kumarinen wurde von KOCH-WESER und SELLERS 1971 publiziert. Durch WILLIAMS et al. (1976) und D'ARCY und GRIFFIN (1979) wurde mit Nachdruck auf die Gefahren bei plötzlichem Absetzen der Barbiturate ohne gleichzeitige Anpassung der Antikoagulantiendosierung hingewiesen.

Steroidhormone
Zwischen den Hydroxylasen der Lebermikrosomen die Arzneimittel und Steroidhormone verstoffwechseln, bestehen viele Ähnlichkeiten, was darauf hindeutet, daß beide Substrate für die selben hydroxylierenden Enzyme sind.

Durch Tierversuche konnte bestätigt werden, daß die Gabe von Phenobarbital für einige Tage die Aktivität jener Leberenzyme erhöht, welche Glucocorticoide, Androgene, Östrogene und Progesterone hydroxylieren. In Untersuchungen an Ratten wurde festgestellt, daß nach Barbituratgabe die Metabolisierung von synthetischen Östrogenen und Progesteron, die Bestandteile vieler oraler Kontrazeptiva sind, beschleunigt ist. Es kann daher angenommen werden, daß die Wirksamkeit oraler Kontrazeptiva entsprechender Zusammensetzung bei gleichzeitiger Barbiturateinnahme vermindert ist. Tatsächlich liegen bereits klinische Berichte über ein Versagen von Kontrazeptiva bei Frauen vor, die Antikonvulsiva eingenommen hatten (CONNEY, 1967; AZARNOFF und HURWITZ, 1970; JANZ und SCHMIDT, 1974). Weitere Einzelheiten über Arzneimittelinteraktionen mit oralen Kontrazeptiva wurden von D'ARCY und GRIFFIN (1976) publiziert.

In klinischen Untersuchungen wurde festgestellt, daß Phenobarbital nicht nur die Wirksamkeit eines Steroid-Anästhetikums (Althesin) deutlich vermindert, sondern auch die Metabolisierung von Cortisol zu 6-Betahydroxy-Cortisol stimuliert; der Urinspiegel von 6-Beta-hydroxy-Cortisol war bei Patienten, die mit Barbituraten behandelt wurden, dreimal so hoch wie der einer vergleichbaren Kontrollgruppe (BALLINGER et al., 1972). Die Metabolisierung von Cortisol zu seinem 6-Beta-hydroxy-Derivat wird ebenfalls durch Phenytoin und Phenylbutazon induziert.

Vitamin D
Unter einer Langzeittherapie mit Antikonvulsiva (RICHENS und ROWE, 1970) wurde bei Epileptikern eine Osteomalazie mit Hypokalzämie und erhöhter alkalischer Serumphosphatase beobachtet. Der Gesamtmineralgehalt der Knochen war bei diesen Patienten deutlich reduziert (CHRISTIANSEN et al., 1973). Nach Langzeitbehandlung von Kindern mit Antikonvulsiva entwickelte sich bei ihnen eine Rachitis (DENNIS, 1972). Wie Untersuchungen mit Tritium-markiertem Vitamin D_3 zeigten, waren die Metabolisierungsgeschwindigkeit und die biologische Halbwertzeit von Vitamin D_3 nach Vorbehandlung mit Phenobarbital sowohl bei Probanden als auch bei Kindern mit Rachitis deutlich verringert.

Es gibt eine Reihe weiterer Beweise dafür, daß andere enzyminduzierende Arzneimittel ebenfalls die biologische Halbwertzeit von Vitamin D_3 verkürzen. So konnte beispielsweise festgestellt werden, daß eine längere Glutethimid-Gabe eine Osteomalazie mit einer verkürzten Plasmahalbwertzeit von Tritium-markiertem Vitamin D_3 verursacht (GREENWOOD et al., 1973).

MACDONALD und MACDONALD (1977) konnten eine hochsignifikante Korrelation zwischen der Einnahme von Barbituraten und nächtlichen Femurfrakturen nachweisen, die insbesondere bei älteren Patienten häufiger auftreten. Osteomalazie gilt heute nachgewiesenermaßen als Komplikation einer Langzeittherapie mit Barbituraten. Schlafmittel vom Barbiturattyp sollten deshalb besonders bei älteren Patienten nicht mehr verordnet werden. Ebenso ist von der Einnahme anderer barbiturathaltiger Arzneimittel, z. B. in Kombination mit Antazida oder Analgetika, abzusehen.

Bilirubin
Aus Tierversuchen weiß man, daß Barbiturate die enzymatische Glucuronidierung von Bilirubin in den Lebermikrosomen stimulieren, so daß vermutet wurde, daß Barbiturate auch bei der Behandlung von Hyperbilirubinämien wirksam sein könnten. Durch eine Vielzahl klinischer Studien konnte dies bestätigt werden. Bei zwei Säuglingen mit angeborener, nichthämolytischer Gelbsucht konnte durch eine 2 oder 3 × tägliche Gabe von 15 mg Phenobarbital die Konzentration an freiem Serumbilirubin soweit gesenkt werden, daß die Gelbsucht verschwand (CRIGLER und GOLD, 1966; YAFFE et al., 1966). Andere Autoren nehmen an, daß sich die Bilirubinserumkonzentration durch die Behandlung mit Phenobarbital sowohl bei Patienten mit angeborener nichthämolytischer Gelbsucht als auch bei Patienten mit chronischer intrahepatischer Cholestase senken läßt. Von besonderem Interesse sind auch die Beobachtungen von TROLLE (1968a), daß der Bilirubinplasmaspiegel bei Neugeborenen bei Gabe von Phenobarbital in den letzten beiden Schwangerschaftswochen signifikant gesenkt wird und hierdurch schwere Hyperbilirubinämie verhindert werden kann.

Eine Behandlung der Neugeborenen erst nach der Entbindung ist weit weniger wirksam. Die gleichzeitige Behandlung von Mutter und Kind scheint dagegen die besten Resultate zu ergeben. In einem Leitartikel „Gelbsucht bei Neugeborenen und Phenobarbital" (LANCET, 1971) werden alle Vor- und Nachteile dieser Therapie ausführlich diskutiert.

ENZYMHEMMUNG

Eine gegenseitige Verlangsamung oder Hemmung der Metabolisierungsgeschwindigkeit von Arzneimitteln ist durch zahlreiche Tierversuche sicher belegt. Es gibt zahlreiche Beispiele dafür, daß Arzneimittel den metabolischen Abbau anderer Arzneimittel hemmen und dadurch sowohl die Dauer als auch die Intensität ihrer pharmakologischen Wirkung beeinflussen. Arzneimittel die die metabolisierenden Enzyme hemmen, sind z. B. Chloramphenicol, MAO-Hemmer (z. B. Iproniazid, Nialamid, etc.), p-Aminosalicylsäure (PAS), Pheniprazin, Triparanol und die beiden Narkotika Pethidin und Morphin. Andere Arzneimittel wie beispielsweise Chlorcyclizin, Glutethimid und Phenylbutazon können sowohl durch Enzymstimulierung als auch -hemmung die Arzneimittelmetabolisierung beeinflussen, und zwar in Abhängigkeit von der Applikationsdauer. In *Tabelle 5* sind einige durch Enzymhemmung verursachte Arzneimittelinteraktionen aufgeführt.

Insbesondere beim therapeutischen Einsatz von MAO-Hemmern, trizyklischen Antidepressiva, Kumarin-Derivaten, oralen Antidiabetika sowie Xanthin-Oxidase-Hemmern wie Allopurinol ist die zu beobachtende Enzymhemmung von besonderer Wichtigkeit. Wir wollen uns daher im folgenden auf diese 5 Arzneimittelgruppen beschränken, in der Hoffnung, daß diese einen beispielhaften Eindruck von den komplizierten Zusammenhängen dieser besonderen Art von Arzneimittelinteraktionen vermitteln.

Tab. 5. Durch Enzymhemmung verursachte Arzneimittelinteraktionen

Enzymhemmer	Durch verringerte Metabolisierung erhöhte Arzneimittelwirksamkeit
Allopurinol	6-substituierte Purine (z. B. Azathioprin, Mercaptopurin, Thioguanin)
Aspirin, Chloramphenicol, Dikumarol, Phenylbutazon, Phenyramidol, Sulfaphenazol	Tolbutamid
Chloramphenicol, Phenyramidol	Dikumarol
Cortisol, Testosteron	Nortriptylin
Dikumarol, Disulfiram, Isoniazid, PAS, Warfarin	Phenytoin
Disulfiram, Oxyphenbutazon	Warfarin
MAO-Hemmer	Barbiturate, Phenindion, Tyramin
Methandienon	Oxyphenbutazon
Methylphenidat	Barbiturate, Dikumarol, Phenytoin, Primidon
Phenothiazine	Trizyklische Antidepressiva
Prednisolon	Cyclophosphamid
Salicylamid	In der Darmwand sulfatierte Arzneimittel (s. Martindale 1977, 27. Aufl., S. 207), z. B. Erhöhung der Isoprenalinaktivität

Monoaminooxydase-Hemmer (MAO-Hemmer)

Monoaminooxydase-Hemmstoffe (MAO-Hemmer) sind ein gutes Beispiel für alle Substanzen, deren therapeutisches Prinzip auf einer Blockierung des Katecholaminabbaus beruht. MAO-Hemmer haben bei therapeutischer Anwendung eine irreversible Wirkung auf die Monoaminooxidase (MAO), denn ihre Wirkung hält so lange an, bis das Enzym resynthetisiert worden ist. Die biochemische Wirkung von MAO-Hemmern umfaßt verschiedene Substrate der MAO, insbesondere Dopamin, Tyramin, Serotonin (5-Hydroxytryptamin) und in geringerem Umfang auch Noradrenalin und Adrenalin. Die MAO reguliert wahrscheinlich den Metabolismus von Katecholaminen und von Serotonin im Gewebe, wohingegen die Katecholamin-O-methyltransferase (COMT) für den Metabolismus der zirkulierenden Katecholamine Adrenalin und Noradrenalin verantwortlich ist.

An dieser Stelle sollte darauf hingewiesen werden, daß die verschiedenen Wirkungen der MAO-Hemmer nicht nur mit der MAO-Hemmung erklärt werden können. Andere Enzymsysteme sind ebenfalls betroffen, wie z. B. solche, die Entgiftungsvorgänge von Arzneimitteln in der Leber regeln.

Für Interaktionen zwischen MAO-Hemmern und anderen Arzneimitteln gibt es zahllose Beispiele. Die Hinweise in der Literatur sind so umfangreich, daß Interaktionen von MAO-Hemmern mit anderen Arzneimitteln vermutlich am besten untersucht sind. Unglücklicherweise ist das Problem nicht nur auf die Interaktion von MAO-Hemmern mit anderen Arzneimitteln beschränkt, denn es kann auch auftreten, wenn MAO-Hemmer zusammen mit bestimmten Nahrungsmitteln eingenommen werden *(siehe*

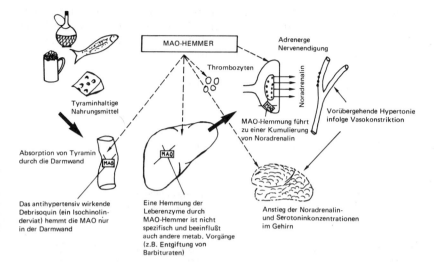

Abb. 6. Angriffspunkte der MAO-Hemmer

Abbildung 8). D'ARCY und GRIFFIN (1979) haben eine umfangreiche Literaturrecherche zum Thema Interaktionen zwischen MAO-Hemmern und Nahrungsmitteln durchgeführt.

Interaktionen zwischen Lebensmitteln und Arzneimitteln
Da Interaktionen zwischen den Antidepressiva aus der Gruppe der MAO-Hemmer mit tyraminhaltigen Nahrungsmitteln, insbesondere von Käse, wohl das beste Beispiel für die Risiken bei Unverträglichkeiten zwischen Nahrungsmitteln und Arzneimitteln darstellen, scheint eine kurze Abhandlung dieser speziellen Fragestellung hier angebracht. Eine ausführliche Darstellung über diese Art von Interaktion wurde von D'ARCY und GRIFFIN (1979) publiziert.

Die Monoaminooxidase ist ein in großem Umfang in der Leber sowie in anderem Gewebe enthaltenes Enzym *(Abbildung 6)*, welches an der Metabolisierung (Katalyse einer oxidativen Desaminierung) von Serotonin und in geringem Maße von Noradrenalin beteiligt ist. Wird die MAO gehemmt, steigen die Serotonin- und Noradrenalinkonzentrationen im ZNS an.

Die gleichzeitige Einnahme von tyraminhaltigen Nahrungsmitteln und MAO-Hemmern kann sehr ernste Folgen haben. Bis 1964 wurden 38 Fälle mit intrazerebralen Blutungen bekannt, von denen 21 tödlich endeten.

Es handelte sich dabei in allen Fällen um Patienten, die eine MAO-Hemmer-Therapie erhielten. Eine gründliche Überprüfung der Vorfälle ergab, daß bei mehr als 4% dieser Patienten Symptome eines plötzlichen Bluthochdrucks in Verbindung mit schwersten Kopfschmerzen auftraten.

Es konnte eindeutig belegt werden, daß diese Wirkungen bei Patienten aufgetreten waren, die Käse oder andere Nahrungsmittel mit hohem Tyramingehalt während der MAO-Hemmer-Therapie zu sich genommen hatten, was dazu führte, daß das aufgenommene Tyramin, ohne durch die MAO abgebaut zu werden, in die Blutbahn geriet und dann häufig verhängnisvoll verlaufende hypertone Krisen auslöste *(Abbildung 7).*

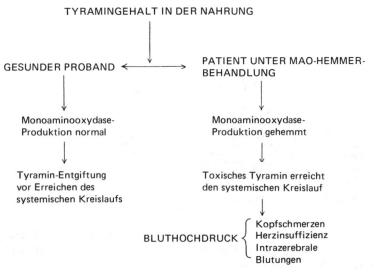

Abb. 7. Interaktionen zwischen MAO-Hemmern und Tyramin in der Nahrung

Das Auftreten eines Bluthochdruckes als unerwünschte Nebenwirkung, verbunden mit starkem Herzklopfen und schweren Kopfschmerzen, ist abhängig von der Wirkdauer und -stärke des MAO-Hemmers, dem unterschiedlichen Tyramingehalt der Nahrung sowie der deutlich unterschiedlichen Empfindlichkeit der Patienten gegenüber Tyramin.

In systematischen Untersuchungen verschiedener Nahrungsmittel und Getränke wurde bei vielen ein ziemlich hoher Tyramingehalt festgestellt. Dies gilt insbesondere für bestimmte Käsesorten, Chiantiwein, einige Biersorten, Hefeprodukte und fette Salzheringe. Andere Lebensmittel, besonders Obst und koffeinhaltige Getränke, können aufgrund ihres Dopamin-, Tyramin- oder Serotoningehaltes unerwünschte Wirkungen bei Patienten, die sich einer MAO-Hemmer-Behandlung unterziehen, verursachen. In Anbetracht der großen Zahl von Nahrungsmitteln, welche höchstwahrscheinlich Interaktionen verursachen können, muß die MAO-Hemmer-Therapie auch bei einer normalen Ernährungsweise als sehr schwierig und risikoreich angesehen werden. Weniger bekannt ist, daß Antidepressiva aus der Gruppe der MAO-Hemmer auch blockierend auf mikrosomale Leberenzyme wirken, so daß bei gleichzeitiger Zufuhr von Alkohol und MAO-Hemmern deren Metabolisierungsgeschwindigkeit verlangsamt und die Alkoholwirkung verstärkt wird.

In Großbritannien werden Verhaltensrichtlinien an Patienten, denen Monoaminooxydase-Hemmer verordnet worden sind, in Form einer Behandlungskarte verteilt; diese wird bei der Einlösung eines Rezepts, auf dem ein Monoaminooxydase-Hemmer verordnet wird, vom Apotheker abgegeben *(Abbildung 8)*.

> **BEHANDLUNGSKARTE**
>
> Tragen Sie diese Karte IMMER bei sich. Zeigen Sie sie JEDEM Arzt, der Sie außerdem noch behandeln sollte, sowie ihrem Zahnarzt, falls Sie eine zahnärztliche Behandlung benötigen sollten.
>
> ---
>
> ANWEISUNGEN FÜR DEN PATIENTEN
>
> Bitte sorgfältig lesen!
>
> Während der Einnahme dieses Arzneimittels und bis zu 10 Tagen nach Abschluß der Behandlung beachten Sie bitte die folgenden Hinweise:
>
> 1. Essen Sie keinen KÄSE, keine SALZHERINGE oder BRECHBOHNEN.
>
> 2. Essen oder trinken Sie keine FLEISCHEXTRAKTE, BRÜHEN, BOUILLONS oder ähnliche FLEISCHZUBEREITUNGEN bzw. HEFEEXTRAKTPRODUKTE.
>
> 3. Nehmen Sie keine anderen ARZNEIMITTEL (Tabletten, Kapseln, Nasentropfen, Sprays oder Zäpfchen) und zwar weder selbstgekaufte noch solche, die Ihnen ihr Arzt vorher verschrieben hat ein, OHNE ihn zuvor zu fragen.
>
>   NB: Arzneimittel gegen Husten und Erkältungskrankheiten, Schmerzmittel, Tonika und Abführmittel sind auch Arzneimittel.
>
> 4. Trinken Sie ALKOHOL nur in Maßen, vermeiden Sie aber in jedem Fall den Konsum von CHIANTI WEIN.
>
> ---
>
> Informieren Sie Ihren Arzt sofort über Beschwerden und befolgen Sie alle anderen Ratschläge, die er Ihnen geben sollte.
>
> M.A.O.-H.   Erstellt von der Pharmazeutischen und Britischen Medizin. Gesellschaft im Auftrag der Gesundheitsbehörde des UK.

Abb. 8. Behandlungskarte für die Therapie mit MAO-Hemmern

Trizyklische Antidepressiva

Die gängigen trizyklischen Antidepressiva (z. B. Amitryptylin, Imipramin, Desipramin, etc.) wurden aus Molekülen entwickelt, welche eng mit den Tranquilizern aus der Phenothiazinreihe, insbesondere Chlorpromazin, verwandt sind. Aufgrund dieser engen Verwandtschaft ist es nicht weiter verwunderlich, daß in der Klinik häufig Neuroleptika wie Chlorpromazin, Haloperidol oder Perphenazin zur Behandlung spezieller psychischer Erkrankungen mit einem trizyklischen Antidepressivum kombiniert werden (siehe z. B. DAVIS et al., 1970). Neuere Studien (GRAM und OVERØ, 1972) haben gezeigt, daß diese Neuroleptika den Metabolismus der trizyklischen Antidepressiva hemmen und damit ihre Wirkung verstärken.

Obwohl die erwähnte Arzneimittelkombination klinisch Vorzüge haben mag, ergibt sich zumindest theoretisch ein Zusammenhang mit dem plötzlichen Tod einiger Patienten, die unter der Behandlung mit Amitryptilin oder Imipramin an einem Herzversagen starben (MOIR et al., 1972). Durch die Einnahme eines Neuroleptikums wird die Plasmahalbwertzeit des gleichzeitig verordneten trizyklischen Antidepressivums verlängert. Dieser Befund könnte mit dem erhöhten Risiko eines plötzlichen Herzversagens in ursächlichem Zusammenhang stehen.

Die Kardiotoxizität der trizyklischen Antidepressiva ist also ein weiteres Beispiel für eine potentielle Arzneimittelinteraktion, weil als Erklärungsmöglichkeit die toxische Interaktion mit einem weiteren gleichzeitig verabreichten Arzneimittel diskutiert wird.

Der Ablauf dieser Arzneimittelinteraktionen ist ziemlich kompliziert. Seine Schilderung kann aber als repräsentatives Beispiel für die Komplexität möglicher Arzneimittelinteraktionen dienen. So weiß man, daß trizyklische Antidepressiva die Wirkung der Katecholamine verstärken, indem sie ihre Wiederaufnahme in die Gewebespeicher hemmen. Es gibt Hinweise dafür, daß die Toxizität von Herzglykosiden, insbesondere von Quabain, durch eine endogene Katecholaminfreisetzung bedingt sein kann (HERMANSEN, 1970). Diese beiden Beobachtungen veranlaßten ATTREE et al. (1972), die mögliche Arzneimittelinteraktion zwischen trizyklischen Antidepressiva und Digoxin zu untersuchen. Digoxin ist ein Arzneimittel mit einer direkten Herzwirkung, das Herzkranken in den USA, die gleichzeitig mit Antidepressiva behandelt werden, häufig verschrieben wird. Experimentelle Untersuchungen an Ratten zeigten, daß trizyklische Antidepressiva die letale Dosis von Digoxin insbesondere in Stress-Situationen signifikant erhöhen.

Trizyklische Antidepressiva, insbesondere Imipramin und Amitryptilin, verursachen eine Vielfalt von Arzneimittelinteraktionen. Angesichts des großen Risikos einer Wechselwirkung mit MAO-Hemmern wird z.B. von den Gesundheitsbehörden vieler Länder die gleichzeitige Gabe dieser beiden Substanzen als absolute Kontraindikation angesehen. Darüber hinaus treten trizyklische Antidepressiva in Wechselwirkung mit antihypertensiv und sympathomimetisch wirkenden Arzneistoffen, mit Analgetika, Antikonvulsiva und Antikoagulantien, mit Levodopa, Anticholinergika und ZNS-wirksamen Beruhigungsmitteln. Wie diese Beispiele zeigen, gibt es also eine Vielzahl von Arzneimittelinteraktionen mit trizyklischen Antidepressiva, von denen praktisch kein Bereich der Pharmakologie ausgenommen ist.

Antikoagulantien vom Kumarintyp
Es gibt zahlreiche Hinweise dafür, daß viele Arzneimittel den Kumarinmetabolismus hemmen und dadurch die Antikoagulantienwirkung verstärken. KOCH-WESER und SELLERS (1971) konnten zeigen, daß die durchschnittliche Plasmahalbwertzeit von Dikumarol bei 4 Probanden nach wiederholter Gabe von Chloramphenicol um das Dreifache verlängert war; FOX (1964) konnte nachweisen, daß Oxyphenbutazon bei Versuchs-

tieren die gerinnnungshemmende Wirkung von Warfarin verstärkte, und WEINER et al. (1965) stellten einen vergleichbaren Effekt beim Menschen fest. Das Hauptaugenmerk zur Verhinderung dieser Arzneimittelinteraktion ist deshalb auf eine sorgfältige Patientenüberwachung zu richten, da durch die arzneimittelbedingte Hemmung des Kumarinmetabolismus das Risiko für unvorhersehbare Blutungen für den Patienten stark erhöht wird.

J. P. GRIFFIN arbeitete an einer klinischen Studie mit, in der Arzneimittelinteraktionen nach Gabe von Antikoagulantien systematisch untersucht wurden (WILLIAMS et al., 1976). Hauptziel der Studie war es, zu ermitteln, unter welchen Begleitumständen Arzneimittelinteraktionen auftreten. Darüber hinaus wurde versucht, das Ausmaß der Interaktionen zu quantifizieren, und zwar vor allen Dingen im Hinblick auf Blutungen und Blutergüsse und die Beeinflussung der Prothrombinzeit als Indikator für eine eventuell erforderlich werdende Änderung der Dosierung des Antikoagulans.

Über einen Zeitraum von 6 Monaten wurden insgesamt 277 ambulant mit Antikoagulantien behandelte Patienten beobachtet. Bei jedem Arztbesuch wurden die Prothrombinzeiten gemessen und die Patienten über eventuell aufgetretene Nebenwirkungen und über die Einnahme anderer Arzneimittel befragt. Die Fragestellung zielte im einzelnen darauf ab, alle Veränderungen bezüglich der verordneten Medikamente, einer Selbstmedikation, des Alkoholkonsums und der Ernährung zu erfassen. Die Patienten wurden angewiesen, die verschriebenen Arzneimittel in der verordneten Dosierung einzunehmen und vor jeglicher Selbstmedikation den Arzt zu konsultieren.

Am häufigsten wurde Warfarin verordnet; insgesamt entfielen über 90% der verschriebenen Antikoagulantien auf die Kumarinderivate Warfarin, Nicoumalon und Äthylbiscoumacetat.

Aus der Untersuchung geht eindeutig hervor, daß die Kontrolle der Antikoagulantientherapie mit steigender Anzahl der verordneten Arzneimittel immer schwieriger wird. 6 Patienten hatten hämorrhagische Komplikationen, bei 27 Patienten traten Blutergüsse stärkeren Ausmaßes auf. In 3 der Fälle mit hämorrhagischen Komplikationen ergab sich eine pathologische Ursache, in 3 anderen Fällen wurden verlängerte Prothrombinzeiten festgestellt. Bei den 27 Fällen mit Blutergüssen waren 6 Fälle die Folge einer Arzneimittelinteraktion; 12 Fälle wurden durch eine Verschlechterung der Herzfunktion verursacht (11 digitalisierte und 1 nichtdigitalisierter Patient); bei allen fand sich eine verlängerte Prothrombinzeit.

Wurden Arzneimittel, die theoretisch Interaktionen mit Antikoagulantien verursachen können, über einen Zeitraum von 6 Monaten in einer täglich gleichbleibenden Dosierung verabreicht, ergaben sich keine größeren Probleme bei der Steuerung der Antikoagulantientherapie. Dies gilt z. B. für die Therapie mit Phenobarbital und/oder Phenytoin bei Epileptikern, mit oralen Antidiabetika oder bei regelmäßigem Alkoholkonsum. Die Probleme traten immer erst dann auf, wenn Patienten, die vorher ausschließlich mit Antikoagulantien therapiert worden waren, plötzlich zusätzlich Arzneimittel verabreicht wurden, die potentiell zu Interaktionen führen können. Beispiele hierfür sind die kurzzeitige Therapie mit Antibiotika wegen zwischenzeitlich aufgetretener Infektionen. Unter den übrigen Arzneimitteln erschwerten insbesondere die Barbiturate eine exakte Einstellung der Antikoagulantientherapie. In einem typischen Fall traten starke Blutergüsse auf, als der behandelnde Arzt bei einem unter Antikoagulantien stehenden Patienten die Verabreichung von Amobarbital abbrach, um es gegen ein anderes Hypnotikum auszutauschen, da er gehört hatte, daß es zwischen Barbituraten und Kumarinen zu Arzneimittelinteraktionen kommen kann. Dieses Beispiel zeigt noch einmal deutlich, daß das Absetzen eines Arzneimittels bei Patienten, die gleichzeitig mit Antikoagulantien behandelt werden, zu ernsten Zwischenfällen führen kann.

Eine weitere häufig schwerwiegende Komplikation besteht in einer Verschlechterung der Herzfunktion bei Patienten unter Antikoagulantienbehandlung. Als Ursache hierfür wird bei Patienten mit unterschiedlich schwerer Herzinsuffizienz in erster Linie eine Leberstauung mit konsekutiver Änderung der Metabolisierungsgeschwindigkeit des Arzneimittels verantwortlich gemacht. In zweiter Linie wird eine Volumenzunahme des extrazellulären Flüssigkeitsraumes als Folge der Herzinsuffizienz angenommen, wodurch das Verteilungsverhältnis zwischen gebundenem und freiem Arzneistoff in der Extrazellulärflüssigkeit und im Plasma verändert wird. Die schwierige Steuerung der Antikoagulantientherapie bei Herzkranken, die mit Digitalis und Diuretika behandelt werden, und die Zunahme von Blutergüssen bei jenen digitalisierten Patienten, bei denen sich die Herzfunktion verschlechtert hat, sind verschiedene Manifestationen ein und desselben Problems. Daß die Überwachung einer Antikoagulantientherapie bei digitalisierten Patienten, welche außerdem trizyklische Antidepressiva einnehmen, zusätzlich erschwert wird, wurde bereits erwähnt. Dies mag auch mit der Beobachtung zusammenhängen, daß herzkranke Patienten für die Nebenwirkungen trizyklischer Antidepressiva auf das Herz anfälliger sind. Ähnliche Probleme mit der Dosisanpassung traten bei der Antikoagulantientherapie bei digitalisierten Patienten dann auf, wenn zusätzlich Spironolacton eingenommen wurde. Als Ursache hierfür wird eine Hyperkaliämie verantwortlich gemacht, da die meisten dieser Patienten zusätzlich auch Thiazid-Diuretika oder Furosemid und Kalium erhielten.

Auch Clofibrat kann mit Antikoagulantien über verschiedene Mechanismen in Wechselwirkung treten und verursachte in der zitierten Studie besonders große Probleme. Man kann deshalb davon ausgehen, daß es umso schwieriger ist, eine optimale Antikoagulantientherapie durchzuführen, je komplexer die potentiellen Interaktionen sind.

Die gleichzeitige Gabe von Analgetika führte zu keinen unerwünschten Wirkungen. Insgesamt nahmen 11% der in der Studie beobachteten Patienten Analgetika ein. Dabei handelte es sich bei 9 Patienten um dextropropoxyphenhaltige Präparate, bei 12 Patienten um Paracetamol und bei 6 Patienten um steroidfreie Antiphlogistika. Andere Analgetika wie Aspirin, Codein und Pentazocin wurden lediglich in Einzelfällen zusätzlich eingenommen.

Abgesehen von den bereits erwähnten speziellen Schlußfolgerungen zeigt die Studie deutlich, mit welcher Sorgfalt bei Patienten, die unter einer Langzeittherapie mit Antikoagulantien stehen, eine Zusatzmedikation durchgeführt werden muß und wie wichtig es zugleich ist, die Patienten auf die möglichen Risiken einer Selbstmedikation aufmerksam zu machen. Sehr hilfreich ist deshalb die Einrichtung einer Kartei, in der die gesamte Arzneimitteltherapie eines Patienten zusammengetragen wird, so daß eine patientengerechte Verschreibung zusätzlich erforderlicher Arzneimittel sowie ein Gesamtüberblick über die laufende Therapie gewährleistet ist. Bei einem Patienten wurde übrigens eine beruflich bedingte Bleivergiftung festgestellt, die mit einer verlängerten Gerinnungszeit und Blutergüssen einherging und vermutlich auf eine veränderte Metabolisierung der Antikoagulantien in der Leber zurückzuführen war. Somit besteht wahrscheinlich ein zusätzliches Risiko für das Auftreten von Interaktionen zwischen Antikoagulantien und chemischen Schadstoffen der Umwelt.

Orale Antidiabetika
Dikumarol, Phenylbutazon, Phenyramidol und Sulfaphenazol hemmen beim Menschen den metabolischen Abbau von Tolbutamid. Dieser Mechanismus ist eine häufige Ursache für schwere Hypoglykämien. Der zugrunde liegende Wirkmechanismus ist wahrscheinlich komplexer Natur. Tolbutamid wird aus seiner Albumineiweißbindung im Plasma verdrängt und seine Halbwertzeit zusätzlich verlängert. Es konnte gezeigt werden, daß Phenylbutazon und Sulfaphenazol die Carboxylierung von Tolbutamid zu inaktivem Carboxytolbutamid hemmen. Beide Präparate besitzen einen Pyrazolring im Molekül, woraus sich mögliche Gefahren bei der gleichzeitigen Einnahme von Tolbutamid mit anderen Pyrazolderivaten ableiten lassen.

Auch Chloramphenicol hemmt die Metabolisierung von Tolbutamid durch einen ähnlichen Mechanismus. Auch hier können als Ergebnis einer solchen Arzneimittelkombination folgenschwere Hypoglykämien auftreten. Bei gesunden Probanden verlängert Dikumarol die Halbwertzeit von Tolbutamid von 4,9 Stunden (Kontrollgruppe) auf 17,5 Stunden nach 1-wöchiger Behandlung mit Antikoagulantien. Bei Patienten, die gleichzeitig orale Antidiabetika benötigen, ist das auf dem deutschen Arzneimittelmarkt nicht erhältliche Phenindion das Antikoagulans der Wahl, da dieses Präparat nachweislich keine vergleichbaren Arzneimittelinteraktionen verursacht.

Xanthinoxydase-Hemmer
Azathioprin und Mercaptopurin werden durch Xanthinoxidase in pharmakologisch inaktive Metabolite umgewandelt. Da dieses Enzym durch Allopurinol gehemmt wird, sollte die Dosis von Azathioprin und von Mercaptopurin um 75% reduziert werden, wenn gleichzeitig Allopurinol verabreicht wird. Im Rahmen des Bostoner Collaborative Drug Surveillance Program (1974) wurde festgestellt, daß bei krebskranken Patienten (ausgenommen Leukämie) unter alleiniger Cyclophosphamidbehandlung eine Schädigung des Knochenmarks in 18,8% der Fälle auftrat, während dies bei kombinierter Therapie mit Cyclophosphamid und Allopurinol bei 58,8% der Patienten zu beobachten war. Das weist darauf hin, daß die knochenmarksschädigende Wirkung von Cyclophosphamid durch den Allopurinolzusatz verstärkt wurde.

5. ARZNEIMITTELWECHSELWIRKUNGEN AN PLASMA- UND REZEPTOR-BINDUNGSSTELLEN

Nach ihrer Resorption werden die Arzneimittel über die Blutbahn den verschiedenen Körpergeweben zugeführt; die meisten Arzneimittel werden dabei an Plasmaproteine, insbesondere Albumine, gebunden. Wichtige Veränderungen in der Arzneimittelverteilung können durch Konkurrenz der einzelnen Arzneimittel um die vorhandenen Proteinbindungsstellen im Plasma oder Gewebe entstehen. Bestimmte Arzneimittel scheinen gemeinsam auf eine begrenzte Anzahl von Bindungsstellen angewiesen zu sein. Diese Konkurrenz um Bindungsstellen kann zuweilen schwerwiegende Folgen haben *(Abbildung 9)*.

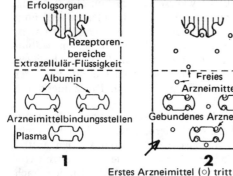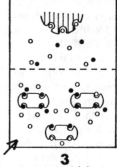

Abb. 9. Arzneimittelverdrängung aus Plasmaproteinbindungsstellen.
1. Beziehungen zwischen Erfolgsorgan (mit Rezeptorbereich), Extrazellulärflüssigkeit und Plasmaalbumin (mit potentiellen Arzneimittelbindungsstellen).
2. Das erste Arzneimittel liegt in einer an Albumin gebundenen Form oder ungebunden gelöst in Plasma und Extrazellulärflüssigkeit vor.
3. Das zweite Arzneimittel hat das erste Arzneimittel aus seiner Albuminbindung verdrängt und dadurch eine Konzentrationserhöhung des in Plasma und Extrazellulärflüssigkeit gelösten ersten Arzneimittels bewirkt; somit wird die Konzentration des ersten Arzneimittels im Rezeptorbereich des Erfolgsorgans erhöht.

Ein recht einfaches Beispiel für eine solche Arzneimittelinteraktion ist die Potenzierung der gerinnungshemmenden Wirkung von Warfarin durch Arzneimittel wie Phenylbutazon, Oxyphenbutazon oder Clofibrat. Normalerweise ist Warfarin zu 98% an Albumin gebunden, so daß nur 2% des Arzneimittels im Plasma in biologisch aktiver Form vorliegen. Wenn ein anderes Arzneimittel dieselben Bindungsstellen besetzt und die Warfarinbindung dadurch nur geringfügig von 98% auf z. B. 96% reduziert wird, kommt es bereits zu einer Verdoppelung der Konzentration an freiem, pharmakologisch aktivem Warfarin. Diese Verdrängungsreaktion hat etwa die gleiche Auswirkung auf die Prothrombinzeit wie eine Dosisverdoppelung.

Inzwischen sind eine Reihe von Fällen bekannt geworden, in denen es hierdurch zu tödlich verlaufenden hämorrhagischen Komplikationen kam.

Noch wesentlich komplizierter ist die Wechselwirkung zwischen Chloralhydrat und den Antikoagulantien vom Kumarintyp. Chloralhydrat wird zu Trichloressigsäure metabolisiert, die schließlich durch Bindung an Plasmaproteine verhältnismäßig hohe Plasmaspiegelwerte erreicht. Dieser Metabolit verdrängt Warfarin aus seinen Bindungsstellen und führt somit zu einer vorübergehenden Verstärkung der gerinnungshemmenden Wirkung. Die Einnahme von Chloralhydrat führt durch eine Erhöhung des metabolischen Abbaus zur Abnahme der Plasmakonzentrationswerte von Warfarin. Nach dem Absetzen von Chlorhydrat erreicht der Plasmaspiegel wieder seinen Ausgangswert. Der Prothrombintest zeigt über einen längeren Zeitraum keine Veränderungen, was darauf hinweist, daß die Plasmakonzentration an freiem Warfarin nicht bleibend verändert ist. Daß eine solche Interaktion gefährlich sein kann, geht eindrücklich aus den Ergebnissen einer Untersuchung von CUCINELL et al. (1966) hervor, in der über einen Patienten berichtet wird, bei dem die gerinnungshemmende Wirkung von Dicumarol durch Chloralhydrat so stark reduziert wurde, daß die gleiche Dosis des Antikoagulans nach dem Absetzen des Hypnotikums eine Hämorrhagie mit tödlichem Ausgang verursachte.

Andere Arbeitsgruppen, insbesonders die von SELLERS und KOCH-WESER (1970) und die des Bostoner Collaborative Drug Surveillance Program (1972c), konnten die potentiellen Gefahren einer Wechselwirkung zwischen Chloralhydrat und Warfarin bestätigen. Wie in diesen Berichten gezeigt wird, führt die durch Chloralhydrat bedingte Verdrängung von Warfarin aus seiner Plasmabindung zu einer Erhöhung des Plasmaspiegels an ungebundenem, also aktivem Warfarin und damit zu einer Verstärkung der gerinnungshemmenden Wirkung von Warfarin. Andererseits wird gleichzeitig auch die Metabolisierung des freien Warfarinanteils erhöht, wodurch es wieder zu einer Verkürzung der Prothrombinzeit auf die ursprünglichen (d.h. vor Chloralhydrateinnahme) oder sogar niedrigere Werte kommt. Bei Gabe von Chlorphenazon wird die Situation zusätzlich dadurch kompliziert, daß die enzyminduzierende Eigenschaft von Phenazon (Antipyrin) die anderen Interaktionen so stark übertrifft, daß die gerinnungshemmende Wirkung von Warfarin reduziert wird.

Es gibt eine ganze Reihe weiterer Beispiele für Interaktionen, denen eine Verdrängungsreaktion zwischen Arzneimitteln zugrunde liegt. Die wichtigsten sind in der folgenden Tabelle zusammengefaßt *(Tabelle 6)*.

Tab. 6. Beispiele für Arzneimittelinteraktionen infolge Arzneimittelverdrängung

Starke Arzneimittelbindung	Verdrängtes Arzneimittel	Auswirkung der Interaktion
Azapropazon Phenylbutazon Oxyphenbutazon Clofibrat	Kumarine (insbes. Warfarin)	Hämorrhagie infolge übermäßiger Hemmung der Prothrombinsynthese in der Leber
Sulfonamide (insbes. mit Langzeitwirkung)	Tolbutamid	Hypoglykämie infolge erhöhter Tolbutamidwirkung auf die Bauchspeicheldrüse
Dikumarol Äthylbiscoumacetat Oxyphenbutazon Phenylbutazon Salicylsäure	Sulfonamide	Erhöhte Sulfonamidaktivität
Salicylsäure Sulfonamide	Methotrexat	Erhöhte Methotrexat-Toxizität
Indometacin Oxyphenbutazon Phenylbutazon und andere nicht-steroidale Antirheumatika	Cortisol (körpereigen)	Hierdurch kann ein Teil der antiphlogistischen Wirkung nicht-steroidaler Arzneimittel erklärt werden.

Sauer reagierende Arzneimittel wie Phenylbutazon, Sulfonamide und Salicylate werden stark an eine oder zwei Stellen des Albuminmoleküls gebunden und können auf diese Weise weniger stark gebundene Arzneimittel aus ihren Bindungsstellen verdrängen. Andererseits können sie selbst auch durch Arzneimittel mit einer noch stärkeren Bindungskapazität verdrängt werden. Es kommt hier also auf die jeweilige Stärke der Arzneimittelbindung an. So können Sulfonamide bei zuckerkranken Patienten durch Freisetzung großer Mengen von ungebundenen (aktivem) Tolbutamids eine Hypoglykämie hervorrufen. Steroidfreie Antirheumatika sind in der Lage, Cortisol aus seinen spezifischen Proteinbindungsstellen zu verdrängen und so dessen metabolischen Abbau zu beschleunigen. Dieser Mechanismus könnte einen Teil der antiinflammatorischen Wirkung erklären.

Auch im Gewebe können Arzneimittel aus ihren spezifischen Bindungsstellen verdrängt werden. Die Antimalariamittel Mepacrin und Pamaquin sind z. B. beide an Leberproteine gebunden. Die Mepacrinbindung ist jedoch stärker. Wird Pamaquin erst nach Gabe von Mepacrin appliziert, wird es nicht gebunden, und eine normalerweise unschädliche Dosis verursacht dann toxische Nebenwirkungen. Bei Chloroquin, das ein ähnliches Verhalten zeigt, ist dies im Hinblick auf mögliche Interaktionen von großer Bedeutung, da Chloroquin seit der Entdeckung seiner antiphlogistischen Eigenschaften zunehmend bei anderen Indikationen, die nichts mit der Malariabehandlung zu tun haben, Anwendung findet. Dasselbe gilt, wenn auch in geringerem Maße, für die therapeutische Anwendung von Mepacrin.

Ein weiteres Beispiel findet sich in der Gruppe der oralen Antidiabetika, insbesondere bei den Sulfonylharnstoffen (Acetohexamid, Chlorpropamid, Glibenclamid, Tolazamid, Tolbutamid). Diese Arzneimittel setzen Insulin aus seinen Proteinbindungsstellen im Pankreas, Plasma und Gewebe frei. Auf diesem Mechanismus beruht wahrscheinlich ihre hypoglykämische Wirkung, die zu einer erhöhten Insulinsekretion und erhöhten Plasmainsulinspiegeln führt.

Arzneimittelinteraktionen am Rezeptor
Arzneimittel können miteinander in Wechselwirkung treten, indem es zu einem Antagonismus um die gleichen Rezeptorbindungsstellen (kompetitiver Antagonismus) oder an getrennten, wenn auch physiologisch ähnlichen Bindungsstellen (physiologischer Antagonismus) kommt. In anderen Fällen treten Interaktionen zwischen einem Arzneimittel und seinem eigenen Metaboliten an einem gemeinsamen Rezeptor auf. Angesichts der Tatsache, daß häufig Interaktionen auf einen solchen Antagonismus zurückzuführen sind, soll auf die Grundlagen näher eingegangen werden. In *Abbildung 10* sind Arzneimittelwechselwirkungen an Rezeptoren am Beispiel der adrenergen Nervenendigungen und der jeweiligen Rezeptoren dargestellt.

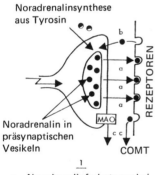 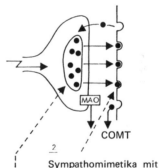

a. Noradrenalinfreisetzung bei adrenerger Nervenerregung
b. Wiederaufnahme von Noradrenalin (Aufnahme 1 von Iversen)
c. Inaktivierung von Noradrenalin durch MAO und Katechol-o-methyl-Transferase (COMT)

Sympathomimetika mit direkter Wirkung auf Rezeptoren z.B. Isoprenalin, Orciprenalin, Salbutamol, Adrenalin, Noradrenalin

Sympathomimetika mit indirekter Wirkung auf Rezeptoren führen zu einer übermäßigen Noradrenalinfreisetzung mit Blutdrucksteigerungen z.B. Amphetamine, Ephedrin, Phenylephrin, Metaraminol, Phenylpropanolamin usw. Tyraminhaltige Lebensmittel

Abb. 10.1–10.2

44 Arzneimittelinteraktionen

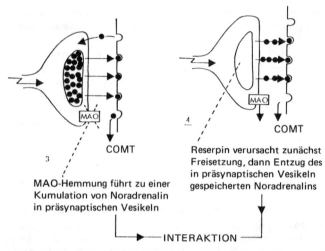

3
COMT
MAO-Hemmung führt zu einer Kumulation von Noradrenalin in präsynaptischen Vesikeln

4
COMT
Reserpin verursacht zunächst Freisetzung, dann Entzug des in präsynaptischen Vesikeln gespeicherten Noradrenalins

──── INTERAKTION ────

Bei Patienten unter MAO-Hemmer-Therapie bewirkt eine Reserpingabe eine massive Freisetzung des in den präsynaptischen Vesikeln gespeicherten Noradrenalins, mit nachfolgenden Blutdrucksteigerungen

JEDOCH

bei Reserpin-behandelten Patienten führt die Einnahme von MAO-Hemmern zu keiner Hypertonie, da das Reserpin die Noradrenalinspeicher bereits entleert hat.

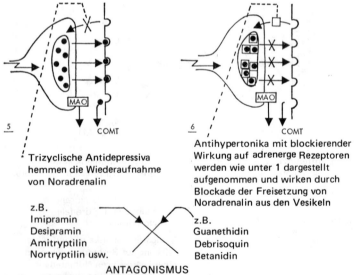

5
COMT
Trizyclische Antidepressiva hemmen die Wiederaufnahme von Noradrenalin

z.B.
Imipramin
Desipramin
Amitryptilin
Nortryptilin usw.

6
COMT
Antihypertonika mit blockierender Wirkung auf adrenerge Rezeptoren werden wie unter 1 dargestellt aufgenommen und wirken durch Blockade der Freisetzung von Noradrenalin aus den Vesikeln

z.B.
Guanethidin
Debrisoquin
Betanidin

ANTAGONISMUS
da tricyclische Arzneimittel Aufnahmemechanismus 1 hemmen

Abb. 10.3–10.6

Abb. 10. Arzneimittelinteraktionen an Rezeptorbindungsstellen, dargestellt am Beispiel der adrenergen Nervenendigung und der jeweiligen Rezeptoren

Kompetitiver Antagonismus

In der Pharmakologie gibt es viele Beispiele für einen kompetitiven Antagonismus zwischen Arzneimitteln: Histamin und Antihistaminika, Atropin und Cholinergika, Morphin und Nalorphin, Isoprenalin und der Betarezeptorenblocker Propranolol, Vitamin K_1 und die Kumarine, Folsäure und Methotrexat. Die Liste solcher Substanzen könnte noch um ein vielfaches verlängert werden. Sie spiegelt wahrscheinlich recht gut die Entwicklungen innerhalb der pharmakologischen Forschung wieder, wobei der Antagonist oft genauso wichtig ist wie der eigentliche Agonist.

Physiologischer Antagonismus

Arzneimittelinteraktionen können an eng miteinander verbundenen Stellen auftreten, z. B. wenn durch Gabe eines Arzneimittels dem Gewebe eine endogene Substanz entzogen wird. Guanethidin vermindert z. B. den Noradrenalingehalt adrenerger Nervenendigungen, wodurch die in den adrenergen Neuronen lokalisierten Rezeptoren auf exogen zugeführtes Noradrenalin verstärkt reagieren. Dadurch wird die Wirkung des Noradrenalins verstärkt *(Abbildung 10.2)*.

Indirekte Sympatholytika wie Guanethidin und Bethanidin liefern ein weiteres interessantes Beispiel für einen Arzneimittelantagonismus, zudem ein Beispiel von klinischer Relevanz. Guanethidin, Debrisoquin und Bethanidin werden über denselben Transportmechanismus in die adrenergen Nervenendigungen aufgenommen, der auch die zirkulierenden Katecholamine zurücktransportiert. Starke Hemmer dieses Transportvorgangs sind die trizyklischen Antidepressiva Imipramin, Desipramin und Amitryptilin. Wird beispielsweise Desipramin einem Patienten gegeben, der mit dem Antihypertonikum Bethanidin behandelt wird, kommt es zu einer antagonistischen Wirkung, da das Antihypertonikum nicht in die Neuronen aufgenommen werden kann und dadurch der Blutdruck ansteigt *(Abbildung 10.5, 10.6 und 11)*.

Ein weiteres gutes Beispiel für einen physiologischen oder funktionellen Antagonismus ist die Wechselwirkung zwischen Cholinesterasehemmstoffen und nicht-depolarisierenden Muskelrelaxantien vom Typ des Tubocurarins. Tubocurarin konkurriert mit dem körpereigenen Acetylcholin in der Skelettmuskulatur um die Rezeptoren der motorischen Endplatte. Indem es die Depolarisation der motorischen Endplatte durch Acetylcholin verhindert, verursacht Tubocurarin eine neuromuskuläre Blockade. Cholinesterasehemmstoffe wie Neostigmin oder Physostigmin vermindern dosisabhängig den Abbau des an cholinergen Nervenendigungen freigesetzten Acetylcholins. Dies führt zu einer Konzentrationserhöhung von Acetylcholin und damit zu einer Verringerung der antagonistischen Wirkung des Tubocurarins.

Häufig jedoch wirken Arzneimittel an örtlich ganz verschiedenen Stellen innerhalb eines physiologischen Regelkreises. So wird beispielsweise die Wirkung von herzwirksamen Glykosiden durch den infolge Verabreichung von Thiaziddiuretika bewirkten Kaliumverlust verstärkt. Diese Wechselwirkung tritt vorzugsweise bei älteren Menschen auf, wobei es

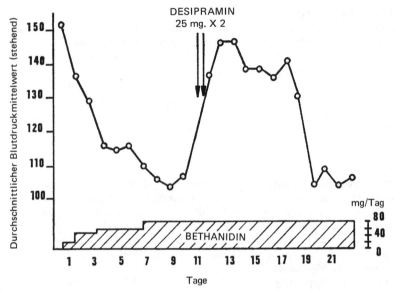

Abb. 11. Antagonismus zwischen Bethanidin und Desipramin (nach Mitchell et al., 1970)

dann häufig zu toxischen Reaktionen kommt. Thiaziddiuretika verstärken darüber hinaus die Wirkung anderer blutdrucksenkender Arzneimittel, vielleicht aufgrund einer Änderung der Elektrolytkonzentration in der Gefäßmuskulatur der Arterien. Ein weiteres Beispiel für diese Art von Wechselwirkungen ist die durch Propranolol bewirkte Verlängerung der hypoglykämischen Wirkung von Insulin dadurch, daß Propranolol die Freisetzung von Laktat aus der Muskulatur verhindert. Da Laktat normalerweise in der Leber in Glukose umgewandelt wird, wird die bereits durch Insulin verursachte Hypoglykämie zusätzlich verstärkt.

Antagonismus zwischen einem Arzneimittel und seinen eigenen Metaboliten
Für Wechselwirkungen zwischen einem Arzneimittel und dessen eigenen Metaboliten gibt es bisher nur wenige Beispiele. Interaktionen dieser Art können bei einigen sympathomimetisch wirkenden Bronchodilatatoren (Isoprenalin, Isoetharin, Rimiterol) auftreten, die durch die Catechol-O-methyl-transferase (COMT) metabolisiert werden. Die Wechselwirkungen zwischen diesen Arzneimitteln und ihren Metaboliten stellen ein klassisches Beispiel für einen kompetitiven Antagonismus am Rezeptor dar.

Untersuchungen der Isoprenalinmetabolisierung haben gezeigt, daß das Pharmakon durch die COMT zum Teil in 3-O-Methylisoprenalin umgewandelt wird (PATTERSON et al., 1968). Aus früheren Studien von PHILIPOTT et al. (1965) war bekannt, daß dieser Metabolit eine schwach blockierende Wirkung auf adrenerge Rezeptoren hat. PATTERSON et al. nahmen daher an, daß die bisweilen nach Isoprenalininhalation bei Asthmatikern zu beobachtende Toleranzentwicklung auf einen Antagonismus zwischen Isoprenalin und dessen 3-O-Methyl-Metaboliten zurückzuführen sein könnte. In ähnlichen Untersuchungen konnte DAVIES (1972b) zeigen, daß Isoetharin zu 3-O-Methylisoetharin, und GRIFFIN et al. (1973), daß Rimiterol ebenfalls zu 3-O-Methylrimiterol metabolisiert wird. In einer eingehenden Untersuchung überprüften HORNSEY et al. (1971) die pharmakologischen Eigenschaften der 3-O-Methyl-Metaboliten dieser drei sympathomimetisch wirkenden Amine. Dabei konnten die Autoren feststellen, daß die 3-O-Metaboliten *in vitro* die Wirkung der Muttersubstanzen an menschlichen Geweben aus Bronchien, Magen, Dünndarm, Appendix und Kolon antagonisieren.

Die Studie ergab weiterhin, daß die 3-O-Methyl-Derivate von Isoprenalin und Isoetharin die Wirkung von Acetylcholin antagonisieren, während 3-O-Methyl-Rimiterol als Cholinesterasehemmstoff die Wirkung des Acetylcholins verstärkt. Der physiologische Antagonismus von Rimiterol als Bronchodilatator könnte daher im Endeffekt darauf zurückzuführen sein, daß sein 3-O-Methyl-Metabolit zum einen als Cholinesterasehemmstoff und zum anderen aufgrund seiner β-adrenergen Hemmwirkung bronchokonstriktorisch wirkt.

ENZYMSYSTEME ALS ARZNEIMITTELREZEPTOREN

Die Rolle des zyklischen 3′,5′-Adenosinmonophosphats (c-AMP)
Die Annahme, daß ein Rezeptor eine anatomische Einheit darstellt, hat der moderneren und auch einleuchtenderen Vorstellung Platz gemacht, daß auch Enzyme als Rezeptoren fungieren können.

Das klassische Beispiel für die Funktion eines Enzymsystems als Arzneimittelrezeptor war lange Zeit die Beobachtung, daß die Interaktion von Adrenalin mit der membranständigen Adenylcyclase in der Leber zu einem erhöhten intrazellulären Gehalt an c-AMP führt. c-AMP wiederum verursacht durch die Aktivierung der Dephospho-phosphorylase-Kinase eine Konzentrationserhöhung an aktiver Phosphorylase *(Abbildung 12)*, wodurch die Glukosekonzentration ansteigt. In der Muskulatur ruft die Aktivierung der Phosphorylase dagegen eher eine Hyperlaktazidämie als eine Hyperglykämie hervor, da in den Muskeln das Glukose-6-phosphat fehlt (SUTHERLAND und ROBINSON, 1966).

Wechselwirkungen zwischen Katecholaminen und Methylxanthin
Der erste Beweis dafür, daß c-AMP im Zusammenhang mit der Wirkung der Katecholamine auf die Kontraktionskraft des Herzmuskels eine Rolle spielt, wurde von MURAD et al. (1962) erbracht. Diese Autoren untersuchten an Myokardpräparaten von Hunden die Fähigkeit verschiedener Katecholamine, die c-AMP-Bildung zu stimulieren. Dabei ergaben sich für die relative Wirkstärke folgende Werte: L-Isoprenalin 7,8; L-Adrenalin 1,0; L-Noradrenalin 1,0 und D-Adrenalin 0,12. Diese Werte stimmen mit der relativen positiv inotropen Wirkung dieser Stoffe *in vitro* überein.

Auch die Ergebnisse einer Untersuchung von ROBINSON et al. (1965,

1967) mit adrenergen Rezeptorenblockern unterstützen die Annahme, daß die inotrope Wirkung der Katecholamine durch c-AMP vermittelt wird. In einer Konzentration, bei der keine Auswirkungen auf das Herz nachgewiesen werden können, verhindert Pronethalol sowohl die auf Adrenalingabe zu erwartende Reaktion auf c-AMP als auch die Zunahme der Kontraktionskraft. Einen weiteren Hinweis auf den Zusammenhang zwischen c-AMP und der inotropen Wirkung erbrachten RALL und WEST (1963), als sie zeigten, daß Theophyllin die inotrope Wirkung von Noradrenalin um das 8fache verstärkt. Dieser Effekt kann damit erklärt werden, daß Theophyllin die 3,5-cAMP-Phosphodiesterase zu hemmen vermag.

Es gibt noch weitere Beispiele dafür, daß die Adenylcyclase als eine Art „Rezeptor" fungiert. So ist die Adenylcyclase z. B. der vermittelnde Rezeptor bei der Nebennierenrinden-Stimulation durch ACTH.

Es liegt auf der Hand, daß jedes Arzneimittel, das in einem Gewebe die c-AMP-Konzentration verändert, mit jedem anderen Arzneimittel in Wechselwirkung treten wird, das seine Wirkung über den gleichen Mechanismus entfaltet. GOLDBERG und SINGER (1969) haben für diese Art einer Interaktion ein klassisches Beispiel beschrieben. Sie zeigten, daß Adrenalin oder Noradrenalin in Kombination mit Methylxanthinderivaten das Potential an der neuromuskulären Endplatte erhöhen. Die über unterschiedliche Mechanismen wirkenden Arzneimittel erhöhen entweder die Aktivität der Adenylcyclase oder hemmen die Phosphodiesterasewirkung; das Ergebnis ist eine Konzentrationserhöhung von c-AMP in den Nerven-

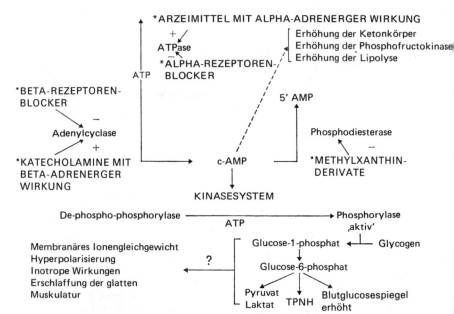

Abb. 12. Überblick über einige Wechselwirkungen, an denen c-AMP beteiligt ist

endigungen. Dies führt zu einer Freisetzung von Acetylcholin aus den Nervenendigungen. Außerdem wird die Freisetzung von Acetylcholin bei nervaler Stimulierung durch die Pharmaka erhöht. In diesem Zusammenhang sei auch die gegenseitige Addition der bronchodilatatorischen Wirkung der Xanthinderivate und Katecholamine so-

Tab. 7. Arzneimittel mit Wirkung auf die Adenylcyclase

Wirkung	Arzneimittel	Gewebe
Erhöhte c-AMP-Gewebekonzentration durch verstärkte Adenylcyclaseaktivität	Adrenokortikotropes Hormon (ACTH)	Nebennierenrinde, Fettgewebe
	Katecholamine	Herz, Leber, Skelettmuskulatur, Fettgewebe, Uterus, Lunge, Milz, Gehirn, Ohrspeicheldrüse und glatte Darmmuskulatur
	Glukagon	Herz, Leber, Fettgewebe
	Histamin	Magenschleimhaut
	Insulin	Fettgewebe
	Luteinisierendes Hormon (LH)	Corpus Luteum
	Prostaglandine E_1, E_2, $F_{1\alpha}$, A_1*)	Schilddrüse, Lunge, Milz, Thrombozyten, Muskulatur, Hypophysenvorderlappen
Verminderte c-AMP-Gewebekonzentration durch Hemmung der Adenylcyclaseaktivität	Acetylcholin	Herz
Erhöhte c-AMP-Gewebekonzentration durch Hemmung der Phosphodiesterase	Methylxanthine z. B., Koffein, Theophyllin (einschl. Aminophyllin)	Herz, Leber
Verminderte c-AMP-Gewebekonzentration durch Stimulierung der Phosphodiesterase	Imidazol	Herz

*) Anm.: Die Prostaglandine E_1, E_2, $F_{1\alpha}$ und A_1 senken die c-AMP-Konzentration in weißen und braunen Fettzellen durch einen bisher unbekannten Mechanismus, der nur dann ausgelöst wird, wenn diese Zellen gleichzeitig hormonell stimuliert werden (Cuthbert, 1973).

wie die gegenseitige Verstärkung ihrer chronotropen und inotropen Wirkungen am Herz erwähnt. Zusammenfassend kann man feststellen, daß die Gewebekonzentration von c-AMP durch Pharmaka erhöht oder gesenkt werden kann infolge einer Zunahme oder Verminderung der Adenylcyclase-Aktivität oder durch Hemmung bzw. Stimulierung der Phosphodiesterase. Beispiele für solche Pharmaka sind in *Tabelle 7* aufgeführt.

Arzneimittelwechselwirkungen bei der Asthmatherapie

Das Vorhandensein von α-adrenergen Rezeptoren in den Bronchien gesunder Probanden und bei Asthmatikern wurde von verschiedenen Autoren beschrieben (BIANCO et al., 1972; GADDIE et al., 1972; PRIME et al., 1972). GRIFFIN et al. (1972) berichteten bei Asthmatikern über die synergistische bronchodilatatorische Wirkung des α-adrenergen Rezeptorenblockers Thymoxamin in Kombination mit sympathomimetisch wirkenden Bronchodilatatoren. BIANCO et al. (1974) wiesen auf die Bedeutung des α-Rezeptorenblockers Indoramin bei der Behandlung des durch Belastung ausgelösten Asthmas hin.

COFFEY et al. (1972) entwickelten eine Modellvorstellung, welche diese Art der Arzneimittelwechselwirkung erklärt. Sie konnten zeigen, daß Substanzen mit stimulierender Wirkung auf α-Rezeptoren die Plasmamembran-ATPase in den Leukozyten von Asthmatikern vermehrt. Darüber hinaus stellten sie fest, daß die Leukozyten bei Asthmatikern höhere Konzentrationen von Membran-ATPase aufweisen.

Durch Untersuchungen von LOGSDON et al. (1972) konnte festgestellt werden, daß Isoprenalin die c-AMP-Konzentration in Leukozyten von Asthmatikern erhöht und die Histaminfreisetzung hemmt. Eine Bockade der α-Rezeptoren und eine zusätzliche Isoprenalinverabreichung verursachten einen noch höheren Anstieg des zyklischen $3',5'$-AMP.

Aus diesen Ergebnissen zogen LOGSDON et al. (1972) die Schlußfolgerung, daß die ATPase und die Adenylcyclase um ein und dasselbe Substrat – nämlich ATP – konkurrieren. Eine α-Rezeptorenblockade hemmt die ATPase, während Isoprenalin die Adenylcyclase stimuliert. So führen beide Mechanismen gemeinsam zu einer Erhöhung an intrazellulärem c-AMP und damit zu einer Hemmung der Histaminfreisetzung aus sensibilisierten Leukozyten.

6. ARZNEIMITTELINTERAKTIONEN BEI DER ELIMINATION VON PHARMAKA

Da die meisten Arzneimittel harnpflichtig sind, finden bei der renalen Ausscheidung bevorzugt Arzneimittelwechselwirkungen statt. Pharmaka werden in den Nieren entweder passiv rückresorbiert oder aktiv sezerniert. Da die Elimination in hohem Maße vom pH-Wert des Harns abhängig ist, ist es nicht verwunderlich, daß Arzneimittel die Ausscheidung anderer Arzneimittel in den Nieren über eine Beeinflussung des pH-Wertes verändern können.

Passive Rückresorption

Ein nicht proteingebundenes Arzneimittel wird glomerulär filtriert und in den Tubuli allmählich konzentriert, da Wasser während der Nierenpassage aus dem Primärharn rückresorbiert wird, was zum Aufbau eines Konzentrationsgradienten führt. Wenn ein Arzneimittel fettlöslich ist und das epitheliale Gewebe der Nierenkanälchen durchdringen kann, wird es passiv in den systemischen Kreislauf rückresorbiert.

Viele Arzneimittel sind schwache Elektrolyte. Eine passive Rückresorption kann aber nur in nicht ionisierter, fettlöslicher Form stattfinden. Andererseits ist der Ionisierungsgrad vom pH-Wert abhängig, so daß Veränderungen des pH-Wertes im Tubulusbereich einen Einfluß auf die Rückresorption oder Ausscheidung des Arzneimittels haben.

Schwach basische Arzneimittel wie z. B. Amitryptilin, Amphetamin, Antihistaminika, Chloroquin, Imipramin, Mecamylamin, Mepacrin, Morphium, Pethidin und Procain werden mit dem Harn bei niedrigeren pH-Werten schneller, bei höheren pH-Werten langsamer ausgeschieden. Umgekehrt werden schwache Säuren wie Nalidixinsäure, Nitrofurantoin, Phenobarbital, Salicylsäure, Streptomycin und einige Sulfonamide bei hohem pH-Wert des Urins schneller, bei niedrigem pH-Wert langsamer ausgeschieden. Zusammenfassend kann also gesagt werden, daß ein saurer Harn die Ionisierung basischer Arzneimittel begünstigt, so daß die Rückresorption verringert und die Nierenausscheidung erhöht wird. Die umgekehrten Verhältnisse gelten sinngemäß für sauer reagierende Arzneimittel.

Diese Effekte sind nur dann von klinischer Bedeutung, wenn der pK_a-Wert (Dissoziationskonstante) des Arzneimittels zwischen 7,5 und 10,5 bei Basen, und zwischen 3,0 und 7,5 bei Säuren liegt, und wenn der Hauptanteil des Arzneimittels normalerweise unverändert, also nicht in Form von Metaboliten, mit dem Urin ausgeschieden wird. Eine gute Zusammenfassung der pK_a-Werte für häufig verordnete Arzneimittel wurde von MARTINDALE publiziert (*The Extra Pharmacopoeia,* 1977).

BECKETT et al. (BECKETT und ROWLAND, 1964, 1965, BECKETT und TUCKER, 1966; BECKETT et al., 1967) haben zu diesem Thema umfassende Untersuchungen unter besonderer Berücksichtigung der Ausscheidung von Amphetaminen durchgeführt. Anhand ihrer gut dokumentierten Untersuchungsergebnisse soll hier der Einfluß des Urin-pH-Wertes auf die Arzneimittelausscheidung dargestellt werden. Unter normalen Bedingungen, also bei schwankenden Urin-pH-Werten, werden in 48 Stunden nach einmaliger Einnahme von Amphetamin etwa 30–40% in unveränderter Form mit dem Urin ausgeschieden. Bei saurem Urin (pH-Wert ca. 5) erhöht sich jedoch die über den gleichen Zeitraum ausgeschiedene Menge an unverändertem Pharmakon auf 60–70%; dieser Prozentsatz fällt dagegen auf Werte unter 10% ab, wenn der Urin alkalisch ist. Eine Selbstmedikation durch den Patienten mit Natriumbicarbonat während einer Amphetaminbehandlung könnte den pH-Wert des Urins erhöhen und so die normale Ausscheidung des Arzneimittels verzögern, wodurch dessen Wirkung insgesamt verlängert würde. Umgekehrt würde die Einnahme von Ammoniumchlorid, z. B. als Bestandteil von Hustensäften, einen sauren Urin bewirken, so daß die Ausscheidung von Amphetamin beschleunigt und die Wirkdauer verkürzt werden würde.

Auch äußere Begleitumstände können bei der Arzneimittelanwendung den Ausscheidungsvorgang des Arzneimittels beeinflussen. So führt körperliches Training leicht zu einer Übersäuerung des Blutes und zu saurem Urin. Auch eine bestimmte Ernährungsweise kann den Urin-pH-Wert verändern. Diese Faktoren können schwerwiegende Folgen für die Arzneimittelwirkung haben, wenn die Ausscheidung des Arzneimittels durch Veränderungen des Urin-pH-Wertes beeinflußt wird.

Der Einfluß des pH-Wertes im Urin scheint jedoch, was die Frage potentieller Arzneimittelinteraktionen angeht, nicht eingehend untersucht zu sein, obwohl die Steuerung des Urin-pH-Wertes heute ein wichtiges Hilfsmittel bei der Behandlung von Arzneimittelvergiftungen ist und bei der Diagnose einer Arzneimittelabhängigkeit zunehmende Bedeutung erhält.

Die Ausscheidung von potentiell toxischen Arzneimitteln, z. B. von Salicylaten und Barbituraten, kann nämlich, wie bereits angedeutet, durch eine entsprechende Veränderung des Urin-pH-Wertes beschleunigt werden. Die Identifizierung häufig verwendeter suchterzeugender Arzneimittel, insbesondere von Pethidin und Amphetamin, läßt sich durch Ansäuerung des Urins vereinfachen. So entwickelten BECKETT et al. eine Methode zur Analyse der wichtigsten Arzneimittel und ihrer Metabolite, die häufig von Sportlern als Dopingmittel mißbraucht werden (BECKETT und TUCKER, 1966; BECKETT et al., 1967).

Aktive Sekretion
Viele Pharmaka und deren Metabolite werden im proximalen Tubulus der Niere aktiv sezerniert. Durch konkurrierende Reaktionen um dieses Transportsystem können Arzneimittelwechselwirkungen entstehen. Zu den Arzneimitteln, die aktiv sezerniert werden, gehören z. B. Acetazolamid, Chlorpropamid, Hippursäure, Indometacin, Oxyphenbutazon, Penicillin, Phenolsulphophtalein, Phenylbutazon, Probenecid, Salicylsäure, Sulfinpyrazon, Sulfonamide, Sulfonsäuren, Thiaziddiuretika und viele Arzneimittelmetabolite. So kann beispielsweise die Plasmahalbwertzeit von Penicillin nicht nur durch Probenecid, sondern auch durch Aspirin,

Phenylbutazon, Sulfonamide, Indometacin, Thiaziddiuretika, Furosemid und Etacrynsäure verlängert werden.

Ein Beispiel für Arzneimittelinteraktionen, die aus einer Konkurrenz um die tubuläre Sekretion resultieren, ist die Wechselwirkung zwischen Dicumarol und Chlorpropamid, die zur Kumulierung von Chlorpropamid und in der weiteren Folge zur Hypoglykämie führt. Eine Interaktion zwischen Phenylbutazon und Acetohexamid zeigt ähnliche Effekte, obwohl hier angenommen wird, daß die renale Ausscheidung des Metaboliten Hydroxyhexamid durch Phenylbutazon gehemmt wird. Oxyphenbutazon verlangsamt die renale Ausscheidung von Penicillin, und Probenecid hemmt die renale Ausscheidung von Indometacin (BROOKS et al., 1974a).

Im allgemeinen ist jedoch die Hemmwirkung von Probenecid auf die renale Penicillinausscheidung besser bekannt (vgl. *Abbildung 13*).

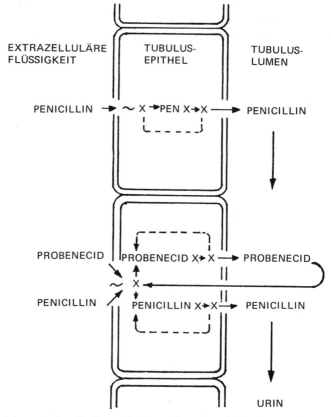

Abb. 13. Interaktion zwischen Probenecid (Benemid) und Penicillin in den Nierentubuli. Nach Orme (1972) wird die Penicillinausscheidung nach Gabe von Probenecid durch Konkurrenz um einen hypothetischen Carrier X verlangsamt. In ausreichender Dosierung hemmt Probenecid die tubuläre Penicillin-Sekretion vollständig.

Diese Hemmwirkung auf die renale Ausscheidung von Antibiotika wie Penicilline und Cephaloridine wird ausgenutzt, um die biliäre Ausscheidung dieser Substanzen zu erhöhen, damit ihre Konzentration in den Gallenwegen bei entzündlichen Erkrankungen entsprechend erhöht wird. Therapeutisch wird so z. B. die Effektivität einer Antibiotikatherapie bei einer Cholecystitis verstärkt. Eine Bestätigung hierfür sind die Befunde von SALES et al. (1972), daß der Cephalexinspiegel in der Galle durch gleichzeitige Probenecidgabe erhöht wird.

Diuretika und Arzneimittelausscheidung
BROOKS et al. (1974b) zeigten, daß bei Patienten die wegen einer Polyarthritis mit Indometacin behandelt wurden, nach zusätzlicher oraler Gabe von Furosemid eine Senkung des Indometacinspiegels im Plasma auftritt. Die klinische Wirksamkeit von Indometacin war, beurteilt am Schmerzempfinden, an der Gelenksteifigkeit oder Greifkraft, während einer Diuretikatherapie verringert. Die Unterschiede waren jedoch aufgrund der geringen Patientenzahl (8 Patienten) statistisch nicht signifikant.

7. WEITERE MÖGLICHKEITEN FÜR ARZNEIMITTELINTERAKTIONEN

Arzneimittelverteilung im Körper
Die Arzneimittelverteilung im Körper ist abhängig von
- dem Verteilungskoeffizienten des Arzneimittels zwischen Blut und Gewebe,
- der regionalen Durchblutung,
- der Bindung an Plasmaproteine und Makromoleküle des Gewebes sowie
- aktiven Transportmechanismen.

Arzneimittel, die entweder direkt die Durchblutung innerer Organe beeinflussen oder auf indirekte Weise, z. B. über eine Veränderung des Herzminutenvolumens, auf die Leberdurchblutung einwirken, können die Pharmakokinetik solcher Arzneimittel verändern, die bevorzugt in der Leber metabolisiert werden. Lidocain wird beispielsweise weitgehend in der Leber metabolisiert. Dabei wird seine Plasmaclearance in erster Linie durch das Ausmaß der Leberdurchblutung bestimmt, die nicht nur durch die gleichzeitige Einnahme anderer Arzneimittel, sondern auch durch die Lebensweise des Patienten beeinflußt werden kann.

Das Antiarrhythmikum Lidocain ist ein Beispiel dafür, wie die Kinetik eines Arzneimittels durch eine Änderung der Blutzirkulation verändert werden kann. So wurde von verschiedenen Autoren berichtet, daß die Lidocainkonzentrationen im Plasma bei Schockpatienten höher als bei Normalpersonen sind, welche die gleiche Arzneimitteldosis intravenös infundiert erhielten (THOMSON et al., 1971).

Die Lidocainkonzentration im Blut wird bei jeder Leberpassage um ca. 70% vermindert (STENSON et al., 1971). Ist die Blutzirkulation aufgrund eines Schockzustandes oder einer Herzinsuffizienz reduziert, so wird die Lidocainclearance zwangsläufig auch entsprechend stark reduziert. THOMSON et al. (1973) fanden eine Lidocainclearance von 449 ml/Min. bei Patienten mit Herzinsuffizienz, von 703 ml/Min. bei gesunden Erwachsenen und von 959 ml/Min. bei Patienten mit Niereninsuffizienz.

Ein weiteres Pharmakon mit hohem first pass-Effekt bei der Leberpassage ist Propranolol (GEORGE et al., 1976). Propranolol reduziert dosisabhängig das Herzminutenvolumen und damit sowohl seine eigene Plasmaclearance als auch die von Lidocain, so daß letztendlich auch die Blutzirkulation in der Leber verringert wird (BRANCH et al., 1973).

Bei Pavianen wurde die Leberdurchblutung nach intravenöser Lidocaininfusion durch Isoprenalingabe um 30–40% gesteigert (BENOWITZ et al., 1974). Auf diese Weise verursachte Isoprenalin eine Senkung der Lidocainkonzentration im Blut. Umgekehrt wurde die Leberdurchblutung nach Gabe von Noradrenalin reduziert und somit auch die Lidocainclearance. Diese Interaktion spiegelte sich in einem Anstieg der Lidocainspiegel im steady-state wider.

In Untersuchungen zum Metabolismus von ^{14}C-markiertem Rimiterol, einer Substanz, die selektiv die adrenergen β_2-Rezeptoren stimuliert, konnte gezeigt werden, daß die Substanz nach niedrigen, i. v.-applizierten Dosen zu 3-O-Methyl-Rimiterol, zu glucuronidiertem Rimiterol und zu glucuronidiertem 3-O-Methyl-Rimiterol metabolisiert wird. Nach Gabe hoher Dosen wurde Rimiterol schnell und größtenteils unverändert im Urin ausgeschieden. Es konnte gezeigt werden, daß diese metabolische Wirkung auf die α-adrenergen Eigenschaften des Arzneimittels zurückzuführen ist, die bei hoher Dosierung zum Tragen kommt. Infolge der hierdurch bewirkten Verminderung der Leberdurchblutung wird zugleich der metabolische Abbau des Pharmakons in der Leber herabgesetzt (GRIFFIN et al., 1974). In diesem Fall handelt es sich also um eine Wechselwirkung zwischen den durch α- und β_2-adrenergen Rezeptoren vermittelten Wirkungen ein und desselben Pharmakons.

WILLIAMS et al. (1976) führten die Schwierigkeiten, die sie mit der Einstellung einer Antikoagulantientherapie bei Patienten hatten, die gleichzeitig auch mit Digoxin und Diuretika behandelt wurden, auf das als Folge einer Schwankung in der Flüssigkeitsretention veränderte Verteilungsvolumen für Warfarin zurück.

„Wechselwirkungen" zwischen Arzneimitteleinnahme und Patient

Wenn die Reaktionsbereitschaft auf ein Pharmakon durch äußere, den Patienten verändernde Umstände beeinflußt wird, kann auch die Bereitschaft dieses Arzneimittels zur Interaktion mit anderen, gleichzeitig verabreichten Arzneimitteln, verändert werden.

Auch krankheitsbedingte Veränderungen können Auswirkungen auf den Arzneimittelmetabolismus haben. So kann die Resorption eines Arzneimittels bei gastro-intestinalen Erkrankungen infolge beschleunigter oder verkürzter Darmpassage verändert sein. Auch bei der Zöliakie, bei der die Sulfatierung bestimmter Arzneimittel in der Darmwand geringer sein kann als bei Normalpersonen, sind die Resorptionsverhältnisse verändert. Die Metabolisierungs- oder Eliminationsgeschwindigkeit eines Arzneimittels kann bei Leber- oder Nierenerkrankungen genauso herabgesetzt sein, wie bei der Minderdurchblutung dieser Organe infolge einer Blutumverteilung und vermindertem Herzminutenvolumen bei Schock oder Herzinsuffizienz oder infolge der gleichzeitigen Gabe anderer Arzneimittel.

Bei Neugeborenen sind die glomeruläre Filtrationsrate und die Nierendurchblutung wesentlich geringer als bei Erwachsenen. Besonders während des ersten Lebensmonats besteht darüber hinaus ein ausgeprägter Mangel an Arzneimittel-metabolisierenden Enzymen. Dieser äußert sich vor allem in einer verminderten Glucuronidbildung. Insbesondere bei Frühgeburten kommt diese Mangelerscheinung zum Tragen. Deshalb sind Neugeborene nicht in der Lage, Vitamin-K-Analoga, Sulfonamide, Chloramphenicol (Grey-Syndrom), Barbiturate, Morphium und Kurare ausreichend schnell zu metabolisieren. Desgleichen ist die Penicillinausscheidung verlangsamt, obwohl in diesem Fall eine herabgesetzte Nierenfunktion eher nützlich als schädlich ist, da so über längere Zeit wirksamere Blutspiegel bestehen.

Bei älteren Patienten kann es leicht zur Überdosierung kommen, wenn das Arzneimittel bis zur Ausscheidung über die Nieren im Körper biologisch wirksam bleibt. Der Grund hierfür ist eine mit zunehmendem Alter abnehmende Nierenfunktionstätigkeit (glomeruläre Filtration und Tubulusfunktion), die auch ohne eine klinisch nachweisbare Erkrankung stattfindet. Im Vergleich zu gesunden jugendlichen Erwachsenen ist bei Personen über 65 Jahren eine Senkung der glomerulären Filtrationsrate und der tubulären Funktion um ca. 30% festzustellen.

Die Leistungsfähigkeit einer „normalen" Niere kann bei einem Alter von 90 Jahren etwa die Hälfte der Kapazität betragen, die sie mit 30 Jahren einmal besaß (AGATE, 1963). Eine bereits eingeschränkte Nierenfunktion kann durch Wasserverlust, dekompensierte Herzinsuffizienz, Urinretention oder diabetische Nephropathie zusätzlich verschlechtert werden. Gerade solche Erkrankungen treten bevorzugt bei älteren Patienten auf. Unter diesen Umständen können Arzneimittel wie Streptomycin, Digitalis und orale Antidiabetika zu einer ernst zu nehmenden Gefahr für ältere Patienten werden.

Darüber hinaus kann die Empfindlichkeit gegenüber einer Arzneimittelwirkung individuell sehr unterschiedlich sein. Hier sind insbesondere genetische Unterschiede in der Metabolisierungsgeschwindigkeit von Arzneimitteln zu nennen, z. B. aufgrund genetischer Anomalien in der Aktivität der Pseudocholinesterase des Blutes oder in der Acetylierungsreaktion. Die individuelle Reaktion auf das Arzneimittel kann auch qualitativ, z. B. bei einer Porphyrie, verändert sein.

Es ist noch nicht endgültig geklärt, auf welche Weise Krankheiten zu einer Häufung unerwünschter Arzneimittelwirkungen führen können. So ist z. B. nicht bekannt, warum eine durch Vincristininduzierte Neuropathie häufiger bei Patienten mit Lymphomen (61%) als bei Patienten mit anderen, nicht lymphatischen bösartigen Geschwülsten (14%) auftritt (WATKINS und GRIFFIN, 1978).

Interaktionen mit langer Latenzzeit
Die meisten Arzneimittelinteraktionen treten innerhalb verhältnismäßig kurzer Zeit in Erscheinung, doch treten Arzneimittelinteraktionen auch in einigen Fällen erst nach sehr langer Zeit, z. B. im Rahmen epidemiologischer Untersuchungen, zutage. Eine derartige langfristige Wechselwirkung ist beispielsweise zwischen der Einnahme oraler Kontrazeptiva und dem Zigarettenrauchen zu beobachten.

MANN et al. (1975) zeigten in einer kontrollierten Studie, daß bei älteren Frauen, die orale Kontrazeptiva einnahmen, die Sterblichkeitshäufigkeit an Myokardinfarkt erhöht war. BERAL und KAY (1977) sowie VESSEY et al. (1977) stellten unter der Einnahme oraler Kontrazeptiva eine erhöhte Mortalität an Kreislauferkrankungen fest. Die Autoren konnten auch zeigen, daß höheres Alter und Rauchen zusätzliche Risikofaktoren darstellen.

Bei der erwähnten Wechselwirkung zwischen oralen Kontrazeptiva und Rauchen handelt es sich um einen synergistischen Vorgang. Über den Einfluß einer vergleichbar synergistischen Wechselwirkung zwischen Rauchen und der Einnahme oraler Kontrazeptiva bezüglich der Letalität nach Kreislauferkrankungen, äußerte sich das Kommissionsmitglied der FDA DONALD KENNEDY wie folgt (1978): „Bei Frauen, die orale Kontrazeptiva einnehmen und gleichzeitig rauchen, ist das Risiko, an den Folgen eines Herzanfalls oder einer Kreislauferkrankung zu sterben, dreimal so hoch wie bei Frauen, die allein orale Kontrazeptiva einnehmen und nicht rauchen. Dieses Risiko ist sogar zehnmal höher als bei Frauen, die weder orale Kontrazeptiva einnehmen noch rauchen". In den USA enthält eine neuerstellte Informationsschrift für Frauen, die orale Kontrazeptiva einnehmen, folgenden Warnhinweis: „Zigarettenrauchen erhöht das Risiko für die durch orale Kontrazeptiva hervorgerufenen ernsten Nebenwirkungen auf das Herz und die Blutgefäße. Dieses Risiko nimmt mit dem Alter und bei starkem Rauchen (täglicher Zigarettenkonsum 15 oder mehr) zu und ist bei Frauen über 35 Jahre besonders hoch. Frauen, die orale Kontrazeptiva einnehmen, sollten deshalb nicht rauchen."

Seit einigen Jahren ist bekannt, daß sich bei Diabetikern, die Insulin benötigen, der Insulinbedarf erhöht, wenn sie orale Kontrazeptiva einnehmen (*siehe* Seite 301-302). Darüber hinaus weiß man heute, daß die Einnahme oraler Kontrazeptiva das Risiko für Mikroangiopathien und die Sterblichkeit an kardiovaskulären Erkrankungen erhöhen kann (VESSEY und SOLL, 1976; STEEL und DUNCAN, 1978). Diese unerwünschten Nebenwirkungen können beim einzelnen Patienten jahrelang unentdeckt bleiben.

Im Zusammenhang mit der zunehmenden gesundheitlichen Belastung durch Umweltfaktoren soll ein weiteres Beispiel für die Spätfolgen einer Interaktion genannt werden. In zwei voneinander völlig unabhängigen Studien bei Arbeitern der asbestverarbeitenden Industrie, die durch Dr. IRVING SELIKOFF und Dr. NEWHOUSE in New York und im Osten von London durchgeführt wurden, konnte gezeigt werden, daß die karzinogenen Bestandteile von Asbest und Zigarettenrauch bei der Entstehung von Lungenkrebs als eigenständige Karzinogene eher synergistisch als additiv wirksam sind (NEWHOUSE, 1977).

Literaturangaben zu Teil I

ACOCELLA, G., BONOLLO, L., GARIMOLDI, M., MAINARDI, M., TENCONI, L. T. and NICOLIS, F. B. (1972) Kinetics of rifampicin and isoniazid administered alone and in combination to normal subjects and patients with liver disease. *Gut* **13**, 47-53.

AGATE, J. (1963) *The Practice of Geriatrics.* London, Heinemann, pp. 217-222, 355-357.

ALSTEAD, S., MACGREGOR, A. G. and GIRWOOD, R. H. (1971) *Textbook of Medical Treatment,* 12th ed. Livingstone, Edinburgh, p. 325.

ARMSTRONG, B., DINAN, B. and JICK, H. (1976) Fatal drug reactions in patients admitted to surgical services. *Am. J. Surg.* **132**, 643-645.

ATTREE, T., SAWYER, P. and TURNBULL, M. J. (1972) Interaction between digoxin and tricyclic antidepressants in the rat. *Eur. J. Pharmacol.* **19**, 294-296.

AZARNOFF, D. L. and HURWITZ, A. (1970) Drug interactions. *Pharmacol. Physicians* **4**, 1–7.

BALLINGER, B., BROWNING, M., O'MALLEY, K. and STEVENSON, I. H. (1972) Drug-metabolizing capacity in states of drug dependence and withdrawal. *Br. J. Pharmacol.* **45**, 638–643.
BECKETT, A. H. and ROWLAND, M. (1964) Rhythmic urinary excretion of amphetamine in man. *Nature (Lond.)* **204**, 1203–1204.
BECKETT, A. H. and ROWLAND, M. (1965) Urinary excretion kinetics of amphetamine in man. *J. Pharm. Pharmacol.* **17**, 628–639.
BECKETT, A. H. and TRIGGS, E. J. (1967) Enzyme induction in man caused by smoking. *Nature (Lond.)* **216**, 587.
BECKETT, A. H. and TUCKER, G. T. (1966) A method for the evaluation of some oral prolonged-release forms of dexamphetamine in man using urinary excretion data. *J. Pharm. Pharmacol* **18**, Suppl., 725–755.
BECKETT, A. H., TUCKER, G. T. and MOFFAT, A. C. (1967) Routine detection and identification in urine of stimulants and other drugs, some of which may be used to modify performance in sport. *J. Pharm. Pharmacol.* **9**, 273–294.
BENOWITZ, N., FORSYTH, R. P., MELMON, K. C. and ROWLAND, M. (1974) Lidocaine disposition kinetics in monkey and man (ii) effects of hemorrhage and sympathomimetic drug administration. *Clin. Pharmacol. Ther.* **16**, 99–109.
BLANCO, S., GRIFFIN, J. P., KAMBUROFF, P. L. and PRIME, F. J. (1972) The effect of thymoxamine on histamine induced bronchospasm in man. *Br. J. Dis. Chest* **66**, 27–32.
BLANCO, S., GRIFFIN, J. P., KAMBUROFF, P. L. and PRIME, F. J. (1974) Prevention of exercise induced asthma by indoramin. *Br. Med. J.* **4**, 18–20.
BINNS, T. B. (1971) The absorption of drugs from the alimentary tract, lungs and skin. *Br. J. Hosp. Med.* **6**, 133–142.
BLEYER, W. A. (1975) Surveillance of pediatric adverse drug reactions: A neglected health care program. *Pediatrics* **55**, 308–310.
BOMAN, G., BORGÅ, O., HANNGREN, Å., MALMBORG, A.-S. and SJÖQVIST, F. (1970) Blood levels of rifamicin, PAS and isoniazid after single oral doses separately and in combination in man. In: *Symposium on Rifampicin,* Prague, October 1970, pp. 44–47.
BOSTON COLLABORATIVE DRUG SURVEILLANCE GROUP (1974) Regular aspirin intake and acute myocardial infarction. *Br. Med. J.* **1**, 440–443.
BOSTON COLLABORATIVE DRUG SURVEILLANCE PROGRAM (1968). BORDA, I. T., SLONE, D. and JICK, H. Assessment of adverse reactions within a drug surveillance program. *JAMA* **205**, 645–647.
BOSTON COLLABORATIVE DRUG SURVEILLANCE PROGRAM (1972a) Adverse drug interactions. *JAMA* **220**, 1238–1239.
BOSTON COLLABORATIVE DRUG SURVEILLANCE PROGRAM (1972b) Adverse reactions to the tricyclic antidepressant drugs. *Lancet* **1**, 529–531.
BOSTON COLLABORATIVE DRUG SURVEILLANCE PROGRAM (1972c) Interaction between chloral hydrate and warfarin. *N. Engl. J. Med.* **286**, 53–55.

BOSTON COLLABORATIVE DRUG SURVEILLANCE PROGRAM (1974) Allopurinol and cytotoxic drugs. Interaction in relation to bone marrow depression. *JAMA* **227**, 1036–1040.

BÖTTIGER, L. E., NORLANDER, M., STRANDBERG, I. and WESTERHOLM, B. (1974) Deaths from drugs. An analysis of drug-induced deaths reported to the Swedish Adverse Drug Reaction Committee during a 5-year period (1966–1970). *J. Clin. Pharmacol.* **14**, 401–407.

BRANCH, R. A., SHAND, D. G., WILKINSON, G. R. and NIES, A. S. (1973) The reduction of lidocaine clearance by d-1 propranolol: an example of haemodynamic interaction. *J. Pharmacol. Exp. Therap.* **184**, 515–519.

BRITISH MEDICAL JOURNAL (1977a) Leading Article. Deaths due to drug treatment. **1**, 1492–1493.

BRITISH MEDICAL JOURNAL (1977b) Leading Article. Mortality and oral contraceptives. **2**, 918.

BRODIE, B. B. (1962) Difficulties in extrapolating data on metabolism of drugs from animal to man. *Clin. Pharmacol. Ther.* **3**, 374–380.

BRODLIE, P., HENNEY, C. and WOOD, A. J. J. (1974) Problems of administering drugs by continuous infusion. *Br. Med. J.* **1**, 383–385.

BROOKS, P. M., BELL, M. A., LEE, P., ROONEY, P. J. and DICK, W. C. (1974) The effect of frusemide on indomethacin plasma levels. *Br. J. Clin. Pharmac.* **1**, 485–489.

BROOKS, P. M., BELL, M. A., STURROCK, R. D., FAMAEY, J. P. and DICK, W. C. (1974) The clinical significance of indomethacin-probenecid interaction. *Br. J. Clin. Pharmac.* **1**, 287–290.

BRUNS, J. J. and CONNEY, A. H. (1965) Enzyme stimulation and inhibition in the metabolism of drugs. *Proc. R. Soc. Med.* **58**, 955–960.

CARANASOS, G. J., MAY, F. E., STEWART, R. B. and CLUFF, L. E. (1976) Drug-associated deaths of medical inpatients. *Arch. Intern. Med.* **136**, 872–875.

CARANASOS, G. J., STEWART, R. B. and CLUFF, L. E. (1974) Drug-induced illness leading to hospitalization. *JAMA* **228**, 713–717.

CHRISTIANSEN, C., RØODBRO, P. and LUND, M. (1973) Effect of vitamin D on bone mineral mass in normal subjects and in epileptic patients on anticonvulsants. *Br. Med. J.* **2**, 208–209.

COFFEY, R. G., LOGSDON, P. J. and MIDDLETON, E. jun. (1972) Effect of glucocorticosteroids on leucocyte adenyl cyclase and ATP-ase of asthmatic and normal children. *J. Allergy Clin. Immunol.* **49**, 87–88.

CONNEY, A. H. (1967) Pharmacological implications of microsomal enzyme induction. *Pharmacol. Rev.* **19**, 317–366.

CONNEY, A. H., MILLER, E. C. and MILLER, J. A. (1957) Substrate-induced synthesis and other properties of benzpyrene hydroxylase in rat liver. *J. Biol. Chem.* **228**, 753–766.

CRIGLER, J. F. jun. and GOLD, N. I. (1966) Sodium phenobarbital-induced decrease in serum bilirubin in an infant with congenital nonhemolytic jaundice and kernicterus. *J. Clin. Invest.* **45**, 998–999.

CROUNSE, R. G. (1961) Human pharmacology of griseofulvin: the effect of fat intake on gastrointestinal absorption. *J. Invest. Derm.* **37**, 529–533.

CUCINELL, S. A., ODESSKY, L., WEISS, M. and DAYTON, P. G. (1966) The effect of chloral hydrate on bishydroxycoumarin metabolism; a fatal outcome. *JAMA* **197**, 366–368.
CUTHBERT, M. F. (1973) *The Prostaglandins, Pharmacological and Therapeutic Advances.* London, Heinemann.
D'ARCY, P. F. (1973) Drug interactions. 2: Basic mechanisms. *Chemist Drugg.* **199**, 108–109.
D'ARCY, P. F. (1974) Iatrogenic and drug-induced diseases. *J. Hosp. Pharm.* **32**, 88–94.
D'ARCY, P. F. and GRIFFIN, J. P. (1979) *Iatrogenic Diseases.* 2nd. Edition, Chap. 3: Drug interactions. Oxford University Press.
D'ARCY, P. F. and GRIFFIN, J. P. (1974) Drug interactions. 2: By mixing drugs before administration. *Prescribers' J.* **14**, 38–40.
D'ARCY, P. F. and GRIFFIN, J. P. (1976) Drug interactions with oral contraceptives. *J. Fam. Plann. Doctors,* **2**, 48–51.
D'ARCY, P. F. and THOMPSON, K. M. (1974) Drug additives to intravenous infusions: A survey of 10 hospitals in Ulster. *Pharm. J.* **213**, 172–173, 178.
DAVIES, D. S. (1972a) In: NEALE, G. (ed.), *Biochemical mechanisms of drug interactions: Eighth symposium on advanced medicine.* London, Pitman Medical, p. 218.
DAVIES, D. S. (1972b) Metabolism of isoprenaline and other bronchodilator drugs in man and dog. *Bull. Physio-path. Resp.* **8**, 679–682.
DAVIS, J. M., KLERMAN, G. L. and SCHILDKRAUT, J. (1970) In: EFRON, D. H. (ed.), *Psychopharmacology, A review of progress 1957–1967.* Washington, Public Health Service Publication.
DENNIS, N. R. (1972) Rickets following anticonvulsant therapy. *Proc. R. Soc. Med.* **65**, 12.
DEPARTMENT of PHARMACEUTICAL SCIENCES, P.S.G.B. (1972) Biological availability, *Pharm. J.* **209**, 438–439.
DUKES, N. M. G. (1977) Remedies used in non-orthodox medicine. *Side Effects of Drugs Annual* 1, Amsterdam, Excerpta Medica, 371–378.

FOX, S. L. (1964) Potentiation of anticoagulants caused by pyrazole compounds. *JAMA* **188**, 320–321.
FRENCH, T. M. (1972) The role of the pharmacist at the bedside? Part 1. *M & B Pharm. Bull.* **21**, 14–19.

GADDIE, J., LEGGE, J. S., PETRIE, G. and PALMER, K. N. V. (1972) The effect of an alpha-adrenergic receptor blocking drug on histamine sensitivity in bronchial asthma. *Br. J. Dis. Chest* **66**, 141–146.
GALLO, D. G., BAILEY, K. R. and SHEFFNER, A. L. (1965) The interaction between cholestryramine and drugs. *Proc. Soc. Exp. Biol. Med.* **120**, 60–65.
GEORGE, C. F., ORME, M. C. L'E., BURANAPONG, P., MACERLEAN, D., BREKKENRIDGE, A. M. and DOLLERY, C. T. (1976) Contribution of the liver to overall elimination of propranolol. *J. Pharmacokinet. Biopharm.* **4**, 17–27.

GIRDWOOD, R. H. (1974) Death after taking medicaments. *Br. Med. J.*, **1**, 501–504.
GOLDBERG, A. and SINGER, J. J. (1969) Evidence for a role of cyclic AMP in neuromuscular transmission. *Proc. Natl Acad. Sci. U.S.A.* **64**, 134–141.
GOODMAN, L. S. and GILMAN, A. (1965) *The Pharmacological Basis of Therapeutics*, 4th ed. New York, Macmillan, p. 1589.
GRAM, L. F. and OVERØ, K. F. (1972) Drug interaction: Inhibitory effects of neuroleptics on metabolism of tricyclic antidepressants in man. *Br. Med. J.* **1**, 463–465.
GREENWOOD, R. H., PRUNTY, F. T. G. and SILVER, J. (1973) Osteomalacia after prolonged glutethimide administration. *Br. Med. J.* **1**, 643–645.
GRIFFIN, J. P. (1978) Drug toxicity. Ch. 5. In: LENIHAN, J. and FLETCHER, W. W. (ed.), *Environment and Man*. Vol. 7 *Measuring and Monitoring the Environment*. Glasgow, Blackie, pp. 87–128.
GRIFFIN, J. P. and D'ARCY, P. F. (1974) Drug interactions. 1. Sites of interactions. *Prescribers' J.* **14**, 7–11.
GRIFFIN, J. P., KAMBUROFF, P. L., PRIME, F. J. and ARBAB, A. G. (1972) Thymoxamine and airways obstruction. *Lancet* **1**, 1288.
GRIFFIN, J. P., WILLIAMS, J. R. B. and MAUGHAN, E. M. (1973) Studies in the human pharmacology and metabolism of Rimiterol (WG 253) compared with isoprenaline. *Clin. Trial J.* **10**, 13–17.
GRIFFIN, J. P., WILLIAMS, J. R. B. and MAUGHAN, E. (1974) The metabolism of Rimiterol hydrobromide at different intravenous dose levels in the rat. *Xenobiotica* **4**, 755–764.

HARRISON, P. I. and LOWE, I. W. S. (1974) Practical ward study of intravenous additives. *J. Hosp. Pharm.* **32**, 31–34.
HART, L. G., SHULTICE, R. W. and FOUTS, J. R. (1963) Stimulatory effects of chlordane on hepatic microsomal drug metabolism in the rat. *Toxicol. Appl. Pharmacol.* **5**, 371–386.
HERMANSEN, K. (1970) Evidence for adrenergic mediation of oubain-induced arrhythmias in the guinea pig. *Acta Pharmacol. Toxicol. (Kbh.)* **28**, 57–65.
HOFFBRAND, A. V. and NECHELES, T. F. (1968) Mechanism of folate deficiency in patients receiving phenytoin. *Lancet* **2**, 528–530.
HORNSEY, P. A., GAILER, K. A. J., TURNER, P. and GRIFFIN, J. P. (1971) Studies of the 3-methoxy derivatives of isoprenaline, isoetharine and WG 253 on isolated human tissue. *Arch. int. Pharmacodyn. Thér.* **191**, 357–364.
HURWITZ, N. and WADE, O. L. (1969) Intensive hospital monitoring of adverse reactions to drugs. *Br. Med. J.* **1**, 531–535.

IREY, N. S. (1976) Adverse drug reactions and death. A review of 827 cases. *JAMA* **236**, 575–578.

JANERICH, D. T., PIPER, J. M. and GLEBATIS, D. M. (1974) Oral contraceptives and congenital limb-reduction defects. *N. Engl. J. Med.* **291**, 697–700.

JANZ, D. and SCHMIDT, D. (1974) Anti-epileptic drugs and failure of oral contraceptives. *Lancet* **1**, 1113.
JICK, H. (1974) Drugs remarkably nontoxic. *N. Engl. J. Med.* **291**, 824–828.
JOHNSON, B. F., FOWLE, A. S. E., LADER, S., FOX, J. and MUNRO-FAURE, A. D. (1973) Biological availability of digoxin from Lanoxin produced in the United Kingdom. *Br. Med. J.* **4**, 323–326.
JOURNAL OF THE AMERICAN MEDICAL ASSOCIATION (1976) Editorial. Adverse drug reactions and associated deaths. **236**, 592.
JOURNAL OF THE AMERICAN MEDICAL ASSOCIATION (1977) Editorial. Drug-related deaths. **237**, 898.

KATER, R. M. H., ROGGIN, G., TOBON, F., ZIEVE, P. and IBER, F. L. (1969) Increased rate of clearance of drugs from the circulation of alcoholics. *Am. J. Med. Sci.* **258**, 35–39.
KENNEDY, D. (1978) *H E W News 24 January*.
KERRI-SZANTO, M. and POMEROY, J. R. (1971) Atmospheric pollution and pentazocine metabolism. *Lancet* **1**, 947–949.
KOCH-WESER, J. and SELLERS, E. M. (1971) Drug interactions with coumarin anticoagulants. *N. Engl. J. Med.* **285**, 487–498, 547–558.
KOLMODIN, B., AZARNOFF, D. L. and SJÖQVIST, F. (1969) Effect of environmental factors on drug metabolism: Decreased plasma half-life of antipyrine in workers exposed to chlorinated hydrocarbon insecticides. *Clin. Pharmacol. Ther.* **10**, 638–642.
KREEK, M. J. and SLEISENGER, M. H. (1968) Reduction of serum-unconjugated-bilirubin with phenobarbitone in adult congenital non-haemolytic unconjugated hyperbilirubinaemia. *Lancet* **2**, 73–78.

LANCET (1971) Leading Article. Jaundice of the newborn and phenobarbitone. **1**, 119–120.
LANCET (1974) Leading Article. Microbiological hazards of intravenous infusions. **1**, 543–544.
LANCET (1977) Leading Article. Mortality associated with the Pill. **2**, 747–748.
LAWSON, D. H. (1974) Adverse reactions to potassium chloride. *Q. J. Med.* **171**, 433–440.
LEVINE, R. A. (1968) Steatorrhea induced by *para*-aminosalicylic acid. *Ann. Intern. Med.* **68**, 1265.
LEVY, G. (1970) Biopharmaceutical considerations in dosage form design and evaluation. In: SPROWLS, J. B. (ed.) *Prescription Pharmacy,* 2nd ed. Philadelphia, Lippincott, pp. 70, 75, 80.
LEVY, M. (1974) Aspirin use in patients with major upper gastrointestinal bleeding and peptic-ulcer disease. *N. Engl. J. Med.* **290**, 1158–1162.
LOGSDON, P. J., CARNRIGHT, D. V., MIDDLETON, E. jun. and COFFEY, R. G. (1972) Alpha blockade in the treatment of asthma. *Lancet* **2**, 232.

MACDONALD, J. B. and MACDONALD, E. T. (1977) Nocturnal femoral fractures and continuing widespread use of barbiturate hypnotics. *Br. Med. J.* **2**, 483–485.

McKenney, J. M. and Harrison, W. L. (1976) Drug-related hospital admissions. *Am. J. Hosp. Pharm.* **33,** 792–795.

Mann, J. I., Vessey, P., Thorogood, M. and Doll, R. (1975) Myocardial infarction in young women with special reference to oral contraceptive practice *Br. Med. J.* **2,** 241–245.

Martindale, (1977). *The Extra Pharmacopoeia,* 27th ed. London, Pharmaceutical Press, pp. xxvii–xxix.

Miller, R. R. (1973) Drug surveillance utilizing epidemiologic methods: A report from the Boston Collaborative Drug Surveillance Program. *Am. J. Hosp. Pharm.* **30,** 584–592.

Mitchell, J. R., Cavanaugsh, J. H., Arias, L. and Oates, J. A. (1970) Guanethidine and related agents. III: Antagonism by drugs which inhibit the norepinephrine pump in man. *J. Clin. Invest.* **49,** 1596–1604.

Modell, W. (1964) The extra-ordinary side-effects of drugs. *Clin. Pharmacol. Ther.* **5,** 265–272.

Moir, D. C., Crooks, J., Cornwell, W. B., O'Malley, K., Dingwall-Fordyce, I., Turnbull, M. J. and Weir, R. D. (1972) Cardiotoxicity of amitriptyline. *Lancet* **2,** 561–564.

Murad, F., Chi, Y. M., Rall, T. W. and Sutherland, E. W. (1962) Adenyl cyclase III. *J. Biol. Chem.* **237,** 1233–1238.

Necheles, T. F. and Snyder, L. M. (1970) Malabsorption of folate polyglutamates associated with oral contraceptive therapy. *N. Engl. J. Med.* **282,** 858.

Neuvonen, P. J., Gothoni, G., Hackman, R. and af Björksten, K. (1970) Interference of iron with the absorption of tetracyclines in man. *Br. Med. J.* **4,** 532–534.

Newhouse, M. L. (1977) Asbestos. Ch. 6. In Lenihan, J. and Fletcher, W. W. (ed.), *Environment and Man.* Vol. 6. *The Chemical Environment.* Glasgow, Blackie, 137–158.

New Zealand Rheumatism Association Study (1974) Aspirin and the kidney. *Br. Med. J.* **1,** 593–596.

Nimmo, J., Heading, R. C., Tothill, P. and Prescott, L. F. (1973) Pharmacological modification of gastric emptying: Effects of propantheline and metoclopromide on paracetamol absorption. *Br. Med. J.* **1,** 587–589.

Office of Health Economics (1969) *Medicines in the 1990s.* London, Assoc. Brit. Pharm. Ind.

Ogilvie, R. I. and Ruedy, J. (1967) Adverse drug reactions during hospitalization. *Can. Med. Assoc. J.* **97,** 1450–1457.

Orme, M. (1972) Iatrogenic disease and drug interactions. *Medicine* **4,** 302–316.

Patterson, J. W., Conolly, M. E., Davies, D. S. and Dollery, C. T. (1968) Isoprenaline resistance and the use of pressurised aerosols in asthma. *Lancet* **2,** 426–429.

Pearson, R. M. and Havard, C. W. H. (1974) Drug interactions. *Br. J. Hosp. Med.* **12,** 812–822.

Petrie, J. C., Durno, D. and Howie, J. G. R. (1974) Drug interaction in general practice. In: Cluff, L. E. and Petrie J. C. (ed.), *Clinical Effects of Interaction between Drugs,* Amsterdam, Excerpta Medica, 237–253.

Petrie, J. C., Howie, J. G. R. and Durno, D. (1974) Awareness and experience of general practitioners of selected drug interactions. *Br. Med. J.* **2,** 262–264.

Pphilipott, E., Bacq, Z. M. and Sulman, F. G. (1965) Actions du 1-(3-méthoxy-4-oxyphényl)-1-hydroxy-2-isopropylaminoéthane; (3-méthoxyisoprotérénol). *Arch. Int. Pharmacodyn. Thér.* **156,** 234–237.

Porter, R. S. and Jick, H. (1977a) Drug-related deaths among medical inpatients, *JAMA* **237,** 879–881.

Porter, J. and Jick, H. (1977b) Drug-induced anaphylaxis, convulsions, deafness and extrapyramidal symptoms. *Lancet* **1,** 587–588.

Postgraduate Medical Journal (1974) Digoxin bioavailability. **50** (Suppl. 6), 3–70.

Prescott, L. F. (1969) Pharmacokinetic drug interactions. *Lancet* **2,** 1239–1243.

Prime, F. J., Bianco, S., Griffin, J. P. and Kamburoff, P. L. (1972) The effect on airway conductance of alpha-adrenergic stimulation and blocking. *Bull. Physio-path. Resp.* **8,** 99–109.

Rall, T. W. and West, T. C. (1963) The potentiation of cardiac ionotopic responses to norepinephrine by theophylline. *J. Pharmacol.* **139,** 269–274.

Richens, A. and Rowe, D. J. F. (1970) Disturbance of calcium metabolism by anticonvulsant drugs. *Br. Med. J.* **4,** 73–76.

Riegelman, S., Rowland, M. and Epstein, W. L. (1970) Griseofulvinphenobarbital interaction in man. *JAMA* **13,** 426–431.

Robinson, G. A., Butcher, R. W., Øye, R., Morgan, H. E. and Sutherland, E. W. (1965) The effect of epinephrine on adenosine 3′,5′-phosphate levels in the isolated perfused rat heart. *Mol. Pharmacol.* **1,** 168–177.

Robinson, G. A., Butcher, R. W. and Sutherland, E. W. (1967) Adenyl cyclase as an adrenergic receptor. *Ann. N.Y. Acad. Sci.* **139,** 703–722.

Rosenberg, I. H., Godwin, H. A., Streiff, R. R. and Castle, W. B. (1968) Impairment of intestinal deconjugation of dietary folate: A possible explanation of megaloblastic anaemia associated with phenytoin therapy. *Lancet* **2,** 530–532.

Royal College of General Practitioners' Oral Contraception Study. Beral, V. and Kay, C. R. (1977) Mortality among oral contraceptive users. *Lancet* **2,** 727–731.

Sales, J. E. L., Sutcliffe, M. and O'Grady, F. (1972) Cephalexin levels in human bile in presence of biliary tract disease. *Br. Med. J.* **3,** 441–443.

Sanders, W. E., jun., Johnson, J. E. and Taggart, J. G. (1974) Adverse reactions to cephalothin and cephapirin: Uniform occurrence on prolonged intravenous administration of high doses. *N. Engl. J. Med.* **290,** 424–429.

SELLERS, E. M. and KOCH-WESER, J. (1970) Potentiation of warfarin-induced hypoprohrombinemia by chloral hydrate. *N. Engl. J. Med.* **283**, 827–831.
SHAW, T. R. D., RAYMOND, K., HOWARD, M. R. and HAMER, J. (1973) Therapeutic non-equivalence of digoxin tablets in the United Kingdom: Correlation with tablet dissolution rate. *Br. Med. J.* **4**, 763–766.
SMITH, D. L. (1976) Patient compliance with medication regimens. *Drug Intel. Clin. Pharm.* **10**, 386–393.
SMITH, J. W., SEIDL, L. G. and CLUFF, L. E. (1966) Studies on the epidemiology of adverse drug reactions. V: Clinical factors influencing susceptibility. *Ann. Intern. Med.* **65**, 629–640.
STEEL, J. M. and DUNCAN, L. J. P. (1978) The effect of oral contraceptives on the insulin requirements of diabetics. *Br. J. Family Planning* **3**, 77–78.
STENSON, R. E., CONSTANTINO, R. T. and HARRISON, D. C. (1971) Interrelationships of hepatic blood flow, cardiac output and blood levels of lidocaine in man. *Circulation* **43**, 205–211.
STEWART, R. B. and CLUFF, L. E. (1974) Gastrointestinal manifestations of adverse drug reactions. *Am. J. Dig. Dis.* **19**, 1–7.
SUTHERLAND, E. W. and ROBINSON, G. A. (1966) The role of cyclic 3',5'-AMP in responses to catecholamines and other hormones. *Pharmacol. Rev.* **18**, 145–161.

THOMPSON, R. P. H., STATHERS, G. M., PILCHER, C. W. T., MCLEAN, A. E. M., ROBINSON, J. and WILLIAMS, R. (1969) Treatment of unconjugated jaundice with dicophane. *Lancet* **2**, 4–6.
THOMSON, P. D., MELMON, K. C., RICHARDSON, J. T., COHN, K., STEINBRUNN, W., CUDILEE, R. and ROWLAND, M. (1973) Lidocaine pharmacokinetics in advanced heart failure, liver disease, and renal failure in humans. *Ann. Intern. Med.* **78**, 499–508.
THOMSON, P. D., ROWLAND, M. and MELMON, K. C. (1971) The influence of heart failure, liver disease and renal failure on the disposition of lidocaine in man. *Am. Heart J.* **82**, 417–421.
TROLLE, D. (1968a) Phenobarbitone and neonatal icterus. *Lancet* **1**, 251–252.
TROLLE, D. (1968b) Decrease of total serum-bilirubin concentration in newborn infants after phenobarbitone treatment. *Lancet* **2**, 705–708.

UDALL, J. A. (1970) Drug interference with warfarin therapy. *Clin. Med.* **77**, 20–25.

VESSEY, M. P. and DOLL, R. (1976) Is 'the pill' safe enough to continue using? *Proc. R. Soc. B.* **195**, 69–80.
VESSEY, M. P., MCPHERSON, K. and JOHNSON, B. (1977) Mortality among women participating in the Oxford/Family Planning Association Contraceptive Study. *Lancet* **2**, 731–733.

WANDLESS, I. and DAVIE, J. W. (1977) Can drug compliance in the elderly be improved? *Br. Med. J.* **1**, 359–361.

WATERS, W. H. R., GOULD, N. V. and LUNN, J. E. (1976) Undispensed prescriptions in a mining general practice. *Br. Med. J.* **1,** 1062–1063.
WATKINS, S. M. and GRIFFIN, J. P. (1978) High incidence of vencristine-induced neuropathy in lymphomas. *Br. Med. J.* **1,** 610–612.
WEINER, M., SIDDIQUI, A. A., BOSTANCI, and DAYTON, P. G. (1965) Drug interactions: The effect of combined administration on the half-life of coumarin and pyrazolone drugs in man. *Fed. Proc.* **24,** 153.
WELCH, R. M., HARRISON, Y. E., CONNEY, A. H., POPPERS, P. J. and FINSTER, M. (1968) Cigarette smoking: Stimulatory effect on metabolism of 3,4-benzpyrene by enzymes in human placenta. *Science* **160,** 541–542.
WELCH, R. M., HARRISON, Y. E., GOMMI, B. W., POPPERS, P. J., FINSTER, M. and CONNEY, A. H. (1969) The stimulatory effect of cigarette smoking on the hydroxylation of 3,4-benzyprene and N-demethylation of 3-methyl-4-monomethyl-aminoazobenzene by enzymes in human placenta. *Clin. Pharmacol. Ther.* **10,** 100–109.
WILLIAMS, J. R. B., GRIFFIN, J. P. and PARKINS, A. (1976) Effect of concomitantly administered drugs on the control of long term anticoagulant therapy. *Q. J. Med.* **45,** 63–73.
WOOD, A. J. J., MOIR, D. C., CAMPBELL, C., DAVIDSON, J. F., GALLON, S. C., HENNEY, E. and MCALLION, S. (1974) Medicines Evaluation and Monitoring Group: Central nervous system effects of pentazocine. *Br. Med. J.* **1,** 305–307.

YAFFE, S. J., LEVY, G., MATSUZAWA, T. and BALIAH, T. (1966) Enhancement of glucuronide-conjugating capacity in a hyperbilirubinemic infant due to apparent enzyme induction by phenobarbital. *N. Engl. J. Med.* **275,** 1461–1466.

TEIL 2

Tabellarische Zusammenstellung der Arzneimittel-interaktionen

Hinweise für den Gebrauch der Tabellen
Die in den folgenden Tabellen aufgeführten Arzneimittelinteraktionen betreffen in der Hauptsache Wechselwirkungen, die klinisch nachgewiesen wurden, wobei als Voraussetzung für die Aufnahme stets mehrere Fälle in der Weltliteratur beschrieben worden sein müssen. Es wurden nur dann Ausnahmen gemacht, wenn bei nahe verwandten chemischen Verbindungen über Arzneimittelinteraktionen berichtet worden ist, oder wenn aufgrund von tierexperimentellen Befunden oder eines klinischen Verdachtes angenommen werden muß, daß die aufgeführte Substanz ähnliche Reaktionen hervorrufen könnte. Da heutzutage sehr oft ein oder mehrere Arzneimittel Infusionslösungen zugesetzt werden, schien es uns wichtig, einige sicher nachgewiesene *in-vitro*-Interaktionen, die sowohl zwischen Arzneimitteln und Infusionslösungen als auch zwischen den Arzneimitteln selbst auftreten können, ebenfalls zu erwähnen.

In den Tabellen sind die in Frage kommenden Interaktionen unter den international gültigen Substanzbezeichnungen (INN) aufgelistet. Dahinter sind in Klammern die Präparate aufgeführt, die für die jeweilige Wechselwirkung verantwortlich sind. Hieraus darf jedoch nicht gefolgert werden, daß die in den Tabellen erwähnten Interaktionen auch tatsächlich bei jeder galenischen Zubereitung, welche die für die Wechselwirkung verantwortliche Substanz enthält, aufgetreten sind.

Die in Klammern angegebenen Zahlen beziehen sich auf die dazugehörigen Literaturangaben am Ende jedes Abschnitts.

1. ALKOHOL (ÄTHANOL)

Alkohol besitzt eine ZNS-dämpfende Wirkung, so daß bei gleichzeitiger Einnahme von Alkohol und Beruhigungsmitteln eine additive Wirkung auftreten kann. Außerdem wirkt Alkohol enzymindurzierend auf die Lebermikrosomen, wodurch bei Alkoholgenuß in Verbindung mit Arzneimitteln, die in der Leber metabolisiert werden, deren Wirkung herabgesetzt wird. Deshalb verstärken Arzneimittel, die diese Leberenzyme hemmen (z. B. MAO-Hemmer), die Alkoholwirkung.

Da keine genauen Verhaltensmaßregeln hinsichtlich möglicher Wechselwirkungen zwischen Arzneimitteln und Alkohol existieren, sollte der Arzt dem Patienten stets zu gewisser Vorsicht raten. Der Patient sollte darauf hingewiesen werden, daß bestimmte Medikamente, Gewürze und Lebensmittel, wie Apfelwein, Essig usw. Alkohol enthalten.

Kombination	Interaktion	Behandlung
Alkohol/Antikoagulantien (1, 2, 3, 26) (*Siehe* Seite 124–126, Übersicht über Antikoagulantien und ihre Handelsnamen)	Akuter Alkoholgenuß, auch in mäßigen Mengen, verstärkt die Wirkung von Antikoagulantien vom Kumarintyp durch kompetitive Hemmung ihrer Metabolisierung durch Leberenzyme. Bei Alkoholikern ist die Halbwertzeit von Warfarin infolge einer alkoholbedingten Enzyminduktion in den Lebermikrosomen herabgesetzt.	Ausschlaggebend ist hier, daß der tägliche Alkoholgenuß relativ konstant ist. Aus praktischen Überlegungen heraus sollte den Patienten der Verzicht auf Alkohol angeraten werden (26).
Alkohol/Antikonvulsiva Phenytoin, Diphenylhydantoin (4)	Bei starken Trinkern kann die Metabolisierungsgeschwindigkeit von Phenytoin erhöht sein, so daß die antiepileptische Wirkung des Präparates aufgehoben wird.	Gänzlicher oder weitgehender Alkoholverzicht
Alkohol/Antidepressiva MAO-Hemmer (5) wie z. B. Iproniazid Isocarboxazid	Aufgrund des Tyramingehalts einiger alkoholischer Getränke, insbesondere Bier und Wein, speziell Chiantiwein, kann es zu hypertensiven Reaktionen kommen. MAO-Hemmer können ferner die Meta-	Vom Genuß alkoholischer Getränke ist gänzlich abzuraten, da der Patient kaum in der Lage sein wird, einen evtl. Tyramingehalt des Getränkes selbst festzustel-

Kombination	Interaktion	Behandlung
Mebanazin Nialamid Phenelzin (*siehe* Seite 153–155, Übersicht über Antidepressiva und ihre Handelsnamen)	bolisierung von Alkohol aufgrund ihrer unspezifischen enzymhemmenden Wirkung einschränken. len. Auch verstärken MAO-Hemmer die Alkoholwirkung.	
Alkohol/Trizyklische Verbindungen (6, 7, 8, 25) wie z. B. Amitriptylin Clomipramin Desipramin Dibenzepin Doxepin Imipramin Iprindol Nortriptylin Opipramol Protriptylin Trimipramin (*Siehe* Seite 153–155, Übersicht über trizyklische Antidepressiva und ihre Handelsnamen)	Verstärkte Sedierung, Hemmung der Darmperistaltik, und Fettablagerungen in der Leber sind Folgen dieser Interaktionen. Die Fahrtüchtigkeit sowie die Fähigkeit, Maschinen zu bedienen, können stark eingeschränkt sein. Unter Behandlung mit trizyklischen Antidepressiva und gleichzeitigem Alkoholgenuß können bei Patienten ungewöhnliche und unerwartete Verhaltensstörungen auftreten. Diese sind gewöhnlich während der ersten Behandlungstage mit trizyklischen Antidepressiva am stärksten ausgeprägt (25).	Alkoholverbot oder weitgehender Alkoholverzicht
Alkohol/Antidiabetika Biguanide Insulin Sulfonamid-Pyrimidin-Derivate Sulfonylharnstoff-Derivate	Sowohl bei insulinpflichtigen Patienten als auch unter einer Behandlung mit oralen Antidiabetika besteht bei akutem Alkoholgenuß infolge der hypoglykämischen Wirkung des Alkohols die Gefahr einer schweren Hypoglykämie (9, 10, 11). Bei Patien-	Alkohol ist nur mit Maßen zu genießen. Bei gleichzeitig kalorienarmer Diät ist jeglicher Alkoholgenuß untersagt.

Alkohol (Äthanol) 73

(*Siehe* Seite 178–180, Übersicht über Antidiabetika und ihre Handelsnamen) | ten unter Metformin- oder Phenforminbehandlung ist an die erhöhte Gefahr einer Laktatazidose zu denken (12, 13). Bei Alkoholikern kommt es zu einer Enzyminduktion in den Lebermikrosomen und einer Verminderung der Halbwertzeit von Tolbutamid und Chlorpropamid (14, 15). |

Alkohol/Antihypertonika (16)
Adrenerge Neuronen-Blocker (z. B. Guanethidin), Rauwolfia Alkaloide und verwandte Präparate, Ganglienblocker (z. B. Mecamylamin), Enzyminhibitoren (z. B. Methyldopa, Pargylin).
β-Rezeptoren-Blocker
(z. B. Propranolol), Diuretika (insbesondere Thiazide, auch in Kombination mit anderen Antihypertensiva), Clonidin, Hydralazin, Veratrumalkaloide.
(*Siehe* Seite 201–203, Übersicht über Antihypertensiva und ihre Handelsnamen). | Die antihypertensive Wirkung dieser Arzneimittel kann durch einen Synergismus mit dem vasodilatatorischen Effekt des Alkohols erhöht sein. | Alkoholverbot oder weitgehender Alkoholverzicht.

Alkohol/Anthelmintika
Tetrachloräthylen-haltige Präparate (17)
wie z. B.
Tetrachloräthylen Kapseln
Tetrachloräthylen Saft | Tetrachloräthylen ist ein wirksames Anthelmintikum gegen Hakenwürmer. Es wird im Gastrointestinaltrakt leicht resorbiert. Bei gleichzeitigem Alkoholgenuß ist die Resorption erhöht. Nebenwirkungen in Form einer ZNS-Dämpfung und Lebertoxizität sowie andere toxische Symptome treten deshalb nach Alkoholgenuß verstärkt auf. Tetrachloräthylen | Der Genuß von Alkohol ist während oder eine Zeit lang vor oder nach Beginn der Therapie zu vermeiden.

Kombination	Interaktion	Behandlung
Alkohol/zentral dämpfende Pharmaka (19, 20, 21) wie z. B. Antikonvulsiva Antihistaminika Barbiturate und nichtbarbiturathaltige Sedativa und Hypnotika Narkotisch wirkende Analgetika Tranquillizer Clomethiazol (Distraneurin) (27)	ist bei Alkoholikern sowie Patienten mit eingeschränkter Leberfunktion kontraindiziert (18). Alkohol verstärkt die Wirkung von Arzneimitteln mit ZNS-dämpfender Wirkung. In vielen Fällen verlaufen solche Interaktionen tödlich, insbesondere die mit Barbituraten. Schon kleine Alkoholmengen können in Verbindung mit solchen Medikamenten die Fahrtüchtigkeit sowie die Fähigkeit, Maschinen zu bedienen, einschränken.	Während der Behandlung mit zentral dämpfenden Pharmaka ist Alkoholverzicht zu empfehlen.
Alkohol/Disulfiram und Disulfiram-verwandte Mittel (22, 23) Arzneimittel zur Behandlung des chronischen Alkoholismus Disulfiram Andere Arzneimittel, die bei Alkoholgenuß Disulfiram-ähnliche Wirkungen hervorrufen (24) z. B. Chloramphenicol Furazolidon Griseofulvin Mepacrin Metronidazol Nifuratel	Der Genuß von Alkohol, selbst in geringen Mengen, nach der Einnahme von Disulfiram (Antabus) löst äußerst unangenehme systemische Nebenwirkungen aus. Diese Wirkung beruht auf der Oxydationshemmung von Acetaldehyd, dem Hauptmetaboliten des Alkohols, wodurch der Acetaldehydspiegel im Blut ansteigt. Andere Arzneimittel die zu ganz anderen therapeutischen Zwecken als der Behandlung des chronischen Alkoholismus eingesetzt werden, können eine Disulfiram-ähnliche Interaktion mit Alkohol hervorrufen. Bei einigen Präparaten wird angenommen, daß ihrer Wirkung eine Hemmung der Aldehyddehydrogenase zugrunde liegt. Die Häufigkeit solcher Reaktionen ist ungewiß, jedoch muß mit ihrem Auftreten gerechnet werden.	Die Patienten sind vor der Möglichkeit einer Arzneimittelinteraktion mit Alkohol zu warnen.

Procarbazin
Sulfonylharnstoff-Derivate
Tolazolin

Alkohol/Tintlinge
(28, 29, 30)

Der Tintling *(Coprinus atramentarius)* enthält als Speisepilz Bis-diäthyl-thiocarbamoyl-disulfid, das mit Alkohol reagiert. „Das Gesicht, manchmal auch der Hals, die Arme und andere Körperteile verfärben sich purpurrot. Dies kann sich bei jeder Pilzmahlzeit, zu der Alkohol getrunken wird, wiederholen." Bis zu einer Woche nach Pilzgenuß darf keinerlei Alkohol getrunken werden.
Weiterhin kann es bei gleichzeitigem Pilz- und Alkoholgenuß zu Herzrhythmusstörungen kommen (31).

Der Arzt sollte über diese Interaktion informiert sein. Patienten, die Pilzliebhaber sind, sind entsprechend zu warnen.

LITERATURHINWEISE

1 Hoffer, A. (1962) *Can. Med. Assoc. J.* **87**, 920.
2 *Journal of the American Medical Association* (1968) Editorial, **206**, 1709.
3 Udall, J. A. (1970) *Clin. Med.* **77**, 20.
4 Forney, R. B. and Hughes, F. W. (1964) *Clin. Pharmacol. Ther.* **5**, 414.
5 Sjöqvist, F. (1965) *Proc. R. Soc. Med.* **58**, 967.
6 Zirkle, G. A. et al. (1959) *JAMA* **171**, 1496.
7 Landauer, A. A. et al. (1969) *Science* **163**, 1467.
8 Milner, G. (1969) *Med. J. Aust.* **2**, 153.
9 Arky, R. A. et al. (1968) *JAMA* **206**, 575.
10 *Journal of the American Medical Association* (1968) Editorial, **206**, 639.
11 Fitzgerald, M. G. et al. (1962) *Diabetes* **2**, 40.
12 Johnson, H. K. and Waterhouse, C. (1968) *Am. J. Med.* **45**, 98.
13 Davidson, M. B. et al. (1966) *N. Engl. J. Med.* **275**, 886.

14 Kater, R. M. H. et al. (1969) *Am. J. Med. Sci.* **258**, 35.
15 Kater, R. M. H. et al. (1969) *JAMA* **207**, 363.
16 Hughes, F. W. et al. (1965) *Clin. Pharmacol. Ther.* **6**, 139.
17 Redetski, H. (1967) *Fed. Proc.* **26**, 616.
18 Martindale, (1977) *The Extra Pharmacopoeia*, 27th ed. London, Pharmaceutical Press, pp. 111–112.
19 Gupta, R. C. and Kofoed, J. (1966) *Can. Med. Assoc. J.* **94**, 863.
20 Kaye, S. and Haag, H. B. (1964) *Toxicol. Appl Pharmacol.* **6**, 316.
21 Parker, W. J. (1970) *J. Am. Pharm. Assoc.* NS **10**, 664.
22 Burger, E. (1961) *Hefte zur Unfallheilkunde* **66**, 99.
23 Doenicke, V. A. and Sigmund, W. (1964) *Arzneim.-Forsch.* **14**, 907.
24 Azarnoff, D. L. and Hurwitz, A. (1970) *Pharmacol. Physicians* **4**, 1.
25 Griffin, J. P. and D'Arcy, P. F. (1974) *Prescribers' Journal* **14**, 55.
26 Williams, J. R. B., Griffin, J. P., and Parkins, A. (1976) *Q. J. Med.* **45**, 63.
27 Horder, J. M. (1977) *Br. Med. J.* **2**, 614.
28 Ramsbottom, J. (1953) *Mushrooms and Toadstools*, London, Collins, p. 55.
29 Brightman, F. H. and Nicholson, B. E. (1974) *The Oxford Book of Flowerless Plants*, London, Oxford University Press, p. 34.
30 Radford, A. P. (1978) *Br. Med. J.* **1**, 112.
31 Caley, M. J. and Clark, R. A. (1977) *Br. Med. J.* **2**, 1633.

2. ANTIBIOTIKA UND ANTIBAKTERIELL WIRKENDE PRÄPARATE

1. AMINOGLYKOSID-ANTIBIOTIKA *(siehe auch Arzneimittelinteraktionen mit Tuberkulostatika, Seite 377–378).*

Gentamicinsulfat *(Refobacin, Sulmycin).*
Kanamycinsulfat *(Kanamytrex).*
Neomycinsulfat *(Bykomycin, Myacyne, Neomycin, Noperil,* (Bestandteil von *Betnesol-N., Locacorten, Nebacetin, Pimafucort).*
Paromomycin *(Humatin, Gabbromycin).*
Streptomycinsulfat *(Solvo-Strept, Streptomycin, Streptothenat,* Best. v. *Combiotic-S, Omnamycin, Streptomagma).*
Dihydrostreptomycinsulfat *(Solvo-Strept, Entera-Strept, Protothenat).*
Tobramycin *(Tobrasix, Gernebcin).*
Viomycinsulfat *(Viocin, Vionactan, Viothenat).*

Die ototoxische Wirkung der Aminoglykosid-Antibiotika kann sich sowohl in Gleichgewichtsstörungen als auch in einer Innenohrschwerhörigkeit äußern. Darüber hinaus können nephrotoxische Wirkungen sowie eine neuromuskuläre Blockade auftreten. Durch eine gleichzeitige Anwendung zweier Aminoglykosid-Antibiotika wird die Gefahr ototoxischer und nephrotoxischer Nebenwirkungen noch erhöht. Streptomycin und Gentamicin schädigen hauptsächlich den 8. Hirnnerv (Nervus vestibularis), während Kanamycin, Neomycin und Viomycin durch Schädigung des Nervus cochleae zu Innenohrschwerhörigkeit führen können. Es ist mittlerweile bekannt, daß jedes dieser Antibiotika mit Vorsicht anzuwenden ist, insbesondere bei Patienten mit eingeschränkter Nierenfunktion. In der Vergangenheit ist jedoch recht häufig über eine Schädigung des Nervus vestibularis bei solchen Patienten nach Verabreichung von Streptomycin berichtet worden. Früher wurde eine Mischung aus Streptomycin und Dihydrostreptomycin in dem Glauben angewendet, daß diese Mischung die neurotoxische Wirkung der beiden Komponenten vermindern würde. Die Erfahrung hat jedoch gezeigt, daß eine Schädigung des 8. Hirnnerven bei Streptoduocin häufiger als bei alleiniger Streptomycingabe auftritt. Man weiß heute, daß Dihydrostreptomycin überhaupt nicht verabreicht werden sollte, da es oft zu totaler und irreversibler Taubheit führt (ohne die anfänglichen Warnzeichen einer vestibulären Toxizität), die in vielen Fällen erst einige Monate nach Abschluß der Behandlung auftritt. Tobramycin scheint sowohl die Funktionen des Nervus vestibularis als auch die des Nervus cochlearis zu beeinträchtigen. Bei Paromomycingabe ist mit dem Auftreten ototoxischer Symptome zu rechnen.

Kombination	Interaktion	Behandlung
Aminoglykoside/Etacrynsäure	Etacrynsäure ist allein schon ototoxisch und verstärkt so die Ototoxizität der Aminoglykosid-Antibiotika. Besonders ausgeprägt ist diese Wirkung bei urämischen Patienten (1, 2, 3).	Eine Kombination ist zu vermeiden und ein alternatives Diuretikum (*jedoch nicht* Furosemid) einzusetzen.
Aminoglykoside/Furosemid	In der Klinik ist über vorübergehende Ototoxizität im Zusammenhang mit hochdosierter intravenöser Furosemidgabe bei Patienten mit eingeschränkter Nierenfunktion berichtet worden (2, 4). Die gleichzeitige Gabe von Furosemid und Aminoglykosid-Antibiotika kann die Ototoxizität des Antibiotikums verstärken.	Dieses Diuretikum ist mit größter Vorsicht bei Patienten unter Aminoglykosid-Antibiotikatherapie anzuwenden. Die gleichzeitige Anwendung ist zu vermeiden und wenn möglich, ein anderes Diuretikum (*jedoch nicht* Etacrynsäure) zu verwenden.
Aminoglykoside/Antikoagulantien (5, 6, 7, 8, 9) (*Siehe* Seite 124–126, Übersicht über orale Antikoagulantien und ihre Handelsnamen)	Aminoglykosid-Antibiotika können die Vitamin-K-Bildung in den Darmbakterien besonders bei oraler Gabe vermeiden. Daher kann die Wirkung gleichzeitig verabreichter Antikoagulantien verstärkt werden. Von Neomycin ist bekannt, daß es die Prothrombinzeit bei Patienten, die mit Warfarin behandelt werden, verlängert (5).	Aminoglykosid-Antibiotika sind bei Patienten die orale Antikoagulantien erhalten, mit Vorsicht anzuwenden, besonders wenn sich die Antibiotikabehandlung auf einen längeren Zeitraum erstreckt. Die Antikoagulantiendosis sollte daher rechtzeitig vermindert werden.
Aminoglykoside/Penicilline (*Siehe* Seite 92–93, Übersicht über penicillinhaltige Präparate und ihre Handelsnamen)	Neomycin hemmt die intestinale Resorption von Penicillin V (Phenoxymethylpenicillin) und beeinträchtigt daher dessen therapeutische Wirksamkeit (10). Eine ähnliche Reaktion ist bei Penicillin G (Benzylpenicillin) zu erwarten (11).	Wenn eine solche Kombination notwendig ist, sollten die Penicilline parenteral gegeben werden.
Aminoglykoside/Muskelrelaxantien (*Siehe* Seite 306, Übersicht über Muskelrelaxantien und ihre Handelsnamen)	Von Kanamycin, Neomycin, Viomycin und Streptomycinen konnte eine neuromuskuläre Blockade nachgewiesen werden, sowie eine Verstärkung der Wirkung von Muskelrelaxantien (12, 13, 14). Neo-	Die durch Aminoglykoside bewirkte neuromuskuläre Blockade wird durch K^+-Entzug oder niedrige Ca^{2+}-Serumspiegel verstärkt. Die Anwendung dieser Antibio-

Antibiotika und antibakteriell wirkende Präparate 79

mycin, alle Streptomycine und Viomycin rufen eine kurare-ähnliche, Kanamycin eine durch Depolarisation ausgelöste neuromuskuläre Blockade hervor (12).

tika ist deshalb prä- und postoperativ zu vermeiden. Intravenös verabreichtes Ca^{2+} war in einigen Fällen von Atemlähmung wirkungsvoll. Edrophonium (Tensilon) zeigt im allgemeinen eine geringe Wirkung.

Kombination zweier Aminoglykosid-Antibiotika

Man kann davon ausgehen, daß die Gefahr einer Oto- und Nephrotoxizität additiv ist und deshalb ein unnötiges Risiko beinhaltet (15).

Diese Kombination ist zu vermeiden.

Gentamicin/Carbenicillin

Bei gleichzeitiger Behandlung mit beiden Antibiotika kommt es zu einem starken Abfall der Gentamicinblutspiegel. Dies deutet auf einen pharmakologischen Antagonismus hin (16). Anderen Untersuchungen zufolge wirken beide Bestandteile dieser Kombination synergistisch (17).
Diese gegenteiligen Meinungen sind dadurch zu erklären, daß es nur dann zu einer Inaktivierung des Gentamicins kommt, wenn es mit Carbenicillin *in vitro* gemischt wird. Ein Antagonismus kann daher vermieden werden, wenn die beiden Antibiotika nicht *in vitro* gemischt werden (17).

Ein Mischen der Antibiotika in gelöster Form *in vitro* ist zu vermeiden.
Falls eine gleichzeitige Anwendung jedoch erforderlich ist, sollte Gentamicin intramuskulär und Carbenicillin intravenös verabreicht werden. Wenn die gleichzeitige Verabreichung nur auf intravenösem Wege erfolgen kann, sind Gentamicin und Carbenicillin voneinander getrennt zu geben.

Gentamicin/andere Arzneimittel in gelöster Form
Amphotericin
Heparin
Sulfadiazin

Bei Mischung von Gentamicin (320 mg/l) und Amphotericin (200 mg/l) in 5%iger Dextrose-Lösung kommt es während 3 Stunden zu einer Trübung der Lösung. Bei Mischung mit Heparin (20000 E/l) entsteht sofort eine Ausfällung. Bei Auflösung von Sulfadiazin-Natrium (4 g/l) in 5%iger Dextrose-Lösung bzw. Kochsalzlösung entsteht eine kristalline Ausfällung (57).

Aufgrund physikalischer Unverträglichkeit sollte Gentamicinsulfat keiner dieser Arzneimittellösungen zugesetzt werden. Ist eine solche Arzneimittelkombination jedoch erforderlich, sind die Präparate getrennt zu injizieren.

80 Antibiotika und antibakteriell wirkende Präparate

Kombination	*Interaktion*	*Behandlung*
Kanamycin/verschiedene andere Antibiotika und Arzneimittel in gelöster Form Amphotericin Ampicillin Cephalotin Cloxacillin Heparin Hydrocortison (Cortisol) Meticillin Methohexital Nitrofurantoin Phenobarbital Phenytoin Prochlorperazin Sulfadiazin Sulfafurazol	Kanamycinsulfat führt mit den folgenden Antibiotika und Arzneimitteln in gelöster Form (Wasser, 5%ige Dextrose-Lösung oder Kochsalzlösung) zu physikalischen Unverträglichkeiten (Nebelbildung, Trübung oder Ausfällung): Amphotericin Ampicillin Natrium Cephalotin Natrium Cloxacillin Natrium Heparin Hydrocortison-Natriumsuccinat Meticillin-Natrium Methohexital-Natrium Nitrofurantoin-Natrium Phenobarbital-Natrium Phenytoin-Natrium Prochlorperazin Sulfadiazin-Natrium Sulfafurazol-Diäthanolamin (32, 34, 55, 57).	Aufgrund physikalischer Unverträglichkeit sollte Kanamycinsulfat keiner dieser Arzneimittellösungen zugesetzt werden, da es sonst zu Nebelbildungen, Trübungen oder Ausfällungen kommt. Diese Interaktionen sind jedoch nicht immer sofort mit bloßem Auge zu erkennen. Ist eine solche Arzneimittelkombination dennoch erforderlich, sind die Präparate getrennt zu injizieren.
Streptomycin/verschiedene andere Antibiotika und Arzneimittel in gelöster Form Amphotericin Amylobarbital Calciumgluconat Chlorothiazid Erythromycin Heparin Methohexital	Zu Unverträglichkeitsreaktionen (Nebelbildung, Trübung oder Ausfällung) kommt es zwischen i.v.-Lösungen von Streptomycinsulfat und den folgenden Antibiotika und Arzneimitteln in gelöster Form (Wasser, 5%iger Dextrose- oder Kochsalz-Lösung): Amphotericin, Amylobarbital-Natrium, Calciumgluconat, Chlorothiazid-Natrium, Erythromycin, Heparin, Methohexital-Natrium, Nitrofurantoin-Natrium, Noradrenalinbitartrat, Novobiocin-Natrium, Pentobarbital-Natrium, Phenobarbital-Na-	Aufgrund physiko-chemischer Unverträglichkeitsreaktionen sollte Streptomycinsulfat keiner dieser Arzneimittellösungen zugesetzt werden, da es sonst zu Nebelbildung, Trübung oder Ausfällung kommt. Jedoch sind diese Interaktionen nicht immer sofort mit bloßem Auge zu erkennen. Ist eine solche Arzneimittelkombination erforderlich, sind die Präparate getrennt zu injizieren.

Nitrofurantoin
Noradrenalin
Novobiocin
Pentobarbital
Phenobarbital
Phenytoin
Natriumbicarbonat
Sulfadiazin
Sulfafurazol

Viomycin/andere Arzneimittel in gelöster Form
Amphotericin
Heparin

trium, Phenytoin-Natrium, Natriumbicarbonat, Sulfadiazin-Natrium, Sulfafurazol-Diäthanolamin (33, 57).

Bei Mischung von Viomycinsulfat (4 g/l) mit Amphotericin (200 mg/l) in 5%iger Dextrose-Lösung kommt es über einen Zeitraum von 3 Stunden zu einer Nebelbildung. Bei Mischung mit Heparin (20000 E/l) in 5%iger Dextrose- und Kochsalzlösung kommt es sofort zu einer Ausfällung.

Viomycinsulfat sollte keiner dieser Arzneimittellösungen zugesetzt werden. Ist eine solche Arzneimittelkombination jedoch notwendig, sind die Präparate getrennt zu injizieren.

2. CEPHALOSPORINE

Cephalexin (*Cepexin, Ceporexin, Keflex, Losporal, Oracef*)
Cephaloridin (*Glaxoridin, Keflodin, Kefspor*)
Cephalotin-Natrium (*Keflin, Cephalotin, Cepovenin, Lospoven*)
Cephazolin-Natrium (*Elzogram, Gramaxin, Kefzol, Zolicef*)
Cefradin (*Sefril, Forticef*)

Cephaloridin und Cephalotin sind Penicillinase-fest. Sie besitzen ein breites Wirkungsspektrum, müssen jedoch injiziert werden, da sie bei oraler Gabe nur unzureichend resorbiert werden. Ursprünglich wurde angenommen, daß die Cephalosporine keine Kreuzallergie gegenüber Penicillinen zeigen. Es scheint jedoch, daß anaphylaktische Reaktionen nach Erstinjektion in manchen Fällen bei Patienten mit erwiesener Penicillinüberempfindlichkeit auftreten können. Allergische Reaktionen sind aber auch bei Patienten beobachtet worden, die nicht gegen Penicilline allergisch sind. Ferner ist über das Auftreten von Nierenfunktionsstörungen nach Cephaloridin- und Cephalotingabe berichtet worden. Einer Behandlung mit jedem der o.g. Antibiotika kann eine Superinfektion mit resistenten Krankheitserregern folgen.

Cephalexin wird bei oraler Gabe ausreichend resorbiert, wobei etwa eine Stunde nach Verabreichung eine maximale Konzentration im Serum gefunden wurde. Über das Auftreten von Übelkeit, Erbrechen, Durchfall, Appetitlosigkeit, Unterleibsschmerzen und Exanthemen nach Gabe von Cephalexin wurde berichtet. Eine Superinfektion mit resistenten Erregern, insbesondere *Candida*, kann der Behandlung folgen.

Cefradin, eine neueres Cephalosporinderivat, zeichnet sich durch ein breites, bakterizides Wirkungsspektrum sowohl gegen gramnegative als auch grampositive Erreger aus und ist darüber hinaus hochwirksam gegen die meisten Penicillinasebildenden Staphylokokkenstämme. Cefradin liegt sowohl in oraler als auch parenteraler Applikationsform vor. Aufgrund glomerulärer Filtration sowie tubulärer Sekretion wird Cefradin mit dem Urin in hoher Konzentration ausgeschieden. Bis zu 98% der verabreichten Dosis (oral oder parenteral) werden innerhalb von 24 Stunden in unveränderter Form mit dem Urin ausgeschieden. Das Präparat ist daher besonders geeignet zur Behandlung von Infektionen des Urogenital- und Gastrointestinaltraktes, der Atemwege sowie von Haut- und Weichteilinfektionen. Bei den Nebenwirkungen handelt es sich meist um leichte gastrointestinale Störungen. Cefradin ist bei Patienten mit erwiesener Cephalosporinüberempfindlichkeit kontraindiziert und bei Patienten mit erwiesener Penicillinüberempfindlichkeit nur mit Vorsicht anzuwenden. Bei Anwendung über einen längeren Zeitraum kann es zu einem übermäßigen Wachstum resistenter Erreger kommen. Während der Behandlung mit Cefradin ist bei Verwendung von Benedicts- oder Fehlingscher-Lösung oder Clinitest Tabletten zum Nachweis von Harnzucker ein falsch-positives Ergebnis möglich. Es empfehlen sich hier Schnelltests auf Enzymbasis wie Clinistix oder Diastix.

Cephalozin-Natrium wird im Gastrointestinaltrakt kaum resorbiert und deshalb intramuskulär oder intravenös injiziert. Es ist stärker Penicillinase-empfindlich als andere Cephalosporine.

Kombination

Cephalosporin/Colistin

Interaktion

Bei gleichzeitiger Gabe von Cephalosporinen mit Colistin (einem Polymyxinantibiotikum) wird die Gefahr einer Nierenschädigung vergrößert (18).

Behandlung

Bei Patienten, die beide Antibiotika erhalten, ist eine ständige Kontrolle der Nierenfunktion erforderlich.

Cephalosporin/Antikoagulantien vom Kumarintyp
(*Siehe* Seite 124–126, Übersicht über orale Antikoagulantien und ihre Handelsnamen)

Cephalosporine können die Prothrombinzeit verlängern und so die Wirkung von Antikoagulantien verstärken (19).

Bei Patienten unter oraler Antikoagulantienbehandlung sind diese Antibiotika nur mit Vorsicht anzuwenden. Die Patienten sind im Hinblick auf das Auftreten einer Hypoprothrombinämie zu überwachen.

Cephalosporin/Probenecid (19, 20)

Probenecid vermindert die renale Clearance von Cephaloridin und Cephalotin und führt so zu erhöhten Plasmaspiegeln. Die gleichzeitige Anwendung von Cephalexin und Probenecid führt zu einer verstärkten biliären Ausscheidung des Antibiotikums. Dieser Mechanismus findet bei der Behandlung der Cholezystitis praktische Anwendung (21).

Eine solche Kombinationstherapie kann besonders mit Cephalotin klinisch vorteilhaft sein. Jedoch können hohe Cephaloridin-Plasmaspiegel zu Nierenschädigungen führen. Eine Reduktion der Cephaloridindosis ist also besonders dann in Erwägung zu ziehen, wenn die vorherige Dosis (vor der Kombination mit Probenecid) so hoch war, daß die Gefahr einer Nephrotoxizität bestand, oder wenn bereits eine Nierenfunktionseinschränkung vorliegt (22).

3. CHLORAMPHENICOL

Chloramphenicol und seine Ester (-Palmitat und -Succinat): *(Chloramphenicol, Chlorocol, Chloramsaar, Chloromycetin, Dura-Phenicol, Fenbiotic, Kamaver, Leukomycin, Nevimycin, Pantovernil, Paraxin).*
Chloramphenicol wird bei oraler Gabe leicht resorbiert und über Galle und Urin ausgeschieden. Nach intramuskulärer Injektion ist die Resorption gegenüber der p. o. Applikation verlängert. Jedoch wurden höhere Blutspiegel über einen längeren Zeitraum erhalten. Die klinische Nutzanwendung von Chloramphenicol wird deutlich dadurch begrenzt, daß Chloramphenicol lebensgefährliche toxische Reaktionen, insbesondere Knochenmarksaplasien hervorrufen kann. Chloramphenicol sollte deshalb nie bei leichteren Infektionen gegeben werden. Typhus und Salmonelleninfektionen gelten als die Hauptindi-

kationen für Chloramphenicol, obwohl die Erreger in manchen Fällen nicht abgetötet werden. Weiterhin kann Chloramphenicol zur frühzeitigen Behandlung schwerer Pertussisformen bei Kleinkindern angewendet werden, wobei es jedoch zum Entstehen des Grey-Syndroms kommen kann. Auch bei Infektion mit Meningitis hat sich Chloramphenicol therapeutisch bewährt. Während der Chloramphenicolbehandlung sind regelmäßige Blutuntersuchungen durchzuführen. Wegen seiner Wasserlöslichkeit eignet sich Chloramphenicol-Natriumsuccinat zur parenteralen Verabreichung in wäßriger Lösung.

Kombination	Interaktion	Behandlung
Chloramphenicol/orale Antikoagulantien (*Siehe* Seite 124–127, Übersicht über orale Antikoagulantien und ihre Handelsnamen)	Chloramphenicol vermindert die Vitamin-K-Bildung durch die Darmbakterien und hemmt außerdem direkt die Metabolisierung von Antikoagulantien vom Cumarintyp in der Leber. Dadurch wird die Wirkung der Antikoagulantien verstärkt (6, 23).	Bei Patienten, die mit dieser Kombination behandelt werden, ist eine genaue Kontrolle der Prothrombinzeit erforderlich, um eine eventuelle Hypoprothrombinämie frühzeitig festzustellen. Die Antikoagulantiendosis sollte deshalb rechtzeitig reduziert werden. Wenn möglich, ist alternativ ein anderes Antibiotikum zu verordnen.
Chloramphenicol/orale Antidiabetika (*Siehe* Seite 179–180, Übersicht über orale Antidiabetika und ihre Handelsnamen)	Die Plasmahalbwertzeit von Tolbutamid wird durch Chloramphenicol (2 g/Tag über 10 Tage) verdreifacht. Ähnlich verändert sich die Halbwertzeit von Chlorpropamid. Sie wird durch Chloramphenicol (1,5–3 g/Tag) im Vergleich zu den normalen Werten (30–36 Stunden) auf 40–146 Stunden verlängert. Man vermutet, daß diese Wirkung auf einer Hemmung der Enzymaktivität in den Lebermikrosomen durch Chloramphenicol beruht (23, 24).	Eine gleichzeitige Gabe ist zu vermeiden, da es zum Auftreten einer Hypoglykämie kommen kann. Es liegen keine Daten darüber vor, ob dies auch bei Insulin und anderen hypoglykämisch wirkenden Pharmaka, außer Chlorpropamid oder Tolbutamid (beides Sulfonylharnstoffe) der Fall ist. Chloramphenicol ist lediglich das Antibiotikum der Wahl bei einer verhältnismäßig geringen Anzahl von Infektionen. Deshalb sollten, wenn möglich, andere Antibiotika verschrieben werden. Wenn die Kombination unbedingt verabreicht werden muß, ist die Dosierung des Antidiabetikums zu überprüfen.

Chloramphenicol/Penicilline (25, 26, 27, 28, 29, 30)

weitere Beispiele für bakteriostatisch wirkende Antibiotika, die bakterizid wirkende Antibiotika hemmen:

Erythromycin/Penicillin
Tetracyclin/Penicillin (30)
Chloramphenicol/Streptomycin (28)
Chloramphenicol/Kanamycin (28)
keine Hemmwirkung besteht jedoch zwischen:
Tetracyclin/Rifampicin (30)
Bakteriostatisch wirkende Antibiotika/Polymyxine (30)

Bakteriostatisch und bakterizid wirkende Antibiotika sollten normalerweise nicht miteinander kombiniert werden. Ein bakteriostatisch wirkendes Antibiotikum wie Chloramphenicol kann die bakterizide Wirkung von Penicillin hemmen. Dieser Mechanismus beruht wahrscheinlich darauf, daß Penicillin nur auf die sich teilenden Zellen bei der Bildung neuer Zellwände wirkt, so daß jedes Antibiotikum, das die Zellteilung verhindert, die Penicillinwirkung aufhebt.

Anmerkung:
Die bakteriostatisch wirkenden Sulfonamide beeinträchtigen nicht die bakterizide Wirkung der Penicilline (30).

Wenn eine kombinierte Antibiotikatherapie in schweren Fällen in Erwägung gezogen wird, ist die Wirkung der Kombination auf den Organismus des Patienten jeweils durch *In-vitro*-Testung der bakteriziden Wirkung zu bestimmen (Antibiogramm). Solche Tests sind besonders dann notwendig, wenn eine synergistische Wirkung erwartet wird, wie das bei der Behandlung der bakteriellen Endokarditis der Fall ist (30). Geeignete Kombinationen bei dieser Erkrankung: siehe „The Treatment of Bacterial Endocarditis" (31).

Chloramphenicol/Phenytoin-Natrium

Bei Patienten die täglich 250 mg Phenytoin einnehmen, führt die Gabe von 2 g Chloramphenicol täglich zu einem beträchtlichen Anstieg der Phenytoin-Serumkonzentrationen sowie zu einer Verlängerung der Halbwertzeit. Bei intravenöser Gabe von 3 bzw. 1,5 g Chloramphenicol an 2 Patienten erhöhte sich die Halbwertzeit von Phenytoin von 10,5 auf 22 bzw. von 9 auf 12,5 Stunden (23). Die Kombination erhöht das Risiko der Phenytoinvergiftung. Von den Autoren dieses Buches wurde auf eine durch Chloramphenicol hervorgerufene Phenytoinvergiftung hingewiesen. Über einen weiteren Fall einer solchen toxischen Raktion ist seitdem berichtet worden (102).

Bei Patienten die mit dieser Kombination behandelt werden, ist der Krankheitsverlauf genau zu überwachen. Da Chloramphenicol lediglich bei einer relativ geringen Anzahl von Infektionen das Antibiotikum der Wahl ist, sollte die Verabreichung eines anderen Antibiotikums in Erwägung gezogen werden.

Kombination	Interaktion	Behandlung
Chloramphenicol-Natriumsuccinat/ verschiedene, andere Antibiotika und Arzneimittel in gelöster Form (32, 33, 34, 35)	Zwischen Lösungen von Chloramphenicol-Natriumsuccinat und den folgenden Arzneimitteln in gelöster Form kommt es zu Unverträglichkeitsreaktionen (Nebelbildungen, Trübungen oder Ausfällungen):	Aufgrund physiko-chemischer Reaktionen kommt es zu Unverträglichkeiten, die sich in Nebelbildung, Trübung oder Ausfällungen äußern. Chloramphenicol-Natriumsuccinat sollte deshalb keiner dieser Arzneimittellösungen zugesetzt werden. Diese Interaktionen sind nicht immer sofort mit bloßem Auge erkennbar. Wenn jedoch eine solche Arzneimittelkombination erforderlich ist, sind die Präparate getrennt zu injizieren.
Benzylalkohol	Benzylalkohol	
Cortisol	Erythromycinsalze (z. B. Lactobionat)	
Erythromycin	Hydrocortison-Natriumsuccinat	
Hydrocortison	Hydroxyzin-Hydrochlorid	
Hydroxyzin	Novobiocin-Natrium	
Novobiocin	Oxytetracyclin-Hydrochlorid	
Oxytetracyclin	Phenytoin-Natrium	
Phenytoin	Polymyxin-B-Sulfat	
Polymyxin B	Prochlorperacin-Maleat	
Prochlorperazin	Promethacin-Hydrochlorid	
Promethazin	Sulfadiazin-Natrium	
Sulfadiazin	Tetracyclin-Hydrochlorid	
Tetracyclin	Tripelennamin-Hydrochlorid	
Tripelennamin		

4. GRISEOFULVIN

Griseofulvin *(Fulcin, Grisovin, Likuden M)*

Griseofulvin wird im Gastro-Intestinaltrakt resorbiert und lagert sich in die tieferen Hautschichten sowie in das Keratin von Nägeln und Haaren ein, von wo aus es den Pilzbefall neu gebildeter Zellen verhindert. Die Metabolisierung erfolgt in der Leber. Durch Verkleinerung der Teilchengröße kann die Resorption von Griseofulvin beträchtlich erhöht werden.

Nebenwirkungen sind gewöhnlich leichter und vorübergehender Natur und äußern sich in Kopfschmerzen, Exanthemen und gastro-intestinalen Störungen. Stärkere allergische Reaktionen sowie angioneurotisches Ödem, Dermatitis exfoliativa, Leukopenie, Porphyrie, Photosensibilisierung und schwere Kopfschmerzen treten nur gelegentlich auf. Auch ist während

Antibiotika und antibakteriell wirkende Präparate 87

der Behandlung mit Griseofulvin über Gynäkomastie und Hyperpigmentierung der Brustwarzenhöfe und der äußeren Genitale berichtet worden. Griseofulvin ist bei Patienten mit latenter Porphyrie kontraindiziert. Antiinflammatorische Eigenschaften des Griseofulvins sind experimentell nachgewiesen worden (36). Das Präparat ist angeblich erfolgreich zur Behandlung rheumatischer Erkrankungen eingesetzt worden.

Kombination	Interaktion	Behandlung
Griseofulvin/Alkohol	Griseofulvin kann die Metabolisierungsrate von Alkohol herabsetzen und so dessen Wirkung verstärken (39).	Gänzlicher oder teilweiser Alkoholverzicht.
Griseofulvin/Barbiturate (*Siehe* Seite 270–271, Übersicht über Barbiturate und ihre Handelsnamen)	Die gleichzeitige Gabe von Barbituraten und Griseofulvin führt zu einer verstärkten Inaktivierung des Griseofulvins durch mikrosomale Leberenzyme. Dadurch wird seine fungistatische Wirkung fast aufgehoben (13, 37). Auch Phenobarbital hemmt die Resorption von Griseofulvin im Darm (38).	Diese Kombination ist zu vermeiden und alternativ ein anderes Sedativum oder Schlafmittel (z. B. aus der Benzodiazepingruppe) zu verordnen.
Griseofulvin/orale Antikoagulantien (*Siehe* Seite 124–127, Übersicht über die Antikoagulantien und ihre Handelsnamen)	Infolge Enzyminduktion in der Leber führt Griseofulvin zu einer erhöhten Kumarinmetabolisierung, wodurch die Wirkung des Antikoagulantiums vermindert wird (6, 40, 41, 42).	Bei Patienten unter oraler Antikoagulantienbehandlung sollte die Therapie mit Griseofulvin nicht ohne eine Überprüfung und ggf. Anpassung der Antikoagulantiendosis geändert werden.

5. NALIDIXINSÄURE

Nalidixinsäure *(Nogram, Negram)*
Nalidixinsäure wird gut im Gastro-Intestinaltrakt resorbiert. Ein hoher Anteil des Arzneimittels wird an Plasmaproteine gebunden. Das Arzneimittel wird jedoch schnell ausgeschieden. Etwa 80% der verabreichten Dosis wird innerhalb von 8 Stun-

den mit dem Urin ausgeschieden, zum Teil in unveränderter Form, zum Teil in Form von Metaboliten von denen einige antimikrobiell wirksam sind.

Nalidixinsäure ist bei Patienten mit ZNS-Schäden, Patienten mit hoher Krampfanfälligkeit sowie bei eingeschränkter Nieren- oder Leberfunktion mit Vorsicht anzuwenden. Bei Patienten mit respiratorischer Insuffizienz kann die geschwächte Atemtätigkeit noch weiter herabgesetzt werden. Nalidixinsäure sollte nicht bei Säuglingen unter 1 Monat verabreicht, und nur mit Vorsicht Frauen im gebärfähigen Alter verschrieben werden. Während der ersten 3 Monate der Schwangerschaft ist seine Anwendung gänzlich zu vermeiden. Während der Behandlung sollten sich die Patienten starkem Sonnenlicht nicht aussetzen, da sonst Lichtempfindlichkeitsreaktionen (Fotosensibilität) auftreten können. Bei Harnuntersuchungen auf Glukose mittels Kupferreduktionsmethoden kann Nalidixinsäure falsch-positive Ergebnisse hervorrufen. Die häufigsten Nebenwirkungen sind Erbrechen und Übelkeit. Auch über Durchfall, Magen-Darm-Blutungen, Muskelschwäche, Muskelschmerzen und allergische Reaktionen (u. a. Lichtempfindlichkeit) ist berichtet worden. Gelegentlich kann es auch zu Störungen des Zentralnervensystems kommen (Kopfschmerzen, Sehstörungen, Schwindel, Depressionen und Schläfrigkeit). Krämpfe können infolge zu hoher oder Überdosierung auftreten. Weiterhin sind das Auftreten von leichten Leukopenien sowie hämolytischer Anämien nach Nalidixinsäurebehandlung beobachtet worden.

Kombination	Interaktion	Behandlung
Nalidixinsäure/Nitrofurantoin	Nitrofurantoin (Furadantin) hemmt die antibakterielle Wirkung der Nalidixinsäure (43). Die gleichzeitige Anwendung beider Arzneimittel ist bei Harnwegsinfektionen kontraindiziert (44).	Die Kombination ist aufgrund ihrer Unwirksamkeit zu vermeiden.
Nalidixinsäure/Mepacrin-Hydrochlorid	Mepacrinhydrochlorid (200 mg/Tag) scheint die Wirkung von Nalidixinsäure bei Harnwegsinfektionen zu verstärken. Einige Mikroorganismen, die *in vitro* gegenüber Nalidixinsäure allein nicht empfindlich sind, sind jedoch gegenüber der Kombination empfindlich. Ähnliche Wirkungssteigerungen sind bei gleichzeitiger Gabe von Mepacrin mit den folgenden Arzneimitteln beobachtet worden:	Die gleichzeitige Anwendung beider Medikamente erweist sich bei der Behandlung von Harnwegsinfektionen von großem Nutzen. Noch größere Bedeutung kommt der Tatsache zu, daß das antibakterielle Wirkungsspektrum *in vitro* erweitert wird.

Ampicillin,
Cephalotin-Natrium,
Colistin methansulfonsaures Natrium und Nitrofurantoin (45)

6. NITROFURANDERIVATE

Furazolidon *(Nifuran)*.
Nitrofurantoin *(Furadantin, Gerofuran, Ituran, Urolong, Urospasmon, Uro-Tablinen, Cystit, Furamed)*.
Nitrofural *(Furacin)*.

Diese Verbindungsklasse antibakteriell wirksamer Substanzen wird mit einer Reihe toxischer Nebenwirkungen in Zusammenhang gebracht. Nitrofural wird topisch zur Behandlung von Infektionen angewandt. Häufig treten Überempfindlichkeitsreaktionen auf. Furazolidon wird bei Darminfektionen angewandt. An toxischen Nebenwirkungen treten Erbrechen, Kopfschmerzen und Exantheme auf; auch über das Auftreten einer Agranulocytose ist berichtet worden. Bei Patienten mit genetischem Glukose-6-phosphat-dehydrogenase-Mangel kann die Medikation zur akuten hämolytischen Anämie führen. Während der Behandlung mit Furazolidon besteht außerdem eine Alkoholunverträglichkeit. Das Arzneimittel kann unvorhergesehene Bluthochdruckkrisen nach Einnahme exogener Amine, wie z. B. Tyramin in Käse und Wein, hervorrufen. Ähnliche Veränderungen werden unter einer MAO-Hemmertherapie beobachtet.

Bei oraler Gabe wird Nitrofurantoin schnell resorbiert. Da etwa 40% der verabreichten Dosis in den Urin gelangen, eignet sich das Mittel zur Behandlung von Harnwegsinfektionen. Die größte Wirksamkeit entfaltet es in saurem Urin. Bei pH-Werten über pH 8 ist es nur noch wenig antibakteriell wirksam. Nitrofurantoin ist bei Patienten mit eingeschränkter Nierenfunktion oder mit einem Glukose-6-phosphat-dehydrogenase-Mangel kontraindiziert. Gelegentlich treten Übelkeit, Erbrechen, Schläfrigkeit, Kopfschmerzen und Exantheme auf. Eine Polyneuritis kann bei hoher Dosierung oder bei Patienten mit eingeschränkter Nierenfunktion auftreten. Weiterhin ist über allergische Reaktionen mit Symptomen wie Asthma und Lungenödem berichtet worden. Außerdem wurden megaloblastische und hämolytische Anämien (bei Glukose-6-phosphat-dehydrogenase-Mangel) und Leberschädigungen festgestellt.

Antibiotika und antibakteriell wirkende Präparate

Kombination	*Interaktion*	*Behandlung*
Furazolidon/Alkohol (Äthanol)	Während der Behandlung mit Furazolidon ist über Alkoholunverträglichkeit berichtet worden (43).	Gänzlicher oder weitgehender Alkoholverzicht.
Furazolidon/Antidepressiva (trizyklische) Amitriptylin	Die kombinierte Anwendung von Furazolidon (300 mg/Tag) und Amitryptilin (75 mg/Tag) hat in einem Fall zur Entstehung einer toxischen Psychose 4 Tage nach Beginn der Furazolidonbehandlung geführt. Die Symptome verschwanden 24 Stunden nach Absetzen von Furazolidon. Der Patient nahm außerdem konjugierte Östrogene, Diphenoxylat und Atropin ein (44).	Die gleichzeitige Gabe von Furazolidon und Amitryptilin sowie die Kombination von Furazolidon, das MAO-Hemmer-Eigenschaften besitzt, mit anderen trizyklischen Antidepressiva (*siehe* Seite 153–155, Übersicht über Antidepressiva und ihre Handelsnamen) ist zu vermeiden.
Furazolidon/Sympathikomimetisch wirkende Amine Amphetamin Tyramin	Bei 10 Patienten mit essentieller Hypertonie bewirkte Furazolidon eine Überempfindlichkeit gegenüber Tyramin und Amphetamin sowie eine Hemmung der intestinalen Monoamino-Oxidase, und verstärkte die Harnausscheidung von Tryptamin. Bei einer Langzeitanwendung kam es zu einer kumulativen Hemmung der Monoamino-Oxidase. Bei einer länger andauernden Behandlung mit den empfohlenen Dosierungen besteht die Möglichkeit des Auftretens hypertensiver Krisen (45).	Die Kombination von Furazolidon mit sympathomimetisch wirkenden Aminen ist zu vermeiden. Patienten unter Furazolidonbehandlung sollten zur Vorsicht den Genuß von Nahrungsmitteln mit hohem Tyramingehalt vermeiden (*siehe* Seite 33).
Nitrofurantoin/Mepacrin-Hydrochlorid	Mepacrinhydrochlorid (200 mg/Tag) scheint die Wirkung von Nitrofurantoin bei Harnwegsinfektionen zu verstärken (46).	Die gleichzeitige Anwendung dieser beiden Pharmaka scheint bei der Behandlung von Harnwegsinfektionen vorteilhaft zu sein. Jedoch sind zur Absicherung ihrer Anwendung weitere klinische Prüfungen erforderlich.

Antibiotika und antibakteriell wirkende Präparate 91

Nitrofurantoin/Nalidixinsäure

Nitrofurantoin hemmt die antibakterielle Wirkung der Nalidixinsäure (47). Die gleichzeitige Anwendung beider Präparate ist bei Harnwegsinfektionen kontraindiziert (48).

Die Kombination ist wegen ihrer Unverträglichkeit zu vermeiden.

Nitrofurantoin/verschiedene andere Arzneimittel in gelöster Form
Ammoniumchlorid
Amphotericin
Insulin
Kanamycin
Ringer-Laktat-Lösung
Metaraminol
Narkotika
Noradrenalin
Polymyxin B
Procain
Prochlorperazin
Promethazin
Eiweiß-Hydrolysate
Streptomycin
Tetracyclin

Zu physiko-chemischen Unverträglichkeiten kommt es zwischen Nitrofurantoin-Natrium in gelöster Form und den folgenden Arzneimitteln (Nebelbildung, Trübung oder Ausfällung):
Ammoniumchlorid Lösung
Amphotericin
Insulin
Kanamycinsulfat
Ringer-Laktat-Lösung
Metaraminoltartrat
Noradrenalinbitartrat
Polymyxin B-Sulfat
Procainhydrochlorid
Prochlorperacinmaleat
Promethazin-Hydrochlorid
Proteinhydrolysaten
Streptomycinsulfat
(33, 34, 49).
Zu Unverträglichkeitsreaktionen kommt es zwischen Nitrofurantoin-Natrium und Tetracyclin-Hydrochlorid in 5%iger Dextrose-Lösung; jedoch nicht bei Verwendung von Kochsalzlösungen (34, 50).

Diese Kombinationen sind *in vitro* zu vermeiden. Eine leichte Nebelbildung oder Trübung, die auf eine Unverträglichkeit hindeuten, sind nicht immer mit dem bloßen Auge erkennbar, besonders dann, wenn der Arzneimittelzusatz zu einer intravenösen Infusionslösung in einem Plastikbehälter erfolgt.

Nitrofurazon/andere Nitrofuranderivate

Nitrofurazonanwendungen werden durch die hohe Sensibilisierungsrate eingeschränkt. Es kann zu einer Kreuzsensibilisierung gegenüber anderen Nitrofuranderivaten kommen (51).

Die Möglichkeit einer Kreuzsensibilisierung ist zu beachten.

7. PENICILLINE

I. ÄLTERE PENICILLINE

Benzathin Penicillin *(Tardocillin 1200, Retarpen; Bestandteil von Di-Penilente, Retarpen Forte, Pronapen plus)*
Benzylpenicillin *(Penicillin G; Bestandteil von Combiotic, Megacillin)*
Procain Penicillin *(Procain Penicillin, Biocillin, Depotpen)*

II. NEUERE PENICILLINE

a. *Säurefeste Penicilline* (resistent gegen Zersetzung durch Magensäure und gute Resorption nach oraler Verabreichung)
   Phenethicillin-Kalium *(Oralopen, Pen 200, Astracillin)*
   Phenoxymethylpenicillin und seine Calcium- oder Kalium-Salze *(Arcasin, Beromycin, Immunopen, Isocillin, Imunocillin, Ispenoral, Monocillin, Oratren, Ospen, P-Mega-Tablinen, Pencompren, Penicillin, Phenocillin, Star-Pen etc.).*
   Propicillin Kalium *(Baycillin, Brocillin, Pluscillin, Oricillin, Ultrapen)*

b. *Penicillinasefeste und säurefeste Penicilline*
   Cloxacillin-Natrium *(Ampiclox)*
   Dicloxacillin-Natrium *(Pen-Sint)*
   Flucloxacillin-Natrium *(Floxapen, Staphylex)*
   Oxacillin-Natrium *(Cryptocillin, Totocillin, Stapenor)*

c. *Penicillinasefeste und säurelabile Penicilline*
   Meticillin-Natrium *(Cinopenil)*

d. *Penicilline welche gegen grampositive und einige gramnegative Bakterien wirksam sind (Breitband-Penicilline)*
   Ampicillin, Ampicillin-Natrium und -Trihydrat *(Ampicillin, Amblosin, Binotal, Deripen, Dura-Tablinen, Penbristol, Penbritin, Penbrock, Suractin)*
   Carbenicillin-Natrium *(Anabactyl, Microcillin, Carindapen)*

Penicilline besitzen eine geringe Toxizität und für ihre Anwendung gibt es nur wenige Kontraindikationen. Bei wenigen Patienten ruft Penicillin eine Sensibilisierung sowie allergische Reaktionen, Hautausschläge und -schädigungen sowie Gelenkschwellungen hervor. Durch Inhalation von Penicillin kann Asthma hervorgerufen werden. Nach oraler Einnahme können Schädigungen der Mundschleimhaut auftreten. Die Verabreichung von Penicillinen kann einen anaphylaktischen Schock mit tödlichem Ausgang zur Folge haben. Überlebt der Patient einen anaphylaktischen Schock, sollte er nie wieder mit Penicillin behandelt werden. Bei allen Penicillinen ist eine Kreuzresistenz möglich. Es kann zu Superinfektionen mit *Proteus, Pseudomonas* und *Candida*-Arten kommen. Eine Staphylokokken-Enterocolitis und systemische Mykosen sind schwerwiegende Komplikationen einer oralen Penicillinbehandlung. Bei Syphiliskranken kann es nach der ersten Injektion zu einer Herxheimer-Reaktion kommen. Penicilline können weiterhin eine Kontaktdermatitis hervorrufen.

Eine Meticillingabe kann zur Sensibilisierung bei Patienten gegenüber Penicillinen führen und bei Penicillin-empfindlichen Patienten eine Gegenreaktion auslösen. Es kann zu einer Superinfektion mit gramnegativen Keimen und Hefen kommen. In seltenen Fällen ist eine Granulozytopenie beobachtet worden. Nach Verabreichung von Ampicillin werden Hautausschläge beobachtet. Bei Kindern waren vorübergehend die GOT-Werte erhöht. Bei Patienten mit eingeschränkter Nierenfunktion ist die Penicillindosis zu reduzieren.

In der folgenden Übersicht bezieht sich die Bezeichnung „Penicillin" auf alle Penicilline. Interaktionen, die für einzelne Penicilline spezifisch sind, sind unter ihren offiziellen Namen aufgeführt.

Kombination

Penicillin/Bakteriostatische Antibiotika wie z. B.
Chloramphenicol (25, 26, 27, 28, 29, 30)
Erythromycin (53)
Tetracyclin (30)

Interaktion

Bakteriostatisch und bakterizid wirkende Antibiotika sollten normalerweise nicht miteinander kombiniert werden, (*siehe* Übersicht „Wirkung der kombinierten Antibiotika-Anwendung", 52). Ein bakteriostatisch wirkendes Antibiotikum wie Chloramphenicol kann die bakterizide Wirkung von Penicillin hemmen. Dieser Antagonismus beruht wahrscheinlich darauf, daß Substanzen wie Chloramphenicol, die durch Hemmung der Zellwandsynthese wirken, die bakterizide Wirkung von Penicillinen maskieren können.

Anmerkung: Die bakteriostatisch wirksamen Sulfonamide beeinträchtigen nicht immer die bakterizide Wirkung der Penicilline (30), weshalb in einigen Fällen eine kombinierte Anwendung möglich ist.

Behandlung

Wenn bei schweren Fällen eine kombinierte Antibiotikabehandlung vorgesehen ist, sollte die Wirkung der Kombination individuell durch *In-vitro*-Tests der bakteriziden Wirkung festgestellt werden. Solche Tests sind besonders dann erforderlich, wenn eine synergistische Wirkung zu erwarten ist, wie z. B. bei der Behandlung der bakteriellen Endokarditis (30). Geeignete Kombinationen zur Behandlung dieses Krankheitsbildes *siehe* „The Treatment of Bacterial Endocarditis" (31).

94 Antibiotika und antibakteriell wirkende Präparate

Kombination	Interaktion	Behandlung
Phenoxymethylpenicillin/Neomycin	Oral verabreichtes Neomycin (Mycifradin) vermindert die Resorption von Phenoxymethylpenicillin (Penicillin V). Als Ursache wird eine Malabsorption angenommen (54).	Bei Patienten unter oraler Neomycinbehandlung, die eine zusätzliche Penicillingabe benötigen, sollte das Penicillin parenteral verabreicht werden. Es ist nicht bekannt, ob Neomycin die Resorption anderer oral verabreichter Penicilline vermindert, jedoch muß mit dieser Möglichkeit gerechnet werden.
Ampicillin-Natrium/verschiedene andere Antibiotika und Arzneimittel in gelöster Form Chlorpromazin Cortisol Erythromycin Gentamicin Hydralazin Hydrocortison Kanamycin Lincomycin Oxytetracyclin Polymyxin B Prochlorperazin Streptomycin Tetracyclin	In gelöster Form führt die gleichzeitige Gabe von Ampicillin-Natrium mit folgenden parenteral verabreichten Lösungen oder Arzneimitteln in gelöster Form zu physikalisch-chemischen Unverträglichkeitsreaktionen (Nebelbildung, Trübung oder Ausfällung): Erythromycin-Äthylsuccinat, Gentamicinsulfat, Kanamycinsulfat, Lincomycin-Hydrochlorid, Oxytetracyclin-Hydrochlorid, Polymyxin B-Sulfat (in verdünnter Ampicillinlösung), Streptomycin-Sulfat, Tetracyclin-Hydrochlorid (55, 56). Bei Mischung von Ampicillin-Natrium (2 g/l) mit Chlorpromazin-Hydrochlorid (200 mg/l) in 5%iger Dextrose- oder Kochsalzlösung kommt es sofort zur Ausfällung. Bei Mischung mit Hydralazin-Hydrochlorid (80 mg/l) in 5%iger Dextroselösung tritt eine Gelbfärbung auf (57). Bei Ampicillin-Natrium-	Aufgrund seiner physikalischen Unverträglichkeit, die sich in Nebelbildung, Trübung, Ausfällung oder Farbumschlag äußern kann, sollte Ampicillin-Natrium in gelöster Form keiner dieser Arzneimittellösungen zugesetzt werden. Diese Interaktionen sind nicht immer sofort mit dem bloßen Auge erkennbar. Ist eine solche Arzneimittelkombination jedoch erforderlich, sind die Präparate getrennt zu injizieren.

Antibiotika und antibakteriell wirkende Präparate

Lösungen (entspricht einer 2%igen Ampicillin-Lösung) tritt in Dextrose- oder Kochsalzinfusionslösungen schneller ein Wirkungsverlust ein, wenn gleichzeitig Hydrocortison-Natriumsuccinat (0,02%) verabreicht wird (58).

Benzylpenicillin/Amine wie z. B.
Ephedrin
Procain

Amine können mit Benzylpenicillin reagieren oder unlösliche Salze bilden. Die Stabilität des Benzylpenicillins wird zwar durch Bildung eines unlöslichen Salzes verbessert, jedoch können die Resorptionseigenschaften von Penicillin verändert werden (59).

Eine Interaktion wie diese kann auch vorteilhaft genutzt werden, z. B. bei Procain-Penicillin.

Benzylpenicillin/Bestandteile von Creme- und Salbengrundlagen

Folgende, zur äußerlichen Anwendung häufig verwandte Stoffe haben eine unerwünschte Wirkung auf die Stabilität von Penicillinen:
Cetylstearylalkohol,
Kakaobutter,
Cholinester-Basen,
emulgierendes Wachs,
Hartparaffin,
Lanolin,
Makrogele,
selbstemulgierender Stearylalkohol,
Methylalkohol
und viele ionische und nicht-ionische oberflächenaktive Substanzen (60).

Diese Bestandteile sollten in allen, zur äußerlichen Anwendung bestimmten Penicillinzubereitungen vermieden werden. Jede galenische Zubereitung sollte auf ihre Bioverfügbarkeit untersucht werden.

Benzylpenicillin/verschiedene andere Antibiotika und Arzneimittel in gelöster Form
Amphotericin
Cephalotin

Zu einer Trübung oder anderen Zeichen einer Unverträglichkeit kam es bei Mischung von i. v.-Lösungen von Benzylpenicillin mit Lösungen von
Cephalotin-Natrium
Chlorpromazin-Hydrochlorid,

Aufgrund seiner physikalisch-chemischen Unverträglichkeit, die sich in Nebelbildung, Trübung oder Ausfällung äußern kann, sollte Benzylpenicillin in gelöster Form keiner dieser Arzneimittellösungen

Kombination	Interaktion	Behandlung
Chlorpromazin Hydroxyzin Lincomycin Metaraminol Noradrenalin Oxytetracyclin Phenytoin Prochlorperazin Promazin Promethazin Tetracyclin Thiopental	Hydroxyzin-Hydrochlorid, Lincomycin-Hydrochlorid, Metaraminoltartrat Noradrenalintartrat Phenytoin-Natrium Prochlorperazin-Hydrochlorid Prochlorperazin-Maleat, Promethazin-Hydrochlorid Tetracyclin-Hydrochlorid oder – in 5%iger Dextrose Injektionslösung – Amphotericin, Oxytetracyclin-Hydrochlorid Promazin-Hydrochlorid oder Thiopental-Natrium (33, 34, 50).	zugesetzt werden. Diese Interaktionen sind nicht immer sofort mit dem bloßen Auge erkennbar. Ist jedoch eine solche Arzneimittelkombination erforderlich, sind die Präparate getrennt zu injizieren.
Benzylpenicillin/verschiedene Stoffe und Metallionen	Alle Stoffe, die bei Mischung mit Benzylpenicillin in gelöster Form eine pH-Verschiebung ($\leq$ pH 7) bewirken, verursachen Unverträglichkeitsreaktionen. Im allgemeinen reagieren Alkohole, Glykole, Polyglykole, Glycerin und verschiedene Zucker mit Penicillin. Folgende Verbindungen führen zu Unverträglichkeitsreaktionen mit Benzylpenicillin: Alkohole, Glycerin, Glykol, Zucker, Säuren, Amine, Schwermetalle,	Kombinationen von Benzylpenicillin mit diesen Stoffen (z. B. als Bestandteile von Benzylpenicillin-haltigen Zubereitungen) sind zu vermeiden. In Benzylpenicillin-haltigen Präparaten, sollten diese Ionen nicht enthalten sein. *Anmerkung: Der Einsatz von Zink bei der Herstellung von Kautschuck ist eine mögliche Ursache der Inaktivierung von Penicillin-Lösungen durch Schläuche und Flaschenstopfen aus Gummi* (61).

Thiamin-Hydrochlorid,
Zinkoxyd,
oxidierende und reduzierende Stoffe,
oxidierte Cellulose,
Jod,
Jodide,
Thioalkohole,
Thiomersal,
Chlorkresol und
Resorcin (59)
aber nicht Alginate (61).
Der Abbau von Benzylpenicillin wird durch Metallionen katalysiert, insbesondere durch Kupfer-, Zink- und Quecksilberionen, welche am Thiazolidinring angreifen (61).

Eine *In-vitro*-Mischung dieser Antibiotika in gelöster Form ist zu vermeiden.

Carbenicillin/Gentamicin

Bei gleichzeitiger Behandlung mit beiden Antibiotika kommt es zu einem starken Abfall der Gentamicinblutspiegel. Dies deutet auf einen pharmakologischen Antagonismus hin (16). Anderen Untersuchungen zufolge wirken beide Bestandteile dieser Kombination synergistisch (17).
Diese gegenteiligen Meinungen sind dadurch zu erklären, daß es nur dann zu einer Inaktivierung des Gentamicins kommt, wenn es mit Carbenicillin *in vitro* gemischt wird. Ein Antagonismus kann daher vermieden werden indem die beiden Antibiotika nicht *in vitro* gemischt werden (17).

Carbenicillin-Natrium/verschiedene andere Antibiotika und Arzneimittel in gelöster Form

Zwischen Carbenicillin-Natrium (1 g) und den folgenden Arzneimittellösungen kommt es beim jeweils angegebenen pH-Wert zu Unverträglichkeiten (56):

Zwischen Carbenicillin-Natrium und diesen Antibiotika- oder Arzneimittellösungen kommt es zur Unverträglichkeit oder

98 Antibiotika und antibakteriell wirkende Präparate

Kombination	Interaktion	Behandlung
Chloramphenicol Erythromycin Lincomycin Oxytetracyclin Streptomycin Tetracyclin	Chloramphenicolsuccinat (400 mg in 1,5–2 ml Wasser bei pH-Wert 6,5) Erythromycin-Äthylsuccinat (100 mg in 2 ml wäßriger Lösung bei pH-Wert 6) Lincomycin-Hydrochlorid (600 mg in 2 ml wäßriger Lösung bei pH-Wert 5,5) Oxytetracyclin-Hydrochlorid (100 mg in 2,1 ml Wasser bei pH-Wert 2) Streptomycinsulfat (1 g in 2–3 ml wäßriger Lösung bei pH-Wert 5,5–6) Tetracyclin-Hydrochlorid (in 2 ml Wasser bei pH-Wert unter 2,5).	Stabilitätsverlust. Ist jedoch eine solche Arzneimittelkombination erforderlich, sind die Präparate getrennt zu injizieren. Soll eine kombinierte Antibiotikabehandlung durchgeführt werden, sollte die Wirkung der Kombination individuell durch *In-vitro*-Tests bestimmt werden, um sicher zu gehen, daß kein Antagonismus auftritt.
Hydrocortison, Cortisol	Carbenicillin sollte nicht Hydrocortison-Natriumsuccinat-haltigen Dextrose- oder Kochsalzinfusionslösungen (0,02%) zugesetzt werden, da hierdurch seine Stabilität beeinträchtigt wird (62).	
Kanamycin Gentamicin	Bei Mischung von Carbenicillin-Natrium (1 g in 2 ml Wasser) und Kanamycinlösung (1 g in 2 ml Wasser) verliert Carbenicillin-Natrium nach 3 Minuten etwa 40% seiner Aktivität. Auch bei Mischung mit Gentamicin verliert es nach 15 Minuten an Aktivität (63).	
Meticillin Natrium/verschiedene andere Antibiotika und Arzneimittel in gelöster Form Erythromycin Kanamycin	In gelöster Form kommt es zu Unverträglichkeiten zwischen Meticillin-Natrium und Erythromycin, Kanamycin, Tetracyclinen und Vancomycin. Konzentrierte Lösungen sollten nicht mit anderen Antibiotika gemischt werden (64).	Diese Kombinationen sind *in vitro* zu vermeiden. Ist jedoch eine solche Antibiotikakombination erforderlich, sind die Präparate getrennt zu injizieren. Wenn eine kombinierte Antibiotikabehandlung

Antibiotika und antibakteriell wirkende Präparate 99

Tetracycline		durchgeführt werden soll, sollte die individuelle Wirkung der Kombination durch *In-vitro*-Tests bestimmt werden um sicher zu gehen, daß kein Antagonismus entsteht.
Dextrose und Kochsalz-Infusionslösungen	Meticillin-Natrium ist in einer Lösung bei pH-Werten unter 5 instabil, und es kann zu Ausfällungen kommen (64).	Da intravenöse Dextrose- und Kochsalzinfusionslösungen einen pH-Wert von 4 bis 5 haben können, sollten Infusionslösungen, denen Meticillin zugesetzt worden ist, alle 8 Stunden ausgewechselt werden, oder auch früher, wenn die Lösung trüb wird (64).
Amiphenazol Chlorpromazin Levallorphan Metaraminol Methohexital Prochlorperazin Promethazin Sulfadiazin	Unverträglichkeit besteht zwischen Meticillin-Natrium und den folgenden Arzneimittellösungen (32, 56, 57) (es treten Nebelbildung, Trübung oder Ausfällung auf): Amiphenazol-Hydrochlorid (in Kochsalzlösung) Chlorpromazin-Hydrochlorid (in Kochsalzlösung) Levallorphan-Tartrat (in handelsüblichen Injektionslösungen) Metaraminol-Tartrat (in handelsüblichen Injektionslösungen) Methohexital-Natrium (in 5%iger Dextrose-Lösung) Prochlorperazin-Äthyldisulfonat (in handelsüblichen Injektionslösungen) Promethazin-Hydrochlorid (in handelsüblicher Injektionslösung) Sulfadiazin-Natrium (in 5%iger Dextroselösung)	Diese Kombinationen sind *in vitro* zu vermeiden. Wenn jedoch eine solche Arzneimittelkombination erforderlich ist, sind die Präparate getrennt zu injizieren.

Kombination	Interaktion	Behandlung
Hydrocortison	Bei Mischung von 2%igem Meticillin Lösungen mit 0,02% Hydrocortison-Natriumsuccinat in Kochsalz- oder Dextrose-Lösung tritt nach 6 Stunden ein Wirkungsverlust ein (58).	Diese Kombination ist *in vitro* zu vermeiden. Die Arzneimittel sind getrennt zu injizieren.
Phenoxymethylpenicillin/andere häufig in pharmazeutischen Zubereitungen enthaltene Verbindungen	Die Wirksamkeit von Phenoxymethylpenicillin gegen *Staphylococcus aureus* wird bei gleichzeitiger Verabreichung folgender Arzneimittel und Verbindungen vermindert (65): Akaziengummi Calamin Gelatine Makrogel 4000 Magnesiumcarbonat Magnesiumoxyd Maisstärke Methylcellulose Natriumalginat Propylenglykol Tragacanth Zinkoxyd	Diese Verbindungen sind häufig verwendete Bestandteile pharmazeutischer Zubereitungen. In allen Präparaten, die Phenoxymethylpenicillin enthalten, sollten sie deshalb nicht verwendet werden.

8. POLYEN-ANTIBIOTIKA

Amphotericin *(Amphotericin B, Ampho-Moronal, Mysteclin)*
Nystatin *(Candio-Hermal, Biofanal, Moronal, Mycostatin, Nystan, Nystatin)*
Amphotericin und Nystatin sind die einzigen beiden antimykotisch wirksamen Polyen-Antibiotika, die zu klinischen Zwecken genutzt werden. In gelöster Form führt Amphotericin zu Reizungen des Venenendothels und kann Schmerzen sowie

Antibiotika und antibakteriell wirkende Präparate 101

eine Thrombophlebitis an der Injektionsstelle hervorrufen. Auch Kopfschmerzen, Übelkeit, Erbrechen, Schüttelfrost, Fieber, Unwohlsein, Muskel- und Gelenkschmerzen, Schwitzen, Flush, Appetitlosigkeit, Durchfall und Magen-Darm-Krämpfe können auftreten. Auch über das Auftreten von Hypotonien, Schleier vor den Augen und Konvulsionen ist berichtet worden. Häufig kommt es zu einem Ansteigen der Harnstoffwerte im Blut. Obwohl gewöhnlich reversibel, kann die Verabreichung hoher Dosen eine Degeneration der Nierentubuli zur Folge haben. Während der Behandlung mit Amphotericin sollte die Nierenfunktion regelmäßig überwacht und die Behandlung abgebrochen werden, wenn eine zunehmende Funktionseinschränkung festgestellt wird.

Als Nebenwirkungen der Nystatinbehandlung treten Übelkeit, Erbrechen und Durchfall auf. Sie sind gewöhnlich leichter Natur und verschwinden bei Absetzen der oralen Verabreichung. Parenterale Injektionen können lokale Reizungen an der Injektionsstelle hervorrufen. Nystatin wird im Gastro-Intestinaltrakt schlecht resorbiert und größtenteils mit den Fäces wieder ausgeschieden.

Kombination	Interaktion	Behandlung
Amphotericin/Digitalis-Glykoside	Die Amphotericinbehandlung kann eine schwere Hypokaliämie zur Folge haben und so die Toxizität von Digitalisglykosiden verstärken (66, 67).	Müssen diese Arzneimittel zusammen gegeben werden, ist eine sorgfältige Überwachung des Patienten erforderlich. Bei Auftreten einer Hypokaliämie muß diese sofort behandelt werden.
Amphotericin/Miconazol (106)	Miconazol ist ein Imidazolderivat und bei topischer, intravaginaler, oraler oder intravenöser Verabreichung als Antimykotikum wirksam. Bei kombinierter Gabe von Miconazol und Amphotericin kommt es nicht wie zu erwarten zu einer Addition der antimykotischen Wirksamkeit, sondern zu einem Antagonismus. Die Kombination beider Arzneimittel ist *in vitro* weniger wirksam als die beider Einzelpräparate.	Die intravenöse Anwendung dieser Kombination in einer Infusionslösung ist zu vermeiden. Am besten wäre es, die beiden Präparate überhaupt nicht miteinander zu kombinieren, bis weitere Einzelheiten über ihren *in vitro* Antagonismus bekannt sind.

102 Antibiotika und antibakteriell wirkende Präparate

Kombination	Interaktion	Behandlung
Amphotericin/Muskelrelaxantien (*Siehe* Seite 307, Übersicht über Muskelrelaxantien und ihre Handelsnamen)	Die nach Amphotericinbehandlung auftretende Hypokaliämie kann die Curare-ähnliche Wirkung von Muskelrelaxantien verstärken (66, 67).	Vor der Anwendung von Muskelrelaxantien während einer Operation bei Patienten unter Amphotericinbehandlung sind die Serumkaliumspiegel zu überprüfen.
Amphotericin/verschiedene andere Antibiotika und Arzneimittel in gelöster Form Antihistaminika Benzylpenicillin Calciumsalze Carbenicillin Chlorpromazin Gentamicin Kanamycin Lidocain Metaraminol Methyldopa Nitrofurantoin Oxytetracyclin Polymyxin B Procain Prochlorperazin Natrium-Calcium-EDTA Steroide Streptomycin Tetracyclin Viomycin Vitamin B und C	Zu Unverträglichkeiten kommt es zwischen einer kolloidalen Suspension von Amphotericin und den folgenden Arzneimitteln (Nebelbildung oder Ausfällung): Antihistaminika, Vitamine, Steroide (68) bei Mischung in durchschnittlicher Dosierung mit 5%iger Dextrose-Lösung mit: Benzylpenicillin, Nitrofurantoin-Natrium oder Tetracyclin-Hydrochlorid (34). Lidocain-Hydrochlorid und Procain-Hydrochlorid bewirken eine Ausfällung von Amphotericin (69). Bei Mischung von Amphotericin (200 mg/l) mit den nachstehenden Arzneimitteln in 5%iger Dextroselösung kommt es zu einer Nebelbildung über 3 Stunden (57): Benzylpenicillin (10 Mio E/l) Calciumchlorid (4 g/l) Calciumgluconat (4 g/l) Carbenicillin (4 g/l) Gentamicinsulfat (320 mg/l) Kanamycinsulfat (4 g/l) Metaraminoltartrat (200 mg/l)	Aufgrund seiner physikalisch-chemischen Unverträglichkeit, die sich in Nebelbildung, Trübung oder Ausfällung äußern kann, sollte Amphotericin in kolloidaler Suspension mit keinem dieser Arzneimittel oder keinem dieser Arzneimittellösungen kombiniert werden. Diese Interaktionen sind nicht immer sofort mit dem bloßen Auge erkennbar. Ist jedoch eine solche Arzneimittelkombination erforderlich, sind die Präparate getrennt zu injizieren.

Methyldopa-Hydrochlorid (1 g/l)
Oxytetracyclin-Hydrochlorid (1 g/l)
Polymyxin B-Sulfat (2 Mio E/l)
Prochlorperazin (100 mg/l)
Natrium-Calcium-EDTA (4 g/l)
Streptomycinsulfat (4g/l)
Tetracyclinhydrochlorid (1 g/l)
Viomycinsulfat (4 g/l).
Amphotericin (200 mg/l) fällt bei Mischung mit folgenden Substanzen in 5%iger Dextrose-Lösung sofort aus (57):
Chlorpromazin-Hydrochlorid (200 mg/l), Vitamin-B- und -C-Konzentrat zur i.v.-Injektion (4 Paar Ampullen/l).

9. POLYMYXINE

Colistinsulfat (Colistin)
Colistin-Methansulfonat-Natrium (Colistin)
Polymyxin B-Sulfat (Polymyxin B Pfizer)

Bei parenteraler Gabe können Polymyxine nephrotoxisch wirken und Schädigungen des Tubulusephithels mit Albuminurie und Erhöhung des Rest-Stickstoffs hervorrufen. Störungen der Reizleitung an der neuromuskulären Endplatte mit Muskelschwäche, Apnoe und Atemlähmung können ebenfalls auftreten und eine künstliche Beatmung erforderlich machen; weitere seltenere Nebenwirkungen sind Fieber und Schmerzen an der Injektionsstelle. Letztere können durch Zugabe von 1%igem Lidocain-Hydrochlorid zur Injektionslösung vermindert werden. Nach oraler Gabe treten gewöhnlich keine Nebenwirkungen auf.

Bei Patienten mit eingeschränkter Nierenfunktion ist Vorsicht geboten und das Antibiotikum sollte entsprechend der verminderten renalen Ausscheidung dosiert werden. Da die Polymyxine eine Muskelschwäche mit Einschränkung der Atemtätigkeit bewirken können, ist eine ständige Überwachung der Patienten unter parenteraler Therapie erforderlich. Bei Patienten, die Muskelrelaxantien erhalten haben, ist eine Dosisreduzierung angezeigt. Bei vorheriger Verabreichung von Aminoglykosid-Antibiotika (*siehe* Seite 81) ist ebenfalls Vorsicht geboten.

Außer bei Neugeborenen wird Colistinsulfat im Gastro-Intestinaltrakt schlecht, Polymyxin B-Sulfat überhaupt nicht resorbiert. Eine bakterielle Resistenzentwicklung gegenüber Polymyxin B tritt nur selten auf. Wenn es jedoch zur Resistenzentwicklung *in vitro* kommt, besteht eine vollständige Kreuzresistenz zwischen Polymyxin B und Colistin.

Kombination	Interaktion	Behandlung
Colistin/Cephalosporine (*Siehe* Seite 81), Übersicht über Cephalosporin-Antibiotika und ihre Handelsnamen)	Die Kombination von Colistin mit einem Cephalosporin-Antibiotikum erhöht die Gefahr einer Nierenschädigung (18).	Bei Patienten die beide Antibiotika erhalten, ist die Nierenfunktion sorgfältig zu überwachen.
Colistin/Mepacrin	Mepacrin-Hydrochlorid (200 mg/Tag) verstärkt die Wirkung von Colistin-Methansulfonat-Natriumsalz bei Harnwegsinfektionen (45).	Die gleichzeitige Anwendung beider Arzneimittel hat sich bei der Behandlung von Harnwegsinfektionen als günstig erwiesen. Von noch größerer Bedeutung ist jedoch die Tatsache, daß bei kombinierter Anwendung das antibakterielle Wirkungsspektrum *in vitro* erweitert wird.
Polymyxine/Muskelrelaxantien (18, 70, 71, 72, 73, 74, 75) (*Siehe* Seite 307, Übersicht über Muskelrelaxantien und ihre Handelsnamen)	Über Atemlähmungen nach alleiniger und kombinierter Gabe von Polymyxinen mit Muskelrelaxantien ist mehrfach berichtet worden. Diese neuromuskuläre Blockade kann durch intrazellulären Kalium-Mangel oder niedrige Serum-Calcium-Spiegel verstärkt werden.	Die parenterale Gabe von Polymyxinen sollte bei operativen Eingriffen sowie in der postoperativen Phase nur mit größter Vorsicht erfolgen. Die intravenöse Gabe von Calcium kann beim Auftreten von Atemlähmungen nützlich sein. Die Verabreichung von Edrophonium (Tensilon) hat im allgemeinen nur geringe Vorteile.
Colistin-Methansulfonat-Natriumsalz/ verschiedene andere Antibiotika und	Bei gleichzeitiger Verabreichung von Colistinmethansulfonat-Natriumsalz (500 000 E/2 ml physiolo-	Aufgrund des Wirksamkeitsverlusts oder physikalischer Unverträglichkeit sollte

Hydrocortison in gelöster Form
Carbenicillin
Cephalotin
Chlortetracyclin
Cortisol
Erythromycin
Hydrocortison

gische Kochsalzlösung) und Carbenicillin (1 g/2 ml) tritt nach 3 Minuten ein 40%iger Wirkungsverlust des Colistinmethansulfonat-Natrium ein (63).
Bei Mischung einer durchschnittlichen Dosis von Colistinmethansulfonat-Natriumsalz mit den nachfolgenden Substanzen in 5%iger Dextrose-Lösung kommt es innerhalb einer Stunde zu einer Nebelbildung oder Ausfällung (34):
Cephalotin-Natrium
Erythromycin
Hydrocortison-Natriumsuccinat und Chlortetracyclin-Hydrochlorid.

Colistinmethansulfonat-Natrium mit keiner dieser Arzneimittellösungen kombiniert werden. Die physikalische Unverträglichkeit kann sich in Nebelbildung, Trübung oder Ausfällungen äußern. Diese Interaktionen sind nicht immer sofort mit dem bloßen Auge erkennbar. Ist jedoch eine solche Arzneimittelkombination erforderlich, sind die Präparate getrennt zu injizieren.

Polymyxin-B-Sulfat/verschiedene andere Antibiotika und Arzneimittel in gelöster Form
Amphotericin
Ampicillin
Cephalothin
Chloramphenicol
Chlorothiazid
Chlortetracyclin
Cloxacillin
Heparin
Nitrofurantoin
Prednisolon
Tetracyclin

Bei Mischung einer durchschnittlichen Dosis von Polymyxin-B-Sulfat mit den nachfolgend aufgeführten Substanzen in 5%iger Dextrose-Lösung kommt es innerhalb einer Stunde zu Nebelbildung oder Ausfällung (34):
Cephalotin-Natrium
Chloramphenicol-Natriumsuccinat
Chlortetracyclinhydrochlorid
Nitrofurantoin-Natrium
Prednisolon-Natriumphosphat

Auch zwischen Tetracyclin-Hydrochlorid kommt es aufgrund seiner Azidität zu Unverträglichkeitsreaktionen. Bei Mischung von Polymyxin-B-Sulfat (250 000 E/1,5 ml Wasser) mit einer Lösung von Cloxacillin-Natrium kommt es zu einer Ausfällung (55) ebenso wie bei gemeinsamer Gabe von Polymyxin und Ampicillin-Natrium (250 mg/1,5 ml Wasser) (55).
Zu Nebelbildung oder sofortiger Ausfällung kommt

Aufgrund seiner physiko-chemischen Unverträglichkeit, die sich in Nebelbildung, Trübung, Ausfällung oder Farbumschlag äußern kann, sollte Polymyxin-B-Sulfat mit keiner dieser Arzneimittellösungen kombiniert werden. Diese Interaktionen sind nicht immer sofort mit dem bloßen Auge erkennbar. Ist jedoch eine solche Arzneimittelkombination erforderlich, sind die Präparate getrennt zu injizieren.

Kombination	Interaktion	Behandlung
	es beim Mischen von Polymyxin-B-Sulfat (2 Mio E/I) mit (57); Amphotericin (200 mg/l 5%iger Dextrose-Lösung) und Heparin (20 000 E/l Kochsalzlösung). Eine Gelbfärbung tritt mit Chlorothiazid (2 g/l in 5%iger Dextrose-Lösung) ein (57).	

10. SULFONAMIDE

Die wichtigsten Sulfonamide lassen sich aufgrund ihrer Resorptions- und Ausscheidungsgeschwindigkeit sowie der erforderlichen Dosierungshäufigkeit in die folgenden Gruppen einteilen:

I. *Gute Resorption; Verabreichung alle 4 bis 8 Stunden*
   Sulfadiazin und **Sulfadiazin-Natrium** (Best. v. *Bisolvonamid, Sulfa-Furadantin, Sulfadiazin-Heyl*, etc.)
   Sulfadimidin und **Sulfadimidin-Natrium** (Best. v. *Beocid, Optisulfon, Paramid*, etc.)
   Sulfafurazol (*Gantrisin*)
   Sulfamerazin und **Sulfamerazin-Natrium** (Best. v. *Optisulfon, Paramid, Lucosil*)
   Sulfamethizol (*Lucosil, Urolucosil*)
   Sulfapyridin (*Eubasin, Orsulon*)
   Sulfathiazol und **Sulfathiazol-Natrium** (*Cibazol, Eleudron*)

II. *Gute Resorption; Verabreichung alle 8 bis 12 Stunden*
   Sulfamethoxazol (*Gantanol*, Bestandteil von *Bactrim* und *Eusaprim* (mit *Trimethoprim*))
   Sulfaphenazol (*Orisul, Orisulf*)

III. *Gute Resorption; Langzeitwirkung; Verabreichung alle 24 Stunden oder in noch längerem Zeitabstand*
   Sulfadimethoxin (*Madribon, Sulfa-Beromycin*)
   Sulfamethoxydiazin (*Bayrena, Durenat, Kiron, Ultrax*)
   Sulfamethoxypyridazin (*Davosin, Lederkyn, Paramid*)

Antibiotika und antibakteriell wirkende Präparate 107

IV. *Schlechte Resorption; hauptsächlich angewendet aufgrund lokaler Darmwirkung*
   Phthalylsulfacetamid *(Carbo-Intazin, Enterosulfon)*
   Phthalylsulfathiazol (Best. v. *Diaront, Pathalazol*)

Nach der Resorption ist das Ausmaß der Plasmaproteinbindung bei den verschiedenen Substanzen sehr unterschiedlich; sie ist am höchsten bei den Langzeitsulfonamiden. Die Ausscheidung erfolgt fast vollständig über die Nieren. Die meisten Sulfonamide werden acetyliert, wobei das Acetylderivat weniger löslich (besonders in saurem Urin) sein kann als die ursprüngliche Verbindung. Der Prozentsatz an freiem acetyliertem Arzneimittel ist bei den einzelnen Verbindungen unterschiedlich. Wenn eine große Menge unlöslichen Acetylderivats in einem kleinen Harnvolumen ausgeschieden wird, besteht die Gefahr einer Kristallisation in den Harnwegen, die zu Hämaturie, Oligurie oder Anurie führen kann. Einige Sulfonamide werden als Glucuronide ausgeschieden, die gewöhnlich sehr leicht löslich sind. Mehrere Sulfonamide, die nur langsam ausgeschieden werden und daher über einen längeren Zeitraum wirksam sind, wurden in die Therapie eingeführt. Ihre Ausscheidung geht so langsam vor sich, daß die Gefahr einer Auskristallisierung im Urin nicht besteht.

Die Häufigkeit des Auftretens von Nebenwirkungen hängt von der jeweiligen Verbindung sowie der individuellen Empfindlichkeit ab. Allergische Reaktionen können sich in Exanthemen und Fieber äußern; in seltenen Fällen auch in einer Dermatitis exfoliativa und nekrotischer Arteriitis. Die lokale Applikation auf die Haut kann zur Sensibilisierung führen. Nebenwirkungen auf das Blut oder blutbildende Organe können zur Agranulozytose, aplastischen Anämie, hämolytischen Anämie oder Thrombozytopenie führen. Eine Sulfonamidgabe bei Neugeborenen kann einen Kernicterus hervorrufen. Das Auftreten eines Stevens-Johnson-Syndroms ist bei der Anwendung von Langzeitsulfonamiden bei Kindern beobachtet worden. Nebenwirkungen leichterer Natur sind Kopfschmerzen, Schwindel, Übelkeit, Erbrechen, Schläfrigkeit und Depressionen. Bei Dehydratation und nicht alkalischem Urin kann es zu einer Auskristallisation der Sulfonamid-Acetyl-Derivate kommen, was jedoch weniger häufig bei den leicht löslicheren Sulfonamiden beobachtet wird.

Kombination	*Interaktion*	*Behandlung*
Sulfonamide/Analgetika und Antiphlogistika Indometacin Oxyphenbutazon Phenylbutazon Salicylate	Die Wirkung der Sulfonamide kann durch Verdrängung aus den Plasmabindungsstellen durch stärker gebundene saure Substanzen verstärkt werden. Da die Plasmaproteinbindung bei den Langzeitsulfonamiden am stärksten ist, tritt eine Interaktion dieser Art deutlicher bei gleichzeitiger Anwendung dieser	Der verschreibende Arzt sollte sich der möglichen Interaktion bewußt sein, welche die Wirksamkeit (Verstärkung) und Wirkungsdauer (Verminderung) des Sulfonamids beeinflußt.

Kombination | *Interaktion* | *Behandlung*

Sulfonamide/Methothrexat
(14, 78)

Sulfonamidgruppe mit Indometacin, Phenylbutazon oder Salicylaten zutage (14, 76, 77).

Sulfonamide verdrängen Methotrexat aus seiner Plasmaeiweißbindung und erhöhen dadurch dessen Toxizität.

Sulfonamide, insbesondere solche mit starker Plasmaproteinbindung, sind nur mit großer Vorsicht bei Patienten unter Methotrexatbehandlung anzuwenden.

Sulfonamide/orale Antikoagulantien
(6, 76)
Ethylbiscoumacetat
Dicumarol

Insbesondere Sulfonamide, die aufgrund ihrer gewünschten lokalen Darmwirkung angewendet werden, vermindern die von den Darmbakterien synthetisierte Menge an Vitamin K. Hierdurch kann die Wirkung oraler Antikoagulantien verstärkt werden. Sulfonamide verdrängen Kumarin-Derivate aus ihren Proteinbindungsstellen und verstärken so deren gerinnungshemmende Wirkung.

Sulfonamide sind mit Vorsicht bei Patienten unter Antikoagulantientherapie anzuwenden, besonders wenn die Antibiotika-Behandlung über einen längeren Zeitraum erfolgt. Die Antikoagulantiendosis ist rechtzeitig zu reduzieren.

Sulfonamide/orale Antidiabetika
(14, 79, 80, 81, 82)
Chlorpropamid
Tolbutamid
(*Siehe* Seite 179–180, Handelsnamen der oralen Antidiabetika).

Eine verstärkte hypoglykämische Wirkung von Tolbutamid ist bei gleichzeitiger Verabreichung von Sulfaphenazol und Sulfafurazol (Sulfisoxazol) festgestellt worden. Die Tolbutamid-Serumspiegel sind erhöht und die Halbwertzeit wird verlängert. Als mögliche Ursache hierfür ist eine Hemmung der Tolbutamid-Carboxylierung durch Sulfaphenazol diskutiert worden. Auch eine Verdrängung des Tolbutamids aus seiner Plasmaproteinbindung könnte bei dieser Wirkungsverstärkung eine Rolle spielen. Nach der Verabreichung von Sulfadimidin (Sulfamethacin) bei einem Patienten, der auf Chlorpropamid eingestellt war, wurde eine schwere Hypoglyk-

Die gleichzeitige Behandlung mit einem Sulfonylharnstoff-haltigen Arzneimittel und einem Sulfonamid sollte mit Vorsicht erfolgen, da es zu einer Verstärkung der hypoglykämischen Wirkung kommen kann.

Antibiotika und antibakteriell wirkende Präparate 109

	ämie beobachtet. Über eine Beeinträchtigung der Insulin- oder Biguanid-Wirkung (Phenformin und Metformin) durch Sulfonamide liegen keine Daten vor.	
Sulfonamide/Paraldehyd (83)	Paraldehyd verstärkt die Acetylierung der Sulfonamide. Hierdurch erhöht sich die Gefahr der Kristallbildung in den Harnwegen, da die gewöhnlich weniger gut löslichen Acetylderivate der Sulfonamide (z. B. Sulfadiazin) gebildet werden.	Diese Kombination ist zu vermeiden und Paraldehyd alternativ durch ein Schlafmittel (z. B. Chloralhydrat oder Gluethimid) zu ersetzen. Ist die Kombination jedoch erforderlich, kann die Gefahr einer Kristallbildung in den Harnwegen durch eine vermehrte Flüssigkeitsaufnahme für eine ausreichende Urinproduktion vermindert werden. Der Urin sollte alkalisiert werden.
Sulfonamide/Procain und ähnliche Lokalanaesthetika (66, 84) Benzocain Procain Tetracain	Sämtliche Lokalanaesthetika, die Derivate der p-Aminobenzoesäure sind, werden im Körper zu p-Aminobenzoesäure hydrolysiert und sollten daher nicht Patienten verabreicht werden, die mit Sulfonamiden behandelt werden. Die antibakterielle Wirkung der Sulfonamide beruht auf einer kompetitiven Verdrängung der p-Aminobenzoesäure in den Mikroorganismen, deren Aktivität durch die Metaboliten der Lokalanaesthetika antagonisiert wird.	Diese Kombination ist zu vermeiden.
Sulfadiazin-Natrium/verschiedene andere Arzneimittel in gelöster Form Amiphenazol Ammonium-Chlorid Chloramphenicol Chlorpromazin	Zwischen Sulfadiazin-Natrium-haltigen Lösungen und den folgenden Arzneimitteln in gelöster Form kommt es zu Unverträglichkeitsreaktionen (Nebelbildung, Trübung oder Ausfällung) (33, 35, 57): Amiphenazol-Hydrochlorid Ammonium-Chlorid-Lösung	Aufgrund dieser Unverträglichkeiten, die sich in Nebelbildung, Trübung oder Ausfällung und/oder Farbumschlag äußern können, sollte Sulfadiazin-Natrium mit keiner dieser Arzneimittellösungen kombiniert werden. Diese Interaktionen sind

Antibiotika und antibakteriell wirkende Präparate

Kombination	Interaktion	Behandlung
Gentamicin Hydralazin Insulin Invertzucker Eisen-Dextran-Komplex Kanamycin Laevulose, Fructose Lidocain Lincomycin Metaraminol Meticillin Methyldopa Narkotika Natrium-Laktat-Lösung Noradrenalin Oxytetracyclin Procain Prochlorperazin Ringer-Laktat-Lösung Streptomycin Tetracyclin Vitamine	Chloramphenicol Natrium Chlorpromazin-Hydrochlorid Gentamicin-Sulfat Insulin Invert-Zucker Eisen-Dextran-Komplex Kanamycin-Sulfat Laevulose (Fructose) Lidocain-Hydrochlorid Lincomycin-Hydrochlorid Metaraminol-Tartrat Meticillin-Natrium Methyldopa-Hydrochlorid Narkotika Natrium-Laktat-Lösung Noradrenalin-Bitartrat Oxytetracyclin-Hydrochlorid Procain-Hydrochlorid Prochlorperazin-Methylsulfonat Ringer-Laktat-Lösung Streptomycin-Sulfat Tetracyclin-Hydrochlorid Vitamin-Injektionslösung (i. v.) Bei Kombination mit Hydralazin-Hydrochlorid tritt eine Gelbfärbung auf mit nachfolgender Ausfällung (57).	nicht immer sofort mit dem bloßen Auge erkennbar. Ist jedoch eine solche Arzneimittelkombination erforderlich, sind die Präparate getrennt zu injizieren.
Sulfadimidin-Natrium/verschiedene andere Arzneimittel in gelöster Form	Zwischen Lösungen von Sulfadimidin-Natrium (4 g/l) und den folgenden Arzneimitteln in Kochsalz-	Aufgrund dieser physiko-chemischen Unverträglichkeiten, die sich in Nebelbil-

Antibiotika und antibakteriell wirkende Präparate 111

Amiphenazol Chlorpromazin Hydralazin Prochlorperazin Promazin Promethazin	oder 5%iger Dextrose-Lösung kommt es zu Unverträglichkeitsreaktionen (Nebelbildung, Trübung oder Ausfällung (57): Amiphenazol-Hydrochlorid (600 mg/l) Chlorpromazin-Hydrochlorid (200 mg/l) Hydralazin-Hydrochlorid (80 mg/l, gelbliche Färbung mit nachfolgender Ausfällung) Prochlorperazin-Methyldisulfonat (100 mg/l) Promazin-Hydrochlorid (200 mg/l) Promethazin-Hydrochlorid (100 mg/l).	dung, Trübung oder Ausfällung und/oder Farbumschlag äußern können, sollte Sulfadimidin-Natrium mit keiner dieser Arzneimittellösungen kombiniert werden. Diese Interaktionen sind nicht immer sofort mit dem bloßen Auge erkennbar. Ist jedoch eine solche Arzneimittelkombination erforderlich, sind die Präparate getrennt zu injizieren.
Sulfafurazol (Sulfisoxazol)/ Thiopental-Natrium	In einem Fall verminderte Sulfafurazol (40 mg/kg Körpergewicht als 40%ige Lösung) die hypnotische und anästhetische Thiopentalwirkung und verkürzte die Aufwachzeit. Die Nebenwirkungsrate von Thiopental sowie Reaktionen auf Schmerzreizung während der Anästhesie wurden ebenfalls vermindert. Es wird angenommen, daß Thiopental die Plasmabindung der Sulfonamide herabsetzt (85).	Dies ist der einzige Fall einer solchen Interaktion, der aus der Klinik bekannt ist. In der Praxis stellt diese Wechselwirkung kein Problem dar.
Sulfamerazin/Eisensalze und Schwermetallsalze	Zwischen Sulfamerazin und Eisensalzen bzw. Salzen von Schwermetallen kommt es zu Unverträglichkeiten (86).	Das mögliche Auftreten solcher Interaktionen ist zu vermeiden.
Sulfamethizol/Hexamethylen-Tetramin	Mesulfin enthält Hexamethylentetramin-Mandelat sowie Sulfamethizol und verursachte bei 9 von 32 Patienten eine Urintrübung. Die Urintrübung war pH-Wertabhängig und bei saurem Urin stärker ausgeprägt. Die analytische Urinuntersuchung ergab, daß es sich um ein amorphes Sulfonamidderivat mit einem Gehalt von 63% Sulfamethizol handelte. Hexamethylentetramin oder Formaldehyd verursach-	Diese Kombination ist zu vermeiden.

Antibiotika und antibakteriell wirkende Präparate

Kombination	Interaktion	Behandlung
	ten in Verbindung mit Sulfamethizol *in vitro* eine Ausfällung bei einem pH-Wert zwischen 5 und 6. Die Wirksamkeit beider Präparate wurde durch diese Ausfällung verringert. Es bestand Gefahr für eine Behinderung der renalen Elimination (87).	
Sulfamethizol/Eisensalze und Schwermetallsalze	Zwischen Sulfamethizol und Eisensalzen sowie Schwermetallsalzen kommt es zu Unverträglichkeiten (86).	Die Möglichkeit des Auftretens solcher Interaktionen ist zu vermeiden.
Sulfamethoxazol/Trimethoprim	Diese Kombination (Bactrim, Eusaprim, Oectrim, Kepinol, Lidaprim, Omsat, Supristol, Sigaprim, TMS 480, Triglobe) beeinflußt verschiedene Stadien der mikrobiellen Folatsynthese und Metabolisierung. Dieser synergistische Effekt hat sich in der Klinik als sehr vorteilhaft erwiesen (86, 88).	Ein gutes Beispiel für eine Arzneimittelinteraktion von ausgesprochenem klinischen Nutzen.
Sulfanilamid/Metallsalze und Chininsalze	Zwischen Sulfanilamid und Silbersalzen kommt es durch Ausbildung unlöslicher Komplexverbindungen zu Unverträglichkeiten (89). Therapeutisch wird eine solche Silberkomplex-Salzverbindung in Silbersulfadiazin (Flamazin) bei der Behandlung von Verbrennungen lokal angewendet.	Die Möglichkeit des Auftretens solcher Interaktionen ist zu vermeiden; es sei denn, daß diese Verbindung zu therapeutischen Zwecken genutzt werden kann, wie dies beim Silbersulfadiazin der Fall ist, das zur Behandlung von Verbrennungen eingesetzt wird.
Sulfathiazol/Hexamethylentetramin	Sulfathiazol bildet mit Formaldehyd im Urin eine unlösliche Verbindung. Die gleichzeitige Verabreichung dieses Sulfonamids mit Hexamethylentetramin (das Formaldehyd im Urin freisetzt) ist daher kontraindiziert (90).	Diese Kombination ist zu vermeiden.

Sulfathiazol und sein Natriumsalz/ Eisensalze und Schwermetallsalze	Zwischen Sulfathiazol und Eisen- sowie anderen Schwermetallsalzen kommt es zu Unverträglichkeitsreaktionen. Zwischen dem Natriumsalz von Sulfathiazol und Säuren sowie mit Calcium- und Magnesiumchlorid, mit denen es Komplexe bildet (90), kommt es ebenfalls zu Unverträglichkeitsreaktionen.	Diese Kombination ist zu vermeiden.
Sulfonamidkombinationen z. B. Sulfadiazin + Sulfamerazin Sulfadiazin + Sulfamerazin + Sulfathiazol Sulfadiazin + Sulfamerazin + Sulfadimidin Sulfadiazin + Sulfadimidin + Sulfafurazol Sulfacetamid + Sulfadiazin + Sulfamerazin	Um die Gefahr einer Kristallausbildung in den Harnwegen zu vermindern, wurden zwei oder mehr Sulfonamide zusammen verabreicht, da die einzelnen Sulfonamide sowohl in Wasser als auch im Urin gelöst sein können, ohne gegenseitig ihre Löslichkeit zu beeinträchtigen. Die antibakteriellen Eigenschaften von Sulfonamidkombinationen entsprechen denen der einzelnen Sulfonamide (91).	Es ist zweifelhaft, ob diese Kombinationen gegenüber den besser löslichen Sulfonamiden Vorteile aufweisen (91).

11. TETRACYCLINE

Chlortetracyclin-Hydrochlorid und Chlortetracyclin-Calcium (Aureomycin)
Demeclocyclin-Hydrochlorid *(Ledermycin, Declomycin, Lederstatin, Ledermix, Demebronc)*
Doxycyclin-Hydrochlorid *(Vibramycin, Vibravenös, Doxy-Tablinen, Doxitard)*
Lymecyclin *(Tetralysal)*
Metacyclin-Hydrochlorid *(Optimycin, Rondo-Bron)*
Oxytetracyclin-Hydrochlorid und Salze *(Dura-Tetracyclin, Macocyn, Terravenös, Terramycin, Tetracycletten, Tetra-Tablinen).*
Rolitetracyclin *(Reverin:)*
Tetracyclin-Hydrochlorid und Phosphat-Verbindungen *(Achromycin, Achropack, Ambramycin, Hostacyclin, Latycin, Supramycin, Steclin, Remicyclin, Teflin, Tetracyclin-Generica, Tetrabakat, Tetrablet, Tetracitro-S).*

Obwohl Tetracycline bei oraler Gabe nur wenig toxisch sind, verursachen sie dennoch Magen-Darm-Beschwerden wie Blähungen, Übelkeit, Erbrechen und Durchfall, weswegen eine Einnahme nach dem Essen anzuraten ist.

Es können sowohl Stomatitiden als auch Sekundärinfektionen mit *Candida* und anderen Erregern auftreten. In einigen Präparaten werden deshalb Antimykotika zur Bekämpfung der *Candida*-Infektionen verwendet. Darüber hinaus können Antibiotika-resistente *Lactobacillus acidophilus*-Kulturen verabreicht werden, um den Darm mit unschädlichen Organismen zu besiedeln.

Resistente Staphylokokkenstämme können eine Enteritis hervorrufen, die ganz plötzlich auftreten und bei Kindern oder geschwächten älteren Patienten tödlich verlaufen kann. Bei Auftreten einer Enteritis sollte Tetracyclin sofort durch Erythromycin ersetzt werden. In manchen Fällen kann es nach Arzneimittelgabe zu Fieber, Hautausschlägen und allergischen Reaktionen kommen (Behandlung mit Antihistaminika). Auch Leberschäden, die allerdings reversibel sind, können auftreten. Hohe Dosen von Dimethylchlortetracyclin und in selteneren Fällen Tetracyclin und Oxytetracyclin können eine Photosensibilierung hervorrufen. Tetracycline lagern sich bevorzugt in kalziumhaltigen Geweben ab, wie z. B. in Knochen und Zähnen, was bei Kleinkindern zu einer Verfärbung der Milchzähne führen kann. Bei der Verabreichung von Tetracyclin-Antibiotika an Patienten mit eingeschränkter Nierenfunktion, insbesondere an Schwangere mit Pyelonephritis, ist höchste Vorsicht geboten.

Kombination	Interaktion	Behandlung
Tetracycline/Antacida (92, 103) und Milch (103)	Die Resorptionsgeschwindigkeit von Tetracyclinen im Gastro-Intestinaltrakt wird durch die löslichen Salze zwei- und dreiwertiger Metalle (*siehe* Seite 21) vermindert, mit denen sie nicht resorbierbare, stabile Komplexsalze bilden. Calcium-, magnesium- oder aluminiumsalzhaltige Antacida sind zu vermeiden. Auch eine milchhaltige Ernährung vermindert die Tetracyclin-Resorption.	Die gleichzeitige Behandlung mit Antacida und Tetracyclin ist zu vermeiden. Tetracyclinbedingte Magen-Darm-Beschwerden können durch Einnahme des Arzneimittels nach dem Essen vermindert werden. Werden größere Milchmengen getrunken, kann die Tetracyclin-Resorption stark vermindert sein.
Tetracycline/Eisensalze (93, 100)	Die Resorption von Tetracyclinen im Darm wird durch Eisensalze vermindert, da es zur Bildung nicht resorbierbarer Komplexverbindungen kommt (104). Umgekehrt wird auch die Eisenresorption durch Tetracycline beeinträchtigt (105).	Die gleichzeitige Behandlung mit oralen Eisensalzen und Tetracyclinen ist zu vermeiden.

Antibiotika und antibakteriell wirkende Präparate 115

Tetracycline/Methoxyfluran (94)	Die Anwendung dieser Kombination hat zu Nierenversagen mit tödlichem Ausgang geführt. Die Ursache für die Verstärkung der toxischen Wirkung von Tetracyclin auf die Nieren ist unbekannt. Diese Interaktion ist auch bei Tetracyclin-Derivaten zu erwarten.	Dieses Anaesthetikum sollte bei Patienten unter Tetracyclinbehandlung nicht angewendet werden. Über ein Auftreten dieser Interaktion ist im Zusammenhang mit anderen Inhalationsanästhetika, (z. B. Halothan, Trichloräthylen etc.) nicht berichtet worden.
Tetracycline/orale Antikoagulantien (6, 95) (*Siehe* Seite 124–127, Übersicht über orale Antikoagulantien und ihre Handelsnamen)	Tetracycline senken die Plasmaprothrombinaktivität durch Hemmung der Prothrombinverwertung. Tetracycline vermindern ebenfalls die Vitamin-K-Bildung durch die Darmbakterien. Hierdurch kann es zu einer Verstärkung der gerinnungshemmenden Wirkung kommen.	Tetracycline sind Patienten unter oraler Antikoagulantienbehandlung nur mit Vorsicht zu verabreichen, wenn die antiinfektiöse Behandlung über einen längeren Zeitraum erfolgt. Die Antikoagulantiendosis ist rechtzeitig zu reduzieren.
Tetracycline/Phenformin (107, 108, 109)	Eine Tetracyclingabe bei Diabetikern, die gleichzeitig mit Phenformin-haltigen Präparaten behandelt werden, kann eine Phenformin-bedingte Laktatazidose hervorrufen. Der dieser Interaktion zugrundeliegende Mechanismus ist noch ungeklärt. Über mehrere mögliche Mechanismen ist bereits berichtet worden (107).	Diese Kombination ist besonders bei Patienten mit eingeschränkter Nierenfunktion zu vermeiden.
Tetracycline/Penicilline (30) (*Siehe* Seite 92–93, Übersicht über Penicilline und ihre Handelsnamen)	Bei der Kombination eines bakteriostatisch wirkenden Arzneimittels (Tetracycline) mit einem bakterizid wirkenden Arzneimittel wird die bakterizide Wirkung gehemmt. Tetracycline hemmen auf diese Weise die bakterizide Wirkung der Penicilline (*siehe* Arzneimittelinteraktionen mit Penicillinen, S. 93–100).	Diese Antibiotikakombination ist zu vermeiden.

Kombination	Interaktion	Behandlung
Chlortetracyclin/verschiedene andere Arzneimittel in gelöster Form	Zwischen Chlortetracyclin-Hydrochlorid und den folgenden Arzneimitteln in gelöster Form oder in folgenden Injektionslösungen kommt es zu Unverträglichkeitsreaktionen (Nebelbildung, Trübung oder Ausfällung) (33, 34, 96, 97):	Aufgrund der Unverträglichkeitsreaktionen, die sich in Nebelbildung, Trübung oder Ausfällung äußern können, sollte Chlortetracyclin-Hydrochlorid mit keiner dieser Injektionslösungen oder Arzneimittellösungen kombiniert werden. Diese Interaktionen sind nicht immer sofort mit dem bloßen Auge erkennbar. Ist jedoch eine solche Kombination mit Arzneimitteln oder Infusionslösungen erforderlich, sind die Präparate getrennt zu injizieren.
Ammonium-Chlorid	Ammonium-Chlorid (in 5%iger Dextrose-Lösung)	
Calcium-Chlorid	Calcium-Chlorid (in 5%iger Dextrose-Lösung)	
Calcium-Gluconat	Calcium-Gluconat	
Cephalotin	Cephalotin-Natrium (in 5%iger Dextrose-Lösung)	
Colistin	Colistin-Methylsulfonat-Natrium (in 5%iger Dextrose-Lösung)	
Dextran	Dextran (in 5%iger Dextrose-Lösung)	
Laevulose	Laevulose (in 10%iger Kochsalzlösung)	
Polymyxin B	Polymyxin-B-Sulfat (in 5%iger Dextrose-Lösung)	
Promazin	Promazin-Hydrochlorid (in 5%iger Dextrose-Lösung)	
Protein-Hydrolysate	Protein-Hydrolysate	
Ringer-Laktat-Lösung	Ringer-Laktat-Lösung	
Ringer-Lösung	Ringer-Lösung	
Ristocetin	Ristocetin	
Demeclocyclin-Hydrochlorid/Metallsalze (Sulfate)	Bei Zusatz von Kupfer-, zweiwertigem Eisen-, Nickel- und Magnesiumsulfat zu einer Lösung von Demeclocyclin wird die Wirksamkeit des Antibiotikums aufgehoben oder vermindert (98).	Diese Möglichkeit sollte ausgeschlossen werden. Eine Wirksamkeitssteigerung durch Zinksalze wäre theoretisch möglich.
Kupfer		
Zweiwertiges Eisen		
Nickel		
Magnesium		
Doxycyclin/Antikonvulsiva	Bei einer Kontrollgruppe betrug die mittlere Plasmahalbwertzeit von Doxycyclin 15,1 Stunden; bei	Bei gleichzeitiger Gabe von Doxycyclin und Präparaten, welche die Arzneimittel-

Antibiotika und antibakteriell wirkende Präparate 117

25 mit Carbamazepin behandelten Patienten wurde eine Doxycyclin-Plasmahalbwertzeit von 8,5 Stunden gemessen; bei 7 mit Diphenylhydantoin behandelten Patienten betrug die Plasmahalbwertzeit 7,2 Stunden; bei 4 Patienten, die mit einer Kombination von Diphenylhydantoin und Carbamazepin behandelt wurden, betrug die Halbwertzeit 7,4 Stunden (104).

Im Rahmen einer weiteren Studie wurde bei 5 Kontrollpersonen eine Doxycyclinhalbwertzeit von 15,3 Stunden gemessen, während bei 5 Patienten unter Langzeitbehandlung mit Barbituraten die mittlere Plasmahalbwertzeit 7,7 Stunden betrug (101).

metabolisierung nachweislich verstärken, ist eine Überwachung der Serumkonzentration des Antibiotikums erforderlich, um bakteriostatisch wirksame Konzentrationen zu behalten. Obwohl dieser Effekt beim Menschen nur während der Behandlung mit Doxycyclin festgestellt wurde, wird er mit großer Wahrscheinlichkeit auch bei den anderen Präparaten aus der Tetracyclingruppe auftreten.

Oxytetracyclin-Hydrochlorid/verschiedene andere Arzneimittel in gelöster Form
Aminophyllin
Amphotericin
Ampicillin
Benzylpenicillin
Carbenicillin
Cephalotin
Chloramphenicol
Cloxacillin
Eisendextran-Komplex
Erythromycin
Meticillin
Methohexital
Natriumbicarbonat
Natriumlaktat Lösung
Pentobarbital

Zwischen Oxytetracyclin-Hydrochlorid und den folgenden Arzneimitteln in gelöster Form bzw. in den folgenden Injektionslösungen (33, 34, 55, 57, 97) kommt es zu Unverträglichkeitsreaktionen (Nebelbildung, Trübung oder Ausfällung):
Aminophyllin
Amphotericin (200 mg/l 5%iger Dextrose-Lösung)
Ampicillin-Natrium
Benzylpenicillin-Kalium (600 mg/l 5%iger Dextrose-Lösung)
Carbenicillin (4 g/l Kochsalzlösung)
Cephalotin-Natrium (in 5%iger Dextrose-Lösung)
Chloramphenicol-Natriumsuccinat
Cloxacillin-Natrium (1 g/l Kochsalzlösung)
Eisen-Dextran (400 mg/l Kochsalzlösung)
Erythromycin (250 mg/l 5%iger Dextrose-Lösung)
Hydrocortison-Natriumsuccinat

Aufgrund physiko-chemischer Unverträglichkeiten, die sich in Nebelbildung, Trübung oder Ausfällung äußern können, sollte Oxytetracyclin-Hydrochlorid mit keiner dieser Injektionslösungen oder Arzneimittellösungen kombiniert werden. Diese Interaktionen sind nicht immer sofort mit bloßem Auge erkennbar. Ist jedoch eine solche Kombination von Arzneimitteln oder Infusionslösungen erforderlich, sind die Präparate getrennt zu injizieren.

118 Antibiotika und antibakteriell wirkende Präparate

Kombination	Interaktion	Behandlung
Phenobarbital Phenytoin Ringer-Laktat-Lösung Sulfadiazin Sulfafurazol	Meticillin-Natrium (4 g/l 5%iger Dextrose-Lösung) Methohexital-Natrium (2 g/l 5%iger Dextrose-Lösung oder Kochsalzlösung) Natriumbicarbonat (in 5%iger Dextrose-Lösung) Natriumlaktat Lösung Pentobarbital-Natrium Phenobarbital-Natrium Phenytoin-Natrium Ringer-Laktat-Lösung Sulfadiazin-Natrium (2,5–4 g/l 5%iger Dextrose-Lösung oder Kochsalzlösung) Sulfafurazol-Diäthanolamin	
Tetracyclin-Hydrochlorid/verschiedene andere Arzneimittel in gelöster Form Amphotericin Ampicillin Amylobarbital Benzylpenicillin Carbenicillin Cephalotin Chloramphenicol Chlorothiazid Cloxacillin Dimenhydrinat Erythromycin Heparin Hydrocortison, Cortisol Meticillin Methohexital Methyldopa	Zwischen Tetracyclin-Hydrochlorid (in durchschnittlicher Dosierung) und den folgenden Arzneimitteln in gelöster Form (33, 34, 55, 56, 97) kommt es zu Unverträglichkeitsreaktionen (Nebelbildung, Trübung oder Ausfällung): Amphotericin (200 mg/l 5%iger Dextrose-Lösung) Ampicillin-Natrium Amylobarbital-Natrium Benzylpenicillin-Kalium*) (600 mg/l 5%iger Dextrose-Lösung) Carbenicillin (4 g/l Kochsalzlösung) Cephalotin-Natrium (in 5%iger Dextrose-Lösung) Chloramphenicol-Natriumsuccinat (500 mg/l 5%iger Dextrose-Lösung) Chlorothiazid-Natrium Cloxacillin-Natrium (1 g/l Kochsalzlösung) Erythromycin-Gluceptat Erythromycin-Laktobionat*), (250 mg/l 5%iger	Aufgrund seiner physiko-chemischen Unverträglichkeit, die sich in Nebelbildung, Trübung oder Ausfällung äußern kann, sollte Tetracyclin-Hydrochlorid mit keiner dieser Arzneimittellösungen kombiniert werden. Diese Interaktionen sind nicht immer sofort mit dem bloßen Auge erkennbar. Ist jedoch eine solche Arzneimittelkombination erforderlich, sind die Präparate getrennt zu injizieren.

Natriumbicarbonat	Dextrose-Lösung)
Nitrofurantoin	Heparin (in 5%iger Dextrose-Lösung)
Novobiocin	Hydrocortison-Natriumsuccinat (in 5%iger Dextrose-Lösung)
Pentobarbital	Meticillin-Natrium (in 5%iger Dextrose-Lösung)
Phenobarbital	Methohexital-Natrium (2 g/1 5%iger Dextrose-Lösung oder Kochsalzlösung)
Phenytoin	Methyldopa-Hydrochlorid (1 g/1 5%iger Dextrose-Lösung)
Polymyxin B	Natriumbicarbonat
Quinalbarbital	Nitrofurantoin-Natrium**) (in 5%iger Dextrose-Lösung)
Riboflavin	Novobiocin-Natrium
Sulfadiazin	Pentobarbital-Natrium
Sulfafurazol	Phenobarbital-Natrium
Thiopental	Phenytoin-Natrium
Warfarin	Polymyxin B-Sulfat*)
	Quinalbarbital-Natrium
	Sulfadiazin-Natrium (2,5–4 g/1 5%iger Dextrose-Lösung oder Kochsalzlösung)
	Sulfafurazol-Diäthanolamin
	Thiopental-Natrium (in 5%iger Dextrose-Lösung)
	Warfarin-Natrium (in 5%iger Dextrose-Lösung)

Wässrige Tetracyclinlösungen wurden am stärksten unter Luft- und Lichteinwirkung zersetzt, wenn ihnen Riboflavin zugesetzt wurde (0,01–0,1%). Ascorbinsäure verhinderte diese Tetracyclinzersetzung durch Riboflavin (99).

*) Die Azidität von Tetracyclin-Hydrochlorid Lösungen vermindert die Stabilität von Benzylpenicillin, Erythromycin-Laktobionat und Polymyxin-B-Sulfat (34).
**) In Kochsalzlösung kommt es zwischen Nitrofurantoin-Natrium und Tetracyclin-Hydrochlorid nicht zu Unverträglichkeitsreaktionen (34).

Kombination	Interaktion	Behandlung
Tetracyclin/häufige Bestandteile galenischer Zubereitungen Bentonit (z.B. in Rabro-Gel) Hemimorphit Calciumcarbonat Kaolin Magnesiumsalze Methylcellulosen Natriumalginat Pflanzengummi (Akaziengummi und Tragacanth)	Bei Mischung von Tetracyclin mit Bentonit, Carboxymethylcellulose, Kaolin, Magnesiumcarbonat, Magnesiumoxyd oder Magnesium-Trisilicat war die Tetracyclinwirksamkeit gegen *Staphylococcus aureus* erheblich vermindert. Zu einem Wirkungsverlust kam es auch bei galenischer Verarbeitung mit Akaziengummi, Hemimorphit, Calciumcarbonat, Methylcellulose und Natriumalginat (65).	Die Möglichkeit, des Auftretens solcher Interaktionen ist zu vermeiden. Die Wirksamkeit von Tetracyclin wird in Lösungen mit einem pH-Wert von 7 oder darüber allmählich abgebaut; zu einem Wirkungsverlust kommt es auch bei pH-Werten unter 2.

LITERATURHINWEISE

1 Johnson, A. H. and Hamilton, C. H. (1970) *South. Med. J.* **63**, 511.
2 Mathog, R. H. and Klein, W. J. jun. (1969) *N. Engl. J. Med.* **280**, 1223.
3 D'Arcy, P. F. and Griffin, J. P. (1972) *Iatrogenic Diseases.* London, Oxford University Press, pp. 161–162.
4 Schwartz, G. H. et al. (1970) *N. Engl. J. Med.* **282**, 1413.
5 Udall, J. A. (1970) *Clin. Med.* **77**, 20.
6 Koch-Weser, J. and Sellers, E. M. (1971) *N. Engl. J. Med.* **285**, 487, 547.
7 Kippel, A. P. and Pitsinger, B. (1968) *Arch. Surg.* **96**, 266.
8 Moser, R. H. (1964) *Diseases of Medical Progress,* 2nd ed. Illinois, Charles Thomas, p. 134.
9 Finegold, S. M. (1970) *Am. J. Clin. Nutr.* **23**, 1466.
10 Cheng, S. H. and White, A. (1962) *N. Engl. J. Med.* **267**, 1296.
11 Chang, T. and Weinstein, L. (1966) *Nature, Land.* **211**, 763.
12 D'Arcy, P. F. and Griffin, J. P. (1972) *Iatrogenic Diseases.* London, Oxford University Press, pp. 137–138.
13 Hussar, D. A. (1967) *Am. J. Pharm.* **139**, 215.
14 McIver, A. K. (1967) *Pharm. J.* **199**, 205.
15 D'Arcy, P. F. and Griffin, J. P. (1972) *Iatrogenic Diseases.* London, Oxford University Press, pp. 159–164.

16 McLaughlin, J. E. and Reeves, D. S. (1972) *Lancet* **1**, 261.
17 Riff, L. J. and Jackson, G. G. (1972) *Arch. Intern. Med.* **130**, 887.
18 Koch-Weser, J. et al. (1970) *Ann. Intern. Med* **72**, 857.
19 Council of Drugs (1968) *JAMA.* **206**, 1289.
20 Tuano, S. B. et al. (1967) *Antimicrob. Agents Chemother.* 1966, pp. 101–106.
21 Sales, J. E. L. et al. (1972) *Br. Med. J.* **3**, 441.
22 Meyers, B. R. et al. (1972) *Clin. Pharmacol. Ther.* **10**, 810.
23 Christensen, L. K. and Skovsted, L. (1969) *Lancet* **2**, 1397.
24 Petitpierre, B. and Fabre, J. (1970) *Lancet* **1**, 789.
25 Jawetz, E. et al. (1950) *Science* **111**, 254.
26 Lepper, M. H. and Dowling, H. F. (1951) *Arch. Intern. Med.* **88**, 489.
27 Jawetz, E. and Gunnison, J. (1952) *Chemotherapia (Basel)* **2**, 243.
28 Garrod, L. P. and Waterworth, P. M. (1962) *J. Clin. Path.* **15**, 328.
29 Mansten, A. and Terra, J. I. (1964) *Chemotherapia (Basel)* **8**, 21.
30 Garrod, L. P. (1973) *Br. Med. J.* **1**, 110.
31 Staffurth, J. S. (1972) *Prescribers' Journal* **12**, 76.
32 Misgen, R. (1965) *Am. J. Pharm.* **22**, 92.
33 Patel, J. A. and Phillips, G. L. (1966) *Am. J. Hosp. Pharm.* **23**, 409.
34 Meisler, J. M. and Skolaut, M. W. (1966) *Am. J. Hosp. Pharm.* **23**, 557.
35 Parker, E. A. (1970) *Am. J. Hosp. Pharm.* **27**, 69.
36 D'Arcy, P. F. et al. (1960) *J. Pharm. Pharmacol.* **12**, 659.
37 Busfield, D. et al. (1963) *Lancet* **2**, 1042.
38 Riegelman, S. et al. (1970) *JAMA* **213**, 426.
39 Martindale (1977) *The Extra Pharmacopoeia*, 27th ed. London, Pharmaceutical Press, p. 635.
40 Udall, J. A. (1970) *Clin. Med.* **77**, 20.
41 *Drugs and Therapeutics Bulletin* (1972) **10**, 25.
42 Cullen, S. I. and Catalano, P. M. (1967) *JAMA* **199**, 582.
43 Westwood, G. P. C. and Hooper, W. L. (1975) *Lancet* **1**, 460.
44 Aderhold, R. M. and Muniz, C. E. (1970) *JAMA* **213**, 2080.
45 Pettinger, W. A. et al. (1968) *Clin. Pharmacol. Ther.* **9**, 442.
46 *Journal of the American Medical Association* (1968) **206**, 1429.
47 Piguet, D. (1969) *Ann. Pasteur Inst.* **116**, 43.

48 Stille, W. and Ostner, K. H. (1966) *Klin. Wschr.* **44**, 155.
49 Edward, M. (1967) *Am. J. Hosp. Pharm.* **24**, 440.
50 Dunworth, R. D. and Kenna, F. R. (1965) *Am. J. Hosp. Pharm.* **22**, 190.
51 Martindale (1977) *The Extra Pharmacopoeia*, 27th ed. London, Pharmaceutical Press, p. 448.
52 Martindale (1977) *The Extra Pharmacopoeia*, 27th ed. London, Pharmaceutical Press, p. 1064.
53 Jawetz, E. (1968) *Ann. Rev. Pharmacol.* **8**, 151.
54 Cheng, S. H. and White, A. (1962) *N. Engl. J. Med.* **267**, 1296.
55 Lynn, B. (1967) *Chemist & Druggist* **187**, 157.
56 Lynn, B. (1970) *J. Hosp. Pharm.* **28**, 71.
57 Riley, B. B. (1970) *J. Hosp. Pharm.* **28**, 228.
58 Lynn, B. (1971) *J. Hosp. Pharm.* **29**, 183.
59 Schwartz, M. A. and Buckwalter, F. H. (1962) *J. Pharm. Sci.* **51**, 119.
60 Woodward, W. A. (1952) *J. Pharm. Pharmacol.* **4**, 1009.
61 Martindale (1977) *The Extra Pharmacopoeia*, 27th ed. London, Pharmaceutical Press, p. 1081.
62 Lynn, B. (1971) *Br. Med. J.* **1**, 174.
63 Lynn, B. (1971) *Lancet* **1**, 654.
64 Martindale (1977) *The Extra Pharmacopoeia*, 27th ed. London, Pharmaceutical Press, p. 1151.
65 El-Nakeeb, M. A. and Yousef, R. T. (1968) *Acta Pharm. Suec.* **5**, 1.
66 Azarnoff, D. L. and Hurwitz, A. (1970) *Pharmacol. Physicians* **4**, 1.
67 Hansten, P. D. (1975) *Drug Interactions*, 3rd ed. Philadelphia, Lea & Febiger, p. 93.
68 Riffkin, C. (1963) *Am. J. Hosp. Pharm.* **20**, 19.
69 Whiting, D. A. (1967) *Br. J. Derm.* **79**, 345.
70 Mardindale, (1977) *The Extra Pharmacopoeia*, 27th ed. London, Pharmaceutical Press, p. 1172.
71 D'Arcy, P. F. and Griffin, J. P. (1972) *Iatrogenic Diseases*. London, Oxford University Press, pp. 137–138.
72 Parisi, A. F. and Kaplan, M. H. (1965) *JAMA* **194**, 298.
73 Polhmann, G. (1966) *JAMA* **196**, 181.
74 Levene, R. A. et al. (1969) *J. Mount Sinai Hosp.* **36**, 380.
75 Pittinger, C. B. et al. (1970) *Anaesth. Analg. Curr. Res.* **49**, 487.
76 Anton, A. H. (1968) *Clin. Pharmacol. Ther.* **9**, 561.
77 *Drug and Therapeutics Bulletin* (1966) **4**, 13.
78 Dixon, R. L. et al. (1965) *Fed. Proc.* **24**, 454.
79 Christensen, L. K. et al. (1963) *Lancet* **2**, 1298.

80 Bergman, H. (1965) *Acta Med. Scand.* **177**, 287.
81 Soeldner, J. A. and Steinke, J. (1965) *JAMA* **193**, 398.
82 Hansten, P. D. (1975) *Drug Interactions*, 3rd ed. Philadelphia, Lea & Febiger, p. 64.
83 Thomas, J. (1966) *Aust. J. Pharm.* **48**, S112.
84 Hartshorn, E. A. (1969) *Drug Intelligence* **3**, 131.
85 Csögör, S. I. and Kerek, S. F. (1970) *Br. J. Anaesth.* **42**, 988.
86 Martindale (1972) *The Extra Pharmacopoeia*, 26th ed. London, Pharmaceutical Press, pp. 1756–1758.
87 Lipton, J. H. (1963) *N. Engl. J. Med.* **268**, 92.
88 *Drugs and Therapeutics Bulletin* (1969) **17**, 13.
89 Martindale (1977) *The Extra Pharmacopoeia*, 27th ed. London, Pharmaceutical Press, p. 1471.
90 Martindale (1977) *The Extra Pharmacopoeia*, 27th ed. London, Pharmaceutical Press, p. 1007.
91 Martindale (1977) *The Extra Pharmacopoeia*, 27th ed. London, Pharmaceutical Press, p. 1465–1467.
92 Martindale (1977) *The Extra Pharmacopoeia*, 27th ed. London, Pharmaceutical Press, p. 1188.
93 Neuvonen, P. J. (1976) *Drugs* **11**, 45.
94 A.M.A. Drug Evaluations (1971) *General Anaesthetics*, 1st ed., pp. 151–160.
95 Searcy, R. L. et al. (1965) *Antimicrob. Agents Chemother.* 1964, pp. 179–183.
96 Bogash, R. C. (1955) *Bull. Am. Soc. Hosp. Pharm.* **12**, 445.
97 Grant, H. R. (1962) *Hosp. Pharmst* **15**, 67.
98 Hamner, M. E. (1961) *Antibiotics Chemother.* **11**, 498.
99 Leeson, L. J. and Weidenheimer, J. F. (1969) *J. Pharm. Sci.* **58**, 355.
100 Neuvonen, P. J. et al. (1974) *Br. Med. J.* **4**, 532.
101 Neuvonen, P. J. and Penttilä, O. (1974) *Br. Med. J.* **1**, 535.
102 Ballek, R. E. et al. (1973) *Lancet* **1**, 150.
103 Levy, G. (1970) In: *Prescription Pharmacy*, 2nd ed. Philadelphia, Lippincott, pp. 70, 75, 80.
104 Penttilä, O. et al. (1974) *Br. Med. J.* **2**, 470.
105 Neuvonen, P. J. et al. (1975) *Br. J. Clin. Pharmacol.* **2**, 94.
106 Schocter, L. P. et al. (1976) *Lancet* **2**, 318.
107 Aro, A., et al. (1978) *Lancet* **1**, 673–674.
108 Tashima, C. K. (1971) *Br. Med. J.* **4**, 557.
109 Blumenthal, S. A. and Streeter, D. H. P. (1976) *Ann. Intern. Med.* **84**, 55.

3. ANTIKOAGULANTIEN

1. ANTIKOAGULANTIEN ZUR INTRAVENÖSEN GABE

1.1 **Heparin** *(Heparin-Natrium, lösl. Heparin)*

Präparate zur systemischen Anwendung: *Heparin-Injektions-Lsg., Heparin-Novo-Lösung, Calciparin, Eleparon, Liquemin, Thrombophob-Injekt.-Lsg., Vetren-Amp.*

Heparin ist eine körpereigene Substanz, die in hoher Konzentration in den basophilen Mastzellen vorkommt. Heparin ist ein wasserlösliches Polysaccharid mit einem Molekulargewicht von 20000. Aufgrund der vielfachen Veresterung mit Schwefelsäure ist Heparin die stärkste organische Säure, die im Säugetierorganismus vorkommt. Heparin wird aus Rinderlunge und anderen Säugetierorganen isoliert und besitzt gerinnungshemmende Eigenschaften. Es hemmt die Umwandlung von Prothrombin in Thrombin, so daß auch Fibrinogen nicht in Fibrin umgewandelt wird. Diese blutgerinnungshemmende Wirkung kann durch Protaminsulfat (Protamin-Sulfat-Novo, Protamin-Sulfat-Vitrum, Protamin „Roche") aufgehoben werden.

Heparin wird oral schlecht resorbiert. Nach intravenöser oder intramuskulärer Injektion wird es in hohem Maße an Plasmaproteine gebunden. Es wird in der Leber inaktiviert und im Urin hauptsächlich in Form des Heparinabbauprodukts Uroheparin wiedergefunden.

Wie bei den anderen Antikoagulantien besteht auch bei einer Heparinbehandlung die größte Gefahr im Auftreten von Blutungen. Heparin ist deshalb nur mit größter Vorsicht bei Patienten mit hämorrhagischer Diathese, subakuter bakterieller Endocarditis, Magen- oder Zwölffingerdarmgeschwür, Haemophilie, malignen Erkrankungen, fortgeschrittener Nieren- oder Lebererkrankung und Schwangerschaft anzuwenden. Die Menstruation stellt keine Kontraindikation für eine Heparinanwendung dar.

Soll Heparin einer intravenösen Infusionslösung zugesetzt werden, muß die Infusionslösung sorgfältig ausgewählt werden, da sonst das Heparin schnell inaktiviert wird *(siehe* Seite 11).

Die Langzeitbehandlung mit Heparin führt zur Osteoporose und verstärkter Kalziurie.

1.2 **Ancrod** *(Arwin-Amp.)* (Giftdrüsensekret der malaiischen Grubenotter).

Die Hemmung der Blutgerinnung erfolgt durch kontrollierte Defibrinierung. Ancrod (Arwin) wirkt enzymatisch auf das Fibrinmolekül, wodurch ein ungerinnbares Produkt entsteht. Arwin katalysiert die Hydrolyse einer Arginin-Glycin-Bindung in der α („A")-Kette des Fibrinogenmoleküls und spaltet so die Fibrinopeptide A, AP und AY ab. Im Gegensatz zum Thrombin greift Arwin die β („B")-Kette nicht an, so daß kein Fibrinopeptid B freigesetzt wird.

Die entstehenden Bruchstücke sind harnstofflöslich und können zu dünnen Filamenten (1–2 μ lang) polymerisieren. Da eine Quervernetzung wie bei normalem Fibrin nicht möglich ist, und das entstandene Fibrin veränderte α-Ketten besitzt, wird es vom körpereigenen Plasmin schnell gespalten und durch Phagocytose im retikulo-endothelialen System (RES) oder durch Fibrinolyse schnell aufgenommen bzw. aufgelöst. Bei einer Arwinüberdosierung ist das entsprechende Antidot zu verwenden.

2. ORALE ANTIKOAGULANTIEN (INDIREKTE ANTIKOAGULANTIEN)

2.1 *KUMARIN-DERIVATE*
Acenocumarol *(Sintrom)*
Dicumarol *(Dicuman, Cumarene)*
Ethylbiscumacetat *(Tromexan)*
Phenprocumon *(Marcumar)*
Warfarin-Natrium *(Cumadin, Panwarfin)*

2.2 *INDANDION-DERIVATE*
Anisindion *(Miradon)*
Diphenadion *(Dipaxin)*
Phenindion *(Phendional, Thrombasal)*

Kumarin- und Indandion-Derivate sind synthetische Verbindungen, die bei oraler Gabe wirksam sind. Anders als Heparin entfalten sie bei Zusatz zu Vollblut keine gerinnungshemmende Wirkung. Sie wirken indirekt, d.h. sie müssen im Körper resorbiert und metabolisiert werden, bevor sie wirksam werden. Es ist bekannt, daß sie auf die Bildung von mindestens 4 Blutgerinnungsfaktoren einwirken und daß ihr Wirkungsort die Leber ist. Beide Substanzklassen besitzen eine ähnliche blutgerinnungshemmende Wirkung, die sich nur in ihrer Wirkstärke und -dauer unterscheiden. In jedem Fall tritt die Wirkung erst nach ca. 12 Stunden ein. Diese Wirkungsverzögerung beruht nicht auf einer langsamen Resorption, sondern darauf, daß diese Arzneimittel erst nach ihrer Metabolisierung wirksam werden. Das Antidot für diese indirekt wirkenden Antikoagulantien ist Phytomenadion (Vitamin K, Konakion) das oral, intramuskulär oder intravenös gegeben werden kann.

Die Kontraindikationen für die Anwendung oraler Antikoagulantien sind dieselben wie bei Heparin. Toxische Wirkungen oraler Antikoagulantien sind selten. Die Kumarine rufen gelegentlich Exantheme und Alopezie hervor. Über das Auftreten von Gewebsnekrosen wurde hauptsächlich aus Schweizer Kliniken berichtet. Darüber hinaus wurden einige Fälle auch in Großbritannien beobachtet (diese nekrotischen Veränderungen traten bevorzugt in den folgenden Bereichen auf: Gesäß, Brust, Oberschenkeln; sie treten meist einige Tage nach Behandlungsbeginn und vorwiegend bei Frauen auf). Nach Gabe von Phenindion wurde über schwere und in einigen Fällen auch tödlich verlaufende toxische Reaktionen berichtet, insbesondere über das Auftreten von Dermatitis exfoliativa, Leber- und Nierenschäden sowie Blutdyscrasie.

Übersicht über den Wirkungseintritt und die Wirkungsdauer oraler Antikoagulantien.

Kurze Wirkungsdauer
Ethylbiscumacetat

Eine konstante Gerinnungshemmung ist schwer zu erreichen, selbst wenn das Arzneimittel alle 6 Stunden verabreicht wird. Die Prothrombinzeit muß während der Anwendung alle 2 Tage bestimmt werden. Das Wirkungsmaximum wird nach 18–30 Stunden erreicht. Die Prothrombinzeit normalisiert sich gewöhnlich innerhalb von 28 Stunden nach Verabreichung der letzten Dosis.

Mittlere Wirkungsdauer
Phenindion

Phenindion wurde häufig angewandt bis man feststellte, daß es schwere und in seltenen Fällen tödlich verlaufende toxische Reaktionen hervorrufen kann. Eine therapeutische Wirkung ist nach 24–30 Stunden feststellbar und das Wirkungsmaximum wird nach 36–48 Stunden erreicht. Die gerinnungshemmende Wirkung bleibt gewöhnlich bis zu 30 Stunden nach Absetzen der Behandlung erhalten.

Acenocumarol

Das Wirkungsmaximum wird nach 36–48 Stunden erreicht. Die Prothrombinzeit normalisiert sich gewöhnlich innerhalb von 48–72 Stunden nach Verabreichung der letzten Dosis.

Lange Wirkungsdauer
Anisindion

Das Wirkungsmaximum wird nach 34 Stunden erreicht. Die Prothrombinbildung kann bis zu 3 Tagen nach Beendigung der Therapie gehemmt sein.

Dicumarol

Obwohl dies das erste zu therapeutischen Zwecken verwandte Antikoagulantium vom Kumarintyp war, wird Dicumarol heute nur noch wenig verabreicht. Es wird langsam und im wechselnden

Antikoagulantien 127

Warfarin-Natrium	Ausmaß resorbiert. Die therapeutische Wirkung setzt nach etwa 24–72 Stunden ein. Die Wirkung kann bis zu 96 Stunden oder länger nach Absetzen des Präparates andauern.
	Dies ist das in den USA am häufigsten verschriebene Kumarinderivat. Es ist bei oraler und intravenöser Gabe gleich gut wirksam und kann außerdem intramuskulär verabreicht werden. Die therapeutische Wirkung setzt nach 12–18 Stunden ein und kann 5–6 Tage andauern.
Phenprocumon	Das Wirkungsmaximum wird nach 24–28 Stunden erreicht. Die Prothrombinzeit normalisiert sich innerhalb von 7–14 Tagen nach Verabreichung der letzten Dosis. Soll die gerinnungshemmende Wirkung während der Behandlung aufgehoben werden, ist gewöhnlich mehr als 1 Dosis Vitamin K$_1$ erforderlich.
Sehr lange Wirkungsdauer **Diphenadion**	Das Wirkungsmaximum ist nach 48–72 Stunden erreicht. Die Prothrombinbildung kann bis zu 20 Tagen nach Verabreichung der Dosis gehemmt sein.
Kombination	*Interaktion*	*Behandlung*
Antikoagulantien/Alkohol (1, 2)	Der Genuß selbst geringer Alkoholmengen verstärkt die Wirkung von Antikoagulantien vom Kumarintyp durch Hemmung ihrer Metabolisierungsgeschwindigkeit in der Leber. Bei Alkoholikern ist die Warfarin-Halbwertzeit aufgrund der Alkohol-bedingten Enzyminduktion in den Lebermikrosomen vermindert.	Gänzlicher oder weitgehender Alkoholverzicht.
Antikoagulantien/Allopurinol (Zyloric) (54, 62, 63, 64)	Allopurinol verstärkt die gerinnungshemmende Wirkung von Warfarin. Diese Interaktion beruht wahrscheinlich auf einer Hemmung der Warfarinmetabolisierung (63). Allopurinol bewirkt eine Verlängerung der Plasmahalbwertzeit von bis-Hydroxycumarin.	Die Festsetzung der Kumarindosis kann bei dieser Kombination bei einigen Patienten Schwierigkeiten bereiten. Angesichts des möglichen Auftretens einer Interaktion ist die Warfarindosis zu reduzieren.

Antikoagulantien

Kombination	Interaktion	Behandlung
Antikoagulantien/Anabolika (3, 4, 5, 54) z. B. Äthyloestrenol (Orabolin) Drostanolon (Masterid) Methandrostenolon (Dianabol) Methandriol (Methandrol) Metenolon (Primobolan) Nandrolon (Anadur, Deca-Durabolin) Oxymesteron (Tubil) Oxymetholon (Plenastril, Pardroyd) Stanozolol (Stromba)	Bei gleichzeitiger Gabe oraler Antikoagulantien und Anabolika sind in einigen Fällen Blutungen aufgetreten. Diese Interaktionen sind wahrscheinlich auf eine verminderte Bildung von Blutgerinnungsfaktoren zurückzuführen. Darüber hinaus wird angenommen, daß Anabolika die Antikoagulantienwirkung der Kumarine durch Erhöhung der Affinität an den Rezeptorbindungsstellen verstärken.	Diese Kombination ist zu vermeiden oder aber die Prothrombinzeit sorgfältig zu überwachen.
Antikoagulantien/Analgetika und Antiphlogistika Aspirin und andere Salicylate (1, 3, 5)	Diese Substanzen verdrängen Kumarine aus ihren Plasmaproteinbindungsstellen und verstärken dadurch deren blutgerinnungshemmende Wirkung. Salicylate bewirken ferner eine Herabsetzung des Plasmaprothrombinspiegels. Aspirin besitzt darüber hinaus ulzerogene Wirkungen und kann okkulte Blutungen aus oberflächlichen Erosionen im Magen hervorrufen. Die Blutungen können bei kombinierter Gabe beider Arzneimittel noch verstärkt werden.	Bei Patienten, die mit oralen Antikoagulantien behandelt werden, ist in jedem Fall von einer Aspiringabe abzusehen. Es gibt Hinweise dafür, daß die Möglichkeit einer Magen-Darm-Blutung bei Gabe von Natrium-Salicylat verringert ist. Jedoch sind alle Salicylate nur mit Vorsicht bei diesen Patienten anzuwenden.
Indometacin (3, 6, 7, 8)	Im Rahmen einer Indometacin-Behandlung kann es zur Ausbildung von Magengeschwüren kommen, unter Umständen in Verbindung mit Magen-Darmblutungen, die bei gleichzeitiger Antikoagulantiengabe noch verstärkt werden können. Es wird vermutet, daß Indometacin die Kumarine aus ihren Plasma-Proteinbindungsstellen verdrängt und dadurch ihre gerinnungshemmende Wirkung verstärkt wird (7).	Diese Kombination ist, wenn möglich, zu vermeiden.

Ketoprofen (Orudis, Alrheumum) (52) Naproxen (Naprosyn, Proxen) (52)	Beide Arzneimittel wurden zur Behandlung verschiedener Arthropathien eingesetzt. Nach oraler Verabreichung werden sie schnell resorbiert und an Plasmaproteine gebunden und können andere Arzneimittel kompetitiv aus ihren Bindungsstellen verdrängen. Dabei kommt es zu einer Potenzierung der Wirkung dieser Arzneimittel. Insbesondere bei Antikoagulantien ist hierauf zu achten. Keines der beiden Arzneimittel scheint eine enzyminduzierende Wirkung auf die Lebermikrosomen zu haben.	Diese Arzneimittel sollten Patienten während einer oralen Antikoagulantien-Behandlung nicht verabreicht werden.
Paracetamol (Ben-u-ron) (1, 3)	Paracetamol kann die Wirkung von Antikoagulantien vom Kumarintyp verstärken. Diese Wirkung ist jedoch von zweifelhafter klinischer Bedeutung, obwohl durch tägliche Dosen von 2–6 g Paracetamol die Prothrombinzeit von Patienten unter Warfarin-, Natrium-, Dicumarol- oder Phenprocumon-Behandlung verlängert wurde. In einer weiteren Studie wurde eine solche Interaktion bei einer täglichen Dosis von 3,25 g Paracetamol nicht festgestellt.	Wenn die Verabreichung eines Analgetikums erforderlich ist, stellt Paracetamol trotz des geringen Risikos einer Verstärkung der gerinnungshemmenden Wirkung das Arzneimittel der Wahl dar.
Phenylbutazon (1, 3, 5, 9) z. B. (Butazolidin, Demoplas, Elmedal) Oxyphenbutazon (3,5) z. B. (Phlogase, Tanderil)	Diese eng miteinander verwandten Arzneimittel verdrängen beide die Kumarine aus ihren Proteinbindungsstellen im Plasma und verstärken so deren gerinnungshemmende Wirkung. Wie andere Antiphlogistika (Antirheumatika) wirken beide Substanzen ulzerogen, so daß es bei einer Kombination mit Antikoagulantien zu arzneimittelbedingten gastro-intestinalen Schädigungen mit Ausbildung von Magen-Darm-Geschwüren und Blutungen kommen kann.	Diese Kombination ist, wenn möglich, zu vermeiden.

Kombination	Interaktion	Behandlung
Azapropazon (68, 69) (Proxilan)	Diese in ihrer Struktur mit Phenylbutazon verwandten Verbindung verdrängt Warfarin aus seinen Plasma-Proteinbindungsstellen und verstärkt so dessen gerinnungshemmende Wirkung. Diese Interaktion könnte jedoch auch auf eine Wirkung von Azapropazon auf die renale Clearance der R- und S-Isomere von Warfarin zurückzuführen sein.	Diese Kombination ist, wenn möglich, zu vermeiden.
Mefenaminsäure (3, 5, 10) (Parkemed, Ponalar)	Es ist darüber berichtet worden, daß Mefenaminsäure die Wirkung der Antikoagulantien vom Kumarintyp verstärken kann (11), möglicherweise aufgrund einer Verdrängungsreaktion aus den Plasma-Proteinbindungsstellen (10). Obwohl die Gefahr gastro-intestinaler Blutungen geringer ist als bei Aspirin, sollte Mefenaminsäure nur mit größter Vorsicht gleichzeitig mit Antikoagulantien angewendet werden.	Mefenaminsäure sollte, wenn möglich, nicht Patienten unter Antikoagulantien-Behandlung verabreicht werden.
Phenyramidol-Hydrochlorid (Cabral) (1, 5, 12)	Dieses Analgetikum hemmt die Kumarinmetabolisierung in der Leber und verstärkt somit deren gerinnungshemmende Wirkung.	Reduktion der oralen Antikoagulantien-Dosis.
Antikoagulantien/Antacida (13)	Es gibt Hinweise dafür, daß die gleichzeitige Verabreichung von Antazida die Resorption von Antikoagulantien vom Kumarintyp beeinträchtigen kann. Infolge einer pH-Wert-Verschiebung in den alkalischen Bereich, liegt dann ein höherer Prozentsatz des Antikoagulans in ionisierter Form vor, das nicht so gut wie die nicht-ionisierte Form absorbiert wird.	Unbedeutende Nebenwirkung.

Antikoagulantien 131

Antikoagulantien/Antibiotika oder antibakteriell wirksame Substanzen		
Cephaloridin (14, 54)	Cephaloridin verlängert die Prothrombinzeit und verstärkt die gerinnungshemmende Wirkung durch Hemmung der Vitamin-K-Resorption im Darm.	Die Prothrombinzeit ist sorgfältig zu überwachen.
Chloramphenicol (3)	Chloramphenicol verstärkt die Wirkung von Antikoagulantien durch zwei Mechanismen: 1. Hemmung der Vitamin-K-Resorption im Darm und 2. Hemmung der Kumarinmetabolisierung in der Leber.	Anwendung eines anderen Antibiotikums.
Griseofulvin (1, 3, 5, 15)	Aufgrund seiner enzymindizierenden Eigenschaften bewirkt Griseofulvin eine erhöhte Geschwindigkeit der Kumarinmetabolisierung. Hierdurch wird die gerinnungshemmende Wirkung antagonisiert.	Während einer Antikoagulantien-Behandlung sollte bei Patienten keine Griseofulvin-Therapie begonnen oder abgebrochen werden, ohne daß zuvor die Antikoagulantien-Dosis überprüft worden wäre.
Kanamycin (16)	Kanamycin kann die Vitamin-K-Synthese der Darmbakterien vermindern und bei Verabreichung über mehrere Tage hierdurch die Wirkung oraler Antikoagulantien verstärken.	Die Behandlung mit Kanamycin über einen längeren Zeitraum muß mit Vorsicht erfolgen und wenn nötig, die Antikoagulantien-Dosis reduziert werden.
Nalidixinsäure (5, 10)	Nalidixinsäure wird in hohem Maße an die Plasmaproteine gebunden. Es verdrängt Warfarin-Natrium *in vitro* aus dessen Plasma-Bindungsstellen und kann so dessen Wirkung verstärken.	Bis zum Vorliegen weiterer Daten über diese potentielle Interaktion sollte eine Kombination beider Präparate nur mit Vorsicht angewendet werden und die Antikoagulantiendosis rechtzeitig reduziert werden.

Kombination	Interaktion	Behandlung
Penicillin (17, 54)	Penicillin antagonisiert die gerinnungshemmende Wirkung von Heparin. Die klinische Bedeutung dieser Interaktion ist noch ungewiß.	Bis zum Vorliegen weiterer klinischer Daten ist diese Kombination nur mit Vorsicht anzuwenden.
Neomycinsulfat (1, 3) Streptomycinsulfat (18) Sulfonamide (3, 54) Tetracycline (3, 19, 54)	Diese Arzneimittel verringern die von den Darmbakterien synthetisierte Vitamin-K-Menge, wodurch die Wirkung oraler Antikoagulantien verstärkt werden kann. Sulfonamide verdrängen Kumarine aus ihren Protein-Bindungsstellen und verstärken so deren gerinnungshemmende Wirkung.	Diese Antibiotika sind mit Vorsicht Patienten während einer Behandlung mit oralen Antikoagulantien zu verabreichen, besonders dann, wenn die Antibiotikabehandlung über einen längeren Zeitraum erfolgt. Die Antikoagulantiendosis ist rechtzeitig zu reduzieren.
Antikoagulantien/Antikonvulsiva Phenytoin (5)	Phenytoin kann die Kumarine aus ihren Plasmabindungsstellen verdrängen und dadurch deren gerinnungshemmende Wirkung verstärken. Durch die Hemmung der Kumarinmetabolisierung wird deren Plasmahalbwertzeit von 9 auf 36 Stunden verlängert. Dicumarol hemmt die Phenytoinmetabolisierung in der Leber und verstärkt so dessen antikonvulsive Wirkung (20). Auch bei anderen Kumarinen, jedoch nicht bei Phenindion, ist eine solche Wirkung zu erwarten.	Sorgfältige Überwachung. Bei Patienten, die beide Arzneimittel erhalten, können Zeichen einer Phenytoin-Intoxikation auftreten. Falls erforderlich, sollte die Dosis des Antikonvulsivums reduziert werden oder, um diese Interaktion ganz zu vermeiden, sollte das Antikonvulsivum durch Phenindion ersetzt werden.
Carbamazepin (Tegretal) (32)	Carbamazepin verstärkt die Metabolisierung von Warfarin, wahrscheinlich aufgrund einer enzyminduzierenden Wirkung in den Lebermikrosomen.	Bei Beendigung oder Beginn einer Carbamazepin-Behandlung bei Patienten, die gleichzeitig Antikoagulantien erhalten, ist

Antikoagulantien 133

Antikoagulantien/Antidepressiva
MAO-Hemmer (21, 22, 54)
z. B.
Phenelzin
Iproniazid
Isocarboxazid
Mebanazin
Nialamid
Phenoxypropazin

MAO-Hemmer verstärken die gerinnungshemmende Wirkung von Kumarinen und können daher schwere Blutungen hervorrufen.

auf eine rechtzeitige Anpassung der Warfarindosis zu achten.

Diese Kombination ist zu vermeiden.

Trizyklische Antidepressiva (50, 51, 54)
z. B. Amitriptylin
Desipramin
Dibenzepin
Imipramin
(*Siehe* Seite 153–155, Übersicht über Antidepressiva und ihre Handelsnamen)

Trizyklische Antidepressiva verstärken die gerinnungshemmende Wirkung der Kumarine durch Verringerung der Metabolisierungsrate von Kumarinderivaten in der Leber. Dies kann zum Auftreten von Blutungen führen.

Der Gerinnungsstatus ist sorgfältig zu überwachen. Evtl. ist eine Reduzierung der Antikoagulantiendosis erforderlich.

Antikoagulantiem/Antidiabetika
Chlorpropamid (23)
Tolbutamid (3, 24, 25)
Biguanide, Phenformin (54)
(*Siehe* Seite 178, Übersicht über Antidiabetika und ihre Handelsnamen)

Die Interaktionen zwischen Antikoagulantien und Antidiabetika sind komplexer Natur und recht unterschiedlich. Sulfonylharnstoff-Derivate und Antikoagulantien vom Kumarintyp konkurrieren um dieselben Plasma-Proteinbindungsstellen, wobei die Sulfonylharnstoff-Derivate die Kumarine aus ihren Proteinbindungsstellen verdrängen und so deren gerinnungshemmende Wirkung erhöhen. Infolge der erhöhten Kumarinmetabolisierung kommt es zu einer Antagonisierung der blutgerinnunghemmenden Wirkung. Dicumarol (bis-Hydroxycumarin)

Eine Anpassung der Antikoagulantiendosis und/oder des Antidiabetikums kann nötig werden. Sowohl die Prothrombinzeit als auch die Blutzuckerspiegel sind sorgfältig zu kontrollieren.

134 Antikoagulantien

Kombination	Interaktion	Behandlung
	verlängert die Halbwertzeit von Tolbutamid bei Diabetikern (24) und Gesunden (25). Über eine ähnliche Wirkung ist von Chlorpropamid berichtet worden (23). Die erhöhten Tolbutamid-Blutspiegel können eine Hypoglykämie hervorrufen und außerdem eine verstärkte Verdrängung von Dicumarol aus seinen Plasma-Bindungsstellen bewirken.	
Antikoagulantien/Antidote Vitamin K z. B. Arcavit-K₄ Menadiol-Natrium-Diphosphat Menaphton, Menadion Menaphton-Natrium Bisulfat, Menadion-Natrium-Bisulfit (Austrovit-K, Vikaman, Kavitol) Phytomenadion Vitamin-K₁ (Konakion)	Phytomenadion ist ein natürlich vorkommendes Vitamin K, das therapeutisch zur Normalisierung der Prothrombinspiegel verwendet wird. Aufgrund seiner schnellen und langanhaltenden Wirkung hat es die anderen Verbindungen als Antidote bei Überdosierung mit Antikoagulantien weitgehend verdrängt. Es kann injiziert und oral verabreicht werden. *Phytomenadion ist kein Heparinantidot.*	Antidot oraler Antikoagulantien, aber *nicht* von Heparin.
Protamin-Sulfat Novo	Bei intravenöser Gabe neutralisiert Protaminsulfat die blutgerinnungshemmende Wirkung von Heparin und wird deshalb zur Blutstillung nach Heparinüberdosierungen verwendet. *Protaminsulfat ist kein Antidot oraler Antikoagulantien.*	Antidot von Heparin, jedoch *nicht* von oralen Antikoagulantien.
Antikoagulantien/Thyreostatika Methylthiouracil (Thyreostat) Propylthiouracil (Propycil)	Thiouracil-Derivate können eine Hypoprothrombinämie hervorrufen. Der zugrunde liegende Mechanismus ist unbekannt (26, 27).	Sorgfältige Überwachung des Gerinnungszustandes

Antikoagulantien 135

Antikoagulantien/Tuberkulostatika Rifampicin (38)	Rifampicin stimuliert den Warfarinmetabolismus.	Angesichts einer möglichen Interaktion sollte die Gabe von Rifampicin während der Behandlung von Warfarin nicht ohne vorherige Dosisanpassung vor Warfarin eingeleitet oder abgebrochen werden.
Antikoagulantien/kardiodepressiv wirkende Substanzen Chinidinsalze: -Bisulfat, -Gluconat, -Sulfat (1, 3, 28)	Chinidin besitzt eine kumulierende Wirkung und kann zur verminderten Bildung der Gerinnungsfaktoren führen, wodurch die Wirkung von Antikoagulantien vom Kumarin- und Indandiontyp verstärkt wird.	Die Antikoagulantiendosis ist gegebenenfalls zu reduzieren.
Antikoagulantien/Cimetidin (65) (Tagamet)	Bisher sind 17 Fälle einer verstärkten gerinnungshemmenden Wirkung von Warfarin bei Cimetidinbehandelten Patienten (Tagamet) bekannt geworden (65). Bei mit Warfarin behandelten Probanden verstärkte Cimetidin die Warfarinwirkung und führte zu erhöhten Plasmawerten von Warfarin (*Williams, J. R. B.* (1978) persönliche Mitteilung).	Bei gleichzeitiger Verabreichung ist die Warfarin-Dosis zu reduzieren.
Antikoagulantien/Clofibrat (1, 3, 5, 54)	Clofibrat (Regelan) kann die Wirkung von Antikoagulantien vom Kumarintyp durch Interferenz an den Rezeptorbindungsstellen erhöhen.	Bei gleichzeitiger Verabreichung sollte zunächst die Antikoagulantiendosis reduziert, Clofibrat verabreicht, und anschließend die Antikoagulantiendosis neu festgesetzt werden.
Antikoagulantien/auf das ZNS stimulierend wirkende Pharmaka Methylphenidat-Hydrochlorid (5, 29) (z. B. Ritalin)	Methylphenidat hemmt die Metabolisierung der Kumarine und verstärkt so ihre Antikoagulantienwirkung.	Eine Reduktion der Kumarin-Dosis kann erforderlich sein.

Kombination	Interaktion	Behandlung
Antikoagulantien/Corticosteroide (3)	Unter einer Corticosteroid-Therapie ist der Antikoagulantien-Bedarf nachweislich erhöht. Bei Patienten unter Antikoagulantienbehandlung können Corticosteroide zur Bildung von Magengeschwüren mit Blutungen führen.	Während einer Antikoagulantienbehandlung sollte eine gleichzeitige Corticosteroid-Gabe vermieden werden.
Antikoagulantien/Co-trimoxazol (55, 56, 57, 58, 59) z. B. Bactrim Co-Trim-Tablinen Eusaprim	Über eine Verstärkung der gerinnungshemmenden Wirkung von Warfarin ist von vielen Autoren berichtet worden. Der Wirkungsmechanismus ist unbekannt, könnte jedoch auf einer verminderten Vitamin-K-Synthese aufgrund der Co-trimoxazol-Wirkung auf die Darmflora beruhen, oder aber in einer Verdrängung von Warfarin aus seinen Plasmabindungsstellen. Eine weitere Möglichkeit wäre die Hemmung des Warfarinmetabolismus (Co-trimoxazol verlängert bekanntlich auch die Plasmahalbwertzeit von Phenytoin).	Bei therapeutischer Behandlung von Patienten mit Co-trimoxazol, die auf Warfarin eingestellt sind, ist die Antikoagulantiendosis rechtzeitig zu reduzieren.
Antikoagulantien/Depronal Retard Dextropropoxyphen (Depronal-retard) Paracetamol (Ben-u-ron) (60)	Bei Depronal Retard-Gabe während einer gleichzeitigen Behandlung mit Antikoagulantien (Warfarin) trat bei zwei Patienten eine starke Hämaturie auf. Man nimmt an, daß diese Interaktion auf eine Hemmung des Warfarin-Metabolismus durch Dextropropoxyphen beruht. Bei einem der beiden Patienten stieg der Warfarin-Plasmaspiegel von 5,9 μmol/l auf 7,8 μmol/l trotz einer Dosisreduzierung. Die Zahl der Berichte über das Auftreten dieser Interaktion nimmt zu.	Bei Depronal Retard-Gabe an Patienten, die mit Antikoagulantien (Warfarin) behandelt werden, ist angesichts des Auftretens dieser Interaktion rechtzeitig die Warfarindosis zu reduzieren und die Prothrombinzeit sorgfältig zu überwachen.

Antikoagulantien 137

Antikoagulantien/Diuretika
Etacrynsäure (5, 10)

Etacrynsäure verdrängt Warfarin aus seinen Plasmabindungsstellen. Bei einer Hypoalbuminämie oder Nieren-Insuffizienz wird der Anteil an freigesetztem Warfarin zusätzlich erhöht.

Obwohl diese Interaktion nur *in vitro* festgestellt wurde, gibt es klinische Anhaltspunkte dafür, daß eine Dosisreduzierung bei Antikoagulantien erforderlich sein kann.

Diuretikakombinationen mit Spironolacton (54)

Die Überwachung des Blutgerinnungsstatus erweist sich als sehr schwierig. Eine häufige Änderung der Kumarindosis ist zur Erreichung einer verkürzten Prothrombinzeit erforderlich.

Bei Patienten, die mit einer Spironolacton-haltigen Diuretika-Kombination behandelt werden, sind häufige Kontrollen erforderlich.

Antikoagulantien/Heparin (30)

Die Kombination von oralen Antikoagulantien und Heparin verlängert die Prothrombinzeit. Nach anfänglicher Einstellung mit Heparin werden häufig Kumarine eingesetzt.

Zur Vermeidung ungenauer Laborergebnisse, die zu einer Fehlberechnung der erforderlichen oralen Antikoagulantiendosis führen, sollte die Prothrombinzeit nicht während der ersten 6 Stunden nach intravenöser Heparin-Injektion bestimmt werden (30).

Antikoagulantien/Hypnotika oder Sedativa
Barbiturate (1, 3, 5, 31, 54)

Die Metabolisierung von Antikoagulantien vom Kumarintyp wird durch eine Barbiturat-induzierte Enzyminduktion beschleunigt. Bei Patienten, die mit einer solchen Kombination behandelt werden, besteht nach Absetzen der Barbiturate die Gefahr des Auftretens von Blutungen, wenn keine Dosisanpassung der Antikoagulantien erfolgt (54). Barbiturate können außerdem die gastro-intestinale Resorption von Antikoagulantien vermindern.

Bei Patienten unter Behandlung mit oralen Antikoagulantien sollte ohne vorherige sorgfältige Anpassung der Antikoagulantiendosis mit der Gabe von Barbituraten nicht begonnen werden. Die Anwendung von Chlordiazepoxyd (Librium) oder Diphenhydramin (Benadryl) kann als gefahrlosere Alternative zu einer Kombination von Antikoagulantien mit Benzodiazepin betrachtet werden (S. 140). Zu einer komplizierten Interaktion zwischen Benzodiazepinen und Kumarinen kommt es bei digitalisierten Patienten (54).

Kombination	Interaktion	Behandlung
Chloralhydrat (Chloraldurat) und verwandte Verbindungen: Dichloralphenazon (5, 33, 34, 35) (Febenol forte)	Chloralhydrat und verwandte Verbindungen verdrängen Kumarine aus ihren Proteinbindungsstellen im Plasma und können so anfänglich deren gerinnungshemmende Wirkung verstärken. Jedoch erhöhen sie infolge einer Enzyminduktion in den Lebermikrosomen auch die Kumarinmetabolisierung, so daß es zu einer Verminderung der Antikoagulantienwirkung kommt.	Während einer Behandlung mit Antikoagulantien sollte die Dosis Chloralhydrat-haltiger Hypnotika nicht verändert werden. Wird eine Antikoagulantienbehandlung in Betracht gezogen, sollte die Anwendung eines anderen Hypnotikums spätestens zu diesem Zeitpunkt erwogen werden (*siehe* auch Antikoagulantien/Benzodiazepine, S. 140).
Ethchlorvynol (15, 36) Glutethimid (1, 3, 5) (Seite 271–272, 281, 279–280, Übersicht über Hypnotika und ihre Handelsnamen)	Diese Hypnotika erhöhen die Metabolisierungsgeschwindigkeit von Antikoagulantien vom Kumarintyp aufgrund einer Enzyminduktion in den Lebermikrosomen.	Die Behandlung mit enzyminduzierenden Hypnotika ist zu vermeiden (*siehe* Antikoagulantien/Benzodiazepine, S. 140).
Antikoagulantien/Ionen-Austauscher Colestyramin (37, 54) (Quantalan)	Schon bei alleiniger Cholestyramingabe kann es infolge unzureichender Vitamin-K-Resorption im Darm zu einer Hypoprothrombinämie mit Blutungen kommen. Eine gleichzeitige Gabe von Antikoagulantien könnte deshalb diesen Zustand noch verschlimmern. Wie außerdem Tierversuche ergeben haben, kann Colestyramin im Darm Warfarin binden und so dessen Resorption verzögern.	Diese Kombination ist zu vermeiden.
Antikoagulantien/flüssiges Paraffin (39) z. B. flüssiges Paraffin flüssiges Paraffin und Phenolphthalein	Flüssiges Paraffin vermindert die intestinale Resorption fettlöslicher Stoffe, einschl. Vitamin K. Durch diese verringerte Vitamin-K-Resorption wird die Wirkung oraler Antikoagulantien verstärkt.	Bei Patienten unter oraler Antikoagulantientherapie ist der Gebrauch von Laxantien, die flüssiges Paraffin oder Emulsionen mit flüssigem Paraffin enthalten, über einen längeren Zeitraum einzu-

(Agarol, Obstinol, Tirgon-Emulsion)

schränken. Es sollten andere Laxantien empfohlen werden. Jedoch ist darauf hinzuweisen, daß der übermäßige Gebrauch jeglicher Abführmittel die intestinale Resorption von Vitamin K ebenfalls hemmen kann.

Antikoagulantien/Metronidazol
(Arilin,
Clont,
Flagyl (61),
Fossypol,
Kreucosan,
Rathimed-N,
Sanatrichom,
Tricho-Cordes,
Tricho-Gynaedron,
Trichex,
Trichostop)

Neben seiner therapeutischen Anwendung bei einer Trichomonadeninfektion wird oral verabreichtes Metronidazol zunehmend zur Behandlung von Infektionen mit anaeroben Erregern sowie zur Infektprophylaxe bei Patienten eingesetzt, die sich einer Operation unterziehen müssen. Metronidazol hemmt die Metabolisierung von Warfarin aufgrund seiner Disulfiram-ähnlichen Wirkung, indem die Aldehyd-Dehydrogenase und hydroxylierende Enzymsysteme gehemmt werden. Warfarin liegt in zwei optischen Isomeren-Formen vor. S(–)-Warfarin, das zu 7-Hydroxy-Warfarin metabolisiert wird, und R(+)-Warfarin, das zu 6-Hydroxy-Warfarin und dann zu einem Alkoholprodukt metabolisiert wird. Eine Wirkung von Metronidazol scheint stereospezifisch nur für S(–)-Warfarin vorhanden zu sein.

Angesichts einer möglichen Interaktion ist bei Patienten unter Antikoagulantientherapie bei gleichzeitiger Metronidazol-Gabe die Warfarin-Dosierung zu reduzieren. Außerdem ist die Prothrombinzeit regelmäßig zu überwachen.

Antikoagulantien/orale Kontrazeptiva
(40, 41, 42)
(*Siehe* Seite 300–301, Übersicht über orale Kontrazeptiva und ihre Handelsnamen)

Orale Kontrazeptiva erhöhen, die Bildung spezifischer Blutgerinnungsfaktoren (43), wodurch die Wirksamkeit einer Antikoagulantientherapie beeinflußt werden kann. Diese Interaktion kann bei Frauen während einer Antikoagulantienbehandlung aufgrund tiefer Venenthrombosen bei gleichzeitiger Einnahme oraler Kontrazeptiva von Bedeutung

Die Einnahme oraler Kontrazeptiva kann eine Erhöhung der oralen Antikoagulantiendosis erforderlich machen. Bei einigen Patienten sollten alternative Verhütungsmethoden bevorzugt werden. *Beim Auftreten von Thrombosen muß das orale Kontrazeptivum abgesetzt werden.*

Kombination	Interaktion	Behandlung
	sein, da höhere Antikoagulantiendosen über Tage hinweg, sogar nach Absetzen des Kontrazeptivums, erforderlich sein können. Paradoxerweise ist für orale Kontrazeptiva bei einigen Patienten auch über eine Verstärkung der Antikoagulantienwirkung berichtet worden.	
Antikoagulantien/Chininsalze (3, 5) Chininsalze -Bisulfat, -Dihydrochlorid, -Hydrochlorid, -Sulfat	Chinin kann die Prothrombinbildung in der Leber hemmen und die Wirkung von Antikoagulantien verstärken.	Eventuell ist eine Reduzierung der Antikoagulantiendosis erforderlich. In einigen Studien (54) wurden keine Interaktionen festgestellt.
Antikoagulantien/Silicone (66)	Dimethylpolysiloxan (Best. von Elugan, Enzym-Lefax, Flatudestal, Lefax, Pankreoflat, Sab etc.) beeinträchtigt die Warfarinresorption.	Arzneimittelinteraktionen von geringer Bedeutung.
Antikoagulantien/Schilddrüsenhormone Dextrothyroxin-Natrium (Dynothel, Eulipos, Nadrothyron) Liothyronin-Natrium (44, 45, 46) (Thybon) L-Thyroxin-Natrium (Euthyrox, Novothyral)	Schilddrüsenhormone können die Wirkung von Antikoagulantien verstärken (47). Klinische Berichte über diese Interaktion beziehen sich auf Dextrothyroxin (44, 45, 46), aber auch Schilddrüsen glandulae sicc. und andere Schilddrüsenhormone können wahrscheinlich ähnliche Interaktionen hervorrufen. Als Mechanismus wird eine verstärkte Affinität zu Rezeptorbindungsstellen angenommen.	Patienten unter Antikoagulantien-Behandlung sind bei zusätzlicher Gabe von Thyreoideae glandulae sicc. oder Schilddrüsenhormonen sorgfältig zu überwachen. Die Antikoagulantiendosis ist rechtzeitig zu reduzieren.
Antikoagulantien/Tranquillizer Benzodiazepine (48, 49) e. g. Chlordiazepoxid Diazepam	Benzodiazepine haben bei klinischer Anwendung keine Beeinträchtigung der gerinnungshemmenden Wirkung von Kumarinderivaten gezeigt. Ihre Anwendung bei Patienten, die unter Langzeitbehandlung mit oralen Antikoagulantien stehen, erscheint	Benzodiazepin-Tranquilizer sind die Mittel der Wahl, wenn ein Sedativum oder Hypnotikum (anstelle von Barbituraten, Chloralhydratderivaten, Ethchlorvynol oder Glutethimide) bei Patienten

Medazepam Oxazepam (*Siehe* S. 277, Übersicht über Benzodiazepine und ihre Handelsnamen)	daher unbedenklich. Eine kompliziertere Interaktion zwischen Benzodiazepinen und Kumarinen tritt bei digitalisierten Patienten auf (54).	unter oraler Antikoagulantien-Behandlung erforderlich ist (*Siehe* Antikoagulantien/Hypnotika oder Sedativum, S. 137–138).
Carbamate z. B. Meprobamat (3, 5, 50)	Meprobamat induziert die Arzneimittelmetabolisierenden Enzyme in den Lebermikrosomen. Dieser Mechanismus ist wahrscheinlich verantwortlich für den Wirkungsverlust oraler Antikoagulantien bei gleichzeitiger Meprobamat-Gabe.	Bis zur Klärung der Bedeutung dieser Interaktion sollte Meprobamat bei Patienten unter Antikoagulantientherapie ohne vorherige Anpassung der Antikoagulantiendosis nicht eingesetzt oder abgesetzt werden.
Antikoagulantien/Xanthin-Oxidasehemmer Allopurinol (Zyloric) (54, 64)	Eine verminderte Metabolisierungsgeschwindigkeit von Kumarin wird beobachtet. Die Überwachung der Antikoagulantientherapie ist sehr schwierig.	Bei Gichtpatienten, die mit Allopurinol behandelt werden, ist die Anwendung von Antikoagulantien vom Kumarintyp zu vermeiden. Phenindion ist in diesen Fällen das geeignete Alternativpräparat.
Antikoagulantien/Aspirin und andere nicht-steroidale, antiphlogistisch wirkende Analgetika (Xanthinderivate) (67)	Bei einer Ancrod-Therapie sollten keine ulzerogen wirkenden oder Magenreizungen hervorrufenden Arzneimittel gegeben werden.	Die kombinierte Anwendung ist zu vermeiden.
Ancrod (Arwin)/Plasma-Expander	Plasmaersatzmittel wie z. B. Dextrane können bei Patienten mit gesteigerter Fibrinolyse schwere Blutungen hervorrufen und sollten deshalb während der ersten zehn Tage einer Ancrod-Behandlung vermieden werden (67). Blutungen während einer Ancrod-Behandlung sind mit dem speziellen Antidot zu behandeln.	Die Anwendung dieser Kombination ist zu vermeiden.

LITERATURHINWEISE

1 Udall, J. A. (1970) *Clin. Med.* **77**, 20.
2 *Journal of the American Medical Association* (1968) Editorial, **206**, 1709.
3 Koch-Weser, J. and Sellers, E. M. (1971) *N. Engl. J. Med.* **285**, 487, 547.
4 Pyörälä, K. and Kekki, M. (1963) *Lancet* **2**, 360.
5 *Drug and Therapeutics Bulletin* (1972) **10**, 25.
6 Azarnoff, D. L. and Hurwitz, A. (1970) *Pharmacol. Physicians* **4**, 1.
7 Hoffbrand, B. I. and Kininmonth, D. A. (1967) *Br. Med. J.* **2**, 838.
8 Brodie, B. B. (1965) *Proc. R. Soc. Med.* **58**, 946.
9 Aggeler, P. M. et al. (1967) *N. Engl. J. Med.* **276**, 496.
10 Sellers, E. M. and Koch-Weser, J. (1970) *Clin. Pharmacol.-Ther.* **11**, 524.
11 Martindale (1977) *The Extra Pharmacopoeia*, 27th ed. London, Pharmaceutical Press, p. 198.
12 Carter, S. A. (1965) *N. Engl. J. Med.* **273**, 423.
13 Ambre, J. J. and Fischer, L. J. (1973) *Clin. Pharmacol. Ther.* **14**, 231.
14 Council on Drugs (1968) *JAMA* **206**, 1289.
15 Cullen, S. I. and Catalano, P. M. (1967) *JAMA* **199**, 582.
16 Kippel, A. P. and Pitsinger, B. (1968) *Arch. Surg.* **96**, 266.
17 Williams, J. T. and Moravec, D. F. (1966) *Hosp. Mgmt* **1**, 28.
18 Moser, R. H. (1964) *Diseases of Medical Progress*, 2nd ed. Illinois, Charles Thomas, p. 134.
19 Searcy, R. L. et al. (1965) *Antimicrob. Agents Chemother.* 1964, pp. 179–183.
20 Hansen, J. M. et al. (1971) *Acta Med. Scand.* **189**, 15.
21 DeNicola, P. et al. (1964) *Thrombos. Diathes. Haemorrh. (Stuttg.)* Suppl. **12**, 125.
22 Fumarola, D. et al. (1964) *Haematologica* **49**, 1248.
23 Kristensen, M. and Hansen, J. M. (1968) *Acta Med. Scand.* **183**, 83.
24 Kristensen, M. and Hansen, J. M. (1967) *Diabetes* **16**, 211.
25 Solomon, H. M. and Schrogie, J. J. (1967) *Metabolism* **16**, 1029.
26 Clin. Alert (1968) *Anticoagulants-Drug Interactions* No. 103.
27 Kazmier, F. J. and Spittal, J. A. (1970) *Mayo Clin. Proc.* **45**, 249.
28 Gazzangia, A. B. and Stewart, D. R. (1969) *N. Engl. J. Med.* **280**, 711.
29 Garretson, L. K. et al. (1969) *JAMA* **207**, 2053.
30 Hansten, P. D. (1971) *Drug Interactions*, 3rd ed. Philadelphia, Lea & Febiger, p. 37.

31 Cucinell, A. A. et al. (1965) *Clin. Pharmacol. Ther.* **6**, 420.
32 Hansen, J. M. et al. (1971) *Clin. Pharmacol. Ther.* **12**, 539.
33 Boston Collaborative Drug Surveillance Program (1972) *N. Engl. J. Med.* **286**, 53.
34 Sellers, E. M. and Koch-Weser, J. (1970) *N. Engl. J. Med.* **283**, 827.
35 Breckenridge, A. et al. (1971) *Clin. Science* **40**, 351.
36 Johansson, S. (1968) *Acta Med. Scand.* **184**, 297.
37 Gross, L. and Brotman, M. (1970) *Ann. Intern. Med.* **72**, 95.
38 O'Reilly, R. A. (1974) *Ann. Int. Med.* **81**, 337.
39 Becker, G. L. (1952) *Am. J. Dig. Dis.* **19**, 344.
40 Schrogie, J. J. et al. (1967) *Clin. Pharmacol. Ther.* **8**, 670.
41 F.D.A. (1968) *Revised Labelling for Oral Contraceptives.*
42 *Oral Contraceptives* (1974), Bulletin Vol. 5, No. 3. Health Protection Branch, Department of Health and Welfare, Canada.
43 D'Arcy, P. F. and Griffin, J. P. (1972) *Iatrogenic Diseases.* London, Oxford University Press. p. 60.
44 Owens, J. C. et al. (1962) *N. Engl. J. Med.* **266**, 76.
45 Schrogie, J. J. and Solomon, H. M. (1967) *Clin. Pharmacol. Ther.* **8**, 70.
46 Solomon, H. M. and Schrogie, J. J. (1967) *Clin. Pharmacol. Ther.* **8**, 797.
47 Martindale (1977) *The Extra Pharmacopoeia*, 27th ed. London, Pharmaceutical Press, p. 1509.
48 Breed, W. P. M. and Haanen, C. (1971) *Ned. T. Geneesk.* **115**. 1835.
49 Orme, M. et al. (1972) *Br. Med. J.* **3**, 611.
50 Gould, L. et al. (1972) *JAMA* **220**, 1460.
51 Remmer, H. and Mercker, H. J. (1965) *Ann. N.Y. Acad. Sci.* **123**, 79.
52 Vessel, E. S. et al. (1970) *N. Engl. J. Med.* **283**, 1484.
53 *Drug and Therapeutics Bulletin* (1974) **12**, 25.
54 Williams, J. R. B., Griffin, J. P. and Parkins, A. (1976) *Q. J. Med.* **45**, 63.
55 Hassal, C. et al. (1975) *Br. Med. J.* **2**, 684.
56 Hansen, J. M. et al. (1975) *Br. Med. J.* **2**, 684.
57 De Swiet, J. (1975) *Br. Med. J.* **3**, 491.
58 Hassali, C. et al. (1975) *Lancet* **2**, 1155.
59 Barnett, D. B. and Hancock, B. W. (1975) *Br. Med. J.* **1**, 608.
60 Orme, M. et al. (1976) *Br. Med. J.* **1**, 200.
61 Kazmier, F. J. (1976) *Mayo Clin. Proc.* **51**, 782.
62 Self, T. H. et al. (1975) *Lancet* **2**, 557.

63 Rawlins, M. D. and Smith, S. E. (1973) *Br. J. Pharmacol.* **48**, 693.
64 Vessel, E. S. et al. (1970) *N. Engl. J. Med.* **283**, 1484.
65 Flind, A. C. (1978) *Lancet* **2**, 1054.
66 Talbot, J. M. and Heade, B. W. (1971) *Lancet* **1**, 1292.
67 *Data Sheet Compendium* (1978) London, ABPI, pp. 117–119.
68 Powell-Jackson, P. R. (1977) *Br. Med. J.* **1**, 1193.
69 McElnay, J. C. and D'Arcy, P. F. (1977) *Br. Med. J.* **2**, 773–774.

4. ANTIKONVULSIVA

1. HYDANTOINE
Methoin *(Mephenytoin; Epilan, Best. v. Epilunal; Mesantoin)*
Phenytoin *(Difhydan, Phenhydan, Zentropil)*
Phenytoin-Natrium *(Epanutin, Best. v. Citrullamon, Comital, Zentromid)*

2. OXAZOLIDINE
Paramethadion *(Paradion)*
Trimethadion *(Tridion)*

3. SUCCINIMIDE
Ethosuximid *(Petinimid, Petnidan, Pyknolepsinum, Simatin, Suxinutin)*
Mesuximid *(Petinutin)*

4. PHENACETYL-HARNSTOFFDERIVATE
Phenacemid *(Phenutal)*

5. BARBITURATE MIT LANGZEITWIRKUNG UND VERWANDTE VERBINDUNGEN
Phenobarbital *(Anirrit, Luminal, Luminaletten, Phenobarbital, Phaenemal, Seda-Tablinen; Best. von Maliasin)*
Methylphenobarbital *(Prominal)*
Primidon *(Cyral, Liskantin, Mylepsinum, Mysolin, Resimatil)*

6. BENZODIAZEPINE
Diazepam *(Valium)*
Clonazepam *(Rivotril)*

7. ANDERE PRÄPARATE

Beclamid *(Neuracen, Posedrine Dragees)*
Carbamazepin *(Tegretal, Timonil)*
Sultiam *(Ospolot)*
Valproinat (Natriumsalz der Valproinsäure) *(Convulex, Ergenyl, Orfiril)*

Die überwiegende Mehrzahl der Arzneimittelinteraktionen mit Antikonvulsiva tritt bei Phenytoin und Phenobarbital auf. Phenytoin wird von den Enzymen der Lebermikrosomen zu einem unwirksamen Hydroxylderivat metabolisiert, das mit der Galle und dem Urin als Glucuronid ausgeschieden wird. 60–70% der verabreichten Dosis werden auf diesem Wege metabolisiert. 5% werden in unveränderter Form mit dem Urin und etwa 30% als andere Metaboliten ausgeschieden. Die mit der Galle ausgeschiedenen Metaboliten von Phenytoin werden im Darm rückresorbiert und somit die Ausscheidung des Arzneimittels verzögert (entero-hepatischer Kreislauf).

Es kann zu einer Sättigung der für die Metabolisierung von Phenytoin benötigten Enzyme kommen. Viele der mit Phenytoin in Wechselwirkung tretenden Arzneimittel bewirken eine solche Enzymsättigung, so daß diese Reaktionen bei Patienten, die zur Anfallsprophylaxe hohe Phenytoindosen benötigen, besonders gefährlich sind. Die Phenytoinwirkung wird von Arzneimitteln verstärkt, die seine Metabolisierungsgeschwindigkeit in der Leber vermindern oder die Leberfunktion beeinträchtigen. Im umgekehrten Fall wird die Phenytoinwirkung durch Arzneimittel vermindert, welche die Enzymaktivität in der Leber stimulieren.

Phenytoin-Natrium überwindet die Plazentaschranke und ist daher während einer Schwangerschaft nur mit Vorsicht anzuwenden. Darüber hinaus wird es auch in der Muttermilch gefunden. Phenytoin sollte mit Vorsicht Patienten verabreicht werden, die gleichzeitig mit Schilddrüsenhormonpräparaten behandelt werden, da das Phenytoin Thyroxin aus seiner Plasmaproteinbindung verdrängt und so die Konzentration an ungebundenem Thyroxin erhöht. Bei einigen mit Phenytoin behandelten Patienten wurde eine Megaloblasten-Anämie mit niedrigen Serumfolatspiegeln beobachtet. Phenytoin hemmt sowohl *in vitro* als auch *in vivo* die Dekonjugasen in der Leber und Darmmukosa, die zur Umwandlung der Folsäurekonjugate, wie sie in der Nahrung vorliegen, in leicht resorbierbare freie Folsäure nötig sind.

Toxische Nebenwirkungen treten bei einer Phenytoin-Natrium-Behandlung recht häufig auf und können in einigen Fällen schwerwiegende Folgen haben. Die weniger schweren Nebenwirkungen verschwinden gewöhnlich nach Dosisreduzierung über einige Tage und anschließende allmähliche Dosiserhöhung bis zur Ausgangsdosierung. Die o. a. Nebenwirkungen äußern sich in Schwindelgefühl, Übelkeit und Exanthemen. Druckempfindlichkeit und Hyperplasie des Zahnfleisches treten besonders häufig bei jüngeren Patienten auf. Weniger oft kommt es zu einem Hirsutismus, der am deutlichsten bei jungen Frauen in Erscheinung tritt. Als weitere Nebenwirkungen können Tremor, Fieber, Erbrechen, Schleier vor den Augen, Ataxie, geistige Verwirrung und Halluzinationen auftreten. Bei einer Leukopenie, Pancytopenie, Dermatitis exfoliativa und Purpura kann in sehr schweren Fällen ein sofortiges Absetzen des Arzneimittels erforderlich sein. In seltenen Fällen ist über Lupus erythematodes und eine ausgedehnte Lymphadenopathie im Zusammenhang mit Fieber, Hepatomegalie und Splenomegalie berichtet worden.

Phenytoin-Natrium ist in gelöster Form stark alkalisch (pH-Wert ca. 11–12) und kann Magenreizungen hervorrufen. Dies kann bis zu einem gewissen Grad durch Einnahme des Medikaments mit mindestens einem halben Glas Wasser nach den Mahlzeiten verhindert werden. Jedoch ist die therapeutische Wirkung bei Einnahme vor dem Essen am stärksten.

Phenobarbital wird weitgehend in unveränderter Form mit dem Urin ausgeschieden. Es wird nur zu etwa 40% an Plasmaproteine gebunden. Etwa 10% einer Dosis werden zu einem unwirksamen Hydroxy-Derivat metabolisiert und im Urin mit dem unveränderten Arzneimittel ausgeschieden. Da es schwach sauer ist, wird es bei hohem Urin-pH-Wert schneller, und bei niedrigem pH-Wert langsamer ausgeschieden. Zwei Mechanismen spielen bei der Entstehung von Arzneimittelinteraktionen eine Rolle: erstens wirkt Phenobarbital enzyminduzierend auf die Lebermikrosomen und verringert so die Wirksamkeit einer Reihe anderer Arzneimittel einschließlich Phenytoin (siehe Tabelle 4, S. 25, und S. 28–31) durch Verstärkung ihrer Metabolisierungsgeschwindigkeit. Die gleichzeitige Verabreichung von Phenytoin und Phenobarbital bei Epileptikern führt zu einer Senkung des Phenytoin-Plasmaspiegels auf geringere Werte, als sie bei alleiniger Gabe von Phenytoin erreicht werden. Glücklicherweise stellt diese Veränderung der Phenytoin-Metabolisierung kein Problem bei der Behandlung von Epileptikern dar, da auch Phenobarbital antikonvulsiv wirkt. Ferner wird durch die ZNS-dämpfende Wirkung von Phenobarbital die Wirkung jedes anderen, auf das ZNS dämpfend wirkenden Arzneimittels verstärkt. Genauere Angaben zu Interaktionen zwischen Phenobarbital und anderen Arzneimitteln finden sich in der Zusammenstellung von Arzneimittelinteraktionen mit Barbituraten auf den Seiten 271–273.

Andere Antikonvulsiva sind im Zusammenhang mit dem Auftreten von Arzneimittelwechselwirkungen nur von untergeordneter Bedeutung. Carbamazepin ist in seiner Struktur eng mit den trizyklischen Antidepressiva verwandt. Es ist daher vermutet worden, daß es bei Patienten während einer Behandlung mit MAO-Hemmern (siehe Arzneimittelinteraktionen mit Antidepressiva, S. 153–155) gefährlich sein könnte, obwohl bisher keine klinischen Angaben über solche Interaktionen vorliegen. Sultiam scheint die Metabolisierung von Diphenylhydantoin in der Leber zu hemmen, wodurch die Plasmahalbwertzeit von Diphenylhydantoin verlängert wird und höhere Plasmaspiegel beobachtet werden. Diese Arzneimittelinteraktion ist von klinischer Relevanz und könnte bei Kombinationsbehandlung mit Antiepileptika von Bedeutung sein. Benzodiazepine haben eine geringe Wirkung auf die Enzymsysteme in den Lebermikrosomen und verursachen keine Wechselwirkungen, wie sie gewöhnlich bei Arzneimitteln mit enzymminduzierenden Eigenschaften auftreten. Experimentelle Untersuchungen zu Natriumvalproinat haben ergeben, daß diese Substanz zu einer Erhöhung der γ-Amino-Buttersäure (GABA)-Konzentration im Gehirn durch Hemmung der GABA-Transaminase führt, einem für den GABA-Abbau verantwortlichen Enzym. Zwischen der Anfallshäufigkeit und den GABA-Spiegeln besteht keine direkte Korrelation, obwohl zunehmend darauf hingewiesen wird. Natrium-Valproinat vermag die sedativen Wirkungen anderer Arzneimittel zu erhöhen und die Effekte von MAO-Hemmern und Thymoleptika zu verstärken. Urinuntersuchungen auf Harnzucker bei Diabetikern können zu falschpositiven Ergebnissen führen. Die Substanz zeigt im Tierexperiment teratogene Wirkungen und sollte daher bei Frauen im gebärfähigen Alter nicht angewandt werden, solange nicht die Vorteile dieser Therapie die Nachteile überwiegen.

Kombination	Interaktion	Behandlung
Arzneimittel, welche die Wirkung von Phenytoin (1) verstärken Aminosalicylsäure (PAS) Chloramphenicol (2) Chlordiazepoxid Chlorpheniramin (19) Chlorpromazin Cycloserin Halothan Isoniazid (3, 4, 5, 20) Kumarin-Antikoagulantien Methylphenidat (Ritalin) Oestrogene Phenylbutazon Phenyramidol (6) Prochlorperazin Sulfaphenazol Sultiam	Diese Arzneimittel greifen an unterschiedlicher Stelle in die Metabolisierung von Phenytoin ein, wodurch sich das Risiko einer Phenytoin-Vergiftung erhöht.	Sorgfältige Überwachung der Patienten und ggf. Änderung der Phenytoindosierung.

Arzneimittel, welche die Wirkung von Phenytoin vermindern Alkohol (7) Phenobarbital (8) Carbamazepin (29, 30)	Alkohol, Carbamazepin und Phenobarbital wirken enzymmindernd auf die Lebermikrosomen und verstärken so die Phenytoin-Metabolisierung.	Zur Verhinderung epileptischer Anfälle kann eine Anpassung der Phenytoin-Dosierung erforderlich sein. Gänzlicher oder weitgehender Alkoholverzicht.
Arzneimittel, die das Risiko epileptiformer Anfälle erhöhen (einschl. der Interaktionen zwischen Arzneimitteln und Krankheiten). Orale Kontrazeptiva (9, 10) (*Siehe* S. 300–301, Übersicht über orale Kontrazeptiva und ihre Handelsnamen).	Orale Kontrazeptiva können zu einer Flüssigkeitsretention führen, wodurch bei Epileptikern Anfälle ausgelöst werden können. Es ist über Fälle berichtet worden, in denen sich eine Epilepsie infolge der Einnahme oraler Kontrazeptiva verschlechterte. Antikonvulsiva wirken in der Leber enzyminduzierend und können so die Wirksamkeit oraler Kontrazeptiva vermindern.	Bei gleichzeitiger Anwendung ist die mögliche Beeinträchtigung der empfängnisverhütenden Wirkung sowie in einigen Fällen eine verstärkte Anfallshäufigkeit zu berücksichtigen.
Reserpin (11)	Reserpin setzt die Krampfschwelle herab. Evtl. ist eine Anpassung der Antikoagulantiendosis zur Verhinderung epileptischer Anfälle erforderlich.	Obwohl bisher über keine schwerwiegenden Probleme berichtet wurde, sollte Reserpin nur mit Vorsicht bei Epileptikern während einer Behandlung mit Antikonvulsiva angewendet werden. Ggf. ist eine Dosiserhöhung des Antikonvulsivums erforderlich.
Trizyklische Antidepressiva (12) (*Siehe* S. 154–155, Übersicht über Antidepressiva und ihre Handelsnamen)	Trizyklische Antidepressiva können bei empfindlichen Patienten epileptiforme Anfälle hervorrufen (13, 14). Hohe Dosen können sogar bei Nicht-Epileptikern Krampfanfälle (Grand mal-Typ) auslösen (15).	Bei Anwendung von trizyklischen Antidepressiva bei Epileptikern ist Vorsicht geboten. Die Patienten sind während einer solchen Behandlung sorgfältig zu überwachen und die Dosis des Antikonvulsivums ist ggf. zu erhöhen.
Phenytoin/Primidon (23)	Die antikonvulsive Wirkung von Primidon beruht zumindest teilweise auf einer *In-vivo*-Oxidation zu	Jeder Kliniker sollte sich über mögliche Arzneimittelinteraktionen bei der Epilep-

Kombination	Interaktion	Behandlung
	Phenobarbital. Das Verhältnis von unverändertem Primidon im Serum war bei 50 Epileptikern, die gleichzeitig mit Phenobarbital und Phenytoin behandelt wurden, signifikant höher als bei Patienten, die nur mit Primidon allein therapiert wurden.	siebehandlung mit mehreren Arzneimitteln bewußt sein. Bei einer Änderung des Behandlungsschemas sind die Plasmaspiegel zu überwachen.
Phenytoin/Dexamethason (26, 27)	Phenytoin erhöht die Metabolisierungsgeschwindigkeit von Dexamethason u. vermindert so die Wirksamkeit dieses Corticosteroids. Es gibt Hinweise dafür, daß der Prednison-Metabolismus durch die Phenytoin-bedingte Enzyminduktion weniger stark beeinträchtigt wird.	Für den Kliniker besteht die einzige Möglichkeit in der Wahl eines Corticosteroids, dessen Metabolisierung weniger stark durch die Enzyminduktion beeinträchtigt wird.
Phenytoin/Carbamazepin/ Doxycyclin	Die Metabolisierungsgeschwindigkeit von Doxycyclin wird durch diese enzyminduzierenden Arzneimittel beschleunigt. Obwohl ein beschleunigter Metabolismus beim Menschen nur für Doxycyclin nachgewiesen worden ist, tritt er mit größter Wahrscheinlichkeit bei allen Tetracyclinen auf (24, 25).	Bei kombinierter Gabe von Doxycyclin und Arzneimitteln, welche die Arzneimittelmetabolisierung erhöhen, müssen die Serumspiegel des Antibiotikums kontrolliert werden, um bakteriostatische Konzentrationen zu gewährleisten.
Phenytoin/Sulfonamide und Co-trimoxazol (28)	Co-trimoxazol (Bactrim, Eusaprim) verlängert die Plasmahalbwertzeit von Phenytoin von $12,8 \pm 4,3$ auf $19,2 \pm 3,9$ Stunden. Auch Sulfaphenazol, Sulfadiazin und Sulfamethizol hemmen die Phenytoinmetabolisierung. Andere Sulfonamide, Sulfadiamethoxin, Sulfamethoxypyridazin und Sulfamethoxydiazin beeinträchtigen weder die Plasmahalbwertzeit noch die Clearance von Phenytoin.	Bei Epileptikern, die mit Phenytoin und zusätzlich Co-trimoxazol oder bestimmten Sulfonamiden behandelt werden, können alle Symptome einer Phenytoinintoxikation auftreten.

Natrium-Valproinat/Sedativa und Antidepressiva (16, 17, 18)	Natrium-Valproinat kann die sedierende Wirkung anderer Arzneimittel, insbesondere die der Barbiturate, verstärken und die Wirksamkeit von MAO-Hemmern sowie trizyklischer Antidepressiva (z. B. Imipramin) erhöhen.	Bis zum Vorliegen weiterer klinischer Daten bzgl. der Bedeutung dieser Interaktionen mit Natrium-Valproinat sind solche Kombinationen nur mit Vorsicht anzuwenden.
Natrium-Valproinat/Phenytoin (21, 22)	Natrium-Valproinat kann zu einer Verminderung der Phenytoinkonzentration im Serum führen und dadurch in verstärktem Maße Anfälle auslösen. Nach Absetzen von Natrium-Valproinat können die Phenytoinserumspiegel bis auf toxische Werte ansteigen.	Bei einer Änderung der Behandlung mit mehreren Arzneimitteln sollten die Phenytoin-Serumspiegel sorgfältig kontrolliert werden.

LITERATURHINWEISE

1 Hansten, P. D. (1975) *Drug Interactions*. 3rd ed. Philadelphia, Lea & Febiger, pp. 134–148.
2 Christensen, L. K. and Skovsted, L. (1969) *Lancet* **2**, 1397.
3 Murray, F. J. (1962) *Am. Rev. Resp. Dis.* **86**, 729.
4 Kutt, H. et al. (1970) *Am. Rev. Resp. Dis.* **101**, 377.
5 Brennan, R. W. et al. (1970) *Neurology* **20**, 687.
6 Martindale (1977) *The Extra Pharmacopoeia*, 27th ed. London, Pharmaceutical Press, p. 211.
7 Kater, R. M. H. et al. (1969) *Am. J. Med. Sci.* **258**, 35.
8 Cucinell, S. A. et al. (1963) *J. Pharmacol. Exp. Ther.* **141**, 157.
9 McArthur, J. (1967) *Br. Med. J.* **3**, 162.
10 *Oral Contraceptives* (1974) Bulletin Vol. 5 No. 3. Health Protection Branch, Department of Health and Welfare, Canada.
11 Meyers, F. H. et al. (1968) *Review of Medical Pharmacology*, Los Altos, Lange Medical Publications, pp. 111–114.
12 Shepherd, M. et al. (1968) *Clinical Psychopharmacology*. Philadelphia, Lea & Febiger, pp. 141–152.
13 Betts, T. A. et al. (1968) *Lancet* **1**, 390.
14 Houghton, A. W. J. (1971) *Lancet* **1**, 138.
15 Dallos, V. and Heathfield, K. (1969) *Br. Med. J.* **4**, 80.
16 Förster, C. (1972) *Muench. med. Wschr.* **114**, 399.

17 Völzke, E. and Doose, H. (1973) *Epilepsia* **14**, 185.
18 Jeavons, P. M. and Clark, J. E. (1974) *Br. Med. J.* **2**, 584.
19 Pugh, R. N. H. et al. (1975) *Br. J. Clin. Pharmacol.* **2**, 173.
20 Johnson, J. (1975) *Br. Med. J.* **1**, 152.
21 Bardy, A. et al. (1976) *Lancet* **2**, 1297.
22 Patsalos, P. N. and Lascelles, P. T. (1977) *Lancet* **1**, 50.
23 Reynolds, E. H. et al. (1975) *Br. Med. J.* **2**, 594.
24 Neuvonen, P. J. and Penttilä, O. (1974) *Br. Med. J.* **1**, 535.
25 Penttilä, O. et al. (1974) *Br. Med. J.* **2**, 470.
26 Boylan, J. J. et al. (1976) *J.A.M.A.* **235**, 803.
27 Werk, E. E. et al (1969) *N. Engl. J. Med.* **281**, 32.
28 Hansen, J. M. et al. (1975) *Br. Med. J.* **2**, 684.
29 Hansen, J. M. et al. (1971) *Clin. Pharmacol. Ther.* **12**, 539.
30 Christiansen, J. and Dam, M. (1973) *Acta Neurol. Scand.* **49**, 543.

5. ANTIDEPRESSIVA

In bezug auf ihre Wirkung im Bereich des Zentralnervensystems lassen sich die Antidepressiva in zwei große Gruppen unterteilen, und zwar in die Gruppe der zentral stimulierenden Pharmaka (amphetaminähnliche Arzneimittel, *siehe* Seite 157) und in die Gruppe der indirekt wirkenden Antidepressiva (Monoamino-Oxidase-Hemmer).

Die zentral-dämpfend wirkenden Pharmaka besitzen chemisch ähnliche Strukturen und umfassen die Dibenzepin- oder Dibenzocycloheptan-Derivate. Ihrer chemischen Struktur nach werden sie als trizyklische Antidepressiva bezeichnet.

Bei beiden Gruppen kann es leicht zu Interaktionen mit anderen Arzneimitteln kommen, die oft einen gefährlichen, gelegentlich sogar lebensbedrohlichen Verlauf nehmen können. Bei den MAO-Hemmern besteht zusätzlich die Gefahr einer Interaktion mit Nahrungsmitteln. Nahrungsmittel mit hohem Tyramingehalt können bei Patienten unter MAO-Hemmer-Behandlung zu einer ausgeprägten Hypertonie führen. Die trizyklischen Antidepressiva bewirken sowohl eine cholinerge als auch adrenerge Rezeptorenblockade und zeigen deshalb bei Patienten, die gleichzeitig mit Atropin-ähnlichen Anticholinergika, Antihistaminika, Phenothiazin-Derivaten (Transquillizern und Antihistaminika) und Antiparkinson-Mitteln behandelt werden, eine Wirkungsverstärkung. Der zugrundeliegende Mechanismus liegt wahrscheinlich in einer additiven Wirkung an den Rezeptorbindungsstellen. Die Folgen dieser Interaktion sind besonders beim älteren Patienten von Bedeutung, die häufig an Glaukom, Harnverhaltung und paralytischem Ileus erkranken.

Es ist unbekannt, welche Mechanismen der durch MAO-Hemmer ausgelösten antidepressiven oder hypotensiven Wirkung zugrunde liegen. Die durch MAO-Hemmung ausgelöste Hemmwirkung wirkt sich primär auf die Teile des Nervensystems aus, die durch Adrenalin, Noradrenalin, Dopamin und 5-Hydroxytryptamin gesteuert werden. MAO-Hemmer bewirken eine Hemmung der arzneimittelmetabolisierenden Enzyme in der Leber und können so die Wirkung anderer gleichzeitig verabreichter Arzneimittel, die hauptsächlich in der Leber metabolisiert werden, verlängern oder verstärken. Auch der Mechanismus der antidepressiven Wirkung der trizyklischen Antidepressiva ist noch ungeklärt. Eine wichtige pharmakologische Eigenschaft ist jedoch die verminderte Inaktivierung des freigesetzten Noradrenalins. Dies wird durch Hemmung der für die Noradrenalin-Wiederaufnahme verantwortlichen „Pumpe" erreicht, die in den Membranen der adrenergen Nervenendigungen lokalisiert ist. Hierdurch bleibt Noradrenalin länger und in höherer Konzentration an den Rezeptorbindungsstellen, so daß eine Überempfindlichkeit gegenüber freigesetztem oder exogen zugeführtem Noradrenalin besteht. Die antidepressive Wirkung der trizyklischen Antidepressiva könnte mit der erhöhten Noradrenalin-Konzentration an den adrenergen Rezeptoren im Gehirn zusammenhängen.

Im Rahmen des Bostoner Collaborative Drug Surveillance Program ergab sich bei trizyklischen Antidepressiva (1) eine Nebenwirkungshäufigkeit von insgesamt 15,4%, wobei schwerwiegende Nebenwirkungen wie Psychosen, Halluzinationen, Desorientiertheit und Erregungszustände bei 4,6% der Patienten auftraten. Es wurden deshalb Angaben über Patienten mit bereits bestehender Herz-Kreislauf-Erkrankung untersucht, um über einen vermuteten Zusammenhang zwischen diesen Arzneimitteln und einer kardiotoxischen Wirkung Aufschluß zu gewinnen. Hierfür ergab sich jedoch kein Hinweis. Die Mortalität innerhalb der Patientengruppe mit kardiovaskulären Erkrankungen entsprach der in der Kontrollgruppe. Diesen Ergebnissen widersprechen die von COULL et al. (1970) und MOIR et al. (1972) (126, 127) veröffentlichten Angaben, denen zufolge bei Herzkranken, die mit trizyklischen Antidepressiva behandelt wurden, im Vergleich zur Kontrollgruppe wesentlich häufiger ein plötzlicher und unerwarteter Herztod eintrat.

1. ANTIDEPRESSIVA (MAO-HEMMER)

Iproniazidphosphat *(Marsilid)*
Isocarboxazid *(Marplan)*
Mebanazin *(Actomol)*
Nialamid *(Niamid)*
Phenelzin-Sulfat *(Nardil)*
Tranylcypromin-Sulfat *(Parnate,* Bestandteil von *Jatrosom* (mit Trifluorperazindihydrochlorid)). *(Anmerkung: Tranylcypromin ist kein Hydrazinderivat und wirkt sowohl direkt als auch indirekt stimulierend auf das ZNS; da es jedoch ein MAO-Hemmer ist, wird es zu dieser Kategorie gerechnet.)*

Anmerkung: Wegen schwerer Nebenwirkungen (z. B. Lebertoxizität) wurden Marsilid, Niamid und Nardil wieder aus dem Handel gezogen (in Deutschland).

2. TRIZYKLISCHE ANTIDEPRESSIVA UND ANDERE POLYZYKLISCHE ANTIDEPRESSIVA

Amitriptylin-Hydrochlorid *(Laroxyl, Saroten, Tryptizol)*
Clomipramin-Hydrochlorid *(Anafranil)*
Desipramin-Hydrochlorid *(Pertofran)*
Dibenzepin-Hydrochlorid *(Noveril)*
Doxepin-Hydrochlorid *(Aponal, Sinquam)*
Imipramin-Hydrochlorid *(Tofranil)*

Maprotilin-Hydrochlorid (*Ludiomil*)
Opipramol-Hydrochlorid (*Insidon*)
Protriptylin-Hydrochlorid (*Concordin, Maximed*)
Trimipramin (*Stangyl*)
Viloxazin-Hydrochlorid (*Vivalan*).

Kombination	Interaktion	Behandlung
MAO-Hemmer/Alkohol (2)	Durch den Tyramingehalt oder den Gehalt an anderen blutdrucksteigernden Aminen einiger alkoholischer Getränke, vor allem im Bier und Wein, insbesondere im Chiantiwein, kann der Blutdruck erhöht werden.	Alkoholische Getränke sollten generell gemieden werden, da der Patient kaum in der Lage sein wird, den Tyramin-Gehalt des Getränkes zu beurteilen.
MAO-Hemmer/Anaesthetika (3) (*Siehe* Seite 260, Übersicht über Anaesthetika und ihre Handelsnamen)	Es kann zu einer Verstärkung der Anästhesie kommen. Blutdrucksteigernde Substanzen wie Adrenalin oder Noradrenalin führen über Wechselwirkungen zu hypertensiven Krisen.	Normalerweise ergibt sich bei der Anästhesie kein Problem. Gegebenenfalls ist jedoch eine Phentolamin-Gabe (Regitin) erforderlich.
MAO-Hemmer/Antikoagulantien (4, 5) (*Siehe* Seite 115, Übersicht über orale Antikoagulantien und ihre Handelsnamen)	MAO-Hemmer verstärken die blutgerinnungshemmende Wirkung der Kumarine und können schwere Blutungen hervorrufen. Diese Interaktion beruht auf einer Hemmung des Kumarin-Metabolismus.	Die Kombination ist zu vermeiden. Beim Auftreten von Blutungen ist mit Vitamin K zu behandeln (*siehe* Seite 126).
MAO-Hemmer/Antihistaminika (*Siehe* Seite 190–192, Übersicht über Antihistaminika und ihre Handelsnamen).	Die gleichzeitige Anwendung von Antihistaminika und MAO-Hemmern ist wegen ihrer Kardiotoxizität zu vermeiden. Diese ist darauf zurückzuführen, daß die Gabe von Antihistaminika zu einer Katecholaminausschüttung führt, während gleichzeitig die Abbaugeschwindigkeit der Katecholamine durch die MAO-Hemmer verringert ist (6).	Diese Kombination ist angesichts der Möglichkeit hypertoner Krisen zu vermeiden.

Kombination	Interaktion	Behandlung
	Eine junge Frau klagte nach gleichzeitiger Einnahme von 9 mg Promethazin-hydrochlorid und einem MAO-Hemmer über starke Kopfschmerzen, die nach Absetzen der Medikamente wieder verschwanden (7). Die Untersuchung ergab, daß die Patientin ein Medikament eingenommen hatte, das sowohl 30 mg Phenylpropanolamin als auch 9 mg Promethazin enthielt. Es ist daher wahrscheinlich, daß die beobachtete Wechselwirkung auf den Phenylpropanolamingehalt und nicht auf das Antihistaminikum zurückzuführen ist. (MITCHELL (1977), persönliche Mitteilung.)	
MAO-Hemmer/Antihypertonika Guanethidin (8) Methyldopa (9) (*Siehe* Seite 201–204, Übersicht über Antihypertonika und ihre Handelsnamen)	MAO-Hemmer können die blutdrucksenkende Wirkung von Guanethidin antagonisieren und die von Methyldopa vermindern.	Diese Kombinationen sind zu vermeiden. Keines dieser Antihypertonika sollte zur Hypertoniebehandlung verabreicht werden, da mit dem Auftreten von Arzneimittelinteraktionen zu rechnen ist. Die therapeutische Anwendung von Ganglienblockern (*siehe* Seite 201) ist in diesen Fällen wirkungslos, da diese Pharmaka nur bei einer verstärkten präganglionären Sympathikusaktivität wirksam sind. Eine Phentolamingabe ist hier ratsam.
MAO-Hemmer/Anti-Parkinsonmittel (3, 10, 11)	Durch MAO-Hemmer werden die Enzymsysteme in den Lebermikrosomen unspezifisch gehemmt. Hier-	MAO-Hemmer sind bei Patienten, die Anticholinergika erhalten, nur mit Vor-

Trihexyphenidyl-Hydrochlorid (Artane, Parkidyl)
Benzatropin-Methansulfonat (Cogentinol)
Biperiden-Hydrochlorid (Akineton)
Profenamin (Dibutil)
Hyoscyamin-Hydrobromid (Scopolaminum-Hydrobromicum)
Metixen-Hydrochlorid (Tremarit, Tremaril)
Orphenadrin-Hydrochlorid (Disipal)
Orphenadrin-Citrat (Norflex)
Phenglutarimid-Hydrochlorid (Aturban)
Procyclidin-Hydrochlorid (Kemadrin, Osnervan)

durch wird die Wirkung gleichzeitig verabreichter Anticholinergika, insbesondere, wenn diese zur Behandlung der Parkinsonschen Krankheit verwendet werden, verstärkt.

sicht anzuwenden. Evtl. ist eine Dosisreduzierung der Anticholinergika erforderlich. Symptome dieser Wechselwirkung sind Mundtrockenheit, Schleier vor den Augen, Harnverhaltung oder -retention sowie Verstopfung.

MAO-Hemmer/Appetitzügler
(3, 10, 12–15)
Amphetaminsulfat
Dexamphetaminsulfat
(Amphaetex; Bestandteil vieler Präparate, *siehe* Martindale (1977) Extra Pharmacopoeia, 27. Ausgabe, Seite 309)
Diäthylpropion-Hydrochlorid (Tenuate, Regenon)
Fenfluramin-Hydrochlorid (Ponderax)
Methylamphetamin-Hydrochlorid (Pervitin)

Sämtliche hier aufgeführten Appetitzügler besitzen eine sympathomimetische Wirkung. Bei gleichzeitiger Verabreichung von MAO-Hemmern können schwere hypertensive Krisen ausgelöst werden. Ferner kann bei gleichzeitiger Medikamenteneinnahme starkes Fieber auftreten. Über einen derartigen Fall (16) wenige Stunden nach Einnahme von 10 mg Tranylcypromin sowie einer Kapsel, die Dextroamphetamin und Amobarbital enthielt, wurde berichtet. Dabei kam es zu einem Temperaturanstieg auf 43 °C mit Erregungszuständen, Opisthotonus und Krämpfen. Der Patient sprach auf unterstützende therapeutische Maßnahmen an und konnte ohne wesentliche Folgeschäden 20 Tage später entlassen

Diese Appetitzügler sollten nicht Patienten gegeben werden, die gleichzeitig mit MAO-Hemmern behandelt werden; bzw. während der ersten zwei Wochen nach Absetzen einer solchen Behandlung.
Anmerkung: Bei Auftreten hypertensiver Krisen ist Phentolamin zu verabreichen. Andere Antihypertensiva sollten auf keinen Fall gegeben werden.

Kombination	Interaktion	Behandlung
(Best. vieler Präparate in USA und BRD, *siehe* Martindale (1977), 27. Ausgabe, Seite 315) Phendimetrazintartrat (Antapentan, Gerobit neu). Phenmetrazin-Hydrochlorid (Preludin) Phenmetrazintheoclat (Cafilon) Phentermin (Adipex neu, Mirapront, Regulin)	werden. Auch über Herz-Rhythmusstörungen ist bei dieser Pharmaka-Kombination berichtet worden.	
MAO-Hemmer/Mazindol (Teronac) (124)	Mazindol unterdrückt bereits in kleinen Mengen das Hungergefühl. Mazindol hemmt nicht die Monoamino-Oxidase, sondern verstärkt die blutdrucksteigernde Katecholaminwirkung.	MAO-Hemmer sollten nicht gemeinsam mit Mazindol verabreicht werden. Mazindol sollte frühestens einen Monat nach Absetzen der MAO-Hemmer gegeben werden.
MAO-Hemmer/Schlafmittel vom Barbiturat-Typ (3) (*Siehe* Seite 271–272, Übersicht über Schlafmittel vom Barbiturattyp und ihre Handelsnamen)	MAO-Hemmer verlangsamen die Barbituratmetabolisierung und verlängern so deren Wirkungsdauer.	Diese Kombination ist nur mit großer Vorsicht anzuwenden.
MAO-Hemmer/Coffein- oder Xanthin-Derivate (18)	Während einer Behandlung mit MAO-Hemmern kann der Genuß von Coffein- (oder Xanthin-)haltigen Medikamenten oder Getränken zu einer Übererregbarkeit bis hin zur Schlaflosigkeit führen. Coffein ist häufig Bestandteil von Analgetika.	Die Patienten sind während einer MAO-Hemmer-Behandlung vor der übermäßigen Einnahme Coffein-haltiger Medikamente oder Getränke zu warnen. Beim Auftreten einer Wechselwirkung ist keine besondere Behandlung erforderlich. Es

Antidepressiva 159

MAO-Hemmer/Insulin und Antidiabetika (20, 21, 22, 128)
(*Siehe* Seite 178–181, Übersicht über Insuline und orale Antidiabetika und ihre Handelsnamen).

MAO-Hemmer verstärken oder verlängern die hypoglykämische Wirkung sowohl von Insulin- als auch die der Sulfonylharnstoff-haltigen Präparate. Es ist nicht bekannt, ob auch die Wirkung der Biguanide und des Glymidin in ähnlicher Weise betroffen sind, da die Vermutung besteht, daß MAO-Hemmer die kompensatorische adrenerge Gegenreaktion auf eine Hypoglykämie beeinflussen (22).

Die Kombination ist mit Vorsicht anzuwenden, da eine starke Hypoglykämie induziert werden kann. Die Blutzuckerspiegel sind sorgfältig zu überwachen. Ggf. ist die Insulin- oder Antidiabetikumdosis zu reduzieren.

MAO-Hemmer/Levodopa (23, 24)
(*Siehe* Seite 288, Handelsnamen von Levodopa)

Bei gleichzeitiger Gabe beider Substanzen können schwere Kopfschmerzen, Flush, Hypertonie oder hypertensive Krisen ausgelöst werden. Wahrscheinlich beruhen diese unerwünschten kardiovaskulären Nebenwirkungen auf einer vermehrten Speicherung und Freisetzung von entweder Dopamin und/oder Noradrenalin. Im Gegensatz dazu stehen Untersuchungsberichte, daß trizyklische Antidepressiva, insbesondere Amitriptylin und Imipramin, gefahrlos Patienten gegeben werden können, die gleichzeitig mit Levodopa zur Behandlung der Parkinsonschen Krankheit therapiert werden (24, 25).

MAO-Hemmer und Levodopa sollten nicht gemeinsam angewandt werden; Therapiebeginn mit Levodopa frühestens 2 Wochen nach Absetzen der MAO-Hemmer-Behandlung. Treten Wechselwirkungen auf, empfiehlt sich die Anwendung eines α-adrenergen Blockers mit kurzer Wirkungsdauer wie z. B. Phentolamin (Regitin).

MAO-Hemmer/Propranolol (34)

Die gleichzeitige Anwendung von MAO-Hemmern und Propranolol (Dociton) ist kontraindiziert, da wegen der ungehinderten α-sympathomimetischen Wirkung bei den Patienten, die mit Sympathomime-

Es handelt sich hier zwar um eine seltene, jedoch unter Umständen lebensbedrohliche Interaktion. Propranolol ist bei Patienten während einer MAO-Hemmer-

sollten jedoch keine Barbiturate verordnet werden, da die MAO-Hemmer die Wirkung der Barbiturate verstärken und ihre Wirkungsdauer verlängern (*siehe* oben).

Kombination	Interaktion	Behandlung
	tika behandelt werden, schwere hypertensive Krisen ausgelöst werden können.	Therapie sowie bei Patienten, die noch unter dem Einfluß einer vorangegangenen MAO-Hemmer-Behandlung stehen (z. B. während der ersten zwei Wochen nach Beendigung einer solchen Behandlung), kontraindiziert.
MAO-Hemmer/Reserpin und Rauwolfia Alkaloide (35, 36, 37)	MAO-Hemmer führen zu einer Noradrenalinaccumulation in den Speichergranula der adrenergen Neuronen. Wird Reserpin in diesem Fall zusätzlich verabreicht, müßte theoretisch die durch Reserpin induzierte Noradrenalinfreisetzung übermäßig starke Reaktionen (z. B. Blutdrucksteigerung und zentralnervöse Erregung) hervorrufen. Bisher liegen noch keine Daten über eine solche Interaktion beim Menschen vor. Wenn andererseits Patienten zunächst über einen längeren Zeitraum mit Reserpin und anschließend mit einem MAO-Hemmer behandelt werden, dürfte theoretisch keine Wechselwirkung ausgelöst werden, da die Noradrenalinspeicher bereits weitgehend entleert wären.	Bei Patienten, die bereits mit einem MAO-Hemmer behandelt werden, sollte die Verabreichung von Reserpin oder damit verwandten Substanzen nur mit Vorsicht erfolgen. Der Patient sollte sorgfältig im Hinblick auf das Auftreten einer Hypertonie oder zentralnervöser Erregungen *(falls erforderlich, Behandlung mit Phentolamin)* überwacht werden. Theoretisch besteht keine Gefahr für eine solche Interaktion, wenn der MAO-Hemmer verabreicht wird, nachdem der Patient mit Reserpin vorbehandelt worden ist.
MAO-Hemmer/Methylphenidat-Hydrochlorid (26)	Methylphenidat (Ritalin) ist eine sympathomimetisch wirkende Substanz mit ausgeprägten ZNS-stimulierenden Eigenschaften. Bei gleichzeitiger Verabreichung eines MAO-Hemmers können schwere hypertensive Krisen auftreten. Außerdem kann die ZNS-stimulierende Wirkung von Methylphenidat durch MAO-Hemmer verstärkt werden.	Methylphenidat sollte bei Patienten unter MAO-Hemmer-Behandlung, oder während der ersten 2 Wochen nach Beendigung einer solchen Behandlung, nicht verabreicht werden. *Anmerkung:* Beim Auftreten einer hypertensiven Krise ist Phentolamin (Regitin) zu verabreichen. In keinem Fall sollte ein anderes Antihypertonikum gegeben werden.

Antidepressiva 161

MAO-Hemmer/Pethidin und andere narkotisch wirkende Analgetika (17, 19, 26–32)

Erregungszustände, Rigidität, Koma, Hypo- oder Hypertonie sowie sehr hohes Fieber können innerhalb weniger Minuten nach einer Pethidin-Injektion auftreten. Eine Verlängerung der narkotischen Wirkung kann tödliche Folgen haben. Bei den anderen Narkotika (z. B. Morphium) ist die Gefahr solch schwerer Nebenwirkungen weniger groß, obwohl auch sie nur mit größter Vorsicht anzuwenden sind.

Pethidin sollte bei Patienten während einer gleichzeitigen MAO-Hemmer-Behandlung nicht verabreicht werden. Andere Narkotika sind, am besten nach vorheriger Dosisreduzierung, nur mit größter Vorsicht anzuwenden. Die Behandlung der Arzneimittelinteraktionen richtet sich nach dem Krankheitsbild, doch haben sich Chlorpromazin, Nalorphin oder Prednison bewährt.

MAO-Hemmer/Tranquillizer vom Phenothiazintyp (10, 33).
(*Siehe* Seite 330–331, Übersicht über Tranquillizer vom Phenothiazintyp und ihre Handelsnamen)

Die gleichzeitige Gabe kann zur Auslösung einer Hypertonie sowie verstärkten extrapyramidalen Reaktionen führen. Der dieser Interaktion zugrundeliegende Mechanismus ist nicht bekannt. Möglicherweise hemmen die MAO-Hemmer die Metabolisierung der Phenothiazine.

Tranquillizer vom Phenothiazintyp sollten bei Patienten unter MAO-Hemmerbehandlung nur mit Vorsicht angewendet werden. Ggf. ist die Phenothiazin-Dosis zu reduzieren.

MAO-Hemmer/Sympathikomimetika (10, 14, 15, 38–48)
(*Siehe* S. 314–315, Übersicht über Sympathikomimetika und ihre Handelsnamen; Seite 157–158, Übersicht über Appetitzügler mit sympathikomimetischer Wirkung.

Adrenerge Wirkungen werden verstärkt, wodurch es zu schweren Kopfschmerzen, Hypertonien oder hypertensiven Krisen kommt. Infolge dieser Arzneimittelinteraktion können ferner Herzrhythmusstörungen und Kreislaufversagen in Verbindung mit zentral nervösen Erregungen auftreten, wenn diese Verbindungen die Bluthirnschranke passieren. Darüber hinaus kann sehr hohes Fieber auftreten, besonders nach Gabe von Tranylcypromin und Amphetamin-ähnlichen Verbindungen.
Die Hyperpyrexie kann mit Konvulsionen und Koma einhergehen.
In einigen Fällen hat diese Wechselwirkung sogar zum Tode geführt.

Absolute Kontraindikationen: Sympathomimetika sind bei Patienten während einer Behandlung mit einem MAO-Hemmer oder während der ersten 2 Wochen nach Beendigung einer solchen Behandlung absolut kontraindiziert.
Behandlung der Interaktion:
a) α-Rezeptoren-Blocker (z. B. Phentolamin, Regitin) zur Behandlung hypertensiver Krisen. Nur in schweren Fällen sollte die Verabreichung von
b) β-Rezeptoren-Blockern (z. B. Propranolol (Dociton)) zur Bekämpfung von Tachykardien und Herzrhythmusstörungen

Kombination	Interaktion	Behandlung
		c) oder von Chlorpromazin (Megaphen) zur Verhinderung der ZNS-Wirkungen in Betracht gezogen werden, da beide Präparate schon bei alleiniger Gabe mit MAO-Hemmern in Wechselwirkung treten.
MAO-Hemmer/Thiaziddiuretika (10) (*Siehe* Seite 251–253, Übersicht über Thiaziddiuretika und ihre Handelsnamen)	Diese Kombination kann eine verstärkte Blutdrucksenkung hervorrufen.	Diese Kombination ist mit Vorsicht anzuwenden. Hier sollten andere Diuretika verabreicht werden.
MAO-Hemmer/Trizyklische Antidepressiva (49–50) (*Siehe* Seite 153–155, Übersicht über trizyklische Antidepressiva und ihre Handelsnamen)	Obwohl noch nicht über Interaktionen zwischen allen MAO-Hemmern und einzelnen trizyklischen Antidepressiva berichtet wurde, besteht doch Grund zur Annahme, daß diese Kombination grundsätzlich ungeeignet und gefährlich ist. Flush, Schwitzen, Übererregbarkeit, Muskelzucken, Tremor, Starre und Opisthotonus, klonisch-tonische Konvulsionen, Hyperpyrexie, Bewußtlosigkeit, Koma und schließlich Tod sind im schlimmsten Falle möglich. Bei dem dieser Interaktion zugrundeliegenden Mechanismus scheint es sich um eine von MAO-Hemmern verursachte Blockade derjenigen Enzyme zu handeln, die normalerweise die trizyklischen Antidepressiva metabolisieren.	Absolute Kontraindikation: Bei gleichzeitiger Verabreichung dieser Antidepressiva oder bei Beginn der Behandlung mit einem trizyklischen Antidepressivum während der ersten 2 Wochen nach Absetzen der MAO-Hemmer können schwere Reaktionen auftreten.
MAO-Hemmer/Tyramin oder andere aminhaltige Nahrungsmittel	Hypertensive Krisen (*siehe* Interaktionen mit Sympathikomimetika, S. 161). In einigen Fällen verlie-	Patienten, die mit MAO-Hemmern behandelt werden, sollten streng auf ihre

Antidepressiva 163

(38, 54, 60–73)
Hülsen der dicken Bohnen
Bier
Fleischbrühen-Extrakte
Eingemachte Feigen
Unverarbeiteter Käse
(insbesondere Cheddar u. Gruyère)
Chiantiwein und Sherry
Wildbret
Iranischer und russischer Kaviar (129)
Leber
Salzheringe
Hefeprodukte
z. B. Serotonin-haltig:
Bananen (36)

fen diese Interaktionen zwischen Arzneimitteln und Lebensmitteln tödlich.

Ernährung achten und vor dem Genuß von Nahrungsmitteln mit hohem Tyramingehalt gewarnt werden.
Anwendung: Der Alpha-Rezeptoren-Blocker Phentolamin (Regitin) hat sich bei der Behandlung hypertensiver Krisen bewährt.

MAO-Hemmer/Tryptophan

Die gleichzeitige Verabreichung von MAO-Hemmern und Tryptophan kann einen rauschähnlichen Zustand mit Schläfrigkeit, innerer Unruhe, Reflexerhöhung und Ataxie hervorrufen.

Die gleichzeitige Anwendung eines MAO-Hemmers mit Tryptophan kann sich in der Behandlung bestimmter Depressionsformen als vorteilhaft erweisen. Soll Tryptophan einem Patienten unter MAO-Hemmer-Medikation verabreicht werden, empfiehlt es sich, die Therapie mit einer Dosierung von ca. 0,5 g/Tag zu beginnen und diese im Laufe mehrerer Wochen allmählich auf die übliche Dosis von 6,0 g/Tag zu erhöhen (124).

Phenelzin/Phenylpropanolamin
(*Siehe* auch Interaktion zwischen MAO-Hemmern/Sympathomimetika S. 161).

Bei einem Patienten, der mit Phenelzin (3 × tägl. 15 mg) behandelt wurde, traten 15 Minuten nach der Einnahme von 32 mg Phenylpropanolamin starke Kopfschmerzen auf. Die Blutdruckwerte stiegen bis

Diese Kombination ist gefährlich. Phenylpropanolamin sollte bei Patienten, die mit MAO-Hemmern behandelt werden bzw. während der ersten 2 Wochen nach

Kombination	Interaktion	Behandlung
	auf 210/100 mm Hg an und der Patient wurde mit Verdacht auf subarachnoidale Blutungen ins Krankenhaus eingeliefert (46). In einem ähnlichen Fall, bei dem plötzlich schwere Kopfschmerzen auftraten, mit allen Symptomen einer Subarachnoidalblutung und dem Verdacht auf Vorliegen eines Aneurismas der Arteria communicans posterior, war eine Phenelzin/Phenylpropanolamin-Interaktion ursächlich beteiligt (47). Ferner wurde über 2 Fälle berichtet (41), bei denen durch Wechselwirkung zwischen MAO-Hemmern und Phenylpropanolamin (Retardpräparate) schwere Kopfschmerzen bzw. ein Status epilepticus hervorgerufen wurden, wobei jedoch die Blutdruckwerte nur gering anstiegen. Experimentell konnte nach Phenylpropanolamingabe eine deutliche Blutdruckerhöhung der Probanden unter MAO-Hemmer-Therapie nachgewiesen werden (45).	Beendigung einer solchen Behandlung nicht verabreicht werden. Patienten unter MAO-Hemmer-Behandlung sollten auf die Gefahren der Einnahme nicht verschreibungspflichtiger „Grippemittel" hingewiesen werden und vor Beginn einer Selbstmedikation sich vom Arzt oder Apotheker beraten lassen, um sicherzugehen, daß das Präparat kein Phenylpropanolamin oder ein anderes Sympathomimetikum (z. B. Phenylephrin) enthält. Viele Nasentropfen und Nasensprays enthalten ein Sympathomimetikum als Schleimhautabschwellende Komponente. *Anmerkung: Beim Auftreten hypertensiver Krisen ist Phentolamingabe angezeigt.*
Phenelzin/Suxamethonium (74) (*Siehe* S. 307, Handelsnamen von Suxamethonium)	Phenelzinsulfat bewirkt eine Konzentrationsabnahme der Pseudocholinesterase im Serum. Bei einem mit Phenelzin behandelten Patienten führte die Verabreichung von Suxamethonium zu einer langandauernden Apnoe. Gegenwärtig gibt es keine Hinweise dafür, daß auch andere MAO-Hemmer eine Wirkung auf die Pseudocholinesterasen haben.	Suxamethonium (oder ein anderes depolarisierendes Muskelrelaxans) sollte nur mit Vorsicht bei Patienten bei gleichzeitiger Behandlung mit Phenelzin oder einem anderen Antidepressivum vom MAO-Hemmer-Typ angewandt werden.
Trizyklische Antidepressiva/Adrenalin und Noradrenalin (58, 75–80)	Da trizyklische Antidepressiva die Noradrenalinaufnahmen in die Neuronen des Sympathikus hemmen, kann es zu einer verstärkten kardiovaskulären	Die Anwendung von Adrenalin, Noradrenalin oder einem anderen Sympathomimetikum ist während der Behandlung

Antidepressiva 165

(*Siehe* S. 314–315, Übersicht über andere Sympathomimetika und ihre Handelsnamen und Seite 157–158, Übersicht über die Appetitzügler mit sympathomimetischer Wirkung).

Wirkung kommen. Bei Patienten, die im Rahmen zahnärztlicher Eingriffe Lokalanaesthetika mit Adrenalin oder Noradrenalin erhalten, können gefährliche kardiovaskuläre Nebenwirkungen eintreten (81).

mit trizyklischen Antidepressiva kontraindiziert (82). Dies gilt auch für Adrenalin oder Noradrenalin in Lokalanaesthetika, die während der ersten 10 Tage nach Absetzen der trizyklischen Antidepressiva nicht verabreicht werden sollten (83).

Trizyklische Antidepressiva/Alkohol (84, 85, 86)

Die Folgen dieser Interaktion sind verstärkte Sedierung, Hemmung der Darmmotilität und Fettleber. Sowohl die Verkehrstüchtigkeit als auch die Fähigkeit, Maschinen zu bedienen, können stark beeinträchtigt sein.

Gänzlicher oder weitgehender Alkoholverzicht.

Trizyklische Antidepressiva/Analgetika (einschl. Antiphlogistika und Antipyretika)
z. B.
Phenazon (Antipyrin,
Best. v. Gelonida,
Melabon,
Quadronal,
Romigal,
Thomapyrin,
Treupel etc.)
Phenylbutazon
(Ambene
Butazolidin
Delta-Butazolidin (mit Prednison)
Demoplas
Elmedal
Irgapyrin (mit Amidopyrin)
Tomanol etc.)

Trizyklische Antidepressiva hemmen die enzymatische Metabolisierung von Phenazon und verlängern dessen Plasmahalbwertzeit, wodurch die Wirkung verstärkt wird (87, 88). Im Gegensatz dazu kann die Phenylbutazonwirkung verringert sein, da durch die herabgesetzte Darmmotilität die Resorption von Phenylbutazon beeinträchtigt wird (87).

Phenazon gilt als schwaches Analgetikum mit geringer Nebenwirkungsrate. Obwohl diese Interaktion wohl kaum schwere Komplikationen nach sich ziehen wird, sollte hier doch auf ein mögliches Auftreten, insbesondere in Zusammenhang mit ZNS-dämpfenden Wirkungen und Hautausschlägen hingewiesen werden. Bei gleichzeitiger Verabreichung von trizyklischen Antidepressiva und Phenylbutazon kann eine Erhöhung der Phenylbutazon-Dosierung erforderlich sein (dies kann auch bei Oxyphenbutazon der Fall sein).

166   Antidepressiva

Kombination	*Interaktion*	*Behandlung*
Trizyklische Antidepressiva/Anticholinergika (89) z.B. Antiemetika Antihistaminika (*siehe* S. 190–192) Atropin-ähnliche Pharmaka (*Siehe* Seite 237) Antiparkinson-Mittel (*Siehe* S. 156–157).	Diese Kombination führt zu einer Addition der anticholinergen Wirkung am Rezeptor. Die Nebenwirkungen sind meist leichter Natur (Mundtrockenheit, Verstopfung, Schleier vor den Augen, usw.). Bei älteren Patienten besteht jedoch die Gefahr einer Harnretention, eines Glaukomanfalls oder einer Darmlähmung.	Dieser Interaktion sollte besonders bei älteren Patienten Beachtung geschenkt werden. Auf die Gefahr einer Selbstmedikation mit nicht-verschreibungspflichtigen Präparaten gegen Reiseübelkeit sollte hingewiesen werden.
Trizyklische Antidepressiva/Antikoagulantien (oral) (87, 88) (*Siehe* S. 125, Übersicht über orale Antikoagulantien und ihre Handelsnamen)	Trizyklische Antidepressiva verstärken die blutgerinnungshemmende Wirkung der Kumarine durch Hemmung der Metabolisierungsgeschwindigkeit der Antikoagulantien in der Leber, so daß es zu Blutungen kommen kann.	Der Blutgerinnungsstatus ist sorgfältig zu überwachen. Ggf. ist die Antikoagulantiendosis zu reduzieren.
Trizyklische Antidepressiva/Antikonvulsiva (90) (*Siehe* S. 145–148, Übersicht über Antikonvulsiva und ihre Handelsnamen).	Trizyklische Antidepressiva können bei empfindlichen Patienten epileptiforme Anfälle auslösen (91, 92). Hohe Dosen können bei Nicht-Epileptikern Anfälle im Sinne eines Grand mal hervorrufen (93).	Trizyklische Antidepressiva sind bei Epileptikern nur mit Vorsicht anzuwenden. Die Patienten sind während einer solchen Behandlung sorgfältig zu überwachen und, falls erforderlich, ist die Dosierung des Antikonvulsivums rechtzeitig zu reduzieren.
Trizyklische Antidepressiva/Antihistaminika (94) (*Siehe* S. 190–192, Übersicht über die Antihistaminika und ihre Handelsnamen).	Antihistaminika verstärken die anticholinerge Wirkung trizyklischer Antidepressiva. Dies ist auf eine additive Wirkung an den Rezeptorbindungsstellen zurückzuführen. Die Nebenwirkungen sind gewöhnlich leichter Natur (Mundtrockenheit, Ver-	Dieser Interaktion sollte besonders bei älteren Patienten Beachtung geschenkt werden.

stopfung, Schleier vor den Augen, usw.). Bei älteren Patienten besteht jedoch die Gefahr des Auftretens von Harnretention, Glaukomanfall oder Darmlähmung.

Anmerkung: Promethazin (Atosil), Methdilazin und Trimeprazin sind Phenothiazinderivate. Da die chemische Struktur der trizyklischen Antidepressiva und der Phenothiazine ähnlich ist, kann die anticholinerge Wirkung bei Kombination mit diesen Arzneimitteln verstärkt sein.

Trizyklische Antidepressiva/Antihypertonika (9, 58, 95–101)
z. B.
Debrisoquin
Guanethidin
Methyldopa
(*Siehe* S. 201–204, Übersicht über Antihypertonika und ihre Handelsnamen)
(*Siehe auch* Interaktion Desipramin/Clonidin, S. 171)

Debrisoquin und Guanethidin werden aktiv in die adrenergen Neuronen aufgenommen und gespeichert. Ihre blutdrucksenkende Wirkung beruht auf dieser selektiven Anreicherung. Dieser Aufnahmemechanismus wird durch trizyklische Antidepressiva gehemmt.

Eine ausreichende Beeinflussung der Hypertonie erweist sich als schwierig, wenn eine solche Interaktion auftritt. Auch eine Dosiserhöhung von Guanethidin oder entsprechender Antihypertonika kann nicht den gewünschten therapeutischen Erfolg bringen. Es hat sich jedoch gezeigt, daß Methyldopa seine blutdrucksenkende Wirkung auch bei gleichzeitiger Gabe mit trizyklischen Antidepressiva entfaltet (99).

Trizyklische Antidepressiva/ Schlafmittel vom Barbiturattyp (102)
(*Siehe* S. 271–272, Übersicht über Schlafmittel vom Barbiturattyp und ihre Handelsnamen)

Barbiturate steigern die Metabolisierungsgeschwindigkeit trizyklischer Antidepressiva und vermindern so deren Wirksamkeit. Nach Gabe toxischer Dosen trizyklischer Antidepressiva verstärken Barbiturate die Hemmung des Atemzentrums.

Eine gleichzeitige Barbiturateinnahme kann die Wirkung trizyklischer Antidepressiva aufheben. Das Absetzen der Barbiturate kann zu einer Überdosierung der trizyklischen Antidepressiva führen. In diesem Fall empfiehlt es sich, das Barbiturat abzusetzen und eine Dosisreduzierung des trizyklischen Antidepressivums vorzunehmen.

168 Antidepressiva

Kombination	Interaktion	Behandlung
Trizyklische Antidepressiva/Chlordiazepoxid (103) (*Siehe* S. 277, Übersicht über Benzodiazepine und ihre Handelsnamen)	Die gleichzeitige Anwendung von Chlordiazepoxid (Librium) mit einem trizyklischen Antidepressivum führt zu erhöhter Sedierung oder verstärkter Atropin-ähnlicher Wirkung. Diese Nebenwirkungen treten auch bei gleichzeitiger Anwendung anderer trizyklischer Antidepressiva und Benzodiazepin-Derivate auf.	Weder das Ausmaß noch die Häufigkeit des Auftretens dieser Interaktion rechtfertigen grundsätzlich die Ablehnung. Der Arzt sollte jedoch auf diese Interaktion achten (104).
Trizyklische Antidepressiva/Ethchlorvynol (105) (*Siehe* S. 281, Handelsnamen von Ethchlorvynol)	Bei gleichzeitiger Verabreichung von Ethchlorvynol und trizyklischen Antidepressiva ist über das Auftreten vorübergehender deliranter Zustände berichtet worden. Der dieser Wirkung zugrundeliegende Mechanismus ist unbekannt.	Bis zur endgültigen Klärung sollte die Anwendung dieser Kombination vermieden werden.
Trizyklische Antidepressiva/Glutethimid	Durch die gleichzeitige Gabe von Glutethimid und einem trizyklischen Antidepressivum wird die anticholinerge Wirkung der trizyklischen Antidepressiva verstärkt (Mundtrockenheit, Verstopfung, Schleier vor den Augen, Harnretention, Schwitzen, usw.). Bei älteren Patienten kann es weiterhin zu Glaukomanfall, Darmatonien und Ileus kommen.	Wird die Gefahr einer übermäßigen anticholinergen Wirkung rechtzeitig erkannt, kann das Auftreten schwerer Komplikationen vermieden werden.
Trizyklische Antidepressiva/Levodopa (24, 25, 107–109) (*Siehe* S. 288, Handelsnamen von Levodopa)	Anticholinergika verstärken die Wirkung von Levodopa. Trizyklische Antidepressiva verstärken die Wirksamkeit von Levodopa bei der Behandlung des Parkinsonismus, können jedoch selbst Parkinson-ähnliche Symptome hervorrufen. Die Antidepressiva Amitriptylin und Imipramin haben sich jedoch bei Patienten unter Levodopa-Behandlung als ungefährlich erwiesen (24, 25).	Bei gleichzeitiger Anwendung beider Arzneimittel ist Vorsicht geboten. Antidepressiva vom MAO-Hemmer-Typ dürfen nicht mit Levodopa kombiniert werden (*Siehe* S. 159).

Antidepressiva 169

Trizyklische Antidepressiva/MAO-Hemmer (49–59)
(*Siehe* S. 154, Übersicht über MAO-Hemmer und ihre Handelsnamen)

Obwohl über Interaktionen zwischen allen MAO-Hemmern mit einzelnen trizyklischen Antidepressiva noch nicht berichtet wurde, besteht doch Grund zu der Annahme daß diese Kombination grundsätzlich ungeeignet und gefährlich ist. Flush, Schwitzen, Übererregbarkeit, Muskelzucken, Tremor, Starre und Opisthotonus, klonisch-tonische Konvulsionen, Fieber, Bewußtlosigkeit, im schlimmsten Falle Koma und schließlich Tod sind möglich. Bei dem dieser Interaktion zugrundeliegenden Mechanismus scheint es sich um eine von MAO-Hemmern verursachte Blockade der Enzyme zu handeln, die normalerweise die trizyklischen Antidepressiva metabolisieren.

Absolute Kontraindikation: Bei gleichzeitiger Verabreichung dieser Antidepressiva oder bei Beginn der Behandlung mit einem trizyklischen Antidepressivum während der ersten 2 Wochen nach Absetzen der MAO-Hemmer können schwerwiegende Reaktionen auftreten.

Trizyklische Antidepressiva/Orphenadrin (Mephenamin) (110–112)
Orphenadrincitrat (Norflex, Bestandteil von Norgesic (mit Paracetamol))
Orphenadrin-Hydrochlorid (Disipal)

Die anticholinergen Wirkungen trizyklischer Antidepressiva und von Orphenadrin addieren sich.

Es muß mit verstärkten Nebenwirkungen (Mundtrockenheit, Verstopfung, Schleier vor der Augen) gerechnet werden. Besonders bei älteren Patienten besteht die Gefahr von Harnretention, einem akuten Glaukomanfall oder von Darmatonie, die einen Ileus nach sich ziehen kann. Bei bereits bestehendem Glaukom kann diese Kombination gefährliche Auswirkungen haben und ist daher zu vermeiden.

Trizyklische Antidepressiva/Pethidin (und andere nakotisch wirkende Analgetika (113)

Trizyklische Antidepressiva verstärken die durch Pethidin reduzierte Atemtätigkeit. Eine ähnliche Interaktion kann bei allen narkotisch wirkenden Analgetika sowie anderen, auf das ZNS dämpfend wirkenden Pharmaka auftreten.

Bis zur endgültigen Klärung ist diese Arzneimittelkombination mit Vorsicht anzuwenden. Dies gilt besonders für Patienten, bei denen eine Hemmung des Atemzentrums schwerwiegende Folgen haben könnte.

Kombination	Interaktion	Behandlung
Trizyklische Antidepressiva/Reserpin und Rauwolfia Alkaloide (49, 78, 114) (*Siehe* S. 202, Übersicht Rauwolfia Alkaloide und chemisch verwandte Verbindungen sowie deren Handelsnamen)	Reserpin ist bei Depressionen kontraindiziert. Theoretisch könnte auch ein Antagonismus zur blutdrucksenkenden Wirkung des Reserpins erwartet werden.	Diese Kombination ist normalerweise wegen der gelegentlich auftretenden schweren Depressionen nach hochdosierter Reserpingabe kontraindiziert. Wird die Kombination jedoch verabreicht, ist sorgfältig darauf zu achten, daß weder die Hypertonie noch die Depressionen stärker werden.
Trizyklische Antidepressiva/ Sympathomimetika (106)	Die blutdrucksteigernde Wirkung der Sympathomimetika wird bei Patienten während der gleichzeitigen Behandlung mit Antidepressiva noch verstärkt. Durch den Noradrenalingehalt in Lokalanaesthetika können hypertensive Krisen mit tödlichem Verlauf ausgelöst werden.	Die gleichzeitige Verabreichung von Sympathomimetika oder die Anwendung Adrenalin- oder Noradrenalin-haltiger Lokalanaesthetika ist zu vermeiden.
Trizyklische Antidepressiva/Tranquilizer (Neuroleptika) (115–117) (*Siehe* Seite 330–333, Übersicht über Neuroleptika und ihre Handelsnamen)	Tranquillizer (Neuroleptika) hemmen die Metabolisierung trizyklischer Antidepressiva beim Menschen. In Untersuchungen mit radioaktiv markiertem Imipramin und Nortriptylin konnte gezeigt werden, daß die Imipraminausscheidung während einer gleichzeitigen Behandlung mit Perphenazin, Haloperidol oder Chlorpromazin, jedoch nicht während einer Flupenthixol-Behandlung herabgesetzt war. Perphenazin führt zu einer verminderten Ausscheidung von Nortriptylin im Urin, einem verringerten Plasmaspiegel der Metaboliten, aber zu erhöhten Plasmaspiegelwerten der unveränderten Pharmaka (117).	In einer Reihe klinischer Berichte wird eine kombinierte Behandlung mit Neuroleptika und trizyklischen Antidepressiva empfohlen (118). Trizyklische Antidepressiva und Phenothiazine werden häufig gemeinsam als Kombinationspräparate (Motival, etc.) verschrieben und rufen hier normalerweise keine Wechselwirkungen hervor. Werden jedoch diese Dosierungen überschritten, können schwerwiegende ZNS-dämpfende oder anticholinerge Nebenwirkungen ausgelöst werden. In diesem Fall sollten alternativ

Antidepressiva 171

Amitriptylin plus Chlorpromazin/Prazosin (119)

Nach Amitriptylin- und Chlorpromazineinnahme (Largactil) kam es bei einem Patienten der zur Behandlung seiner Hypertonie zusätzlich Prazosin (Minipress) erhielt, zu einem akuten Erregungszustand. Nach Absetzen von Prazosin verschwanden die Symptome schnell.

Tranquillizer verschrieben werden. (*Siehe* Interaktion mit Chlordiazepoxid, S. 168.)

Bei Prazosin handelt es sich um eine neue Verbindung, die zur Behandlung essentieller Hypertonieformen allein, oder in Kombination mit anderen Pharmaka eingesetzt wird. Über vorübergehende Bewußtseinsstörungen kurz nach Beginn der Prazosinbehandlung, ist berichtet worden. Ob dies auf die schnelle Blutdrucksenkung zurückzuführen ist, ist ungeklärt, jedoch gibt es Anhaltspunkte dafür, daß die Ursache nicht immer im Auftreten einer Hypotonie zu suchen ist. Nach Angaben des amerikanischen Komitees für Arzneimittelsicherheit liegt die Häufigkeit dieser Nebenwirkungen bei 1% aller behandelten Patienten (125). Durch eine Anwendung auf breiterer Basis, möglicherweise in Kombination mit anderen Arzneimitteln, könnte Aufschluß über die Rolle von Prazosin bei der Entstehung von Interaktionen gewonnen werden. Bis zum Vorliegen entsprechender Daten sollte Prazosin bei zusätzlicher Verabreichung mit Vorsicht angewendet werden.

Desipramin/Clonidin
(*Siehe* auch Interaktionen zwischen trizyklischen Antidepressiva und Antihypertonika, Seite 171).

Im Rahmen einer kontrollierten Studie führte die zusätzliche Desipramingabe während einer Clonidinbehandlung (Catapresan) bei 4 von 5 Hypertonikern lediglich zu einer unzureichenden Blutdruck-

Clonidin sollte wie Guanethidin und Debrisoquin (120, 123) nicht bedenkenlos gleichzeitig mit trizyklischen Antidepressiva verabreicht werden. Während einer

Kombination	Interaktion	Behandlung
	senkung (120). In vorangegangenen Tierversuchen wurde die blutdrucksenkende Wirkung von Clonidin nach Vorbehandlung mit Desipramin um das zwanzigfache vermindert (121). Aufgrund früherer klinischer Berichte scheint die Clonidinwirkung durch Imipramin beeinträchtigt zu werden (122). Die diesen Interaktionen zugrundeliegenden Mechanismen sind ungeklärt, könnten jedoch mit der α-rezeptorenblockierenden Wirkung der trizyklischen Antidepressiva zusammenhängen oder in einer Wirkung von Clonidin auf die neuronalen Transportmechanismen in Verbindung gebracht werden.	Hypertonikabehandlung mit Clonidin, bei der gleichzeitig eine Depression behandelt werden muß, sind die Patienten bei Anwendung trizyklischer Antidepressiva sorgfältig zu überwachen. Nur Methyldopa ist bei gleichzeitiger Gabe von trizyklischen Antidepressiva voll wirksam (123).
Imipramin/Isoprenalin (44) (*Siehe* Seite 314–315, Handelsnamen von Isoprenalin-haltigen Produkten).	Imipramin verstärkt die Wirkung von Isoprenalin. Die Behandlung mit Imipramin 3 × täglich 25 mg führte bei 10 Patienten mit chronischem Asthma, die Isoprenalin-haltige Inhalationssprays verwendeten, zu einer subjektiven Verbesserung des Peak-Flow-Wertes. Die kardiovaskulären Wirkungen von Isoprenalin wurden ebenfalls verstärkt.	Obwohl die bronchodilatatorische Wirkung von Isoprenalin erhöht wurde, verstärkten sich auch die kardiovaskulären Effekte, was eine potentielle Gefahr für die Patienten darstellen könnte. Patienten, die mit einer solchen Kombination behandelt werden, sollten daher sorgfältig hinsichtlich übermäßig starker kardiovaskulärer Nebenwirkungen überwacht werden.

LITERATURHINWEISE

1 Boston Collaborative Drug Surveillance Program (1972) *Lancet* **1**, 529.
2 Sjöqvist, F. (1965) *Proc. R. Soc. Med.* **58**, 967.
3 Dundee, J. W. (1974) Personal communication.
4 DeNicola, P. et al. (1964) *Thromb. Diath. Haemorrh.* Suppl., **12**, 125.
5 Fumorola, D. et al. (1964) *Haematologica* **49**, 1248.
6 *Evaluations of Drug Interactions* (1973) 1st ed. Washington, Am. Pharm. Assoc., p. 268.
7 Mitchell, L. (1968) *Br. Med. J.* **1**, 381.
8 Martindale (1977) *The Extra Pharmacopoeia*, 27th ed. London, Pharmaceutical Press, p. 655.
9 Martindale (1977) *The Extra Pharmacopoeia*, 27th ed. London, Pharmaceutical Press, p. 668.
10 Goldberg, L. I. (1964) *JAMA* **190**, 456.
11 Shaw, D. M. (1964) *Practitioner* **192**, 23.
12 Martindale (1977) *The Extra Pharmacopoeia*, 27th ed. London, Pharmaceutical Press, p. 83.
13 *Evaluations of Drug Interactions* (1973) 1st ed. Washington, Am. Pharm. Assoc., p. 258.
14 Zeck, P. (1961) *Med. J. Aust.* **2**, 607.
15 Dally, P. J. (1962) *Lancet* **1**, 1235.
16 Kriskó, I. et al. (1969) *Ann. Intern. Med.* **70**, 559.
17 *Data Sheet Compendium* (1978) London, ABPI, pp. 828–829.
18 Gradwell, B. G. (1960) *Br. Med. J.* **2**, 1018.
19 *Data Sheet Compendium* (1978) London, ABPI, pp. 929–930.
20 Cooper, A. J. and Ashcroft, G. (1967) *Diabetes* **16**, 272.
21 Cooper, A. J. and Keddie, K. M. G. (1964) *Lancet* **1**, 1133.
22 Cooper, A. J. and Ashcroft, G. (1966) *Lancet* **1**, 407.
23 Birkmayer, W. and Hornykiewicz, O. (1962) *Arch. Psychiatr. Nervenkr.* **203**, 560.
24 Hunter, K. R. et al. (1970) *Br. Med. J.* **3**, 388.
25 Hunter, K. R. et al. (1970) *Lancet* **2**, 1283.
26 Martindale (1977) *The Extra Pharmacopoeia*, 27th ed. London, Pharmaceutical Press, p. 315.
27 Shee, J. C. (1960) *Br. Med. J.* **2**, 507.
28 Palmer, H. (1960) *Br. Med. J.* **2**, 944.
29 Cocks, D. P. and Passmore-Rowe, A. (1962) *Br. Med. J.* **2**, 1545.
30 Taylor, D. C. (1962) *Lancet* **2**, 401.

31 Bradley, J. J. and Francis, J. G. (1963) *Lancet* **1**, 386.
32 Vigran, I. M. (1964) *JAMA* **187**, 953.
33 Kline, N. S. (1963) *Bull. WHO* **21**, 397.
34 Hansten, P. D. (1975) *Drug Interactions*, 3rd ed. Philadelphia, Lea & Febiger, p. 15.
35 Vodkell, A. (1959) *Neuropsychopharmacology* **1**, 707.
36 Gradwell, B. G. (1960) *Br. Med. J.* **2**, 1018.
37 Goodman, L. S. and Gilman, A. (1970) *Pharmacological Basis of Therapeutics*, 4th ed. New York, Macmillan. pp. 181–186.
38 Horwitz, D. et al. (1960) *J. Lab. Clin. Med.* **56**, 747.
39 Low-Beer, G. and Tidmarsh, D. (1963) *Br. Med. J.* **2**, 683.
40 Sherman, M. et al. (1964) *Am. J. Psychiat.* **120**, 1019.
41 Tonks, C. M. and Lloyd, A. T. (1965) *Br. Med. J.* **1**, 589.
42 Mark, L. C. et al. (1967) *N.Y. J. Med.* **67**, 570.
43 Elis, J. et al. (1967) *Br. Med. J.* **2**, 75.
44 Mattila, A. J. and Muittari, A. (1969) *Ann. Med. Intern. Fenn.* **57**, 185.
45 Cuthbert, M. F. et al. (1969) *Br. Med. J.* **1**, 404.
46 Mason, A. M. S. and Buckle, R. M. (1969) *Br. Med. J.* **1**, 845.
47 Humberstone, P. M. (1969) *Br. Med. J.* **1**, 846.
48 D'Arcy, P. F. and Griffin, J. P. (1972) *Iatrogenic Diseases*. London, Oxford University Press, pp. 10, 17.
49 Davies, G. (1960) *Br. Med. J.* **2**, 1019.
50 Singh, H. (1960) *Am. J. Psychiat.* **117**, 360.
51 Ayd, F. J. (1961) *J. Neuropsychiat.* **2**, (Suppl. 1), 119.
52 Howarth, E. (1961) *J. Ment. Sci.* **107**, 100.
53 Kane, F. J. and Freeman, D. (1963) *Am. J. Psychiat.* **120**, 79.
54 Cuthill, J. M. et al. (1964) *Lancet* **1**, 1076.
55 Bowen, L. W. (1964) *Br. Med. J.* **2**, 1465.
56 McCurdy, L. R. and Kane, F. J. (1964) *Am. J. Psychiat.* **121**, 397.
57 Saunders, J. C. (1965) *J. Kans. Med. Soc.* **66**, 471.
58 Hills, N. F. (1965) *Br. Med. J.* **1**, 859.
59 Lockett, M. F. and Milner, G. (1965) *Br. Med. J.* **1**, 921.
60 Strong, F. M. (1962) *Am. J. Clin. Nutr.* **11**, 500.
61 Blackwell, B. (1963) *Lancet* **2**, 414, 819.
62 Womack, A. M. (1963) *Lancet* **2**, 463.

63 Davies, E. B. (1963) *Lancet* **2**, 691.
64 Horwitz, D. et al. (1964) *JAMA* **188**, 1108.
65 Blackwell, B. and Marley, E. (1964) *Lancet* **1**, 530.
66 Blackwell, B. et al. (1964) *Lancet* **1**, 722.
67 Leonard, J. W. et al. (1964) *Lancet* **1**, 883.
68 Hodge, J. V. (1964) *Lancet* **1**, 1108.
69 Harper, M. (1964) *Lancet* **2**, 312.
70 Nuessle, W. F. et al. (1965) *JAMA* **192**, 726.
71 Marley, E. and Blackwell, B. (1970) *Adv. Pharmacol. Chemother.* **8**, 185.
72 Boulton, A. A. et al. (1970) *Can. Med. Assoc. J.* **102**, 1394.
73 Boakes, A. J. (1971) *Prescribers' J.* **11**, 109.
74 Bodley, P. O. et al. (1969) *Br. Med. J.* **3**, 510.
75 Stone, C. A. et al. (1964) *J. Pharmacol. Exp. Ther.* **144**, 196.
76 Gillette, J. R. (1965) *Ann. N.Y. Acad. Sci.* **123**, 42.
77 Jori, A. et al. (1966) *J. Pharm. Pharmacol.* **18**, 824.
78 Jori, A. (1968) *J. Pharm. Pharmacol.* **20**, 862.
79 Barar, F. S. K. et al. (1971) *Br. J. Pharmacol.* **43**, 472P.
80 Boakes, A. J. et al. (1972) *Br. Dent. J.* **133**, 137.
81 Boakes, A. J. et al. (1973) *Br. Med. J.* **1**, 311.
82 Leading Article (1972) *Lancet* **2**, 584.
83 Martindale (1977) *The Extra Pharmacopoeia*, 27th ed. London, Pharmaceutical Press, p. 3.
84 Zirkle, G. A. et al. (1959) *JAMA* **171**, 1496.
85 Landauer, A. A. et al. (1969) *Science* **163**, 1467.
86 Milner, G. (1969) *Med. J. Aust.* **2**, 153.
87 Remmer, H. and Mercker, H. J. (1965) *Ann. N.Y. Acad. Sci.* **123**, 79.
88 Vessel, E. S. et al. (1970) *N. Engl. J. Med.* **283**, 1484.
89 Milner, G. and Hills, N. F. (1966) *Br. Med. J.* **1**, 841.
90 Kessell, A. et al. (1967) *Med. J. Aust.* **54**, 1194.
91 Betts, T. A. et al. (1968) *Lancet* **1**, 390.
92 Houghton, A. W. J. (1971) *Lancet* **1**, 138.
93 Dallos, V. and Heathfield, K. (1969) *Br. Med. J.* **4**, 80.
94 *Evaluations of Drug Interactions* (1973) 1st ed. Washington, Am. Pharm. Assoc., p. 259.

95 *Drug and Therapeutics Bulletin* (1967) **5**, 89.
96 Leishman, A. W. D. et al. (1963) *Lancet* **1**, 112.
97 White, A. G. (1965) *Lancet* **2**, 441.
98 Gulati, O. D. et al. (1966) *Clin. Pharmacol. Ther.* **7**, 510.
99 Mitchell, J. R. et al. (1967) *JAMA* **202**, 973.
100 Feagin, O. T. et al. (1969) *J. Clin. Invest.* **48**, 23a.
101 Starr, K. J. and Petrie, J. C. (1972) *Br. Med. J.* **4**, 133.
102 Burrows, G. D. and Davies, B. (1971) *Br. Med. J.* **4**, 113.
103 Kline, N. S. (1969) *JAMA* **210**, 1928.
104 Silverman, G. and Braithwaite, R. (1972) *Br. Med. J.* **4**, 111.
105 Hussar, D. A. (1969) *Am. J. Pharm.* **141**, 107.
106 Boakes, A. J. et al. (1972) *Br. Dent. J.* **133**, 137.
107 Duvoisin, R. C. et al. (1969) *Trans. Am. Neurol. Assoc.* **94**, 81.
108 Cohen, M. S. (1970) *Therapeutic Drug Interactions*. Madison, University Wisconsin Press.
109 Boston Drug Surveillance Program (1974) *JAMA*, in press.
110 Clark, T. H. et al. (1967) *Patient Care* **1**, 33.
111 Hansten, P. D. (1969) *Hosp. Form. Manag.* **4**, 25.
112 Martin, E. W. (1971) *Hazards of Medication*. Philadelphia, Lippincott, p. 486.
113 Hansten, P. D. (1975) *Drug Interactions*, 3rd ed. Washington, Lea & Febiger, p. 193.
114 Shepherd, M. (1965) *Proc. R. Soc. Med.* **58**, 964.
115 Witton, K. (1965) *Am. J. Psychiat.* **121**, 185.
116 Warnes, H. et al. (1967) *Can. Med. Assoc. J.* **96**, 112.
117 Gram, L. F. and Overø, K. F. (1972) *Br. Med. J.* **1**, 463.
118 Davis, J. M. et al. (1970) In: *Psychopharmacology, A Review of Progress 1957–67*. Washington. Publ. Hlth Serv. Publication.
119 Bolli, P. and Simpson, F. O. (1974) *Br. Med. J.* **1**, 637.
120 Briant, R. H. et al. (1973) *Br. Med. J.* **1**, 522.
121 Briant, R. H. and Reid, J. L. (1972) *Br. J. Pharmacol.* **46**, 563P.
122 Conolly, M. E. et al. (1969) In: *Catapres in Hypertension*. London, Butterworths, p. 167.
123 Mitchell, J. R. et al. (1970) *J. Clin. Invest.* **49**, 1596.
124 Product data sheet. ABPI Compendium (1977).
125 Committee on Safety of Medicines (1975) Adverse Reaction Series No. 12.
126 Coull, D. C. et al. (1970) *Lancet* **2**, 590–591.

127 Moir, D. C. et al. (1972) *Lancet* **2**, 561–564.
128 Marley, E. (1977) In: *Drug Interactions* (ed. D. G. Grahame-Smith). Institute of Biology Endowment Trust (London), pp. 171–194.
129 Isaac, P. et al. (1977) *Lancet* **2**, 816.

6. ANTIDIABETIKA

1. INSULIN-PRÄPARATE

Insulin-Lösung (Rind) *Insulin „Brunnengräber", Insulin Hoechst*
Insulinlösung (Schwein) *Insulin Novo Actrapid, Insulin Leo, Insulin S Hoechst*
Insulin (zweiphasisch) (INN) *Insulin Novo-Rapitard*
Insulinum siehe Isophaninsulin
Insulin-Aminochinurid-Lösung *Depot-Insulin, Komb.-Insulin*
Insulin-Aminochinurid-Suspension (zusammengesetzt) *Long-Insulin*
Insulin-Protaminat-Suspension *Insulin Leo Initard/Mixtard*
Insulin (Amorph)-Zink-Suspension (INN) *Insulin Novo Ultralente*
Insulin (Kristallin)-Zink-Suspension (INN) *Insulin Novo Ultralente*
Insulin-Zink-Suspension (zusammengesetzt) (INN) *Insulin Novo Lente, Insulin Monotard*
Insulin-Zink-Humanglobin-Lösung (INN) *HG-Insulin Hoechst*
Insulin-Zink-Protaminlösung (INN) *Depot-Insulin „Horm", Depot-Insulin*

Nicht abgewandeltes Insulin ist in Blut und Gewebsflüssigkeiten löslich. Seine Wirkung setzt daher rasch ein, ist jedoch nur von kurzer Dauer. Durch den Zusatz geringer Zinkmengen zur Insulinlösung entstehen durch kontrollierte Kristallisation Insulin-Zink-Verbindungen von größerer Reinheit, wodurch die Nebenwirkungshäufigkeit bei überempfindlichen Patienten gesenkt sowie eine gleichmäßigere Wirkung erzielt werden kann.

Bei Protaminzugabe zu Insulin bildet sich ein Komplex, der aufgrund seiner geringen Löslichkeit weniger stark, jedoch länger wirksam ist. Stabilität und Wirkungsdauer dieser Verbindung lassen sich noch weiter durch die Zugabe winziger Zinkmengen, bei der Protamin-Zink-Insulin entsteht, erhöhen.

Verbindungen geringer Löslichkeit werden auch durch Kombination mit Globin und Zink erhalten, wodurch allergische Reaktionen gemildert werden können. Bei Isophan-Insulin handelt es sich um ein modifiziertes Protamin-Zink-Insulin mit geringerem Protamin- und Zinkgehalt, das in Kristallform vorliegt. Die Entwicklung des Insulin-Zink-Suspensionen (Insulin lente) sind der Arbeit von HALLAS-MØOLLER et al. 1952 (*Science, Wash.*, **116**, *394*) zu verdanken, die feststellten, daß in bestimmten wäßrigen Lösungen amorphe oder kristalline Zink-Insuline hergestellt werden können, wobei die Art des Endproduktes konzentrations- und pH-Wert-abhängig ist, und die kristalline Form die längere hypoglykämische Wirkung besitzt. Zwischen Insulin lente und Protamin-Zink-Insulin sowie Isophan-Insulin (mit Phosphatpuffer) kommt es zu Unverträglichkeiten.

Übersicht über Wirkungseintritt und -dauer sowie Aussehen (*Today's Drugs*, 1964, London, British Medical Association, Seite 234)

Präparat	Wirkung (Stunden nach Injektion)			Aussehen
	Eintritt	Maximum	Dauer*)	
Kurze Wirkungsdauer				
Insulin Hoechst (lösliches Insulin)	0,5	2–4	6–8	klar
Insulin Zink-Suspension (amorphes) Insulin (*Insulin Novo Semilente*)	1	6–10	12–16	trüb
Mittlere Wirkungsdauer				
Insulin Zink-Suspension (*Insulin Novo Lente*)	2–4	8–12	28–32	trüb
Isophan Insulin	2–4	8–12	18–30	trüb
Lange Wirkungsdauer				
Protamin-Zink-Insulin (*Depot-Insulin*)	3–6	14–20	24–28	trüb
Insulin Zink-Suspension (Kristallin) (*Insulin Novo Ultralente*)	6–8	16–24	36	trüb

*) Die Wirkung verlängert sich mit zunehmender Dosis.

2. ORALE ANTIDIABETIKA

I. Sulfonylharnstoff-Verbindungen
Carbutamid (Glykofren, Invenol, Midocil, Nadisan, Dia-Tablinen)
Chlorpropamid (Chloranase, Diabetoral)
Glibenclamid (Daonil, Euglucon, Semi-Euglucon, Diamicron)
Tolazamid (Norglycin)
Tolbutamid (Artosin, Rastinon, Tolbet, Tolbutamid-Tablinen, Guabeta-N)

II. Biguanid-Derivate
Metformin-Hydrochlorid (Glucophage retard)
Phenformin-Hydrochlorid (Adiabetin, Antipont, Diapar, DB-retard)*)

III. Sulfapyrimidinabkömmlinge
Glymidin-Natrium (Redul, Redul-28)

*) Nachdem unter Biguanidbehandlung zum Teil tödlich verlaufende Laktatazidosen beobachtet wurden, sind alle Phenformin-haltigen Präparate aus dem Verkehr gezogen worden.

Da Sulfonylharnstoff-Derivate schwere Hypoglykämien hervorrufen können, sollten die Patienten entsprechend gewarnt werden. Bei den Verbindungen mit langer Wirkungsdauer (insbesondere Chlorpropamid) kann eine Hypoglykämie auch nach Abschluß der Behandlung auftreten. Am häufigsten treten Nebenwirkungen wie Appetitlosigkeit, Übelkeit, Lethargie und Schwächezustände auf. Recht häufig kommt es auch zum Auftreten von Exanthemen. Sulfonylharnstoff-Derivate besitzen eine leichte Disulfiram-ähnliche Wirkung, wodurch es bei Alkoholgenuß zu Gesichtsrötungen sowie Übelkeit kommen kann. Über das Auftreten akuter paroxysmaler Tachykardien sowie eines akuten Asthmaanfalls nach Alkoholgenuß liegen weniger genaue Angaben vor. Chlorpropamid kann besonders bei hoher Dosierung eine Gelbsucht auslösen. Auch während der Schwangerschaft ist Chlorpropamid kontraindiziert. Andere, weniger häufig beobachtete Nebenwirkungen der Sulfonylharnstoff-Derivate sind Knochenmarksaplasien, Thrombocytopenie und nephrotisches Syndrom. Bei eingeschränkter Leber- oder Nierenfunktion sind die Sulfonylharnstoffe nur mit Vorsicht anzuwenden.

Untersuchungen mit radioaktiv markiertem Jod zeigten bei Patienten, die mit Sulfonylharnstoff-Derivaten behandelt werden, eine verminderte Jodaufnahme sowie eine gehemmte Jodbindung, wodurch das Ergebnis von Radio-Jod-Tests verfälscht werden kann. Der mit dem Harn ausgeschiedene Tolbutamidmetabolit kann bei einer Eiweißanalyse im Urin ein falsch-positives Resultat verursachen, was jedoch bei Verwendung des Albustix-Tests vermieden werden kann.

Die Gefahr einer Hypoglykämie scheint bei einer Biguanid-Therapie nicht zu bestehen. Eine Ketoazidose kann ohne Anzeichen einer Hypoglykämie auftreten, wenn diese Präparate bei Insulin-pflichtigen Diabetikern alleine angewendet werden. Durch eine vermehrte Milchsäureproduktion infolge einer Hemmung der aeroben Glykolyse können sie eine schwere Azidose hervorrufen, was zum Auftreten von Hypotonien und Koma führen kann. Diese Azidose darf auf keinen Fall mit Natriumlaktat, welches den Zustand nur verschlimmern würde, behandelt werden, sondern ist mit Natriumbicarbonat zu behandeln. Die klinische Anwendung von Phenformin ist aufgrund der Gefahr einer Laktatazidose weitgehend eingeschränkt worden.

Antidiabetika 181

Bei einer Mehrzahl der Patienten treten Appetitlosigkeit, Übelkeit, Erbrechen und Durchfall auf, welche in einigen Fällen so schwer sein können, daß eine Behandlung über einen längeren Zeitraum ausgeschlossen ist. Deshalb ist eine einschleichende Dosierung ratsam. Charakteristisch ist auch die Empfindung eines metallischen oder bitteren Geschmacks, insbesondere nach Alkoholgenuß. Biguanide sollten nicht während der Schwangerschaft verabreicht werden.

Nach Glymidingabe ist über Magen-Darm-Störungen und in seltneren Fällen über allergische Hautreaktionen, Leukopenien und Thrombocytopenie berichtet worden. Glymidin ist bei Patienten mit stark eingeschränkter Nierenfunktion nur mit Vorsicht anzuwenden. Bis zum Vorliegen weiterer Daten sollte Glymidin nicht während der Schwangerschaft eingenommen werden.

Kombination	Interaktion	Behandlung
Antidiabetika/Alkohol	Akuter Alkoholgenuß kann bei Patienten während einer Behandlung mit Antidiabetika aufgrund der hypoglykämischen Wirkung des Alkohols schwere Hypoglykämien auslösen (1, 2, 3). Bei Patienten unter Metformin- oder Phenformin-Behandlung muß auch die Gefahr des Auftretens einer Laktatazidose beachtet werden (4, 5). Dies beruht auf einer Konkurrenzreaktion von Alkohol beim Abbau von Laktat in Pyruvat. Bei Alkoholikern kommt es zu einer Induktion der arzneimittelmetabolisierenden Enzyme sowie zu einer herabgesetzten Halbwertzeit von Tolbutamid und Chlorpropamid (6, 7).	Bei Alkoholikern ist die Anwendung von Sulfonylharnstoff-Derivaten zu vermeiden. Patienten, die mit Metformin oder Phenformin behandelt werden, sollten Alkohol nur mäßig trinken. Da Phenformin eine Laktatazidose hervorrufen kann, ist seine klinische Anwendung weitgehend eingeschränkt worden.
Antidiabetika/Aspirin und andere Salicylate	(*Siehe* S. 226).	
Antidiabetika/Anabolika z. B. Äthyloestrenol (Orabolin; Durabolin) Androstanolon (Proteina-Grémy-Tabl., „Anabol-Tablinen)	Der Insulinbedarf kann vermindert sein. Eine Verstärkung der blutzuckersenkenden Wirkung von Tolbutamid ist möglich (8).	Diese Kombination ist, wenn möglich, zu vermeiden. Ist eine gemeinsame Anwendung dieser Präparate erforderlich, kann eine Dosisanpassung erforderlich sein.

182 Antidiabetika

Kombination	Interaktion	Behandlung
Drostanolon (Masterid) Metandienon (Dianabol) Metandriol (Neosteron) Metenolon (Primobolan) Nandrolon-Decanoat (Deca Durabolin, Anadur) Nandrolon-Phenylpropionat (Durabolin) Norethandrolon (Nilevar) Oxandrolon (Anavar) Oxymesteron (Oranabol) Oxymetolon (Plenastril) Stanazolol (Stromba)		
Antidiabetika/Antibiotika oder antibakteriell wirksame Präparate Chloramphenicol (9, 10)	Eine Therapie mit Chloramphenicol (2 g/Tag über einen Zeitraum von 10 Tagen) führt zu einer Verlängerung der Halbwertzeit von Tolbutamid um das Dreifache. In ähnlicher Weise wird die Halbwertzeit von Chlorpropamid nach Chloramphenicolgabe (1,5–3 g/Tag) von 30–36 Stunden auf 40–146 Stunden verlängert.	Chloramphenicol ist nur bei verhältnismäßig wenigen Infektionen das Arzneimittel der Wahl. Es sollte daher ein anderes Antibiotikum verschrieben werden. Ist die Kombination jedoch erforderlich, sollte die Antidiabetikadosis überprüft werden.
Isoniazid (11)	Die gleichzeitige Gabe von Sulfonylharnstoff-Derivaten und Isoniazid führt nachweislich zu einer Glukosurie und Hyperglykämie. In 2 Fällen wurde über das Auftreten eines irreversiblen Diabetes mellitus nach Isoniazidgabe berichtet.	Diese kombinierte Arzneimitteltherapie ist nur mit Vorsicht durchzuführen und, falls möglich, alternativ ein anderes Tuberkulostatikum zu verwenden.
Sulfonamide (12)	In Verbindung mit Sulfaphenazol und Sulfafurazol wird die hypoglykämische Wirkung von Tolbut-	Die gleichzeitige Anwendung von Sulfonylharnstoff-Derivaten und Sulfonami-

amid verstärkt. Die Serumspiegel von Tolbutamid werden erhöht und seine Plasmahalbwertzeit ist verlängert. Es wird vermutet, daß Sulfaphenazol die Carboxylierung von Tolbutamid hemmt. Auch eine Verdrängung von Tolbutamid aus seiner Plasmaproteinbindung könnte an dieser Wirkungssteigerung ursächlich beteiligt sein.

Nach Sulfadimidingabe bei einem mit Chlorpropamid eingestellten Patienten, ist über das Auftreten einer schweren Hypoglykämie berichtet worden. Bisher sind keine Angaben über eine Beeinflussung der Insulin- oder Biguanidwirkung durch Sulfonamide bekannt.

den kann eine Hypoglykämie auslösen und eine Dosisreduzierung des Antidiabetikums erforderlich machen.

Antidiabetika/Antikoagulantien
Kumarinderivate
(*Siehe* Seite 125, Übersicht über Antikoagulantien vom Kumarintyp und ihre Handelsnamen)

Dicumarol (Bishydroxycumarin) verlängert die Halbwertzeit von Tolbutamid bei Diabetikern (13) und Gesunden (14).
Über eine ähnliche Wirkung ist auch bei Chlorpropamid (15) berichtet worden.

Evtl. ist eine Dosisreduzierung der Sulfonylharnstoff-Derivate erforderlich.

Antidiabetika/Antidepressiva
MAO-Hemmer (16)
(*Siehe* Seite 154, Übersicht über MAO-Hemmer und ihre Handelsnamen)

MAO-Hemmer verstärken oder verlängern die hypoglykämische Wirkung von Insulin sowie den Sulfonylharnstoff-Derivaten. Es ist nicht bekannt, ob dies auch für die Biguanid- und Glymidinderivate zutrifft, obwohl dies nicht auszuschließen ist, da postuliert wurde, daß MAO-Hemmer die auf eine Hypoglykämie einsetzende kompensatorische adrenerge Reaktion (17) beeinträchtigen und Glukose aus Leberglykogen freisetzen.

Diese Kombination ist zu vermeiden, da sie eine Hypoglykämie verstärkt. Die Blutzuckerspiegel sind zu überwachen. Ist eine Anwendung dieser Kombination unbedingt erforderlich, muß die Insulin- oder Sulfonylharnstoffdosis reduziert werden. Die üblichen Symptome einer Hypoglykämie wie Zittern und Schweißausbruch werden nicht beeinflußt (33).

Antidiabetika/Antihypertonika
Diazoxid (18)

Bei dem Versuch, die blutdrucksenkende und diuretische Wirkung der Thiazide voneinander zu tren-

Da Diazoxid zur Blutdrucksenkung gewöhnlich intravenös injiziert wird, ist be-

Kombination	Interaktion	Behandlung
	nen, wurde die Substanz Diazoxid entwickelt. Diazoxid besitzt wie alle Thiazide hyperglykämische Wirkungen, indem es die Insulinausschüttung aus den β-Zellen der Pankreas-Inseln hemmt. In einer Untersuchung trat bei der Hälfte der Hypertoniepatienten eine Glukosurie auf.	sonders auf eine ausreichende Beeinflussung der Hyperglykämie zu achten.
Guanethidin (19, 20)	Bei einer Guanethidin-Behandlung ist der Insulin-Bedarf der Diabetiker verringert. Während der therapeutischen Behandlung von 3 Patienten mit Altersdiabetes mit Guanethidin konnte eine hochsignifikante Verbesserung der oralen Glukosetoleranz im Test verzeichnet werden.	Eine Kontrolle der Blutzuckerspiegel ist erforderlich. Die Patienten sind hinsichtlich des Auftretens hypoglykämischer Symptome sorgfältig zu überwachen. Wird Guanithidin bei eingestellten Diabetikern abgesetzt, kann eine Dosiserhöhung des Insulins oder entsprechender hypoglykämisch wirksamer Arzneimittel notwendig sein.
Pargylin-Hydrochlorid (21)	Bei therapeutischer Anwendung des MAO-Hemmers Pargylin zur Blutdrucksenkung kann es zum Auftreten einer Hypoglykämie kommen.	Evtl. ist eine Dosisreduzierung des gleichzeitig verabreichten Antidiabetikums erforderlich.
Antidiabetika/Antiphlogistika Phenylbutazon (22, 23)	Phenylbutazon verstärkt die hypoglykämische Wirkung der Sulfonylharnstoffe durch Hemmung ihrer Metabolisierung und Verdrängung aus ihren Plasmaproteinbindungen. Bei Kombinationen von Phenylbutazon mit Acetohexamid oder Tolbutamid ist über das Auftreten einer Hypoglykämie mit tödlichem Ausgang berichtet worden.	Diese Kombinationen sind möglichst zu vermeiden, da sich eine Überwachung der Blutzuckerspiegel als schwierig erweist.

Antidiabetika 185

Corticosteroide (24)	Die Corticosteroide führen über eine Beeinflussung des Kohlenhydratstoffwechsels zu einer Hyperglykämie und können einen Diabetes mellitus hervorrufen sowie die Diabeteseinstellung erschweren.	Sorgfältige Patientenüberwachung.
Antidiabetika/β-Rezeptorenblocker Propranolol (25) (*Siehe* Seite 202 und 232, Übersicht über Betablocker und ihre Handelsnamen)	Bei insulinpflichtigen Diabetikern löst der β-Rezeptorenblocker Propranolol eine Hypoglykämie aus. Über den zugrundeliegenden Mechanismus ist nichts bekannt, obwohl mehrere Möglichkeiten diskutiert wurden (25). Am wahrscheinlichsten ist eine Hemmung der Glukosefreisetzung aus Leberglykogen.	β-Rezeptorenblocker sind nur mit großer Vorsicht bei Patienten unter Behandlung mit Antidiabetika anzuwenden. Gegebenenfalls ist eine Dosisherabsetzung des Antidiabetikums erforderlich. Durch β-Rezeptorenblocker werden alle, aufgrund adrenerger Mechanismen ausgelösten Warnsymptome einer Hypoglykämie wie Heißhunger, nervöse Unruhe, Zittern und Schweißausbruch, die dem Diabetiker und seinen Angehörigen den Beginn einer hypoglykämischen Krise signalisieren (33), unterdrückt. Nur bei sorgfältiger Überwachung des Blutzuckerspiegels in der ersten Woche können beide Präparate gleichzeitig angewendet werden.
Antidiabetika/Clofibrat (34, 35, 36, 37, 38)	Bei Clofibratgabe (2 g/Tag) wurde bei 4 von 13 mit verschiedenen Sulfonylharnstoffen behandelten Diabetikern eine Hypoglykämie hervorgerufen. Alle Patienten, bei denen diese Interaktion auftrat, hatten ungewöhnlich niedrige Albumin-Plasmaspiegel. Es ist daher möglich, daß diese Arzneimittelinteraktion durch Veränderung der Plasmaeiweißbindung verursacht wird (34). Bei einer Gruppe von 15 Patienten führte die Behandlung mit Clofibrat zu einer verbesserten Insulinproduktion und Herabsetzung des Blutzuckerspiegels. Bei 11 Patienten mit Hyperlipoproteinämie wurde ein latenter Diabetes durch den oralen Glu-	Über das Auftreten hypoglykämischer Krisen aufgrund dieser Interaktionen liegen keine Angaben vor. Diese Interaktion scheint jedoch eher von Vorteil als von Nachteil zu sein.

Kombination	Interaktion	Behandlung
	kosetoleranztest nachgewiesen. Bei diesen Patienten bewirkte Clofibrat sowohl eine Cholesterin- als auch eine Blutzuckersenkung. Im Rahmen einer klinischen Studie an 22 Diabetikern, von denen 11 insulinpflichtig waren, führte die Verabreichung von 1,5 g Clofibrat/Tag zu einer statistisch signifikanten Abnahme der Glukosurie (35). Über den zugrundeliegenden Mechanismus der hypoglykämischen Wirkung von Clofibrat ist nichts bekannt. Eine Verstärkung der Tolbutamidwirkung konnte jedoch sowohl beim oralen als auch intravenösen Glukosetoleranztest gezeigt werden.	
Antidiabetika/Diuretika Chlortalidon (18) Etacrynsäure (18) Furosemid (18) Thiazide, Benzothiadiazin (18) Triamteren (26) (*Siehe* Seite 251–254, Übersicht über Diuretika und ihre Handelsnamen)	Diese Diuretika können bei Patienten mit Diabetes oder Prädiabetes zu einer Erhöhung der Blutzuckerspiegel führen. Thiazide und Chlortalidon antagonisieren die Wirkung von Antidiabetika, insbesondere die der Sulfonylharnstoff-Derivate. Der dieser Interaktion zugrundeliegende Mechanismus ist nicht bekannt, obwohl vermutet wurde, daß der von einigen Diuretika bewirkte Kaliumverlust teilweise für diese Interaktion verantwortlich ist.	Die Patienten sind im Hinblick auf eine Erhöhung der Blutzuckerspiegel zu überwachen. Ggf. sollte ein weniger diabetogenes Diuretikum eingesetzt werden.
Antidiabetika/hyperglykämisch wirkende Substanzen Glucagon (27)	Glucagon erhöht den Blutzuckerspiegel durch Glykogenabbau in der Leber und Glucosefreisetzung ins Blut. Glucagon antagonisiert die durch Insulin und orale Antidiabetika bewirkte Blutzuckersenkung. Glucagon wird darüber hinaus auch bei der Behandlung der Herzinsuffizienz aufgrund seiner inotropen und chronotropen Eigenschaften verwen-	Anwendung einer anderen inotrop wirkenden Substanz.

Verschiedene Arzneimittel, die eine Hyperglykämie hervorrufen können: Cyclophosphamid (24) Tranquillizer, Phenothiazin-Derivate (28) Phenytoin (24)

det. Wird es zu diesen Zwecken therapeutisch eingesetzt, ist die Möglichkeit einer Interaktion mit Antidiabetika größer.

Diese Präparate können zu einer Hyperglykämie führen. Der dieser Wirkung zugrundeliegende Mechanismus ist unbekannt. Über ihren Einfluß auf den Zuckerstoffwechsel liegen keine Angaben vor, jedoch sollten diese Substanzen bei eingestellten Diabetikern nur mit Vorsicht angewendet werden.

Vorsicht bei der Verabreichung an Diabetiker. Die Patienten sind im Hinblick auf eine Erhöhung des Blutzuckerspiegels zu überwachen.

Antidiabetika/orale Kontrazeptiva (24, 29, 30)
(*Siehe* Seite 300–301, Übersicht über orale Kontrazeptiva und ihre Handelsnamen)

Über eine Beeinträchtigung der Glucosetoleranz und Entwicklung eines manifesten Diabetes mellitus ist berichtet worden. Bei Diabetikern besteht ein erhöhter Insulinbedarf. Die jeweiligen Wirkungen hängen von bestimmten Faktoren wie Östrogenart, Patiententyp und Anwendungsdauer ab.

Bei Diabetikern empfiehlt sich die Anwendung anderer Verhütungsmethoden. Ist dies nicht durchführbar, muß der Patient noch intensiver hinsichtlich eines erhöhten Blutzuckerspiegels überwacht werden. Evtl. ist eine Umstellung der hypoglykämischen Behandlung erforderlich.

Antidiabetika/Sympathikomimetika
Adrenalin

Die hyperglykämische Wirkung von Adrenalin ist lediglich kurz und wirft gewöhnlich keinerlei klinische Probleme auf. In einigen Fällen kann jedoch eine Dosiserhöhung des Insulins oder der oralen Antidiabetika erforderlich sein (31).

Alle Sympathikomimetika sind bei Diabetikern mit Vorsicht anzuwenden.

Antidiabetika/Tetracycline (39, 40, 41)

Über die Auslösung einer Phenformin-bedingten Laktatazidose durch Tetracycline ist berichtet worden. Bei mehreren mit Phenformin behandelten Diabetikern kam es kurz nach Beginn einer Tetracyclintherapie zu einer tödlich verlaufenden Laktatazidose.

Diese Kombination ist zu vermeiden. Der dieser Interaktion zugrundeliegende Mechanismus ist unbekannt, scheint jedoch bei gleichzeitig bestehender Nierenfunktionseinschränkung stärker zum Tragen zu kommen.

Kombination	Interaktion	Behandlung
Antidiabetika/Schilddrüsenhormone Dextrothyroxin-Natrium Dijodtyrosin Liothyronin-Natrium (Thybon) L-Thyroxin-Natrium (Euthyrox, Novothyral)	Schilddrüsenhormone erhöhen den Blutzuckerspiegel und können so die Einstellung eines Diabetes erschweren (32).	Die Patienten sind besonders in der Anfangsphase der Behandlung sorgfältig zu überwachen.
Protamin-Zink-Insulin (PZI)/Insulin Injektionslösung	Diese Insuline sollten nicht gemeinsam in einer Spritze gemischt werden. Im PZI liegt ein Protaminüberschuß vor, wodurch ein Teil des löslichen Insulins in langwirksames Protamin-Zink-Insulin umgewandelt wird (*siehe* S. 14).	Diese Insuline sollten nicht in der selben Spritze gemischt werden, da sonst der schnelle Wirkungseintritt des löslichen Insulins verzögert wird.

LITERATURHINWEISE

1 Arky, R. A. et al. (1968) *JAMA* **206**, 575.
2 *Journal of the American Medical Association* (1968) Editorial, **206**, 639.
3 Fitzgerald, M. G. et al. (1962) *Diabetes* **2**, 40.
4 Johnson, H. K. and Waterhouse, C. (1968) *Am. J. Med.* **45**, 98.
5 Davidson, M. B. et al. (1966) *N. Engl. J. Med.* **275**, 886.
6 Kater, R. M. H. et al. (1969) *Am. J. Med. Sci.* **258**, 35.
7 Kater, R. M. H. et al. (1969) *JAMA* **207**, 363.
8 Landon, J. et al. (1963) *Metabolism* **12**, 924.
9 Christensen, L. K. and Skovsted, L. (1969) *Lancet* **2**, 1397.
10 Petitpierre, B. and Fabre, J. (1970) *Lancet* **1**, 789.
11 Dickson, I. (1962) *Med. J. Aust.* **49**, 325.
12 Hansten, P. D. (1975) *Drug Interactions*, 3rd ed. Philadelphia, Lea & Febiger, pp. 64–65.
13 Kristensen, M. and Hansen, J. M. (1967) *Diabetes* **16**, 211.
14 Solomon, H. M. and Schrojie, J. J. (1967) *Metabolism* **16**, 1029.

15 Kristensen, M. and Hansen, J. M. (1968) *Acta Med. Scand.* **183**, 83.
16 Hansten, P. D. (1975) *Drug Interactions*, 3rd ed. Philadelphia, Lea & Febiger, p. 61.
17 Cooper, A. J. and Ashcroft, G. (1966) *Lancet* **1**, 407.
18 D'Arcy, P. F. and Griffin, J. P. (1972) *Iatrogenic Diseases*. London, Oxford University Press, pp. 96–98.
19 Gupta, K. K. and Lillicrap, C. A. (1968) *Br. Med. J.* **2**, 697.
20 Gupta, K. K. (1968) *Br. Med. J.* **3**, 679.
21 Martindale (1977) *The Extra Pharmacopoeia*, 27th ed. London, Pharmaceutical Press, p. 670.
22 Field, J. B. et al. (1967) *N. Engl. J. Med.* **277**, 889.
23 Slade, I. H. and Iosefa, R. N. (1967) *J. Am. Geriat. Soc.* **15**, 948.
24 D'Arcy, P. F. and Griffin, J. P. (1972) *Iatrogenic Diseases*. London, Oxford University Press, pp. 98–99.
25 D'Arcy, P. F. and Griffin, J. P. (1972) *Iatrogenic Diseases*. London, Oxford University Press, p. 100.
26 Hickman, J. W. and Kirtley, W. R. (1968) *J. Indiana Med. Assoc.* **61**, 1114.
27 Nord, H. J. et al. (1970) *Ann. Intern. Med.* **72**, 649.
28 Arneson, G. (1964) *J. Neuropsychiat.* **5**, 181.
29 Editorial (1967) *Br. Med. J.* **3**, 726.
30 *Oral Contraceptives* (1974) Bulletin Vol. 5 No. 3. Health Protection Branch, Department of Health and Welfare. Canada.
31 Hansten, P. D. (1975) *Drug Interactions*, 3rd ed. Philadelphia, Lea & Febiger, p. 59.
32 Martindale (1977) *The Extra Pharmacopoeia*. 27th ed. London, Pharmaceutical Press, p. 1511.
33 Griffin, J. P. and D'Arcy, P. F. (1974) *Prescribers' Journal* **14**, 103.
34 Daubresse, J-C. et al. (1976) *N. Engl. J. Med.* **294**, 613.
35 Csogor, S. I. and Bomemisza, P. (1977) *Clin. Trials J.* **14**, 15.
36 Miller, R. D. (1963) *J. Atheroma Res.* **3**, 694.
37 Fenderson, R. W. et al. (1974) *Am. J. Clin. Nutr.* **27**, 22.
38 Vester, J. W. et al. (1970) *Clin. Pharmacol. Ther.* **11**, 689.
39 Aro, A. et al. (1978) *Lancet* **1**, 673–674.
40 Tashima, C. K. (1971) *Br. Med. J.* **4**, 557.
41 Blumenthal, S. A. and Streeten, D. H. P. (1976) *Ann. Intern. Med.* **84**, 55.

7. ANTIHISTAMINIKA

Die Histaminwirkungen lassen sich verschiedenen Rezeptoren, den H_1- und H_2-Rezeptoren, zuordnen. Die herkömmlichen Antihistaminika wie Mepyramin, Promethazin oder Diphenhydramin antagonisieren durch Blockade der H_1-Rezeptoren die durch Histamin hervorgerufenen Kontraktionen der glatten Muskulatur in Darm und Bronchien. An den Histaminwirkungen, wie z.B. Stimulierung der Magensaftproduktion, Hemmung der Uteruskontraktion und Anstieg der Herzfrequenz, sind nachgewiesenermaßen H_2-Rezeptoren beteiligt, auf die alle herkömmlichen Antihistaminika keine Wirkung haben. Diese H_2-Rezeptoren werden jedoch von Burimamid, Metiamid und Cimetidin, den Prototypen einer neuen Antihistaminikaklasse, blockiert.

Viele der herkömmlichen Antihistaminika besitzen noch andere, über die eigentliche Antihistaminikawirkung hinausgehende pharmakologische Eigenschaften. Sie wirken u.a. anticholinerg, Adrenalin- und Serotonin-hemmend. Die meisten Antihistaminika besitzen auch eine ZNS-dämpfende Wirkung, obwohl bei sehr hoher Dosierung auch eine ZNS-Stimulierung auftreten kann. In gewissem Umfang haben die meisten Antihistaminika auch lokalanästhetische Eigenschaften. Häufigkeit und Schwere der Nebenwirkungen von Antihistaminika sind wie bei vielen Arzneimitteln individuell recht unterschiedlich. Am häufigsten werden Sedierung, von einer leichten Schläfrigkeit bis hin zum tiefen Schlaf, Konzentrationsschwäche, Mattigkeit, Schwindel, Muskelschwäche und mangelndes Koordinationsvermögen beobachtet. Die sedativen Wirkungen klingen oft nach wenigen Tagen ab, wenn sich der Organismus an das Medikament gewöhnt hat. Weiterhin treten häufig Übelkeit, Erbrechen, Durchfall, Koliken und Oberbauchschmerzen auf. Ferner können Antihistaminika Kopfschmerzen, Schleier vor den Augen, Ohrensausen, Reizbarkeit, Appetitlosigkeit und Mundtrockenheit hervorrufen. Bei Kleinkindern und Kindern zeigen einige Antihistaminika zerebralstimulierende Eigenschaften. Bei einer Überdosierung können Konvulsionen sowie starkes Fieber ausgelöst werden. Eine ZNS-erregende Wirkung ist auch bei Erwachsenen, insbesondere nach der Einnahme von Phenindamintartrat, beobachtet worden, das sich von den meisten herkömmlichen Antihistaminika dadurch unterscheidet, daß es eher eine Erregung als Sedierung bewirkt. Hohe Antihistaminikadosen können bei Epileptikern zur Anfallsauslösung führen. Bei der lokalen Applikation von Antihistaminika besteht die Gefahr einer Hautsensibilisierung. Auch nach einer oralen Applikation können in seltenen Fällen dermatologische Reaktionen auftreten.

Die Zahl der auf dem Markt befindlichen Antihistaminika ist groß. Eine Einteilung nach ihrer chemischen Struktur ist für den Kliniker von nur geringem Nutzen. Zur besseren Orientierung wurden daher die herkömmlichen Antihistaminika in 3 Gruppen unterteilt.

Gruppe 1: schwach wirksame und schwach sedierende Antihistaminika
Gruppe 2: mäßig wirksame und sedierende Antihistaminika
Gruppe 3: hochwirksame und stark sedierende Antihistaminika.

Diese Einteilung, der die frühere klinische Klassifizierung von BROWN zugrunde liegt (1), soll nur als allgemeine Richtlinie dienen. Die meisten der herkömmlichen Antihistaminika sind Gruppe 2 zuzuordnen.

Gruppe 1: Schwach wirksame und schwach sedierende Antihistaminika
Antazolin-Hydrochlorid *(Antistin)*
Antazolin-Sulfat (Bestandteil von *Antistin-Privin* (mit Naphazolinnitrat))
Phenindamintartrat *(Anmerkung:* ZNS-stimulierende Eigenschaften *(Thephorin))*

Gruppe 2: Mäßig wirksame und sedierende Antihistaminika
Carbinoxamin-Maleat *(Polistin T-Caps. Retard;* Best. von *Rhinotussal, Rhinopront, Capramin-Tabl.)*
Chlorcyclizin-Hydrochlorid *(Di-Paralen)*
Chlorphenamin-Maleat *(Polaronil, Synistamin;* Best. von *Cimporhin, Contac 700, Sirolin retard, Sulfopecticept, Ornatos, Celestamine* etc.)
Cyclizin-Hydrochlorid *(Marezine, Echnatol, Migril, Fortravel)*
Cyproheptadin-Hydrochlorid *(Nuran, Periactinol)*
Dimenhydrinat *(Dramamine, Emedyl, Epha-Ret., Novomina, Solbrin, Superpep-Reise-Kaugummi-Dragees, Travelin, Vertirosan, Voyal, Vomex-A)*
Dimetinden-Maleat *(Fenistil, Trimedil;* Best. v. *Vibrocil, Fenipectum)*
Dimetotiazin *(Migristene)*
Diphenylpyralin-Hydrochlorid *(Mebipen-P-Tabl., Lyssipoll;* Best. v. *Arbid, Kolton, Pectinfant, Atinal, Tussiva)*
Isothipendyl-Hydrochlorid *(Andantol, Rhitana)*
Mebhydrolin Naphthal.-1,5-Disulfonat *(Omeril;* Best. v. *Refagan)*
Meclozin *(Calmonal, Postafen)*
Meclozin-Hydrochlorid *(Bonamine;* Best. v. *Peremesin, Postadoxin, Diligan)*
Mepyramin-Maleat (Best. v. *Praecimat, Triaminic, Mepyramon)*
Methapyrilen-Hydrochlorid (Best. v. *Sedanoct)*

Pheniramin Maleat *(Avil;* Best. v. *Potanal, Triaminic, Cosavil)*
Tripelenamin-Hydrochlorid (Best. v. *Bradex-Vioform, Plimasin)*
Triprolidin-Hydrochlorid *(Actidil,* Pro-Actidil)

Gruppe 3: Hochwirksame und stark sedierende Antihistaminika
Alimemazin *(Repeltin, Theralene)*
Bromodiphenhydramin-Hydrochlorid *(Ambodryl)*
Brompheniramin-Maleat *(Ilvin-Dupletten;* Best. v. *Ilvico, Ebalin)*
Buclizin-Hydrochlorid *(Posdel;* Best. v. *Migralave)*
Diphenhydramin-Hydrochlorid *(Dibondrin, Dolestan, Sekundal-D, Cathejell, Histaxin;* Best. v. *Mandrax, Emesan, Bonocten, Benadryl, Peroben, Rhinozin,* etc.)
Promethazin-Hydrochlorid *(Phenergan, Atosil;* Best. v. *Somvit)*
Promethazin-Maleinat (Best. v. *Doroma)*

Kombination

Antihistaminika/Alkohol oder andere auf das ZNS-dämpfend wirkende Pharmaka (2)

Interaktion

Antihistaminika verstärken mit größter Wahrscheinlichkeit die sedierende Wirkung aller auf das ZNS-dämpfend wirkenden Stoffe wie z. B. Alkohol, Schlafmittel, Sedativa und Tranquilizer. Über diese Wechselwirkungen, die schon in vielen Fällen zum Tode führten, liegen zahlreiche Berichte vor. Insbesondere Alkohol und andere ZNS-dämpfend wirkende Pharmaka können die Antihistaminikawirkung dahingehend verstärken, daß die Fahrtüchtigkeit und Fähigkeit Maschinen zu bedienen, in hohem Maße eingeschränkt sind und eine erhöhte Unfallgefahr besteht.

Behandlung

Alkoholverzicht ist anzuraten. Die gleichzeitige Verabreichung anderer auf das ZNS dämpfend wirkende Arzneimittel ist zu vermeiden. Die Patienten sind vor dem Auftreten von Schläfrigkeit und Verlust der Aufmerksamkeit, besonders hinsichtlich ihrer Fahrtüchtigkeit oder Fähigkeit Maschinen zu bedienen, zu warnen.

Antihistaminika/Cholinesterase-Hemmer (3)

z. B. (reversible Cholinesterasehemmer):
Ambenoniumchlorid (Mytelase)
Distigminbromid (Ubretid)
Neostigminbromid/Neostigminmethylsulfat (Prostigmin)
Pyridostigminbromid (Mestinon)

z. B. (irreversible Cholinesterasehemmer):
Demecariumbromid (Tosmilen)
Ecothiopatjodid (Phospholinjodid)

Einige Antihistaminika (z. B. Alimemazin, Atazolin, Chlorcyclizin, Cyclizin, Cyproheptadin, Diphenhydramin, Meclozin, Phenindamin, Promethazin und Trimeprazin) besitzen eine ausgeprägte anticholinerge („Atropinähnliche") Wirkung. Hierdurch wird die pupillenverengende Wirkung der Cholinesterasehemmer aufgehoben.

Diese Kombination ist, wenn möglich, zu vermeiden, da die pupillenverengende Wirkung der Cholinesterasehemmer aufgehoben wird und somit ihre Wirkung bei der Glaukombehandlung vermindert wird. (Im Fall einer Überdosierung mit Cholinesterasehemmern ist Atropin das Mittel der Wahl.)

Antihistaminika/Antidepressiva (MAO-Hemmer)

(Siehe Seite 154, Übersicht über MAO-Hemmer und ihre Handelsnamen)

(Siehe auch Eintragung unter Katecholamine, Seite 194).

Die gleichzeitige Anwendung von Antihistaminika und MAO-Hemmern ist wegen ihrer Kardiotoxizität zu vermeiden. Diese ist darauf zurückzuführen, daß die Gabe von Antihistaminika zu einer Katecholaminausschüttung führt, während gleichzeitig durch die MAO-Hemmer die Abbaugeschwindigkeit der Katecholamine verringert ist (3).

Eine junge Frau klagte nach gleichzeitiger Einnahme von 9 mg Promethazin-hydrochlorid und einem MAO-Hemmer über starke Kopfschmerzen, die nach Absetzen der Medikamente wieder verschwanden (4). Die Untersuchung ergab, daß die Patientin ein Medikament eingenommen hatte, das sowohl 30 mg Phenylpropanolamin als auch 9 mg Promethazin enthielt.

Es ist daher wahrscheinlich, daß die beobachtete Wechselwirkung auf den Phenylpropanolamin-

Diese Kombination ist wegen der Gefahr einer verstärkten kardiovaskulären Toxizität zu vermeiden.

Kombination	Interaktion	Behandlung
Antihistaminika/trizyklische Antidepressiva (5) (*Siehe* Seite 154–155, Übersicht über trizyklische Antidepressiva und ihre Handelsnamen).	halt und nicht das Antihistaminikum zurückzuführen ist. (MITCHELL (1977), persönliche Mitteilung.) Antihistaminika verstärken die anticholinerge Wirkung trizyklischer Antidepressiva. Dies beruht auf einer additiven Wirkung an den Rezeptorbindungsstellen. Die Nebenwirkungen sind gewöhnlich leichterer Natur (Mundtrockenheit, Verstopfung usw.). Bei älteren Patienten besteht jedoch die Gefahr des Auftretens von Harnretention, eines Glaukomanfalls oder einer Darmlähmung. Promethazin, Methdilazin und Trimeprazin haben als Phenothiazinderivate eine ähnliche chem. Struktur wie die trizyklischen Antidepressiva, so daß die anticholinerge Wirkung bei einer Kombinationstherapie erhöht wird.	Besonders beim älteren Patienten ist auf das Auftreten einer solchen Interaktion zu achten.
Antihistaminika/Buphenin-Hydrochlorid (3) (Dilatol)	Die Wirkung von Phenothiazinderivaten (z. B. Promethazin, Methdilazin und Trimeprazin) wird durch das Sympathomimetikum Buphenin verstärkt, das hauptsächlich auf die β-Rezeptoren (6) wirkt.	Diese Arzneimittel sollten nicht gleichzeitig verabreicht werden.
Antihistaminika/Katecholamine z. B. Adrenalin Noradrenalin	Einige, jedoch nicht alle Antihistaminika verstärken die kardiovaskuläre Wirkung von Adrenalin und Noradrenalin. Dies beruht auf einer Hemmung der Katecholaminaufnahme in die Neuronen, wodurch es zu einer Konzentrationserhöhung an ungebundenen Katecholaminen kommt, welche an den kardialen und vaskulären Rezeptorbindungsstellen reagieren können (7).	Die Möglichkeit der erhöhten Toxizität durch Katecholamine sollte stets berücksichtigt werden. Da es sich bei den Katecholaminen um Histaminantagonisten handelt, besteht nur ein minimaler Bedarf an gleichzeitig verabreichten Antihistaminika. Feste Kombinationen von Antihistaminika und Katecholaminen sind daher unsinnig.

Antihistaminika 195

Antihistaminika/Antikonvulsiva z. B. Chlorphenamin mit Phenytoin

Chlorphenamin beeinträchtigt nachweislich die Metabolisierung von Phenytoin. Es kommt zu erhöhten Phenytoin-Blutspiegeln und schließlich Anzeichen einer Phenytoin-Intoxikation (22).

Diese Kombination ist zu vermeiden. Beim Auftreten von Anzeichen einer Phenytoin-Intoxikation wie Schläfrigkeit, Ataxie, Diplopie, Ohrensausen oder Kopfschmerzen im Okzipitalbereich mit Erbrechen sollte Chlorphenamin sofort abgesetzt werden (22).

Antihistaminika/umweltbelastende Substanzen (8)
z. B.
Halogenierte Kohlenwasserstoffe/ Insektizide

Halogenierte Kohlenwasserstoffe induzieren die Enzymsysteme in den Lebermikrosomen und verstärken so die Metabolisierung vieler Arzneimittel (u. a. Antihistaminika), wodurch deren Wirksamkeit herabgesetzt wird.

Bei Patienten, die am Arbeitsplatz mit halogenierten Kohlenwasserstoffen in Berührung kommen, kann die Wirksamkeit von Antihistaminika oder anderen Arzneimitteln vermindert sein. Diese Wechselwirkung kann durch Erhöhung der Antihistaminikadosis ausgeglichen werden. Jedoch ist eine *Dosisreduzierung unbedingt erforderlich*, wenn der Patient seinem Arbeitsplatz für längere Zeit fernbleibt.

Antihistaminika/verschiedene andere Arzneimittel in gelöster Form
z. B.
Brompheniraminmaleat (Ebalin) mit: Röntgenkontrastmitteln

Antihistaminika werden häufig intravenös – entweder direkt oder in Form einer Infusion – zusammen mit anderen Arzneimitteln verabreicht, um mögliche Gegenreaktionen des Körpers auf diese anderen Arzneimittel abzuschwächen. In diesem Zusammenhang ist eine Vielzahl physikochemischer Unverträglichkeitsreaktionen beobachtet worden.
Zwischen Brompheniramin in gelöster Form und einigen Röntgenkontrastmitteln kommt es zu Unverträglichkeitsreaktionen (Ausfällung): Megluminamido-Trizoat (Urovison) Adipiodon (Biligrafin-Präp.) (9).

Es empfiehlt sich, Brompheniramin mit keinem dieser Röntgenkontrastmittel zu kombinieren. Der prophylaktische Wert des Antihistaminikazusatzes zu Kontrastmitteln zur Verhütung von Nebenwirkungen ist zweifelhaft, und wegen der vielfältigen Unverträglichkeitsreaktionen zwischen den Substanzen rechtfertigt der geringe prophylaktische Vorteil der damit verbundene Risiko nicht (9).

Antihistaminika

Kombination	Interaktion	Behandlung
z. B. Chlorphenaminmaleat mit: Kalziumchlorid Noradrenalin Pentobarbital Röntgenkontrastmitteln	Zwischen Chlorphenamin in gelöster Form und einigen Röntgenkontrastmitteln oder Arzneimitteln kommt es zu Unverträglichkeitsreaktionen (Trübung oder Ausfällung): Adipiodon (9); Kalziumchlorid; Noradrenalintartrat oder Pentobarbital-Natrium (10).	Chlorphenamin sollte mit keiner dieser Lösungen kombiniert werden. Es ist getrennt zu injizieren.
z. B. Dimenhydrinat mit: Aminophyllin Ammonium-Chlorid Barbituraten Chloramphenicol Heparin Hydrocortison Hydroxyzin Methoxamin (Best. v. Rolinex) Nikotinsäure Phenothiazin Phenytoin Prednisolon Pyridoxin Röntgenkontrastmitteln Reserpin Tetracyclinen	Zwischen Dimenhydrinat und den folgenden Arzneimitteln in gelöster Form kommt es zu Unverträglichkeitsreaktionen (Trübung oder Ausfällung): Aminophyllin, Ammoniumchlorid, Amylobarbital-Natrium, Chloramphenicol-Natriumsuccinat, Heparin-Natrium, Hydroxyzin-Hydrochlorid, Hydrocortison-Natriumsuccinat, Adipiodon, Methoxamin-Hydrochlorid, Nikotinsäure, Phenobarbital-Natrium, Pentobarbital-Natrium, Phenytoin-Natrium, Prednisolon-Natriumphosphat, Prochlorperazin-Maleat oder Äthyldisulfonat, Promazin-Hydrochlorid, Promethazin-Hydrochlorid, Pyridoxin-Hydrochlorid, Thiopental-Natrium (9, 10, 11, 12, 13).	Dimenhydrinat sollte mit keiner dieser Arzneimittellösungen kombiniert werden. Es ist getrennt zu injizieren.

Antihistaminika 197

z. B.
Diphenhydramin mit:
Barbituraten
Cephalothin
Phenytoin
Kalium-Jodid

Zwischen Diphenhydramin-Hydrochlorid und den folgenden Arzneimitteln in gelöster Form kommt es zu Unverträglichkeitsreaktionen (Trübung oder Ausfällung):
Amylobarbital-Natrium,
Cephalotin-Natrium,
Amidotrizoesäure-Salze (Gastrografin, Urografin),
Adipiodon-Salze (Biligrafin, Holografin),
Pentobarbital-Natrium,
Phenobarbital-Natrium,
Phenytoin-Natrium,
Kalium-Jodid,
Quinalbarbital-Natrium,
Thiopental-Natrium (10, 13, 14, 15, 16).

Diphenhydramin sollte mit keiner dieser Arzneimittellösungen kombiniert werden. Es ist getrennt zu injizieren.

z. B.
Cyclizinlaktat mit:
Morphinsulfat

Bei Mischung von Cyclizinlaktat (50 mg in 1 ml) mit Morphinsulfat (10 mg in 1 ml) in derselben Spritze kam es zu einer Ausfällung (17).

Diese Injektionslösungen sollten nicht in derselben Spritze gemischt, sondern getrennt injiziert werden.

z. B.
Phenindamin mit:
Basen
Oxydierenden Substanzen
Phosphaten
Natriumsalicylat

Zwischen Phenidamin-Tartrat und den folgenden Substanzen kommt es zu Unverträglichkeitsreaktionen:
Basen,
Natriumsalicylat,
Phosphaten und Oxidationsmitteln.
Die Lösungen sind bei einem pH-Wert über 7 instabil. Am stabilsten sind sie bei einem pH-Wert zwischen 3,5 und 5. Erhitzung bewirkt eine Isomerisierung des Arzneimittels in eine unwirksame Form (18).

Lösungen, die diese Arzneimittel enthalten, sollten nicht erhitzt werden. Der pH-Wert der Lösungen sollte immer unter 5 liegen. Eine Mischung mit den angegebenen Substanzen ist zu vermeiden.

Antihistaminika

Kombination	Interaktion	Behandlung
z. B. Promethazin mit: Aminophyllin Barbituraten Benzylpenicillin Chloramphenicol Chlorothiazid Dextran Dimenhydrinat Etamivan (Best. v. Normotin-R) Heparin Hydrocortison Meticillin Nitrofurantoin Phenytoin Prednisolon Röntgenkontrastmitteln Sulfadimidin Sulfafurazol	Zwischen Promethazin-Hydrochlorid und den folgenden Arzneimitteln in gelöster Form kommt es zu Unverträglichkeitsreaktionen (Nebelbildung, Trübung oder Ausfällung): Aminophyllin, Benzylpenicillin, Chloramphenicol-Natriumsuccinat, Chlorothiazid-Natrium, Dextran, Dimenhydrinat, Heparin, Hydrocortison-Natriumsuccinat, Meticillin-Natrium, Nitrofurantoin-Natrium, Pentobarbital-Natrium, Phenobarbital-Natrium, Phenytoin-Natrium, Prednisolon-Natriumphosphat, Sulfafurazol-Diäthanolamin, Thiopental-Natrium (10, 13, 19); oder Etamivan Methohexital-Natrium, Phenobarbital-Natrium oder Sulfadimidin-Natrium (in 5%iger Dextrose- oder Natriumchlorid-Injektionslösung) (19); Röntgenkontrastmitteln: Diodon, Adipiodon und Megluminamido-Trizoat und seinen Natriumsalzen (9, 15).	

z. B. Tripelennamin mit: Chloramphenicol Phenobarbital Phenytoin	Zwischen Tripelennamin und den folgenden Arzneimitteln in gelöster Form kommt es zu Unverträglichkeitsreaktionen (Trübung): Chloramphenicol-Natriumsuccinat, Phenobarbital-Natrium, Phenytoin-Natrium (10).	Tripelennamin sollte mit keiner dieser Arzneimittellösungen kombiniert werden. Es ist getrennt zu injizieren.
Cyclizin/Methohexital und stark wirkende Analgetika Methohexital (Brevimytal) Dihydrocodein (Paracodin, Remedacen, etc.) Levorphanol (Dromoran) Methadon (L-Polamidon) Pethidin (Dolantin)	Als präoperativ verabreichtes Sedativum erwies sich Cyclizinlaktat (50 mg) als wenig wirksam. Es erhöhte die Häufigkeit von Erregungszuständen nach Anästhesie mit Methohexital, verstärkte die einschläfernde Wirkung von Pethidin und verringerte in einigen Fällen das Auftreten von präoperativem Erbrechen. Das Auftreten von Übelkeit nach der Operation wurde erheblich vermindert (20). In späteren Untersuchungen zeigte sich, daß Cyclizinhydrochlorid (50 mg) die Häufigkeit des Auftretens von Erbrechen nach oraler Verabreichung von Dihydrocodein, Levorphanol, Methadon und Pethidin (21) signifikant verminderte. Zwischen Cyclizinlaktat und Morphinsulfat in gelöster Form kommt es zu Unverträglichkeitsreaktionen (17).	Der Anaesthesist sollte über das mögliche Auftreten dieser Interaktionen informiert sein.

LITERATURHINWEISE

1 Brown, F. R. (1956) *N. Y. State J. Med.* **56**, 2711.
2 Committee on Safety of Drugs (1968) via *Chemist Drugg.* **190**, 254.
3 *Evaluations of Drug Interactions* (1972) 1st ed. Washington, Am. Pharm. Assoc., 268.
4 Mitchell, L. (1968) *Br. Med. J.* **1**, 381.
5 *Evaluations of Drug Interactions* (1973) 1st ed. Washington, Am. Pharm. Assoc., 259.
6 Chu, I. et al. (1966) *Int. J. Neuropsychiat.* **2**, 53.
7 Isaac, L. and Goth, A. (1967) *J. Pharmacol. Exp. Ther.* **156**, 463.
8 Conney, A. H. et al. (1967) *Clin. Pharmacol. Ther.* **8**, 2.
9 Marshall, T. R. et al. (1965) *Radiology* **84**, 536.
10 Patel, J. A. and Phillips, G. L. (1966) *Am. J. Hosp. Pharm.* **23**, 409.
11 Grant, H. R. (1962) *Hosp. Pharmacist* **15**, 67.
12 Brudney, N. et al. (1963) *Can. Pharm. J.* **96**, 470.
13 Misgen, R. (1965) *Am. J. Hosp. Pharm.* **22**, 92.
14 Bruin, V. H. and Oliver, W. H. (1957) *Aust. J. Pharm.* **38**, 226.
15 Riffkin, C. (1963) *Am. J. Hosp. Pharm.* **20**, 19.
16 Meisler, J. M. and Skolaut, M. W. (1966) *Am. J. Hosp. Pharm.* **23**, 557.
17 Marshall, I. W. (1971) via Martindale, *The Extra Pharmacopoeia*, 26th ed. London, Pharmaceutical Press, p. 1549.
18 *Journal of the American Pharmaceutical Association (pract. Pharm. Edn)* (1956) **17**, 273.
19 Riley, B. B. (1970) *J. Hosp. Pharm.* **28**, 228.
20 Dundee, J. W. et al. (1966) *Br. J. Anaesth.* **38**, 50.
21 Dundee, J. W. and Jones, P. O. (1968) *Br. J. Clin. Pract.* **22**, 379.
22 Pugh, R. N. H. et al. (1975) *Br. J. Clin. Pharmacol.* **2**, 173.

8. ANTIHYPERTONIKA

Die zur Behandlung der Hypertonie verwendeten Arzneimittel lassen sich in die folgenden Gruppen einteilen:

1. ADRENERGE NEURONENHEMMER

Diese Substanzen wirken auf die postganglionären sympathischen Nervenfasern, wodurch die Noradrenalin-Abgabe erschwert und zusätzlich die Wiederaufnahme vermindert ist. Das parasympathische System wird nicht beeinflußt. Deshalb treten bei ihnen viele der bei ganglienblockierenden Substanzen üblichen Nebenwirkungen nicht auf.

Clonidin-Hydrochlorid (*Catapresan, Dixarit*; Best. v. *Combipresan* (mit Chlortalidon), *Dimapres* (mit Cyclothiazid))
Debrisoquin-Sulfat (*Declinax*)
Guanethidin-Sulfat (*Ismelin*; Best. v. *Esimil* (mit Hydrochlorothiazid))
Guanoxan-Sulfat (*Envacar*)

2. GANGLIENBLOCKIERENDE SUBSTANZEN

Diese Arzneimittel bewirken eine Hemmung der Reizübertragung sowohl in den sympathischen als auch den parasympathischen Ganglien. Nebenwirkungen (anticholinergisch) sind hauptsächlich auf die Parasympatikusblockade zurückzuführen.

Hexamethonium-Bromid (*Vegolysen*)
Mecamylamin-Hydrochlorid (*Inversine*)
Pentoliniumtartrat (*Tensilet*)
Trimetaphan-Campfersulfonat (*Arfonad*)

3. ENZYMHEMMER

Methyldopa führt zu einer Abnahme des Noradrenalingehalts in den Neuronen unter entsprechendem Ersatz durch α-Methylnoradrenalin. Methyldopa hemmt kompetitiv die Dopadecarboxylase. Damit wird die Umwandlung von Dopa zu Dopamin und die Entstehung von Noradrenalin eingeschränkt. Noradrenalin wird somit durch α-Methylnoradrenalin ersetzt, das jedoch schwächer blutdruckerhöhend wirkt als die natürlichen Überträgerstoffe. Weiterhin wird angenommen, daß die antihypertensive Wirkung von Methyldopa zum Teil zentral bedingt ist.

Pargylin ist ein MAO-Hemmer. Man nimmt an, daß seine blutdrucksenkende Wirkung auf einer Herabsetzung des peri-

202 Antihypertonika

pheren Widerstandes beruht. Seine Wirkung setzt verzögert ein und bleibt einige Zeit nach Absetzen des Arzneimittels erhalten. Für Pargylin gelten die üblichen Vorsichtsmaßnahmen bei der gleichzeitigen Verabreichung von MAO-Hemmern und anderen Arzneimitteln *(siehe Seite 154–155)*.
Methyldopa *(α-Methyldopa, Hyperpax, Presinol, Sembrina; Best. v. Caprinol, Sali-Presinol)*
Pargylin-Hydrochlorid *(Eutonyl)*

4. RAUWOLFIA ALKALOIDE UND VERGLEICHBARE SUBSTANZEN

Diese Substanzen besitzen eine ZNS-dämpfende und sedierende Wirkung. Sie wirken blutdrucksenkend, wobei häufig Bradykardien auftreten. Diese Substanzen setzen das Speichervermögen der Speichergranula für Katecholamine (Adrenalin, Noradrenalin und Serotonin) in den peripheren sympathischen Nervenendigungen und im Gehirn herab.

Bei oraler Gabe tritt die Blutdrucksenkung mit einer Verzögerung von 3–6 Tagen ein und dauert bis einige Zeit nach Absetzen des Arzneimittels an. Nach chronischer Verabfolgung wird auch eine kumulative Wirkung beobachtet. Diese Substanzen werden sowohl zur Hypertoniebehandlung als auch als Tranquilizer therapeutisch eingesetzt.

Rescinnamin (Arte Rautin Forte)
Reserpin *(Reserpin Hameln, Reserpin Saar, Sedaraupin, Serpasil, Seripur; Best. von Adelphan, Ascoserp, Darebon, Diuraupur, Drenusil-R., Calmoserpin, Elfanex, Modenol, Rauwosanol, Raucombin, Recipin, Resaltex, Salurepin, Seda-Repicin)*

5. β-REZEPTORENBLOCKER

β-Rezeptorenblocker bewirken eine Herabsetzung des physiologischen Sympathikustonus oder einer Sympathikuserregung. Am Herzen kommt es zu einer Herabsetzung der Katecholaminempfindlichkeit, die sich u.a. in einem Abfall der Herzfrequenz und des Schlagvolumens sowie in einer Hemmung der Reizbildung und -leitung äußert. β-Rezeptorenblocker erhöhen die Belastungstoleranz und vermindern die Anfallsbereitschaft des Patienten für Angina pectoris. Weitere Anwendungsgebiete von β-Rezeptorenblocker sind verschiedene Formen von supraventrikulären und ventrikulären Arrhythmien sowie die Hypertoniebehandlung. Aufgrund ihrer blutdrucksenkenden Wirkung sind sie in dieses Kapitel aufgenommen worden (s. a. Kapitel „Herzwirksame Pharmaka", Seite 232–241).
Acebutolol-Hydrochlorid *(Prent, Neptall)*
Alprenolol-Hydrochlorid *(Aptin)*
Atenolol *(Tenormin)*
Bunitrolol-Hydrochlorid *(Stresson)*

Bupranolol-Hydrochlorid *(Betadrenol, Oxycardin)*
Metipranol *(Disorat, Torrat)*
Metoprolol-Tartrat *(Beloc, Lopresor)*
Nadolol *(Solgol)*
Oxprenolol-Hydrochlorid *(Trasicor)*
Pindolol *(Visken, Viskenit)*
Propranolol-Hydrochlorid *(Dociton)*
Sotalol-Hydrochlorid *(Sotalex)*
Timololmaleat *(Temserin)*
Tolniprolol-Hydrochlorid *(Doberol, Sinorytmal)*

6. ANDERE ANTIHYPERTONIKA

Diese Gruppe umfaßt die verschiedensten Pharmaka. Hydralazinhydrochlorid führt direkt zu einer Erschlaffung der glatten Muskulatur der Arteriolen und führt zu einer Reihe von Nebenwirkungen wie Tachykardien, starken Kopfschmerzen, Appetitlosigkeit, Übelkeit und Erbrechen. Seltenere Nebenwirkungen sind Fieber, Schwindel, Flush, Schwitzen, Atemnot, Angina, Unwohlsein, Taubheit und Kribbeln der Extremitäten sowie Juckreiz. Bei sehr hohen Dosen und langfristiger Gabe über Monate wurde in 8–10% der Fälle ein Erythematodes disseminatus-ähnliches Syndrom beobachtet. Da Nebenwirkungen dieser Art bei der zu einer ausreichenden Blutdrucksenkung erforderlichen hohen Dosierung auftreten, wird Hydralazin gewöhnlich in geringerer Dosierung in Kombination mit Thiaziddiuretika, β-Blockern oder Reserpin verabreicht. Der Wirkungsmechanismus von Hydralazin ist unbekannt.

Die Veratrum-Alkaloide, Alkavervir und die Protoveratrine A und B bewirken wahrscheinlich durch eine Hemmung des Vasomotorenzentrums und eine Vagus-Stimulation eine Blutdrucksenkung, Bradykardie und periphere Vasodilatation.

Die therapeutische Breite ist bei diesen Alkaloiden nur gering. Außerdem ist die wirksame Dosis individuell sehr verschieden. Die optimale Dosis muß für jeden einzelnen Patienten gesondert ermittelt werden.

Alkavervir *(Veriloid)*
Hydralazin-Hydrochlorid *(Apresolin)*
Prazosin *(Minipress)*
Protoveratrin A und B *(Tensatrin)*
α-Rezeptorenblocker *(Phentolamin (Regitin); Phenoxybenzamin (Dibenzyran))*

7. DIURETIKA
Ausführliche Daten zu diesen Arzneimitteln und ihren Interaktionen s. Kapitel „Diuretika", S. 251–258.

Kombination	Interaktion	Behandlung
Antihypertonika/andere Arzneimittel mit blutdrucksenkender Wirkung z. B. Alkohol (1) α-Rezeptorenblocker (z. B. Phenoxybenzamin, Phentolamin). β-Rezeptorenblocker (z. B. Alprenolol, Oxprenolol, Pindolol, Sotalol, Timolol, usw.) (2) Diuretika, (insbesondere Thiazide) (3, 4). Periphere Vasodilatatoren (z. B. Nikotinsäurederivate Papaverin (2)) Chinindin (6, 7) Phenothiazine (4) Procainamid (5)	Diese Arzneimittel verstärken die blutdrucksenkende Wirkung von Guanethidin. Grundsätzlich kann jedes Arzneimittel, das primär oder sekundär eine Blutdrucksenkung bewirkt, die Wirkung eines Antihypertonikums verstärken. Die Art der Wechselwirkung ist bei den verschiedenen Antihypertonika unterschiedlich und hängt größtenteils von der Wirkungsweise des Antihypertonikums mit direktem Angriffspunkt am Gefäßsystem ab. In besonderen Fällen kann der Wechselwirkung mehr als ein Wirkmechanismus zugrunde liegen, der die endgültige Wirkung beeinflussen kann. So erhöhen z. B. Phenothiazine die blutdrucksenkende Wirkung von Guanethidin, antagonisieren andererseits aber dessen blutdrucksenkende Wirkung durch Aufnahmehemmung in die andrenergen Neuronen (siehe Seite 209).	Mit Ausnahme der gebräuchlichen Kombination von Thiaziddiuretika und Antihypertonika sollten diese Kombinationen, wenn möglich, vermieden werden. Ist eine solche Kombination jedoch erforderlich, sollte der Patient hinsichtlich einer übermäßigen Blutdrucksenkung überwacht werden, und wenn nötig, die Dosierung des primär wirkenden Antihypertonikums reduziert werden, bis sich der Blutdruck wieder stabilisiert hat. Da eine solche Wechselwirkung bei allen Antihypertonika auftreten kann, empfiehlt es sich im allgemeinen nicht, das Antihypertonikum zu wechseln. Es gibt jedoch Richtlinien, die hilfreich sein können: So führt oral verabreichtes Reserpin zu einer milden Blutdrucksenkung, wobei der additive antihypertensive Effekt dieser Interaktion gewöhnlich unproblematisch ist. Jedoch ist eine additive blutdrucksenkende Wirkung zu erwarten, wenn beispielsweise hohe Dosen von Reserpin oder eines anderen Antihypertonikums parenteral verabreicht werden. Zum anderen haben Procainamid und Chinidin

Antihypertonika 205

nur bei parenteraler Gabe eine additive blutdrucksenkende Wirkung.

Clonidin/Desipramin-Hydrochlorid
(Pertofran)

Im Rahmen einer kontrollierten Studie führte die Verabreichung von Desipramin bei 4 von 5 Hypertonikern, die mit Clonidin (Catapresan) behandelt wurden, zu einer geringeren Blutdrucksenkung (8). Aus Tierversuchen ist bekannt, daß die blutdrucksenkende Wirkung von Clonidin nach Vorbehandlung mit Desipramin um das 20fache gesenkt wird (9). In einem anderen Fall wurde bei einem Patienten von einer verminderten Clonidinwirkung nach Verabreichung von Nipramin berichtet (10). Diese Interaktion ist darauf zurückzuführen, daß trizyklische Antidepressiva die blutdrucksenkende Wirkung von Clonidin durch eine Hemmung der Clonidinaufnahme herabsetzen. Möglicherweise spielt auch eine zentrale Wirkung infolge der durch die trizyklischen Antidepressiva hervorgerufenen α-Rezeptorenblockade eine Rolle.

Clonidin hat mit anderen Antihypertensiva wie Guanethidin und Debrisoquin gemeinsam (8, 11), daß es nicht gleichzeitig mit trizyklischen Antidepressiva verabreicht werden kann. Deshalb sollten Patienten während einer Clonidinbehandlung sorgfältig überwacht werden, wenn sie z. B. wegen gleichzeitig bestehender Depressionen mit trizyklischen Antidepressiva behandelt werden.
Nur Methyldopa wirkt trotz der Verabreichung trizyklischer Antidepressiva in unverändertem Maß blutdrucksenkend (11). Bei Hypertonikern mit Depressionen empfiehlt sich deshalb die Kombination eines Antidepressivums mit einem Diuretikum und einem β-Rezeptorenblocker (82).

Debrisoquin/Antidepressiva (trizyklisch)
(*Siehe* Seite 154-155, Übersicht über trizyklische Antidepressiva und ihre Handelsnamen)

Die blutdrucksenkende Wirkung von Debrisoquin wird durch die gleichzeitige Verabreichung von Amitriptylin, Imipramin, Desipramin oder Protriptylin beeinträchtigt (11, 12-15). Man nimmt an, daß trizyklische Antidepressiva die Aufnahme adrenerger Neuronenblocker hemmen (13, 16, 17).

Ob diese Arzneimittelinteraktion in der Praxis zu Schwierigkeiten bei der Blutdruckkontrolle führt, hängt von der jeweiligen Empfindlichkeit des Patienten gegenüber Debrisoquin ab. Die Kombination sollte jedoch, wenn möglich, vermieden werden.

Debrisoquin/Fenfluramin (18)

Fenfluramin (Ponderax) antagonisiert die durch Debrisoquin verursachte Blutdrucksenkung. Es scheint

Diese Kombination ist, wenn möglich, zu vermeiden. Muß jedoch eine gleichzeitige

Kombination	Interaktion	Behandlung
	jedoch keinen Einfluß auf die blutdrucksenkende Wirkung von Methyldopa oder Reserpin zu haben.	Behandlung mit beiden Substanzen durchgeführt werden, kann eine Erhöhung der Debrisoquindosis erforderlich werden.
Debrisoquin/Mazindol (81) (Teronac)	Mazindol verstärkt die blutdrucksteigernde Wirkung der Katecholamine.	Mazindol sollte nicht gleichzeitig mit Debrisoquin verabreicht werden.
Debrisoquin/Phenylephrin (19, 20)	Als MAO-Hemmer kann Debrisoquin bei Hypertonikern, die gleichzeitig Phenylephrin einnehmen, übermäßig starke Blutdruckreaktionen auslösen (19). Klinisch-pharmakologische Studien haben den Nachweis für diese Interaktion erbracht (20). Die durch Phenylephrin bewirkte Mydriasis wird verstärkt.	Die gleichzeitige Gabe beider Substanzen ist kontraindiziert. Phenylephrin ist in vielen Arzneimitteln (einschl. vieler nicht rezeptpflichtiger Arzneimittel) zur Bekämpfung von Erkältungskrankheiten, Heuschnupfen, Rhinitis usw. enthalten. Patienten, die mit Debrisoquin behandelt werden, sind daher eindringlich darauf hinzuweisen, vor Beginn einer solchen Selbstmedikation den Arzt oder Apotheker aufzusuchen, um sicherzustellen, daß die zusätzlich eingenommenen Präparate kein Phenylephrin oder ein entsprechendes Sympathomimetikum enthalten.
Debrisoquin/Tyramin-haltige Nahrungsmittel (Siehe S. 162–163, Übersicht über tyraminhaltige Nahrungsmittel)	Bei einem Patienten führte die Tyraminzufuhr in Form von 50 g Gruyère-Käse während einer Debrisoquin-Behandlung zur Auslösung einer hypertensiven Krise (21). Dies war insofern verwunderlich, als Debrisoquin keine nachweislich hemmende Wir-	Bisher liegen keine weiteren Angaben über Wechselwirkungen dieser Art vor. Bei anderen, mit Debrisoquin behandelten Patienten, löste eine durch Käsegenuß hervorgerufene Tyraminzufuhr keine

Antihypertonika

kung auf die Monoamino-Oxydase im menschlichen Darm hat (22). Der schnelle Eintritt der Wechselwirkung (innerhalb von 5 Min. nach der Mahlzeit) ließ es höchst unwahrscheinlich erscheinen, daß bereits Tyramin über den Dünndarm resorbiert worden war. Es wird daher angenommen (23), daß Tyramin von der Mundschleimhaut resorbiert werden kann und daß Käsesorten mit einem hohen Tyramingehalt eine Hypertonie hervorrufen können, ohne daß die intestinale Monoamino-Oxydase gehemmt ist. Im vorliegenden Fall bestand jedoch auch die Möglichkeit, daß die neuronale Monoamino-Oxydase gehemmt wurde. Hypertonie aus (24). Es sieht so aus, als ob eine „Reaktion auf Käseverzehr" in Verbindung mit Debrisoquin eine schwere, jedoch seltene Wechselwirkung ist.

Guanethidin/Antidepressiva (MAO-Hemmer) (3)
(*Siehe* Seite 154, Übersicht über MAO-Hemmer und ihre Handelsnamen).

MAO-Hemmer können die Wirkung von Guanethidin beeinträchtigen.

Guanethidin/trizyklische Antidepressiva (4, 25–32):
Amitriptylin
(*Siehe* Seite 154–155, Übersicht über trizyklische Antidepressiva und ihre Handelsnamen)

Trizyklische Antidepressiva können die Wirkung von Guanethidin, Debrisoquin und Clonidin beeinträchtigen (8). In einem Fall wurde ein Hypertoniker mit 75 mg Guanethidin behandelt. Zur Behandlung von Depressionen wurde zusätzlich Amitriptylin gegeben (3 × täglich 25 mg). Daraufhin mußte die Guanethidindosis zur ausreichenden Blutdrucksenkung auf 300 mg erhöht werden.

Beim Auftreten dieser Arzneimittelinteraktionen ist eine zufriedenstellende Hypertoniekontrolle schwer zu erreichen. Auch eine Dosiserhöhung von Guanethidin oder anderen Antihypertonika führt nicht immer zum gewünschten Erfolg. Nur bei Methyldopa kommt es in Verbindung mit trizyklischen Antidepressiva zu keiner Beeinträchtigung der blutdrucksenkenden Wirkung.

Kombination	Interaktion	Behandlung
Guanethidin/Antidiabetika (34, 35) z. B. Insulin Sulfonylharnstoff-Derivate, Chlorpropamid, Tolbutamid Biguanide, Metformin, Phenformin (*Siehe* Seite 178–181, Übersicht über Antidiabetika und ihre Handelsnamen).	Nach 5tägiger Behandlung mit Amitryptilin ließ die Wirkung des Guanethidins wiederum nach. Erst 18 Tage nach Absetzen der Amitryptilinmedikation wirkte Guanethidin wieder blutdrucksenkend (33). Vermutlich beruht diese Wechselwirkung auf einer Blockierung der Guanethidinaufnahme in die adrenergen Neuronen. *Anmerkung: Bei Methyldopa kommt es in Verbindung mit trizyklischen Verbindungen zu keiner Beeinträchtigung der blutdrucksenkenden Wirkung (29).* Die therapeutische Anwendung von Guanethidin bewirkt bei Diabetikern eine Reduzierung des Insulinbedarfs. Beim oralen Glukosetoleranztest war bei 3 Patienten mit Altersdiabetes während der Guanethidingabe eine hochsignifikante Besserung zu verzeichnen.	Kontrolle der Blutzuckerwerte. Die Patienten sind hinsichtlich des Auftretens einer Hypoglykämie sorgfältig zu überwachen. Wird Guanethidin abgesetzt, kann eine Erhöhung der Insulindosis oder eines oralen Antidiabetikums erforderlich sein.
Guanethidin/Arzneimittel, welche die Guanethidinaufnahme in die adrenergen Neuronen hemmen z. B. Amphetamine (4, 28, 30, 32, 36) Diäthylpropion-Hydrochlorid (36) (Tenuate, Regenon) Ephedrin (28, 32, 36) Mephentermin (36)	Diese Arzneimittel beeinträchtigen die blutdrucksenkende Wirkung von Guanethidin durch Hemmung der Guanethidinaufnahme in die adrenergen Neuronen. Evtl. ist daher eine Erhöhung der Guanethidindosis zur Erzielung einer ausreichenden Blutdrucksenkung erforderlich. Wird eines dieser Pharmaka bei einem Patienten mit stabilisiertem Blutdruck abgesetzt, kann es zu einer schweren hypotensiven Krise kommen.	Bei gleichzeitiger Anwendung von Guanethidin und eines dieser Arzneimittel kann keine ausreichende Blutdrucksenkung erzielt werden. Es sollten andere Antihypertonika eingesetzt werden.

Methylphenidat (Ritalin) (30, 36)
Trizyklische Antidepressiva (4, 28, 30, 32).

Guanethidin/Mazindol (81)	Mazindol verstärkt die blutdrucksteigernde Wirkung der Katecholamine.	Mazindol sollte nicht in Kombination mit Guanethidin verabreicht werden.
Guanethidin/orale Kontrazeptiva (80) (*Siehe* Seite 300–302, Übersicht über orale Kontrazeptiva und ihre Handelsnamen.)	Die blutdrucksenkende Wirkung von Guanethidin wird vermindert.	Um eine ausreichende Blutdrucksenkung zu erzielen, muß unter Umständen auf die Einnahme oraler Kontrazeptiva verzichtet werden.
Guanethidin/Tranquilizer vom Phenothiazintyp (*Siehe* Seite 330–333, Übersicht über Tranquilizer vom Phenothiazintyp und ihre Handelsnamen).	Über den dieser Interaktion zugrundeliegenden Mechanismus besteht keine Einigkeit. Einerseits wird angenommen, daß die Phenothiazine die Guanethidinaufnahme in die adrenergen Neuronen hemmen und so dessen blutdrucksenkende Wirkung antagonisieren. Diese Ansicht geht auf einen Bericht über eine Wechselwirkung zwischen Chlorpromazin und Guanethidin (2) und einen weiteren Bericht über eine Arzneimittelinteraktion zwischen einem adrenergen Neuronenblocker und Chlorpromazin bei je einem Patienten (32) zurück. Andererseits wird vermutet, daß Phenothiazine die Wirkung von Guanethidin und anderen Antihypertonika verstärken (4).	Bei Anwendung dieser Arzneimittelkombination ist Vorsicht geboten. Unabhängig von der Art der Interaktion (Antagonismus oder Verstärkung der blutdrucksenkenden Wirkung) wird die Blutdruckstabilisierung erschwert. Die Patienten sind *sowohl* auf eine unzureichende Blutdrucksenkung *als auch* auf eine übermäßig starke blutdrucksenkende Wirkung hin sorgfältig zu überwachen.

Antihypertonika

Kombination	Interaktion	Behandlung
Guanethidin/Sympathomimetika z. B. Amphetamin (4, 28, 30, 32, 36) Ephedrin (28, 32, 36) Noradrenalin (32, 37, 28) Phenylephrin (32, 39, 40) Phenylpropanolamin (Norephedrin) (32)	Bei Patienten, die mit Guanethidin behandelt werden, besteht eine Überempfindlichkeit des adrenergen Rezeptors gegenüber direkt wirkenden Sympathomimetika, und es besteht eine erhöhte Neigung zu Arrhythmien. Die Verstärkung der blutdrucksteigernden Wirkung von Noradrenalin und Phenylephrin durch Guanethidin ist hinlänglich bekannt. Unter Guanethidinbehandlung ist eine verstärkte Pupillenreaktion auf Phenylephrin-haltige Augentropfen beobachtet worden. Amphetamine und Ephedrin antagonisieren die blutdrucksenkende Wirkung von Guanethidin (*siehe* S. 209).	Die gleichzeitige Anwendung von Guanethidin und den aufgeführten Arzneimitteln ist zu vermeiden, es sei denn, es soll mit der kombinierten Gabe die Guanethidinwirkung antagonisiert werden. Die Interaktion zwischen Guanethidin und Phenylephrin-haltigen Augentropfen ist nicht gefährlich, auch wenn die Nebenwirkungen subjektiv unangenehm sein können.
Ganglienblocker/Sympathomimetika (37) (*Siehe* Seite 314–316, Übersicht über Sympathikomimetika und ihre Handelsnamen, sowie Seite 157–158, Übersicht über Appetitzügler).	Ganglienblocker verstärken die blutdrucksteigernde Wirkung von Adrenalin, Amphetamin und anderen Sympathomimetika, womit ihre eigene blutdrucksenkende Wirkung vermindert wird.	Werden Patienten mit einem Ganglienblocker behandelt, besteht eine erhöhte Empfindlichkeit gegenüber Sympathikomimetika. Diese sollten deshalb nur dann gegeben werden, wenn die Wirkung des Antihypertonikums antagonisiert werden soll.
Mecamylamin/Ambenoniumchlorid (41)	Mecamylamin darf nicht zusammen mit dem Cholinesterase-Hemmer Ambenonium (Mytelase) verab-	Diese Kombination ist kontraindiziert.

Antihypertonika 211

reicht werden, da es sonst zu einer Dauerdepolarisation und damit zu einer Blockade der ganglionären Erregungsübertragung kommt.

Trimetaphan/Tubocurarin (43)

Zwischen diesen Arzneimitteln kommt es *in vitro* zu Unverträglichkeiten. Bei Mischung von Trimetaphan (1 g/l) mit Tubocurarinchlorid (60 mg/l) in 5%iger Dextrose-Lösung kommt es über einen Zeitraum von 3 Stunden zu einer Nebelbildung.

Diese Arzneimittel sollten nicht miteinander in gelöster Form gemischt werden. Ist ihre gleichzeitige Verabreichung erforderlich, sollte Trimetaphan mit der Infusionslösung gegeben und Tubocurarin getrennt injiziert werden.

Methyldopa/Antidepressiva
MAO-Hemmer (44)

MAO-Hemmer können die blutdrucksenkende Wirkung von Methyldopa vermindern, so daß es zu Blutdruckanstieg und zentralnervösen Erregungen kommen kann (45).

Eine gleichzeitige Behandlung mit Methyldopa und MAO-Hemmern ist nicht empfehlenswert. Im ungünstigsten Fall kann eine hypertensive Krise ausgelöst werden. Ansonsten ist jedoch die Einstellung und Kontrolle einer Hypertonie erschwert. *Anmerkung: Bei Auftreten hypertensiver Krisen kann eine Phentolamin-Gabe (Regitin) indiziert sein.*

Trizyklische Antidepressiva (27, 29, 44, 45)
(*Siehe* Seite 154–155, Übersicht über Antidepressiva und ihre Handelsnamen).

Die blutdrucksenkende Wirkung von Methyldopa wird durch trizyklische Antidepressiva nicht beeinträchtigt (29). Andererseits wurde jedoch in einem Einzelfall berichtet, daß die blutdrucksenkende Wirkung durch Imipramin und andere trizyklische Antidepressiva herabgesetzt wird (44). In diesem Fall trat bei einem 50jährigen Mann mit Nierenschäden, der sowohl mit Methyldopa als auch Amitriptylin behandelt wurde, die gewünschte blutdrucksenkende Wirkung von Methyldopa nicht ein (27).

Die blutdrucksenkende Wirkung von Methyldopa wird durch trizyklische Antidepressiva nicht beeinträchtigt (29). Es ist jedoch in einem Fall über einen Antagonismus berichtet worden (27). Deshalb ist es ratsam, Kombinationen zwischen Methyldopa und trizyklischen Antidepressiva mit Vorsicht anzuwenden, und die Patienten auf eine verminderte Blutdrucksenkung hin sorgfältig zu überwachen.

212 Antihypertonika

Kombination	Interaktion	Behandlung
Methyldopa/Ephedrin (39)	Ephedrin wirkt sowohl direkt als auch indirekt auf adrenerge Rezeptoren. Seine indirekte Wirkung beruht auf der Freisetzung von Noradrenalin aus den Speichergranula der adrenergen Nervenendigungen. Methyldopa führt zu einer Abnahme des Noradrenalingehalts der Speichergranula, so daß Ephedrin in dieser Kombination weniger wirksam ist.	Die klinische Relevanz dieser Interaktion besteht lediglich darin, daß Methyldopa die durch lokale Verabreichung von Ephedrin hervorgerufene Mydriasis vermindert wird.
Methyldopa/Levodopa (46) (*Siehe* Seite 288, Handelsnamen von Levodopa)	Die Interaktion zwischen Methyldopa und Levodopa wurde bei 18 Parkinsonkranken untersucht. Bei gleichzeitiger Gabe bewirken beide Arzneimittel einen Blutdruckabfall, und zwar in Dosen, die bei alleiniger Gabe keine oder nur eine geringe blutdrucksenkende Wirkung hatten. In keinem Fall traten schwere Hypotonien auf. Als Ursache für diese Interaktion wurde eher eine Potenzierung der Wirkung als ein Synergismus angenommen. Die therapeutische Gabe von Methyldopa hatte in dieser Kurzzeitstudie keinen Einfluß auf die Parkinsonsche Krankheit, obwohl in anderen Studien über eine Verschlechterung der Erkrankung nach Methyldopagabe berichtet worden ist (47–49).	Methyldopa kann Hypertonikern auch während einer Behandlung mit Levodopa verabreicht werden, jedoch sollte die Kombinationstherapie im Krankenhaus vorgenommen werden, wo insbesondere der Blutdruck sorgfältig überwacht und die Dosierung des Arzneimittels langsam gesteigert werden kann.
Methyldopa/Lithium (87) (*Siehe* Seite 293, Handelsnamen von Lithium-Carbonat)	Bei einem Patienten, der mit Lithium-Carbonat behandelt wurde, zeigten sich nach zusätzlicher Gabe von Methyldopa bei stabilem Blutdruck Anzeichen einer Lithium-Vergiftung. Es wird angenommen, daß Methyldopa die renale Lithium-Ausscheidungsrate herabsetzt.	Bis zum Vorliegen weiterer Erkenntnisse ist diese Kombination zu vermeiden.

Antihypertonika 213

Methyldopa/Mazindol (81)	Mazindol verstärkt die blutdrucksteigernde Wirkung der Katecholamine.	Mazindol sollte nicht in Kombination mit Methyldopa verabreicht werden.
Methyldopa/Propranolol (38, 84, 85)	Die gleichzeitige Anwendung von Methyldopa und intravenös verabreichtem Propranolol führte in einigen Fällen zum Auftreten schwerer Hypertonien (84). Methyldopa verstärkt die blutdrucksteigernde Wirkung von Sympathomimetika (38). Es ist postuliert worden, daß bei einer β-Rezeptorenblockade die plötzliche Freisetzung von endogenen Katecholaminen zu einer überschießenden, über α-Rezeptoren vermittelten Vasokonstriktion führt (85).	Während einer Behandlung mit Methyldopa oder Methyldopa und β-Rezeptorenblocker ist die Anwendung von Phenylpropanolamin zu vermeiden. Die Patienten sind vor dem Gebrauch von „Grippemitteln" zu warnen.
Methyldopa/Oxprenolol/Phenylpropanolamin (86)	Bei einem Patienten löste die Verabreichung von Phenylpropanolamin in einem Grippemittel bei gleichzeitiger antihypertensiver Behandlung mit Methyldopa und Oxprenolol eine schwere hypertensive Krise aus. (Methyldopa + β-Rezeptorenblocker können bei kombinierter Gabe hypertensive Krisen hervorrufen. Bei diesem Patienten gab es jedoch vor der Phenylpropanolamingabe keine Anzeichen auf eine Interaktion dieser Art.)	
Methyldopa/Sympathikomimetika (38, 44). (*Siehe* Seite 314–316, Übersicht über Sympathikomimetika und ihre Handelsnamen)	Die blutdrucksenkende Wirkung von Methyldopa kann durch Amphetamin und andere sympathomimetisch wirkende Pharmaka vermindert werden. Methyldopa verstärkt außerdem die blutdrucksteigernde Wirkung von Sympathomimetika (38).	Eine gleichzeitige Behandlung mit Amphetamin und verwandten Pharmaka sollte nur mit Vorsicht erfolgen. Evtl. ist eine Dosiserhöhung bei Methyldopa zur Erzielung einer ausreichenden Blutdrucksenkung vorzunehmen. Die Kombination sollte, wenn möglich, vermieden werden.

Kombination	Interaktion	Behandlung
Methyldopa/andere Arzneimittel in gelöster Form (43) z. B. Amphotericin Methohexital Tetracyclin Sulfadiazin-Natrium	Zwischen Methyldopa-Hydrochlorid (1 g/l) und den folgenden Arzneimittel-Lösungen kommt es zu Unverträglichkeiten (Nebelbildung, Trübung oder Ausfällung): Amphotericin (200 mg/l) in 5%iger Dextrose-Lösung, Methohexital-Natrium in 5%iger Dextrose- oder Kochsalzlösung, Tetracyclin-Hydrochlorid (1 g/l) in 5%iger Dextrose-Lösung und mit Sulfadiazin (4 g/l) in 5%iger Dextrose- oder Kochsalzlösung.	Aufgrund seiner physikalisch-chemischen Unverträglichkeit sollte Methyldopa mit keiner dieser Arzneimittellösungen kombiniert werden. Die Interaktion ist nicht immer sofort erkennbar. Ist jedoch eine solche Arzneimittelkombination erforderlich, sind die Präparate getrennt zu injizieren.
Reserpin/Antikonvulsiva (50)	Reserpin senkt die Krampfschwelle. Evtl. ist eine Anpassung der Antikonvulsiva-Dosis zur wirksamen Epilepsiebehandlung erforderlich.	Obwohl bisher keine schweren Wechselwirkungen bekannt geworden sind, sollte Reserpin bei Epileptikern während einer Behandlung mit Antikonvulsiva mit Vorsicht verabreicht werden. Evtl. ist eine Dosiserhöhung des Antikonvulsivums nötig.
Reserpin/MAO-Hemmer (51) (*Siehe* Seite 154, Übersicht über MAO-Hemmer und ihre Handelsnamen)	MAO-Hemmer bewirken eine Akkumulation von Noradrenalin in den Speichergranula adrenerger Neuronen. Bei einer Reserpingabe könnte es daher theoretisch infolge einer Reserpin-induzierten plötzlichen Noradrenalinfreisetzung zu verstärkten Reaktionen (z. B. Hypertonie und zentralnervöse Erregung) kommen. Über eine Interaktion dieser Art ist beim Menschen bisher jedoch nicht berichtet worden. Wenn andererseits bei einem bereits mit Reser-	Die Verabreichung von Reserpin oder vergleichbaren Substanzen bei bereits mit einem MAO-Hemmer behandelten Patienten sollte nur mit Vorsicht erfolgen. Die Patienten sollten sorgfältig hinsichtlich des Auftretens von Hypertonien und zentralnervöser Erregungszustände überwacht werden. Theoretisch besteht keine Gefahr, daß eine solche Wechselwirkung

pin behandelten Patienten ein MAO-Hemmer zusätzlich verabreicht wird, würde theoretisch keine Interaktion hervorgerufen, da die Noradrenalinspeicher bereits weitgehend entleert sind.

auftritt, wenn der MAO-Hemmer erst nach mehrtägiger Reserpinbehandlung verabreicht wird.

Reserpin/trizyklische Antidepressiva (52, 53)
(*Siehe* Seite 154–155, Übersicht über trizyklische Antidepressiva und ihre Handelsnamen)

Beim Vorliegen von Depressionen ist eine Reserpinbehandlung kontraindiziert. Theoretisch wäre auch ein Antagonismus der blutdrucksenkenden Wirkung zu erwarten. Bisher ist jedoch beim Menschen über keine derartige Wechselwirkung berichtet worden.

Diese Kombination ist wegen der gelegentlich nach hochdosierter Reserpingabe auftretenden Depressionen kontraindiziert. Wird die Kombination jedoch verabreicht, sollten die Patienten auf eine verminderte Blutdrucksenkung und das Auftreten von Depressionen hin überwacht werden.

Reserpin/Atropinsulfat (54)

Atropinsulfat kann zur Behebung von parasympathomimetischen Nebenwirkungen von Reserpin (z. B. eine verstopfte Nase), verwendet werden.

Diese Interaktion ist klinisch relevant.

Reserpin/Digitalisglykoside (55–58)
(*Siehe* Seite 241–242, Übersicht über Digitalisglykoside und ihre Handelsnamen)

Reserpin und vergleichbare Substanzen können eine durch Digitalisglykoside ausgelöste Bradykardie verstärken, wodurch Herzrhythmusstörungen, insbesondere Vorhoftachykardien, ventrikuläre Bigeminie sowie Vorhofflimmern ausgelöst werden können. Eine Katecholaminfreisetzung durch Reserpin könnte an dieser Interaktion ursächlich beteiligt sein. Wenn dies der Fall wäre, würden bei bereits digitalisierten Patienten nach Gabe hoher Reserpindosen derartige Interaktionen ausgelöst werden.

Die gleichzeitige Gabe beider Arzneimittel ist nicht kontraindiziert, jedoch sollte ein erhöhtes Arrhythmierisiko berücksichtigt werden. Reserpin ist daher in Verbindung mit Digitalglykosiden nur mit Vorsicht bei Patienten mit Herzrhythmusstörungen anzuwenden.

Reserpin/Ephedrin (60)

Eine Ephedringabe (3 × täglich 8 mg) erwies sich bei 20 von 62 Patienten bei der Beseitigung der durch

Diese Kombination besitzt klinische Bedeutung.

Kombination	Interaktion	Behandlung
	Reserpin- oder Rauwolfia-Behandlung hervorgerufenen Nebenwirkungen, wie verstopfte Nase, übermäßige Schläfrigkeit, Alpträume und Depressionen mit Erregungszuständen, als wirksam.	
Reserpin/Levodopa (59, 61) (*Siehe* Seite 288, Handelsnamen von Levodopa)	Levodopa verstärkt die blutdrucksenkende Wirkung von Reserpin. Auch die ZNS-dämpfende Wirkung von Reserpin wird verstärkt. Reserpin kann die Wirkung von Levodopa vermindern, da es zu einer Verminderung des Dopamingehalts im Gehirn führt. Dies steht in direktem Gegensatz zur Wirkung von Levodopa bei der Behandlung der Parkinsonschen Krankheit.	Diese Kombination ist zu vermeiden. Auch Guanethidin und Methyldopa können die Wirkung von Levodopa vermindern, so daß sie anstelle von Reserpin zur Blutdrucksenkung nicht eingesetzt werden dürfen (59, 61).
Propranolol/Anaesthetika	Auch bei Anwendung von Cyclopropan und Äther kann eine Schwächung der Herztätigkeit auftreten. Atropin besitzt hier eine gewisse Schutzwirkung (62, 63, 64).	Beim Einsatz von Anaesthetika ist das Auftreten dieser Interaktion für Asthmatiker besonders gefährlich (65).
Propranolol/Antidepressiva (MAO-Hemmer) (66) (*Siehe* Seite 154, Übersicht über MAO-Hemmer und ihre Handelsnamen)	Eine gleichzeitige Anwendung von MAO-Hemmern und Propranolol ist kontraindiziert, da durch die ungehinderte alpha-adrenerge Wirkung während der Behandlung mit Sympathomimetika schwere hypertensive Krisen ausgelöst werden können.	Es handelt sich hier zwar um eine theoretische aber potentiell lebensgefährliche Arzneimittelinteraktion. Propranolol ist bei Patienten während einer Antidepressivabehandlung mit MAO-Hemmern oder bei Patienten kurz nach Beendigung einer vorausgegangenen MAO-Hemmer-Behandlung (z. B. während der ersten drei Wochen nach Therapieende) kontraindiziert.

Propranolol/Digitalisglykoside
(*Siehe* Seite 241–242, Übersicht über Digitalisglykoside und ihre Handelsnamen)

Propranolol wird gemeinsam mit Digitalis zur Herabsetzung der Herzfrequenz bei Vorhofflimmern oder -flattern verabreicht (67), das mit Digitalis nicht allein beherrscht werden kann. Propranolol eignet sich gewöhnlich auch zur Behebung von Herz-Rhythmusstörungen infolge einer Digitalisvergiftung, kann jedoch eine durch Digitalis hervorgerufene Bradykardie verstärken. Der Effekt von Propranolol ist eher auf seine membranstabilisierenden, als auf seine β-Rezeptoren-blockierenden Eigenschaften zurückzuführen.

Die gleichzeitige Gabe von Propranolol und Digitalisglykosiden bei Herz-Rhythmusstörungen, die nicht allein mit Digitalis behoben werden können, oder bei der Beseitigung von Herzrhythmusstörungen infolge einer Digitalisvergiftung, hat sich als vorteilhaft erwiesen. Auch Procainamid oder Chinidin können zur Behandlung von Arrhythmien während einer Digitalisbehandlung angewendet werden, erhöhen jedoch die Überleitungsschwelle und können einen Herzstillstand hervorrufen (55). Die Meinungen über die häufige gemeinsame Anwendung von Propranolol und Digitalisglykosiden bei Patienten mit Myokardischämie und Belastungsangina ohne Herzinsuffizienz gehen weit auseinander. Einerseits wird die Kombination für unlogisch gehalten, da sie im Widerspruch zu vielen physiologischen Grundlagen steht (69), andererseits besteht Uneinigkeit über bestimmte theoretische Einwände gegen eine solche kombinierte Behandlung (70).

Propranolol/Insulin (71, 72)
(*Siehe* Seite 185, allgemeine Interaktionen zwischen Propranolol und Antidiabetika)

Durch eine β-Rezeptorenblockade wird der adrenalininduzierte Blutzuckeranstieg vermindert. Propranolol schwächt den Blutzuckeranstieg infolge einer insulininduzierten Hypoglykämie ab. Weiterhin hemmt Propranolol klinische Warnzeichen einer Hypoglykämie, wie Unbehagen, Angst, Zittern,

Bei der Anwendung dieser Kombination ist Vorsicht geboten. Ist eine β-Rezeptorenblockade erwünscht, muß die Insulindosis evtl. um 20% reduziert werden.

Kombination	Interaktion	Behandlung
	Hungergefühl, Schweißausbruch, Pulsbeschleunigung, Bewußtlosigkeit bis zum hypoglykämischen Schock, die dem Patienten und/oder seinen Angehörigen das Auftreten einer hypoglykämischen Krise anzeigen können.	
Propranolol/Isosorbiddinitrat (*Siehe* Seite 246, Handelsnamen von Isosorbiddinitrat)	Aufgrund mehrerer Untersuchungen führt die gleichzeitige Gabe von Propranolol und Isosorbiddinitrat bei der Schmerzbeseitigung während der körperlichen Belastung von Patienten mit Belastungsangina zu einer synergistischen Wirkung (73, 74, 75). In anderen Untersuchungen konnte dieser Synergismus (76) jedoch nicht nachgewiesen werden. Es gibt auch Studien, aus denen hervorgeht, daß die Kombination bei Patienten mit Angina pectoris nachteilig ist (77, 78).	Die Kombination ist von klinischem Nutzen, jedoch müssen noch weitere Nachweise für ihre Wirksamkeit und Sicherheit erbracht werden.
Hydralazin/Anaesthetika	Bei Patienten, die mit Hydralazin behandelt werden, kann es während einer Anästhesie zu schweren Hypotonien kommen (79).	Bei einem operativen Eingriff kann vor Einleitung einer Anästhesie eine vorübergehende Unterbrechung der Therapie mit Antihypertensiva erforderlich sein.
Hydralazin/andere Arzneimittel in gelöster Form (43) z. B. Aminophyllin Ampicillin Chlorothiazid Hydrocortison Mephentermin	Bei der Mischung von Hydralazin-Hydrochlorid (80 mg/l) mit Aminophyllin (1 g/l), Ampicillin-Natrium (2 g/l), Natrium-Kalzium-EDTA (4 g/l), Hydrocortison-Natrium-Succinat (400 mg/l) oder Mephentermin-Sulfat (120 mg/l) und 5%iger Dextrose-Lösung entsteht eine Gelbfärbung. Beim Mischen folgender Substanzen kommt es ebenfalls über einen Zeitraum von 3 Stunden zu einer Gelbfärbung	Aufgrund physikochemischer Unverträglichkeit sollte Hydralazin-Hydrochlorid nicht mit diesen Arzneimittellösungen gemischt werden. Falls erforderlich, sind die Präparate getrennt zu injizieren.

Methohexital
Natrium-Kalzium-EDTA
Phenobartital
Sulfadiazin
Sulfadimidin

mit Ausfällung:
Hydralazin-Hydrochlorid und Ethamivan (2 g/l),
Phenobarbital-Natrium (800 mg/l) oder
Sulfadiazin-Natrium (4 g/l) in 5%iger Dextroselösung sowie bei Mischung von Hydralazin-Hydrochlorid und Chlorothiazid (2 g/l),
Methohexital-Natrium (2 g/l) oder
Sulfadimidin-Natrium (4 g/l) in 5%iger Dextrose- oder Kochsalzlösung.

Alkavervir/Anaesthetika

Während einer Anästhesie kann es bei Patienten, die mit Alkavervir behandelt werden, zu einem Blutdruckabfall kommen (79).

Bei einem operativen Eingriff kann eine vorübergehende Unterbrechung der Antihypertonika-Behandlung vor Einleitung der Anästhesie erforderlich sein.

Protoveratrin A und B/Anaesthetika

Bei Patienten, die mit diesen Alkaloiden behandelt werden, kann es während einer Anästhesie zu einem Blutdruckabfall kommen (79).

Bei einem operativen Eingriff kann eine vorübergehende Unterbrechung der Antihypertonika-Behandlung vor Einleitung der Anästhesie erforderlich werden.

Antihypertonika, welche die Monoamino- Oxidase hemmen (83)
z. B.
Pargylin (Eutonyl)
Debrisoquin (Declinax)

Pargylin hemmt die Monoamino-Oxidase, so daß eine gleichzeitige Verabreichung mit Sympathomimetika oder tyraminhaltigen Nahrungsmitteln einen Blutdruckanstieg hervorrufen kann. Hierdurch wird die Anwendung des Arzneimittels als Antihypertonikum eingeschränkt. Debrisoquin hemmt die Monoamino-Oxidase in den Thrombozyten, jedoch nicht in der Darmmukosa. In Verbindung mit Käse und Sympathomimetika kann es hypertensive Krisen auslösen.

Alle für die MAO-Hemmer geltenden Vorsichtsmaßnahmen sind auch bei Pargylin und Debrisoquin zu treffen. Hypertensive Krisen sind mit Phentolamin zu behandeln.

LITERATURHINWEISE

1 Hughes, F. W. et al. (1965) *Clin. Pharmacol. Ther.* **6**, 139.
2 Hansten, P. D. (1975) *Drug Interactions*, 3rd ed. Philadelphia, Lea & Febiger, p. 15.
3 Martindale (1977) *The Extra Pharmacopoeia*, 27th ed. London, Pharmaceutical Press, p. 653.
4 *Drug and Therapeutics Bulletin* (1967) **5**, 89–92.
5 Hansten, P. D. (1975) *Drug Interactions*, 3rd ed. Philadelphia, Lea & Febiger, p. 10.
6 Hansten, P. D. (1975) *Drug Interactions*, 3rd ed. Philadelphia, Lea & Febiger, p. 19.
7 Packman, R. C. (Ed.) (1966) *Manual of Medical Therapeutics*, 18th ed. Boston, Little, Brown & Co., p. 114.
8 Briant, R. H. et al. (1973) *Br. Med. J.* **1**, 522.
9 Briant, R. H. and Reid, J. L. (1972) *Br. J. Pharmacol.* **46**, 563P.
10 Conolly, M. E. et al. (1969) In: *Catapres in Hypertension*. London, Butterworths, p. 167.
11 Mitchell, J. R. et al. (1970) *J. Clin. Invest.* **49**, 1596.
12 Rosendorff, C. et al. (1968) *Arch. Intern. Med.* **122**, 487.
13 Skinner, C. et al. (1969) *Lancet* **2**, 564.
14 Mitchell, J. R. and Oakes, J. A. (1970) *J. Pharmacol. Exp. Ther.* **172**, 100.
15 Mitchell, J. R. et al. (1970) *J. Pharmacol. Exp. Ther.* **172**, 108.
16 Pettinger, W. A. et al. (1968) *Clin. Res.* **16**, 224.
17 Pettinger, W. A. et al. (1968) *J. Newark City Hosp.* **5**, 8.
18 Waal-Manning, H. J. and Simpson, F. O. (1969) *Lancet* **2**, 1392.
19 Aminu, J. et al. (1970) *Lancet* **2**, 935.
20 Allum, W. et al. (1974) *Br. J. Clin. Pharmacol.* **1**, 51.
21 Amery, A. and Deloof, W. (1970) *Lancet* **2**, 613.
22 Pettinger, W. A. et al. (1969) *Clin. Pharmacol. Ther.* **10**, 667.
23 Price, K. and Smith, S. E. (1971) *Lancet* **1**, 130.
24 Cranston, W. I. (1971) cited in *Declinax* literature (Roche Medical Information Service).
25 Leishman, A. D. W. et al. (1963) *Lancet* **1**, 112.
26 Hills, N. F. (1965) *Br. Med. J.* **1**, 859.

Antihypertonika 221

27 White, A. G. (1965) *Lancet* **2**, 441.
28 Gulati, O. D. et al. (1966) *Clin. Pharmacol. Ther.* **7**, 510.
29 Metchell, J. R. et al. (1967) *JAMA* **202**, 973.
30 Feagin, O. T. et al. (1969) *J. Clin. Invest.* **48**, 23a.
31 Martindale (1977) *The Extra Pharmacopoeia*. 27th ed. London, Pharmaceutical Press, p. 655.
32 Starr, K. J. and Petrie, J. C. (1972) *Br. Med. J.* **4**, 133.
33 Meyer, J. F. et al. (1970) *JAMA* **213**, 1487.
34 Gupta, K. K. and Lillicrap, C. A. (1968) *Br. Med. J.* **2**, 697.
35 Gupta, K. K. (1968) *Br. Med. J.* **3**, 679.
36 Day, M. D. and Rand, M. J. (1962) *Lancet* **2**, 1282.
37 Muelheims, G. H. et al. (1965) *Clin. Pharmacol. Ther.* **6**, 757.
38 Dollery, C. T. (1965) *Proc. R. Soc. Med.* **58**, 983.
39 Sneddon, J. M. and Turner, P. (1969) *Arch. Ophthal.* **81**, 622.
40 Cooper, B. (1968) *Med. J. Aust.* **2**, 240.
41 Mahoney, E. M. et al. (1959) *N. Engl. J. Med.* **260**, 1065.
43 Riley, B. B. (1970) *J. Hosp. Pharm.* **28**, 228.
44 Martindale (1977) *The Extra Pharmacopoeia*. 27th ed. London, Pharmaceutical Press, p. 668.
45 *Evaluations of Drug Interactions* (1973) 1st ed. Washington, Am. Pharm. Assoc., p. 258.
46 Gibberd, F. B. and Small, E. (1973) *Br. Med. J.* **2**, 90.
47 Groden, B. M. (1963) *Br. Med. J.* **1**, 1001.
48 Peaston, M. J. T. (1964) *Br. Med. J.* **2**, 168.
49 Vaidya, R. A. et al. (1970) *Metabolism* **19**, 1069.
50 Meyers, R. H. et al. (1968) *Review of Medical Pharmacology*. Los Altos, Lange Medical Publication, pp. 111–114.
51 Goodman, L. S. and Gilman, A. (1970) *Pharmacological Basis of Therapeutics*, 4th ed. New York, Macmillan, pp. 181–186.
52 Jori, A. et al. (1968) *J. Pharm. Pharmacol.* **20**, 862.
53 Shepherd, M. (1965) *Proc. R. Soc. Med.* **58**, 964.
54 Martindale (1977) *The Extra Pharmacopoeia*, 27th ed. London, Pharmaceutical Press, p. 676.
55 D'Arcy, P. F. and Griffin, J. P. (1972) *Iatrogenic Diseases*. London, Oxford University Press, pp. 18, 48.

56 Martindale (1977) *The Extra Pharmacopoeia*, 27th ed. London, Pharmaceutical Press, p. 676.
57 Lown, B. et al. (1961) *Circulation* **24**, 1185.
58 Dick, H. et al. (1962) *Arch. Intern. Med.* **109**, 503.
59 Cotzias, G. C. et al. (1969) *N. Engl. J. Med.* **281**, 272.
60 Feinblatt, T. M. et al. (1956) *JAMA* **161**, 424.
61 Hunter, K. R. et al. (1970) *Lancet* **2**, 441.
62 Craythorne, N. W. B. and Huffington, P. E. (1966) *Anaesthesiology* **27**, 580.
63 Jordfeldt, L. et al (1967) *Acta Anaesth. Scand.* **11**, 159.
64 Johnstone, M. (1966) *Anaesthetist* **15**, 96.
65 Dundee, J. W. (1974) Personal communication.
66 Hansten, P. D. (1975) *Drug Interactions*, 3rd ed. Philadelphia, Lea & Febiger, pp. 15–16.
67 Martindale (1977) *The Extra Pharmacopoeia*, 27th ed. London, Pharmaceutical Press, p. 1315.
68 Watt, D. A. L. (1968) *Br. Med. J.* **3**, 413.
69 O'Reilly, M. et al. (1974) *Lancet* **1**, 138.
70 Crawford, M. H. et al. (1974) *Lancet* **1**, 457.
71 Kotler, M. N. et al. (1966) *Lancet* **2**, 1389.
72 Abramson, E. A. and Arky, R. A. (1968) *Diabetes* **17**, 141.
73 Russek, H. I. (1967) *Am. J. Med. Sci.* **254**, 406.
74 Battock, D. J. et al. (1969) *Circulation* **39**, 157.
75 Goldbarg, A. N. et al. (1969) *Circulation* **40**, 847.
76 Aronow, W. S. and Kaplan, M. A. (1969) *Curr. Ther. Res.* **11**, 80.
77 Aronow, W. S. and Kaplan, M. A. (1969) *N. Engl. J. Med.* **280**, 847.
78 Aronow, W. S. and Chesluk, H. M. (1970) *Circulation* **41**, 869.
79 Martindale (1977) *The Extra Pharmacopoeia*, 27th ed. London, Pharmaceutical Press, p. 654.
80 *Oral Contraceptives* (1974) Bulletin Vol. 5, No. 3. Health Protection Branch, Department of Health and Welfare, Canada.
81 *Data Sheet Compendium* (1978) London, ABPI, pp. 1014–1015.
82 *Drug and Therapeutic Bulletin* (1975) **13**, 25.
83 Griffin, J. P. and D'Arcy, P. F. (1974) *Prescribers' Journal* **14**, 106.

84 Mies, S. A. and Shand, D. G. (1972) *Clin. Pharmacol. Therap.* **14**, 823.
85 Blum, I. et al. (1975) *Br. Med. J.* **4**, 623.
86 McLaren, E. H. (1976) *Br. Med. J.* **3**, 283.
87 O'Regan, J. B. (1976) *Can. Med. Assoc. J.* **115**, 385.

9. ASPIRIN UND NICHT-STEROIDALE ANTIPHLOGISTISCH WIRKENDE ANALGETIKA

1. ASPIRIN

Aufgrund der breiten Verwendung dieses Arzneimittels als Antipyretikum, Analgetikum und Antiphlogistikum, sowohl in rezeptpflichtigen als auch frei verkäuflichen Arzneimitteln, erscheint eine getrennte Übersicht über Arzneimittelinteraktionen mit Aspirin zweckmäßig. Es wurden deshalb möglichst alle in der Literatur dokumentierten Interaktionen berücksichtigt, da diese auch bei geringer klinischer Bedeutung aufgrund des weit verbreiteten Aspiringebrauchs häufig auftreten müssen. Zu den hauptsächlichen Nebenwirkungen von Aspirin gehören Reizungen der Magenschleimhaut, Beeinträchtigung der Thrombozytenfunktion und bei empfindlichen Patienten angioneurotisches Ödem, Juckreiz und Bronchokonstriktion (sog. „Aspirinasthma"). Bei Überdosierung kommt es zu Schwindel, Ohrensausen, Schweißausbruch, Übelkeit, Erbrechen, Verwirrungszuständen und Hyperventilation. Bei schweren Vergiftungen können Koma, Herzkollaps und Atemdepression auftreten.

Kombination	Interaktion	Behandlung
Aspirin/Alkohol	Die lokale Wirkung von Aspirin kann zur Entstehung von Magengeschwüren und -blutungen führen. Es deutet vieles darauf hin, daß Alkohol diesen Blutverlust noch verstärkt. 13 gesunde Probanden nahmen tägl. 7 Tabl. (à 300 mg Aspirin) entweder mit oder ohne Alkohol (180 ml Whisky) ein. Ohne jegliche Medikation verloren die Probanden täglich 0,4 ml Blut mit dem Stuhl. Diese Menge erhöhte sich unter Aspirineinnahme auf 3,2 ml und unter Aspirin- und Alkoholeinnahme auf 5,3 ml täglich (1).	Die Bedeutung dieser Interaktion ist nicht eindeutig zu beurteilen, da die Korrelation zwischen vermehrter Blutausscheidung im Stuhl (okkulte Blutungen) während der Aspirineinnahme und der Auslösung schwerer Blutungen infolge Aspirinmedikation nicht geklärt ist. Jedoch ist die gleichzeitige Einnahme von Aspirin und Alkohol bei Patienten, bei denen bereits eine Aspirin-bedingte gastrointestinale Blutung aufgetreten ist, in jedem Fall zu vermeiden.

Aspirin/Antikoagulantien (2, 3, 4)
(*Siehe* Seite 124–126, Übersicht über Antikoagulantien und ihre Handelsnamen)

Aspirin verdrängt Kumarine aus ihren Proteinbindungsstellen im Plasma und verstärkt so ihre Antikoagulantienwirkung. Außerdem kann der Plasmaprothrombinspiegel durch hohe Aspirindosen gesenkt werden. Aspirin vermindert darüber hinaus die Thrombozytenaggregation und besitzt ulzerogene Eigenschaften, so daß es zu okkulten Blutungen aus oberflächlichen Magenerosionen kommen kann. Bei gleichzeitiger Einnahme von Antikoagulantien und Aspirin werden solche Blutungen noch verstärkt.

Aspirin ist bei Patienten während einer Behandlung mit oralen Antikoagulantien kontraindiziert.

Aspirin/Antiphlogistika
Indometacin
(Amuno)

Der einzige Hinweis auf eine Interaktion zwischen Aspirin und anderen Antiphlogistika ergab sich aus den Ergebnissen einer klinischen Studie, in der Indometacin in Kombination mit Aspirin nicht wirksamer als Placebo war. In einer nachfolgend durchgeführten Studie mit ^{14}C-markiertem Indometacin senkte Aspirin bei Patienten mit Polyarthritis den Indometacin-Spiegel im Serum bis zu 25%. Dies wurde auf eine verminderte gastro-intestinale Indometacin-Resorption zurückgeführt (5). Aufgrund tierexperimenteller Untersuchungen an Ratten vermehrt Aspirin die biliäre Indometacinausscheidung (6). Im Gegensatz dazu bewirkte gepuffertes Aspirin (7) bzw. die Einnahme zusammen mit einem Antazidum (8) keine wesentliche Veränderung der Indometacin-Resorption.

Die Kombination mit Indometacin hat zwar keine unerwünschten Wirkungen zur Folge, doch wird die Wirksamkeit von Indometacin vermindert. Im Gegensatz dazu scheint die gleichzeitige Verabreichung von Indometacin und gepuffertem Aspirin die Indometacin-Resorption im Darm nicht wesentlich zu verändern.

Aspirin/Corticosteroide
(Eine Übersicht über Corticosteroide, ihre galenische Zubereitungen und

Corticosteroide senken die Salicylatkonzentrationen im Serum durch Erhöhung der glomerulären Filtrationsrate. Eine Dosisreduzierung der Corti-

Die Kombination von Corticosteroiden und Aspirin wird häufig zu therapeutischen Zwecken eingesetzt. Bei Reduktion

Kombination	Interaktion	Behandlung
Handelsnamen gibt MARTINDALE (1977), *The Extra Pharmacopoeia*, 27. Auflage, *Siehe* Seite 389–435).	costeroide bei Patienten, die mit Aspirin behandelt werden, kann erhöhte Salicylatspiegel im Serum bis hin zu einer Salicylsäurevergiftung zur Folge haben (9). Sowohl Corticosteroide als auch Aspirin besitzen ulzerogene Eigenschaften (10).	der Corticosteroiddosis oder Absetzen des Präparates (das als solches schon gefährlich ist) sind die Patienten in Hinblick auf das Auftreten von Symptomen einer Salicylsäurevergiftung zu überwachen.
Aspirin/Fenoprofen (11) (Feprona)	Bei gleichzeitiger Medikation mit Aspirin und Fenoprofen werden verminderte Plasmakonzentrationswerte von Fenoprofen aufgrund einer verminderten intestinalen Resorption gefunden.	Zur Erreichung der maximalen Fenoprofenwirkung kann es ratsam sein, Aspirin nicht gleichzeitig einzunehmen. Aspirin kann jedoch als Einmaldosis oder intermittierend verabreicht werden, vorausgesetzt, diese Gaben erfolgen in angemessenem zeitlichen Abstand von der Fenoprofen-Applikation.
Aspirin/Insulin und orale Antidiabetika (*Siehe* Seite 178–181, Übersicht über Insuline und orale Antidiabetika und ihre Handelsnamen)	In-vitro-Studien haben gezeigt, daß Aspirin und Salicylate Tolbutamid und Chlorpropamid aus den Proteinbindungsstellen im Plasma verdrängen und so die Konzentration an ungebundenem wirksamen Arzneistoff erhöhen (12). Aspirin kann darüber hinaus auch den Insulinbedarf bei Diabetikern reduzieren. In einer Gruppe von 14 Patienten führten Plasmasalicylatkonzentrationen von 35–45 mg/100 ml zu einer Senkung des täglichen Bedarfs an Zink-Insulin bis zu 48 Einheiten (13).	Es sind Fälle bekannt geworden, in denen Aspirin bei Patienten während einer Behandlung mit Sulfonylharnstoff-Derivaten eine schwere Hypoglykämie herbeiführte (14, 15, 16). Diese Wechselwirkung tritt jedoch im allgemeinen nur selten auf und ist von geringer Bedeutung.
Aspirin/Methotrexat (17, 18, 19)	Methotrexat kann von Salicylsäure-Derivaten aus seiner Plasmaeiweißbindung verdrängt werden. Außerdem scheinen Salicylate die tubuläre Methotre-	Bisher ist über diese Interaktion in der Literatur nicht berichtet worden. Jedoch sollte ihr mögliches Auftreten beobachtet

xatsekretion um etwa 35% zu senken, wodurch es zu einer erhöhten Methotrexattoxizität kommen kann.

werden.

Aspirin/Noradrenalin (20)

Tierexperimentelle Untersuchungen an Ratten zur Beeinflussung der Gefäßwirkung von Noradrenalin (Arteriolen von Darm und Extremitäten) durch Aspirin haben gezeigt, daß die Noradrenalinwirkung durch therapeutische Aspirin-Konzentrationen im Serum gehemmt oder vollständig blockiert werden kann. Die Darmarteriolen erwiesen sich gegenüber der Aspirinwirkung als 3–4mal empfindlicher als die Arteriolen der Extremitäten. Da Aspirin die Prostaglandin-Synthese hemmt (21), deuten die Ergebnisse dieser Studie darauf hin, daß Prostaglandine eine Mittlerrolle bei der Arteriolenreaktion auf Noradrenalin spielen. Die hohe Empfindlichkeit der Darmgefäße gegenüber der Aspirin-Wirkung läßt den Schluß zu, daß die durch Aspirin-Einnahme hervorgerufenen gastro-intestinalen Blutungen durch fehlende Vasokonstriktion der Mesenterialarteriolen verschlimmert werden könnten.

Hierbei handelt es sich um einen experimentellen Befund ohne direkte klinische Bedeutung. Jedoch läßt er gewisse Rückschlüsse auf den möglichen Mechanismus der intestinalen Blutungen nach Aspirineinnahme zu.

Aspirin/Phenylbutazon
(Handelsnamen von Phenylbutazon)
Butazolidin, Demoplas-Amp.
Elmedal etc.
Best. v. z. B. Ambene
Delta-Oxybuton ret.
Demoplas Comp.
Fiobrol
Irgapyrin
Tomanol

Phenylbutazon hemmt die urikosurische Wirkung hoher Salicylatdosen (22, 23). Im Rahmen einer Studie an 4 Gichtpatienten wurde eine Urikosurie bei einer täglichen Aspirindosis von 5 g beobachtet. Während einer 3tägigen Untersuchung stieg der Harnsäurespiegel nach Gabe von 200, 400 und 600 mg Phenylbutazon von 4 mg/100 ml auf 6 mg/100 ml.

Der Therapeut sollte diese Interaktion bei der Gichtbehandlung berücksichtigen.

Kombination	Interaktion	Behandlung
Aspirin/Probenecid (22–26) Probenecid (Benemid)	Salicylate antagonisieren die urikosurische Wirkung von Probenecid und sollten deshalb nicht gleichzeitig verabreicht werden. Diese durch umfangreiche Literatur gut belegte Interaktion ist von klinischer Relevanz.	Aspirin sollte während einer Gichtbehandlung mit Probenecid nicht eingenommen werden.
Aspirin/Spironolacton (27) Spironolacton (Aldactone, Acelat, Aldace, Aldopur, Osyrol, Osiren, Sincomen, Spiro-Tablinen)	In einer klinischen Studie an 6 Patienten konnte nachgewiesen werden, daß 600 mg Aspirin die natriuretische Wirkung von Spironolacton aufheben. Als mögliche Erklärung hierfür wird angenommen, daß Aspirin Spironolacton kompetetiv aus den Bindungsstellen an den distalen Nierentubuli verdrängt.	Es ist noch offen, inwieweit diese Interaktion klinische Bedeutung besitzt, da Spironolacton gewöhnlich in Kombination mit anderen Diuretika (z. B. Thiaziden) zur Vermeidung einer Hypokaliämie gegeben wird.
Aspirin/Sulfinpyrazon (22, 25, 28, 29) (Anturano)	Salicylate hemmen die urikosurische Wirkung von Sulfinpyrazon. In einer Studie (28) führt die gleichzeitige Gabe von 6 g Natriumsalicylat und 600 mg Sulfinpyrazon zu einer Harnsäureausscheidung von 30 mg in 24 Stunden. Wurden beide Präparate jeweils getrennt voneinander appliziert, betrug die Harnsäureausscheidung nach Gabe von Natriumsalicylat 281 mg/24 h; nach Gabe von Sulfinpyrazon 527 mg/24 h.	Aspirin und Sulfinpyrazon sollten während einer Gichtbehandlung nicht gleichzeitig verabreicht werden.
Aspirin/Sulfonamide (Siehe Seite 106–107, Übersicht und Einteilung der Sulfonamide)	Aspirin und andere Salicylate können Sulfonamide aus ihren Bindungsstellen an den Plasmaproteinen verdrängen und so deren Wirkung verstärken. Die	Diese Interaktion hat gewöhnlich keine klinische Bedeutung, doch sollte der verschreibende Arzt an eine solche Interak-

Plasmaproteinbindung ist bei den Langzeitsulfonamiden am stärksten, so daß diese Arzneimittelinteraktion häufig bei der Dauertherapie mit Langzeitsulfonamiden und hohen Aspirindosen auftritt.

tion denken, da hierdurch eine Wirkungsverstärkung entstehen kann, wobei gleichzeitig die Wirkungsdauer der Sulfonamide herabgesetzt wird.

2. ANDERE NICHT-STEROIDALE ANTIPHLOGISTISCH WIRKENDE ANALGETIKA

z. B.

Azapropazon *(Prolixan 300)*
Fenoprofen *(Feprona)*
Flufenaminsäure *(Arlef 200, Sastridex, Surika)*
Ibuprofen *(Brufen)*
Indometacin *(Amuno)*
Ketoprofen *(Alrheumun, Orudis)*
Naproxen *(Naprosyn; Proxen)*
Nifenazon *(Nicopyron, Anizon)*
Oxyphenbutazon *(Tanderil, Pholgase, Imbun, Phlogistol, Phlogat)*
Phenylbutazon *(Butazolidin, Demoplas-Amp., Elmedal etc.; Best. v. Delta-Oxybutazon Retard, Demoplas-Comp.,*
Irgapyrin, Tomanol, Ambene, Fiobrol, etc.)
Sulindac *(Imbaral)*

Die wesentlichen Nebenwirkungen dieser Arzneimittelgruppe hängen mit ihren Nebenwirkungen auf den Gastro-Intestinaltrakt zusammen (Schleimhautschäden mit Blutungen, peptische Geschwüre oder deren Reaktivierung). Bei Phenylbutazon und Oxyphenbutazon besteht darüber hinaus die Gefahr, daß sie eine Schädigung des blutbildenden Systems (Agranulozytose, aplastische Anämie) hervorrufen.

Sämtliche Pharmaka dieser Gruppe können in mehr oder weniger starkem Umfang mit anderen Arzneimitteln in Wechselwirkung treten, indem sie mit anderen Arzneistoffen um die Bindungsstellen an den Plasmaproteinen konkurrieren. Auf die daraus resultierenden Überdosierungserscheinungen ist vor allem bei gleichzeitiger Medikation mit oralen Antikoagulantien, oralen Antidiabetika aus der Reihe der Sulfonylharnstoff-Derivate und Antikonvulsiva (Hydantoin, z. B. Phenytoin) zu achten. Für diese Interaktionen gelten dieselben Behandlungsmaßnahmen, wie sie im Abschnitt Aspirin aufgeführt sind (siehe dort).

Mehrere der oben aufgeführten Produkte sind Weiterentwicklungen von Salicylsäurederivaten und können daher dieselben Wechselwirkungen wie Aspirin hervorrufen. Es sei darauf hingewiesen, daß eine Aspirin-Überempfindlichkeit, die sich z. B. in angioneurotischem Ödem, Juckreiz und Asthma äußern kann, nicht unbedingt auch für die Salicylate gelten muß, jedoch kann ein arzneimittelinduziertes Asthma auch durch Fenoprofen, Flurbiprofen, Ibuprofen, Indometacin und Naproxen bei Aspirin-überempfindlichen Patienten hervorgerufen werden.

LITERATURHINWEISE

1 Goulsten, K. and Cook, A. R. (1968) *Br. Med. J.* **4**, 664.
2 Udall, J. A. (1970) *Clin. Med.* **77**, 20.
3 Koch-Weser, J. and Sellers, E. M. (1971) *N. Engl. J. Med.* **285**, 487, 547.
4 *Drug and Therapeutics Bulletin* (1972) **10**, 25.
5 Jeremy, R. and Towson, J. (1970) *Med. J. Aust.* **2**, 127.
6 Yessair, D. W. et al. (1970) *Biochem. Pharmacol.* **19**, 1591.
7 Champion, G. D. et al. (1972) *Clin. Pharmacol. Ther.* **13**, 239.
8 Garnham, J. C. et al. (1974) *Br. J. Pharmac.* **50**, 178P.
9 Klinenberg, J. R. and Miller, F. (1965) *JAMA* **194**, 601.
10 Emmanuel, J. H. and Montgomery, R. D. (1971) *Postgrad. Med. J.* **47**, 227.
11 *Data Sheet Compendium* (1978) London, ABPI, p. 235.
12 Wishinsky, H. et al. (1962) *Diabetes* (Suppl.) **2**, 18.
13 Stowers, J. M. and Hunter, R. B. (1959) *Ann. N. Y. Acad. Sci.* **74**, 689.
14 Chemer, R. et al. (1963) *JAMA* **185**, 883.
15 Peaston, M. J. T. and Finnegan, P. (1968) *Br. J. Clin. Pract.* **22**, 30.
16 *Evaluations of Drug Interactions* (1973) 1st ed. Washington, Am. Pharm. Assoc., p. 26.
17 Dixon, R. L. et al. (1965) *Fed. Proc.* **24**, 454.
18 Brodie, B. B. (1965) *Proc. R. Soc. Med.* **58**, 946.
19 Martindale (1977) *The Extra Pharmacopoeia*, 27th ed. London, Pharmaceutical Press, p. 157.
20 Horrobin, D. F. et al. (1974) *Lancet* **1**, 567.
21 Vane, J. R. (1971) *Nature (New Biol.)* **231**, 232.

22 Oyer, J. H. et al. (1966) *Am. J. Med. Sci.* **251**, 1.
23 Bluestone, R. et al. (1969) *Br. Med. J.* **4**, 590.
24 Robinson, W. D. (1957) *JAMA* **164**, 1670.
25 Smith, M. J. H. and Smith, P. K. (1966) *The Salicylates*. New York, Interscience Publishers, p. 86.
26 Prescott, L. F. (1969) *Lancet* **2**, 1239.
27 Elliott, H. (1962) *Metabolism* **11**, 1015.
28 Seegmiller, J. E. and Grayzel, A. I. (1960) *JAMA* **173**, 1076.
29 Yii, T. F. et al. (1963) *J. Clin. Invest.* **42**, 1330.
30 Anton, A. H. (1968) *Clin. Pharmacol. Ther.* **9**, 561.

10. HERZWIRKSAME PHARMAKA

1. PHARMAKA MIT KARDIODEPRESSIVER WIRKUNG

I. Arzneimittel, die durch unmittelbare Herabsetzung der Erregbarkeit oder Erregungsleitung des Herzens die Herztätigkeit mit konsekutiver Abnahme der Kontraktilität vermindern.

Procainamid-Hydrochlorid (*Novocamid, Procainamid-Duriles*; Best. von *Coritrat, Rhythmochin, Stenocardin*)
Chinidin-Sulfat, -Bisulfat und -Gluconat (*Chinidin-Duriles, Chinidin-Compretten, Optochinidin-Retard, Galactoquin, Systodin*; Best. v. *Cardiotrat, Coritrat, Cardiphanin, Eucard, Natisedine, Optochinidin, Penrytmat, Quinicardine, Rhythmochin*)

II. Arzneimittel, welche die über β-adrenerge Rezeptoren des Herzens vermittelte Erregung des Herzens blockieren (β-Rezeptorenblocker).

Acebutolol-Hydrochlorid (*Prent, Neptall*)
Alprenolol-Hydrochlorid (*Aptin*)
Atenolol (*Tenormin*)
Bunitrolol-Hydrochlorid (*Stresson*)
Bupranolol-Hydrochlorid (*Betadrenol*)
Labetalol-Hydrochlorid (*Trandate*)
Metipranol (*Disorat*)
Metoprolol-Tartrat (*Beloc, Lopresor*)
Nadolol (*Solgol*)
Oxprenolol-Hydrochlorid (*Trasicor*)
Pindolol (*Visken*)
Propranolol-Hydrochlorid (*Dociton*)
Sotalol-Hydrochlorid (*Sotalex*)
Timolol-Maleat (*Temserin*)
Toliprolol-Hydrochlorid (*Doberol*)

Chinidinsalze können eine Chininvergiftung (Chinchonismus) hervorrufen, was allerdings bei Verwendung therapeutischer Dosen unwahrscheinlich ist. Relativ häufig wird jedoch eine Chinidin-Überempfindlichkeit, ähnlich der gegenüber Chinin

Herzwirksame Pharmaka 233

beobachtet. Deshalb sollte jedem Patienten zuerst eine Testdosis Chinidin verabreicht werden. Eine Chinidin-Überempfindlichkeit kann sich in Ohrensausen, Schwindel, Sehstörungen, Kopfschmerzen, psychotischen Reaktionen, scharlachartigen Hautausschlägen, Appetitlosigkeit, Übelkeit, Erbrechen, Durchfall, Präkordialschmerz, Unterleibskrämpfen und Fieber äußern. Darüber hinaus kann es zu Atemnot, Cyanose, plötzlichem Blutdruckabfall und thrombocytopenischer Purpura kommen.

Aufgrund seiner kumulierenden Wirkung kann eine Überdosierung mit Chinidin zu einem AV-Block, Extrasystolen, paroxysmaler ventrikulärer Tachykardie, Kammerflimmern und schließlich zum Herzstillstand führen. Besonders gefährdet ist das insuffiziente Herz. Durch eine vorherige Digitalisierung kann die Empfindlichkeit des Herzens gegenüber Chinidin reduziert werden. Bei Vorliegen eines Glukose-6-Phosphat-Dehydrogenase-Mangels kann Chinidin eine hämolytische Anämie hervorrufen.

Chinidin ist bei allen akuten Infektionen, Chinidin-Überempfindlichkeit, Herzblock und ausgedehnten Herzmuskelschäden kontraindiziert. Bei hyperthyreotisch bedingtem Vorhofflimmern sollte Chinidin erst nach der Resektion verabreicht werden.

Nach hochdosierter Procainamid-Gabe werden häufig Nebenwirkungen wie Appetitlosigkeit, Durchfall, Übelkeit und Erbrechen beobachtet, wobei die gastro-intestinalen Beschwerden häufig einen Behandlungsabbruch erforderlich machen. Nach intravenöser Gabe wird oft ein stärkerer Blutdruckabfall beobachtet und bei zu schneller Injektion können Kammerflimmern oder Asystolie auftreten. Im Vergleich mit Chinidin werden häufiger Nebenwirkungen allergischer Genese beobachtet: vereinzelte Fälle von Agranulocytose mit tödlichem Ausgang und einem dem systemischen Lupus erythematodes ähnlichen Syndrom können sich bei länger dauernder Procainamid-Medikation entwickeln. Dabei ist ungewiß, ob Procainamid diesen Zustand verursacht oder lediglich eine latente Erkrankung aufdeckt. Auch das Auftreten von Leukopenien und Granulocytopenien ist nach wiederholter Procainamid-Anwendung beobachtet worden. Weitere häufig auftretende Nebenwirkungen sind Unterleibsschmerzen, akute Hepatomegalie, ein Ansteigen der SGOT-Werte, psychotische Reaktionen, Juckreiz und Überempfindlichkeitsreaktionen mit Schüttelfrost, Fieber und Urtikaria.

Procainamid ist bei Asthma bronchiale, Procainamid-Überempfindlichkeit, Nieren-Insuffizienz, Überleitungsstörungen und während einer Sulfonamid-Behandlung kontraindiziert. Bei schwerer Digitalisintoxikation ist Procainamid nur mit Vorsicht anzuwenden.

Alprenolol ähnelt in seiner Wirkung und Anwendung weitgehend dem Propranolol. Es besitzt eine schwache sympathomimetische Eigenwirkung. In seinen toxischen Nebenwirkungen entspricht es weitgehend dem Propranolol, mit der Ausnahme, daß Alprenolol die Atemfunktion weniger stark beeinträchtigt. Obwohl Alprenolol auch bei Asthmatikern angewendet wurde, ist bei Patienten mit schwerem Asthma, insbesondere bei einer intravenösen Verabreichung Vorsicht geboten.

Auch Oxprenolol entspricht in Wirkung, Anwendung und toxischen Nebenwirkungen dem Propranolol. Es besitzt eine schwache sympathomimetische Eigenwirkung. Oxprenolol beeinträchtigt im Gegensatz zu Propranolol weniger stark die Atemfunktion, obwohl eine Anwendung bei Patienten mit Asthma oder einer Bronchitis vermieden werden sollte. Dies gilt grundsätzlich für alle Beta-Rezeptorenblocker.

Propranolol ist kontraindiziert bei obstruktiven Bronchialerkrankungen, metabolischer Azidose und partiellem Herzblock. Bei Herzinsuffizienz sollten β-Rezeptorenblocker erst nach Kompensation mit herzwirksamen Glykosiden und unter Beibehaltung der Glykosidbehandlung verabreicht werden. Die Propranololbehandlung sollte einen Tag vor einer Operation abgesetzt werden. Insbesondere bei einer Chloroform- oder Äthernarkose ist besondere Vorsicht geboten. Eine Propranolol-Gabe sollte während der Schwangerschaft vermieden werden. Bei gleichzeitiger Verabreichung von Antidiabetika kann eine Anpassung der Diabetesbehandlung erforderlich sein.

Kombination	Interaktion	Behandlung
Procainamid/Aminoglykosid-Antibiotika Kanamycin Neomycin (*Siehe* S. 77, Übersicht über Aminoglykosid-Antibiotika und ihre Handelsnamen)	Procainamid soll die neuromuskulär blockierende Wirkung dieser Antibiotika verstärken (1).	Inwieweit diese Beobachtungen klinische Bedeutung haben, ist noch nicht genau erwiesen. Sollten sie jedoch klinisch relevant sein, könnten ähnliche Wechselwirkungen auch mit anderen Aminoglykosidantibiotika (*siehe* S. 77) auftreten. Bis zum Vorliegen weiterer Informationen sollte die Kombination von Aminoglykosiden und Procainamid nur mit Vorsicht angewendet werden.
Procainamid/Antihypertensiva (*Siehe* S. 201–204, Übersicht über Antihypertensiva und ihre Handelsnamen)	Es kann zu einer Addition der blutdrucksenkenden Wirkungen kommen, insbesondere bei intravenöser oder intramuskulärer Verabreichung von Procainamid, das bei alleiniger Gabe blutdrucksenkend wirkt. Diese Interaktion tritt nur sehr selten bei oraler Anwendung von Procainamid auf (1).	Bei intravenöser oder intramuskulärer Procainamidgabe sind Patienten, die zusätzlich Antihypertonika erhalten, sorgfältig hinsichtlich einer verstärkten blutdrucksenkenden Wirkung zu überwachen. Beim Auftreten schwerer Hypotonien kann häufig durch entsprechende Lagerung des Patienten eine Besserung erzielt werden. Falls erforderlich, können Noradrenalinbitartrat (8 μg pro ml in Kochsalzlösung) (2) oder Adrenalin (54) intravenös infundiert werden.
Procainamid/Cholinergika (3)	Aufgrund seiner anticholinergen Eigenschaften kann Procainamid die Wirkung von Arzneimitteln vermindern, die zur Behandlung der Myasthenia gravis und möglicherweise auch bei einer Glaukombehandlung angewendet werden.	Bislang liegen keine ausführlichen klinischen Daten vor. Bei Patienten, die mit cholinerg wirksamen Substanzen behandelt werden, sollte der Krankheitsverlauf bei zusätzlicher Procainamidgabe sorgfältig überwacht werden.

Kombination	Interaktion	Behandlung
		Anmerkung: Chinidin kann nicht anstelle von Procainamid eingesetzt werden, da es eine ähnliche Wechselwirkung hervorruft.
Procainamid/Lidocain (1, 4)	In einem Fall ist über das Auftreten neurologischer Nebenwirkungen (Halluzinationen und Delirium) bei gleichzeitiger Anwendung von Procainamid und Lidocain berichtet worden. Es wird vermutet, daß Procainamid die neurologischen Nebenwirkungen von Lidocain verstärkt hat (4).	Bis zum Vorliegen genauerer klinischer Daten ist bei der gleichzeitigen Anwendung beider Arzneimittel Vorsicht geboten.
Procainamid/Muskelrelaxantien (1, 5) (*Siehe* S. 307, Übersicht über Muskelrelaxantien und ihre Handelsnamen).	Procainamid kann die Blockierung der neuromuskulären Erregung verstärken. *Anmerkung: Auch Chinidin verstärkt die Wirkung von Muskelrelaxantien (siehe S. 239).*	Bei der gleichzeitigen Anwendung dieser Arzneimittel ist Vorsicht geboten. *Anmerkung: Chinidin kann nicht anstelle von Procainamid eingesetzt werden, da es ähnliche Nebenwirkungen hervorrufen kann.*
Procainamid/Phenytoinnatrium (6)	Bei einer Mischung von 1 ml handelsüblicher Procainamidhydrochlorid-Injektionslösung mit 5 ml sterilem Wasser und 1 ml handelsüblicher Phenytoin-Natrium-Lösung kam es zur Ausbildung eines Niederschlages.	Zwischen beiden Arzneimitteln kommt es in gelöster Form zu Unverträglichkeitsreaktionen. Falls dennoch erforderlich, sind beide Arzneimittel getrennt zu injizieren.
Procainamid/Sulfonamide (*Siehe* S. 109)	Die antibakterielle Wirkung der Sulfonamide wird durch p-Aminobenzoesäure und ihre Derivate, insbesondere Procain und verwandte Verbindungen (einschl. Procainamid), antagonisiert.	Die aufgeführten Substanzen sollten nicht gemeinsam verabreicht werden, da hierdurch die antibakterielle Wirkung der Sulfonamide antagonisiert wird.

Herzwirksame Pharmaka

Chinidin/Parasympathikolytika z. B.
Atropin,
Homatropin (Homatropin-Pos.-Augentropfen, B₁-Neurischian)
Hyoscin (Boro-Scopol-Augentr.)
Hyoscyamin (Bellacornut, Bellaravil, Neurovegetalin Forte, Homburg-680, Gastrovegeton, Neurokombin, Normensan, Valabrana)
Orphenadrin (Disipal, Norflex, Orphenadrin-Ratiopharm, Phasein-Forte, Norgesic, Dolpasse)
Procyclidin (Kemadrin, Osnervan)
Propanthelin (Aci-Tensilan, Corrigast, Tensilan, Dolo-Tensilan, Hydanon)
Tricyclamol (Elorine)
Trihexyphenidyl (Artane, Parkidyl)

Chinidin besitzt Vagus blockierende Eigenschaften. Bei gleichzeitiger Anwendung von Anticholinergika tritt eine Addition der vagolytischen Wirkungen ein (7).

Bei gleichzeitiger Anwendung von Chinidin und Anticholinergika ist Vorsicht geboten. Viele antisekretorisch wirksame Substanzen, Spasmolytika und Antiparkinsonmittel sowie auch Antiemetika und Mydriatika besitzen starke anticholinerge Eigenschaften.

Chinidin/Antihypertensiva (7, 8, 9)
(Siehe S. 201–204, Übersicht über Antihypertensiva und ihre Handelsnamen)

Chinidin kann blutdrucksenkend wirken, was hauptsächlich auf eine periphere Vasodilatation zurückzuführen ist. Bei einer starken Überempfindlichkeit gegenüber Chinidin kann ein plötzlicher Blutdruckabfall auftreten. Bei kombinierter Gabe mit Antihypertonika kann es daher zu einer Addition der blutdrucksenkenden Wirkungen kommen.

Während einer antihypertensiven Behandlung sollten Patienten bei gleichzeitiger parenteraler oder hochdosierter oraler Chinidingabe sorgfältig überwacht werden. Eine Addition der blutdrucksenkenden Wirkungen ist möglich.

Chinidin/Cholinergika (7)

Chinidin besitzt anticholinerge Eigenschaften und kann die Wirkung von Arzneimitteln, die zur Glaukombehandlung einer Myasthenia gravis bzw. zur Glaukombehandlung eingesetzt werden, antagonisieren.

Bei der Verabreichung von Chinidin bei Patienten während einer Behandlung mit cholinerg wirksamen Substanzen ist der Krankheitsverlauf sorgfältig zu überwachen. Chinidin kann insbesondere die

Kombination	Interaktion	Behandlung
	Anmerkung: Auch Procainamid hat anticholinerge Eigenschaften (siehe S. 236).	Wirkung von Neostigmin (Prostigmin) bei der Behandlung einer Myasthenia gravis antagonisieren. *Anmerkung: Procainamid kann nicht anstelle von Chinidin eingesetzt werden, da es eine ähnliche Wechselwirkung hervorrufen kann.*
Chinidin/Digoxin (49, 50, 51, 52, 53)	Bei gleichzeitiger Behandlung mit Chinidin und Digitalisglykosiden wurde ein Anstieg der Plasmadigoxinspiegel beobachtet. Als Wirkungsmechanismus wird eine Beeinflussung der Digoxinbindung im Gewebe vermutet.	Die Gefahr einer Digitalisintoxikation ist zu beachten.
Chinidin/Diuretika (10, 11, 12) Acetazolamid (Diamox) Thiaziddiuretika (*Siehe* S. 251–253, Übersicht über Diuretika und ihre Handelsnamen)	Diese Diuretika können zu einer Alkalisierung des Urins führen, so daß es zu einem Anstieg der Konzentration an nicht-ionisiertem Chinidin kommen kann. Dadurch wird die tubuläre Rückresorption von Chinidin verstärkt, was zu einem Anstieg der Serumspiegel führt, wodurch vermehrt Nebenwirkungen auftreten und die Toxizität von Chinidin erhöht wird. Darüber hinaus können sich die blutdrucksenkenden Wirkungen der Thiazide und des parenteral verabreichten Chinidins addieren.	Während einer Chinidinbehandlung sollten alle Substanzen, die zu einer Alkalisierung des Urins führen (einschl. Natriumbicarbonat), nur mit Vorsicht verordnet werden.
Chinidin/orale Antikoagulantien (13, 14, 15, 16) (*Siehe* S. 124–126, Übersicht über orale Antikoagulantien und ihre Handelsnamen)	Durch Chinidin wird der hypoprothrombinämische Effekt der Antikoagulantien vom Kumarintyp verstärkt. Bei mehreren Patienten kam es infolge einer gleichzeitigen Anwendung zu Blutungen.	Patienten, die mit oralen Antikoagulantien und Chinidin behandelt werden, sollten zur Vermeidung exzessiver Hypoprothrombinämien sorgfältig kontrolliert werden.

Herzwirksame Pharmaka 239

Chinidin/Propranolol (17, 18)	Chinidin und Propranolol wirken beide negativ inotrop auf das Herz.	Bei bestimmten Formen therapieresistenter Tachykardien kann die kombinierte Anwendung beider Arzneimittel von klinischem Nutzen sein.
Chinidin/Muskelrelaxantien (19, 20, 21, 22) (*Siehe Seite 307,* Übersicht über Muskelrelaxantien und ihre Handelsnamen)	Patienten, die noch unter der Wirkung von Tubocurarin stehen, recurarisieren erneut nach Gabe von Chinidin, was zu einer Apnoe führen kann. Chinidin potenziert die Wirkung von depolarisierenden und nicht depolarisierenden (curareähnlichen) Muskelrelaxantien.	Die prä- und postoperative Anwendung von Chinidin ist zu vermeiden. Neostigmin hebt diese Blockade nicht auf. *Anmerkung: Procainamid kann nicht anstelle von Chinidin eingesetzt werden, da es eine ähnliche Interaktion hervorruft.*
Chinidin/verschiedene andere Arzneimittel in gelöster Form (23) Alkalien Jod Gerbsäure	Der pH-Wert einer 1%igen wäßrigen Chinidinsulfatlösung liegt zwischen 6–6,8. Zwischen dieser Chinidinsulfatlösung und Alkalien sowie Arzneimittel- oder Infusionslösungen, die alkalisch reagieren, kommt es zu Unverträglichkeitsreaktionen.	Bei Herstellung dieser Lösung kann es zu Nebelbildung, Trübung oder einer Ausfällung kommen. Diese Wechselwirkung ist nicht immer sofort mit dem bloßen Auge erkennbar.
Alprenolol/alkalische Lösungen (23)	Eine 5%ige wäßrige Alprenolol-Hydrochloridlösung hat einen pH-Wert zwischen 5,5–6,5. Es kommt zu Unverträglichkeitsreaktionen zwischen Alkalien und Arzneimittel- oder Infusionslösungen, die alkalisch sind.	Bei Herstellung dieser Lösung kann es zu Nebelbildung, Trübung oder einer Ausfällung kommen. Diese Wechselwirkung ist nicht immer sofort mit dem bloßen Auge erkennbar.
Propranolol/Anaesthetika Äther Chloroform Cyclopropan	Die gleichzeitige Anwendung von Äther oder Cyclopropan kann eine verminderte Herztätigkeit zur Folge haben. Atropin kann hier einen gewissen Schutz bieten (24, 25, 26).	Bei Verwendung von Chloroform oder Äther als Nakrosemittel ist Propranolol nur mit großer Vorsicht zu verabreichen. Im allgemeinen sollte die Behandlung mit Propranolol einen Tag vor der Operation abgesetzt werden.
Propranolol/Antidepressiva (27) MAO-Hemmer	Eine gleichzeitige Anwendung von MAO-Hemmern und Propranolol ist kontraindiziert, da mit einem	Hierbei handelt es sich um eine theoretische, aber unter Umständen lebensbe-

Kombination	Interaktion	Behandlung
(Siehe S. 154, Übersicht über MAO-Hemmer und ihre Handelsnamen)	Blutdruckanstieg zu rechnen ist, wenn sympathomimetisch wirkende Amine gegeben werden.	drohliche Interaktion. Propranolol ist bei Patienten während der Behandlung mit MAO-Hemmern, oder bei Patienten, die noch unter einer solchen Behandlung stehen (z. B. während der ersten zwei Wochen nach Therapieende) kontraindiziert.
Propranolol/Antidiabetika (23, 28) (Siehe S. 178–181, Übersicht über Antidiabetika und ihre Handelsnamen).	Propranolol wirkt blutzuckersenkend und kann besonders bei insulinpflichtigen Diabetikern hypoglykämische Krisen verstärken. Der dieser Interaktion zugrundeliegende Mechanismus ist unbekannt.	Bei der Verabreichung von Betablockern an Patienten, die Antidiabetika einnehmen, ist Vorsicht geboten. Evtl. muß die Dosis des Antidiabetikums reduziert werden.
Propranolol/Digitalisglykoside (Siehe S. 241, Übersicht über Herzglykoside und ihre Handelsnamen)	Propranolol wird in Kombination mit Digitalis-Glykosiden zur Herabsetzung der Kammerfrequenz bei Vorhofflimmern und -flattern eingesetzt, die nicht mit Digitalis-Glykosiden allein behoben werden können (23). Propranolol wird auch zur Behandlung von Herzrhythmusstörungen infolge einer Digitalisintoxikation eingesetzt (23). Eine digitalisbedingte Bradykardie kann jedoch durch Propranolol verstärkt werden.	Propranolol kann in der Kombination mit Digitalisglykosiden bei Arrhythmien, die mit Digitalis allein nicht behoben werden können, oder bei Arrhythmien infolge einer Digitalisintoxikation von therapeutischem Nutzen sein.
Propranolol/Chinidin (17, 18) (Siehe S. 232, Übersicht über Chinidin-Präparate und ihre Handelsnamen)	Sowohl Propranolol als auch Chinidin wirken negativ inotrop auf das Herz.	Die Kombination dieser beiden Arzneimittel kann bei bestimmten Formen therapieresistenter Tachykardien von klinischem Nutzen sein.
Propranolol/Isosorbiddinitrat (Siehe S. 246, Übersicht über Handels-	Aufgrund zahlreicher Untersuchungen führt die gleichzeitige Gabe von Propranolol und Isosorbid-	Die Kombination ist von klinischem Nutzen, jedoch müssen noch weitere Nach-

namen von Isosorbiddinitrat) dinitrat bei der Schmerzbeseitigung während der körperlichen Belastung der Patienten mit Belastungsangina (29, 30, 31) zu einer synergistischen Wirkung. In anderen Untersuchungen konnte dieser Synergismus jedoch nicht nachgewiesen werden (32). Es gibt auch Studien, in denen gezeigt wurde, daß die Kombination bei Patienten mit Angina pectoris nachteilig sein könnte (33, 34). weise für die Wirksamkeit und Sicherheit erbracht werden.

2. HERZWIRKSAME GLYKOSIDE

Acetyldigoxin (*Acetyldigoxin, Allocor, Ceverin, Digistabil, Dioxanin, Lanadigin, Dokim, Novodigal, Sandolanid*)
Deslanosid (*Cedilanid*)
Digitalis Purpurea-Glykoside (z. B. *Gitalid, Digilysat*)
Digitalis Lanata-Glykoside (*Digilanid, Lanostabil, Lanophyllin, Lanacard* (in Komb. mit Digoxin), *Pandigal*)
Digitoxin (*Digimerck, Digimed, Digicor, Digilong, Digitaline, Digitoxin*)
Digoxin (z. B. *Lenoxin, Digazalan, Digacin, Digoxin-Präp., Novodigal-Amp., Lanicor, Allocor-Amp.*)
Gitalin (*Gitalid*)
Lanatosid C (*Celadigal, Cedilanid, Lanimerck*)
Metildigoxin (*Lanitop*)
G-Strophantin (*Purostrophan, Strodival, G-Strophantin-Amp., Strophoperm-Lsg.*)
K-Strophantin (*Alvonal-MR, Kombetin, K-Strophantin Amp.*)

Herzwirksame Glykoside finden sich in einer Reihe von Pflanzen. Sie sind qualitativ gleich wirksam. Die wesentliche pharmakotherapeutische Wirkung besteht in einer Erhöhung der Kontraktilität des Herzmuskels. Die relativ häufigen toxischen Nebenwirkungen liegen in der geringen therapeutischen Breite begründet. Eine Verdoppelung der Erhaltungsdosis ruft bei der Mehrzahl der behandelten Patienten bereits toxische Symptome hervor. Als Zeichen einer Überdosierung bzw. Intoxikation am Herzen können Kammerextrasystolen, AV-Block und Tachykardien auftreten. In leichten Fällen findet sich bei Überdosierung Kopfschmerz, Übelkeit und Farbensehen, wobei die Gegenstände grün oder gelb erscheinen.

Bei gleichzeitiger Diuretika-Einnahme ist die Glykosidtoleranz herabgesetzt. Aufgrund der erheblichen Unterschiede in der Pharmakokinetik (Resorption, Schnelligkeit des Wirkungseintritts, Erhaltungsdosis und der Wirkungsdauer) kann es bei

Behandlung mit Digitalisglykosiden, die nur eine lange Halbwertzeit besitzen, zu einer Kumulation kommen.

Eine länger dauernde Digitalisbehandlung kann beim Mann zu einer Gynäkomastie und bei Frauen zur Schwellung und gesteigerten Druckempfindlichkeit der Brüste führen.

Digitoxin ist das wirksamste Digitalisglykosid. Aufgrund der tägl. Abklingquote von ca. 10%, besitzt es jedoch auch die stärkste Neigung zur Kumulation bei Vergleich mit der tägl. Abklingquote von ca. 30% beim Digoxin und etwa 90% beim Strophantin.

Kombination	Interaktion	Behandlung
Herzglykoside/Amphotericin (35, 36)	Während einer Amphotericin-Behandlung kann eine Hypokaliämie auftreten, wodurch das Entstehen einer Digitalisintoxikation begünstigt wird.	Die Hypokaliämie ist durch Kaliumsubstitution zu behandeln.
Herzglykoside/Barbiturate	Bei gleichzeitiger Einnahme von Barbituraten kann die Metabolisierungsgeschwindigkeit von Digitoxin zu Digoxin infolge einer Enzyminduktion in den Lebermikrosomen gesteigert werden.	Es sollten barbituratfreie Schlafmittel verabreicht werden.
Herzglykoside/Calciumsalze (37)	Durch eine hohe Calciumkonzentration im Blut werden die positiv inotrope Wirkung und die toxischen Effekte der Digitalisglykoside verstärkt. Darüber hinaus bewirken Calciumionen eine gefährliche Hemmung der ATP-ase.	Während einer Digitalisbehandlung sollten keine Calciumsalze injiziert werden. Digitalisglykoside sollten ebenso wie andere herzwirksame Glykoside nur mit Vorsicht bei Patienten, die Nebenschilddrüsenextrakt oder hohe Vitamin-D-Dosen erhalten, angewendet werden (38).
Herzglykoside/Cholestyramin	Cholestyramin beeinträchtigt die Digoxin-Resorption.	Es sollten andere Cholesterinspiegel-senkende Substanzen verwendet werden.

Herzglykoside/Diuretika (37, 38, 39) Diuretika, die zu einem Kaliumverlust führen können.

z. B.
Bumetanid
Chlortalidon
Etacrynsäure
Furosemid
Mefrusid
Thiazide
(*Siehe* S. 251–254, Übersicht über Diuretika und ihre Handelsnamen).

Die Wirkungen von Digitalis- und anderen herzwirksamen Glykosiden werden durch den infolge einer Behandlung mit Thiaziden bzw. anderen Diuretika bewirkten Kaliumverlust verstärkt, was zu toxischen Nebenwirkungen führen kann.

Bei gleichzeitiger Anwendung von herzwirksamen Glykosiden und den aufgeführten Diuretika sind die Serumkaliumspiegel sorgfältig zu überwachen. Ggf. ist eine K$^+$-Substitionstherapie durchzuführen. Kombinationspräparate, die ein Diuretikum und Kaliumchlorid enthalten, gestatten keine genaue Dosierung der einzelnen Bestandteile (*Siehe* auch S. 251–254).

Herzglykoside/Glukose-Infusionen

Bei länger andauernden Infusionen mit Kohlehydraten kann eine Digitalistoxikation dadurch verschlimmert oder ausgelöst werden, daß bei gleichzeitigem Abfall des Serum-Kalium-Spiegels ein Kaliumeinstrom in die Zellen auftritt.

Bei ausgedehnten Infusionen sind die Glukose-Infusionslösungen ggf. mit Kalium anzureichern.

Herzglykoside/Phenytoin

Durch Enzyminduktion erhöht Phenytoin die Metabolisierungsgeschwindigkeit von Digitoxin.

Dem behandelnden Arzt sollte bekannt sein, daß die Digitaliswirkung bei gleichzeitiger Gabe von Phenytoin vermindert ist.

Herzglykoside/Propranolol
(*Siehe* S. 232, Übersicht über β-Rezeptorenblocker und ihre Handelsnamen).

Propranolol wird in Kombination mit Digitalisglykosiden zur Herabsetzung der Kammerfrequenz bei Vorhofflimmern und -flattern eingesetzt, die mit Digitalisglykosiden allein nicht behoben werden können (23).

Propranolol wird auch zur Behandlung von Herzrhythmusstörungen, die durch Digitalisintoxikation bedingt sind, therapeutisch eingesetzt, wobei in die-

Propranolol kann in Kombination mit Digitalis zur Behandlung von Arrhythmien, die mit Digitalis allein nicht behoben werden können, oder bei einer durch Digitalis-Intoxikation bedingten Arrhythmie eingesetzt werden. Auch Procainamid und Chinidin wurden zur Behandlung Digitalis-induzierten Herzrhythmus-

Kombination	Interaktion	Behandlung
	sem Fall eher die membranstabilisierenden Eigenschaften von Propranolol ausgenutzt werden (23). Eine Digitalis-bedingte Bradykardie kann jedoch durch Propranolol verstärkt werden.	störungen therapeutisch verwendet, doch verstärken sie die Reizleitungsstörungen zusätzlich, so daß es zum Herzstillstand kommen kann (27). Über die in der Praxis häufige gleichzeitige Anwendung von Propranolol und Digitalis bei Patienten mit Myokardischämie und Belastungsangina ohne Herzinsuffizienz gehen die Meinungen auseinander. Einerseits gilt die Kombination als unlogisch, da sie den physiologischen Mechanismen widerspricht (46), andererseits besteht gegen die theoretischen Einwände keine Einigkeit (47).
Herzglykoside/Phenylbutazon	Phenylbutazon erhöht die Metabolisierungsgeschwindigkeit des Digitoxins.	Der behandelnde Arzt sollte wissen, daß die Digitoxinwirkung durch Phenylbutazon vermindert werden kann.
Herzglykoside/verschiedene andere Arzneimittel, welche die Digitalisresorption beeinträchtigen z. B. Aktivkohle Kaolin Neomycin	Es sollten keine Arzneimittel, welche die Digoxin-Resorption beeinträchtigen können, gleichzeitig verabreicht werden.	Die Anwendung derartiger Arzneimittel ist zu vermeiden.
Herzglykoside/Reserpin (37, 38, 40) (*Siehe* S. 202, Übersicht über Rauwol-	Reserpin- bzw. Rauwolfia-Alkaloide enthaltende Präparate können eine durch Digitalis hervorgeru-	Eine gleichzeitige Anwendung beider Arzneimittel ist zwar nicht kontraindi-

fia-Alkaloide und ihre Handelsnamen)

Herzglykoside/Succinylcholin

Herzglykoside/Sympathikomimetika (37, 43)
(Siehe S. 314–316, Übersicht über Sympathikomimetika und ihre Handelsnamen)

Digoxin/Antazida
z. B.
Aluminiumhydroxyd
Dimethylpolysiloxan
Calciumcarbonat
Magnesiumcarbonat
Magnesiumoxyd
Magnesiumperoxyd
Magnesiumtrisilicat

fene Bradykardie verstärken, was nachweislich zur Entstehung von Herzrhythmusstörungen, insbesondere Vorhoftachykardien, Bigeminie und Vorhofflimmern führt. Als Wirkungsmechanismus dieser Interaktion wird die durch Reserpin induzierte Katecholaminfreisetzung angenommen. Bei Verabreichung hoher Reserpindosen an voll digitalisierte Patienten ist mit hoher Wahrscheinlichkeit mit dieser Interaktion zu rechnen (41).

Succinylcholin scheint die kardiale Wirkung von Digitalisglykosiden sowohl was die Überleitbarkeit als auch die gesteigerte ventrikuläre Erregbarkeit angeht, zu verstärken. Nach Verabreichung von Succinylcholin an voll digitalisierte Patienten sind Herzrhythmusstörungen aufgetreten.

Die gleichzeitige Anwendung beider Arzneimittel kann zu einer ektopischen Reizbildung führen. Insbesondere Ephedrin erhöht die Möglichkeit für Herzrhythmusstörungen.

Im Rahmen von *In-vitro*-(55) und *In-vivo*-Studien (56, 57) konnte eine Beeinträchtigung der Resorptionskinetik von Digoxin durch Antazida nachgewiesen werden. In neueren *In-vitro*-Untersuchungen am Rattendarm (58) konnte gezeigt werden, daß die Digoxin-Resorption wie folgt reduziert wurde:
Durch Magnesiumtrisilicat um 99,5%,
durch Magnesiumcarbonat um 15,3%,
durch Wismutcarbonat um 15,2%,

ziert, jedoch sollte die Verabreichung bei arrhythmiegefährdeten Patienten im Hinblick auf eine mögliche Auslösung von Herzrhythmusstörungen nur mit Vorsicht erfolgen. Sowohl Reserpin als auch Digitalisglykoside verursachen eine Gynäkomastie, so daß bei gleichzeitiger Verabreichung diese Wirkung potenziert werden würde (37).

Besonders der Anästhesist sollte über die Möglichkeit einer solchen Interaktion informiert sein.

Während einer Behandlung mit Digitalisglykosiden sind Sympathikomimetika nur mit Vorsicht anzuwenden.

Die therapeutische Breite von Digoxin ist nur gering, so daß alle Faktoren, die zu einer Beeinflussung der Bioverfügbarkeit führen, problematisch sind. Die Patienten sollten auf diese Gefahren hingewiesen und keine Antazida ohne vorherige ärztliche Konsultation während einer Digoxinbehandlung einnehmen. Ist die Einnahme eines Antazidums jedoch erforderlich,

Kombination	Interaktion	Behandlung
Wismutcarbonat und galenische Zubereitungen, die Kombinationen dieser Substanzen erhalten.	durch Aluminiumhydroxyd-Gel um 11,4% und um 3,4% durch eine 35%ige wäßrige Emulsion von aktiviertem Dimethylpolysiloxan (59).	sollten die beiden Medikamente in möglichst großen Abständen eingenommen werden.
Digoxin/Antidepressiva (trizyklisch) (*Siehe* S. 154–156, Übersicht über trizyklische Antidepressiva und ihre Handelsnamen).	In tierexperimentellen Untersuchungen an Ratten (48) konnte gezeigt werden, daß die LD_{50} von Digoxin durch trizyklische Antidepressiva, insbesondere bei gleichzeitigem Streß, signifikant erhöht war. Diese Interaktion wird auf eine erhöhte Katecholaminfreisetzung zurückgeführt, die zu einer Erhöhung der kardiotoxischen Wirkung von Digoxin führt.	Die klinische Bedeutung dieser tierexperimentell nachgewiesenen Interaktion ist noch ungewiß. Nähere Einzelheiten hierzu *siehe* S. 36.
Digoxin/Chinidin (49)	Bei Gabe von Chinidin an digitalisierte Patienten werden die Digoxin-Plasmaspiegel erhöht.	Es kann zu einer Digitalis-Intoxikation kommen.

3. KORONARWIRKSAME SUBSTANZEN

Amylnitrit
Dipyridamol (*Dipyridamol, Dipyrida, Functiocardon, Persantin*)
Erythrityl-Tetranitrat (*Cardiwell*)
Nitroglycerin (*Gilucco Nitro, Klavikordal, Sustac-Ret., Nitrozell-Ret., Nitro Mack-Ret., Nitrolingual, Nitrangin, Nitrozell, Perlinganit*)
Mannitol-Hexanitrat (*Antisklorol Forte, Moloid*)
Pentaerythritol-Tetranitrat (*Dilcoran 80, Lentral, Mycardol, Pentrinal, Pentrit*)
Prenylaminlaktat (*Segontin*)
Isosorbid-Dinitrat (*Cardio 10, Cedocard, Corovlies, Isoket, ISO Mack, Isosorbiddinitrat, Maycor, Nitrosorbon, Nitro-Tablinen, Rifloc, Sorbidilat*)
Verapamil-Hydrochlorid (*Cardibeltin, Isoptin*)

Herzwirksame Pharmaka 247

Häufige Nebenwirkungen bei einer Behandlung mit Koronardilatatoren sind Flush, Kopfschmerzen und Erstickungsgefühl. Im allgemeinen klingen diese Nebenwirkungen jedoch rasch ab. Einige der Wirkungen von Koronardilatatoren werden durch Alkohol verstärkt. Bei Patienten mit Prädisposition für ein Engwinkelglaukom ist Vorsicht geboten, da Koronardilatatoren den Augeninnendruck erhöhen. Bei akuter Koronarthrombose sind sie kontraindiziert.

Kombination	Interaktion	Behandlung
Nitroglycerin/Pentaerythritol-Tetranitrat (43)	Bei 10 Patienten war nach 1wöchiger Behandlung mit Pentaerythritol-Tetranitrat eine verminderte Nitroglycerinwirkung festzustellen.	Pentaerythritol scheint eine Toleranzentwicklung gegenüber Nitroglycerin zu bewirken. Daher empfiehlt es sich, allen Patienten, bei denen eine volle therapeutische Wirksamkeit von Nitroglycerin erforderlich ist, keine langwirksamen Nitrate zu verabreichen.
Pentaerythritol-Tetranitrat/Chlordiazepoxid (44)	In einer im cross-over Doppelblindstudie bei 45 Patienten mit Belastungsangina war Pentaerythritol-Tetranitrat bei einer Dosierung von 4 × täglich 20 mg weniger wirksam als eine Kombination der gleichen Dosis von Pentaerythritol-Tetranitrat und 5 mg Chlordiazepoxid.	Diese Interaktion ist von klinischem Nutzen.
Prenylaminlaktat/Sympathikomimetika (45) (*Siehe* S. 314–316, Übersicht über Sympathikomimetika und ihre Handelsnamen)	Experimentelle Ergebnisse deuten darauf hin, daß Prenylaminlaktat durch Beeinflussung der Katecholamineaufnahme und -speicherung eine Wirkung auf den myokardialen Stoffwechsel hat. Diese kardiale Wirkung von Prenylamin wird für wichtiger als die direkte koronardilatierende Wirkung gehalten. Prenylamin sollte deshalb nicht zu den Koronardilatatoren gezählt werden.	Bei kombinierter Anwendung von Prenylamin und Sympathomimetika ist eine verstärkte Wirkung von Prenylamin zu erwarten. Bei der Verabreichung von Sympathomimetika an Patienten, die mit Prenylamin behandelt werden, ist daher bis zum Vorliegen weiterer klinischer Daten Vorsicht geboten.

Kombination	Interaktion	Behandlung
Isosorbiddinitrat/Propranolol (*Siehe* S. 232, Handelsnamen von Propranolol)	Aufgrund klinischer Untersuchungen führt die gleichzeitige Gabe von Propranolol und Isosorbiddinitrat bei der Schmerzbeseitgung während der körperlichen Belastung der Patienten mit Belastungsangina (29, 30, 31) zu einer synergistischen Wirkung. In anderen Untersuchungen konnte dieser Synergismus (32) jedoch nicht nachgewiesen werden. Es gibt Studien, aus denen man schließen kann, daß die Kombination bei Patienten mit Angina pectoris nachteilig ist (33, 34).	Die Kombination ist von klinischem Nutzen, jedoch müssen noch weitere Nachweise für ihre Wirksamkeit und Sicherheit erbracht werden.

LITERATURHINWEISE

1 Hansten, P. D. (1971) *Drug Interactions*. Philadelphia, Lea & Febiger, pp. 7–8.
2 Martindale (1977) *The Extra Pharmacopoeia*. 27th ed. London, Pharmaceutical Press, p. 1349.
3 Stuart, D. M. (1968) *Pharm. Index* **10**, 4.
4 Ilyas, M. et al. (1969) *Lancet* **2**, 1368.
5 Cuthbert, M. F. (1966) *Br. J. Anaesth.* **38**, 775.
6 Misgen, R. (1965) *Am. J. Hosp. Pharm.* **22**, 92.
7 Hansten, P. D. (1975) *Drug Interactions*, 3rd ed. Philadelphia, Lea & Febiger, p. 19.
8 Martindale (1977) *The Extra Pharmacopoeia*. 27th ed. London, Pharmaceutical Press, p. 1349.
9 Packman, R. C. (ed.) (1966) *Manual of Medical Therapeutics*, 18th ed. Boston, Little, Brown & Co., p. 114.
10 Milne, M. D. (1965) *Proc. R. Soc. Med.* **58**, 961.
11 Knouss, R. F. et al. (1968) *Ann. Intern. Med.* **68**, 1157.
12 Gerhardt, R. E. et al. (1969) *Ann. Intern. Med.* **71**, 927.
13 Koch-Weser, J. (1968) *Ann. Intern. Med.* **68**, 511.
14 Gazzaniga, A. B. and Stewart, D. R. (1969) *N. Engl. J. Med.* **280**, 711.
15 Udall, J. A. (1969) *Am. J. Cardiol.* **23**, 143.
16 Martindale (1977) *The Extra Pharmacopoeia*. 27th ed. London Pharmaceutical Press, p. 1345.

17 Stern, S. (1966) *Am. Heart J.* **72**, 569.
18 Dreifus, L. S. et al. (1968) *JAMA* **204**, 736.
19 Schmidt, J. L. et al. (1963) *JAMA* **183**, 669.
20 McIver, A. K. (1967) *Pharm. J.* **199**, 205.
21 Way, W. L. et al. (1967) *JAMA* **200**, 153.
22 *Quelicin*® Product Information (1969) Abbott Laboratories.
23 Martindale (1977) *The Extra Pharmacopoeia*, 27th ed. London, Pharmaceutical Press, p. 1344.
24 Craythorne, N. W. B. and Huffington, P. E. (1966) *Anesthesiology* **27**, 580.
25 Johnstone, M. (1966) *Anaesthetist* **15**, 96.
26 Jorfeldt, L. et al. (1967) *Acta Anaesth. Scand.* **11**, 159.
27 Hansten, P. D. (1975) *Drug Interactions*, 3rd ed. Philadelphia, Lea & Febiger, p. 15.
28 D'Arcy, P. F. and Griffin, J. P. (1972) *Iatrogenic Diseases*. London, Oxford University Press, p. 100.
29 Russek, H. I. (1967) *Am. J. Med. Sci.* **254**, 406.
30 Battock, D. J. et al. (1969) *Circulation* **39**, 157.
31 Goldbarg, A. N. et al. (1969) *Circulation* **40**, 847.
32 Aronow, W. S. and Kaplan, M. A. (1969) *Curr. Ther. Res.* **11**, 80.
33 Aronow, W. S. and Kaplan, M. A. (1969) *N. Engl. J. Med.* **280**, 847.
34 Aronow, W. S. and Chesluk, H. M. (1970) *Circulation* **41**, 869.
35 Miller, R. P. and Bates, J. H. (1969) *Ann. Intern. Med.* **71**, 1089.
36 Azarnoff, D. L. and Hurwitz, A. (1970) *Pharmacol. Physicians* **4**, 1.
37 D'Arcy, P. F. and Griffin, J. P. (1972) *Iatrogenic Diseases*. London, Oxford University Press, pp. 18, 48, 114–116.
38 Martindale (1977) *The Extra Pharmacopoeia*, 27th ed. London, Pharmaceutical Press, p. 676.
39 Harris, E. A. et al. (1960) *Br. Med. J.* **2**, 1409.
40 Lown, B. et al. (1961) *Circulation* **24**, 1185.
41 Hansten, P. D. (1975) *Drug Interactions*, 3rd ed. Philadelphia, Lea & Febiger, p. 80.
42 Sherrod, T. R. (1967) *Hosp. Practice* **2**, 56.
43 Schelling, J. L. and Lasagna, L. (1967) *Clin. Pharmacol. Ther.* **8**, 256.
44 General Practitioner Research Group (1964) *Practitioner* **193**, 360.
45 Basil, G. T. (1969) *Br. Med. J.* **2**, 634.
46 O'Reilly, M. et al. (1974) *Lancet* **1**, 138.
47 Crawford, M. H. et al. (1974) *Lancet* **1**, 457.
48 Attree, T. et al. (1972) *Europ. J. Pharmacol.* **19**, 294.

49 Ejvinsson, G. (1978) *Br. Med. J.* **1**, 279.
50 Leahey, E. B. et al. (1980) *Ann. Int. Med.* **92/5**. 605.
51 Peters, U. et al. (1980) *Deutsch. Med. Wochenzeitschr.* **105/13**, 438.
52 Risler, T. et al. (1980) *N. Engl. J. Med.* **302/3**, 175.
53 Dahlquist, R. et al. (1980) *Br. J. Clin. Pharmacol.* **9/4**, 413.
54 Koch-Weser, J. et al. (1973) *Chest* **32**, 727.
55 Khalil, S. A. H. (1974) *J. Pharm. Pharmacol.* **26**, 961.
56 Brown, D. D. and Juhl, R. P. (1976) *N. Engl. J. Med.* **295**, 1034.
57 Van der Vijgh, W. J. F. et al. (1976) *Drug. Intell. Clin. Pharm.* **10**, 680.
58 D'Arcy, P. F. et al. (1976) *J. Pharm. Pharmacol.* **28**, Suppl., 33.
59 McElnay, J. C. et al. (1978) *Br. Med. J.* **1**, 1554.

11. DIURETIKA

Folgende Hauptgruppen werden unterschieden:

1. THIAZIDE (BENZOTHIADIAZIN-DERIVATE) UND ANALOGA

Diese Präparate besitzen eine sich vom Chlorothiazid ableitende Struktur. Sie verringern in den proximalen Nierentubuli die Na^+- und Cl^--Rückresorption und verursachen eine K^+-Ausscheidung. Über längere Zeit kann die Thiazideinnahme eine Hypokaliämie verursachen. Die Bedeutung eines K^+-Mangels wird insbesondere bei älteren Patienten häufig unterschätzt, bei denen bereits vor der Diuretikatherapie, beispielsweise durch eine zu geringe K^+-Zufuhr, ein K^+-Mangel bestehen kann. Eine durch Diuretika verursachte Hypokaliämie verstärkt die toxische Wirkung der herzwirksamen Glykoside. Bei Diabetikern und empfindlichen Patienten können Thiazide Hyperglykämie und Glukosurie hervorrufen. Außerdem können sie Hyperurikämie und Gichtanfälle auslösen.

Bemetizid (Bestandteil von *Diucomb, Dehydro Sanol, Dehydro Sanol tri*)
Bendroflumethiazid (*Pressimedin, Sinesalin, Sali-Aldopur*, Bestandteil von *Repicin und Salurepin*)
Benzthiazid (Bestandteil von *Sali-Raufuncton*)
Chlorothiazid (*Chlotride, Mechlozid, Uroflux*)
Chlortalidon (*Hygroton* Bestandteil von *Trasitensin, Combipresan, Darebon, Hydrolong, Chlortalidon 100 Stada*)
Clopamid (*Brinaldix*; Bestandteil von *Brinerdin, Briserin, Viskaldix*)
Cyclopenthiazid (*Navidrex*)
Cyclothiazid (*Dimapres*)
Hydrochlorothiazid (*Di-Chlotride; Esidrix, Diu 25*, Bestandteil von *Adelphan-Esidrix, Dytide-H, Moduretic, Resaltex, Supergan, Antra, Dytide*)
Hydroflumethiazid (Bestandteil von *Pacepir*)
Polythiazid (*Drenusil, Drenusil-R*)
Quinethazon (*Aquamox*)
Trichlormethiazid (*Esmarin*)

2. ETACRYNSÄURE, FUROSEMID, MEFRUSID UND BUMETANID

Etacrynsäure und Furosemid bewirken einen schnellen und intensiven diuretischen Effekt von relativ kurzer Dauer; beide

Präparate können auch dann wirksam sein, wenn die Thiazidanwendung erfolglos bleibt. Sie haben jedoch ähnliche unerwünschte Nebenwirkungen. Darüber hinaus können insbesondere bei Patienten mit Niereninsuffizienz Ohrensausen und Taubheit auftreten. In vielen Fällen war das Auftreten einer vorübergehenden Taubheit auf die Wirkung der Etacrynsäure zurückzuführen, desgleichen seltener bleibende ototoxische Effekte. Eine durch Furosemid induzierte Ototoxizität ist zwar seltener, jedoch hinlänglich dokumentiert. Beide Diuretika erhöhen die Kaliumausscheidung im Urin. Mefrusid wird gewöhnlich morgens als Einmaldosis eingenommen, aber auch die Gabe im Abstand von zwei Tagen ist üblich. Zu Beginn der Behandlung können Beschwerden wie Dyspepsie und Übelkeit auftreten, die jedoch normalerweise mit fortschreitender Behandlungsdauer wieder verschwinden.

Patienten mit erwiesener Sulfonamid-Überempfindlichkeit reagieren allergisch auf Mefrusid. Während einer Langzeitbehandlung können zusätzliche Kaliumgaben notwendig sein, insbesondere bei Patienten mit eingeschränkter Leberfunktion oder bei gleichzeitiger Therapie mit herzwirksamen Glykosiden. Über ototoxische Nebenwirkungen von Mefrusid liegen keine Angaben vor. Bumetanid ist ein neueres Therapeutikum. Es ist ebenfalls ein stark wirksames Kurzzeitdiuretikum, das im Hinblick auf seine K^+-Neutralität jedoch ähnliche Probleme verursacht wie die vorgenannten Substanzen. Über Bumetanid liegen noch keine Angaben bezüglich toxischer Nebenwirkungen vor.

Etacrynsäure *(Edecrin, Hydromedin)*
Furosemid *(Furosemid, Fusid, Hydro-Rapid-Tablinen, Lasix;* Bestandteil von *Nortensin, Osyrol-Lasix, Terbolan)*
Mefrusid *(Baycaron;* Bestandteil von *Bendigon, Caprinol, Sali-Presinol)*
Bumetanid *(Fordiuran)*

3. QUECKSILBERHALTIGE DIURETIKA

Die therapeutische Anwendung dieser bereits seit langem bekannten und relativ toxischen Diuretika ist heute obsolet. Quecksilberdiuretika hemmen die Natrium-Rückresorption, wahrscheinlich unterhalb des proximalen Nierentubulusbereichs und fördern die K^+-Ausscheidung. Ihre Wirkung wird durch vorherige pH-Wert-Änderung des Urins (mit Ammoniumchlorid) erhöht. Nebenwirkungen sind in erster Linie auf die Toxizität des Quecksilbers zurückzuführen und erst in zweiter Linie auf den durch die Diurese verursachten Elektrolytverlust. Quecksilberpräparate werden mit Ausnahme des parenteral injizierten Chlormerodrin oral verabreicht.

Chlormerodrin *(Katonil)*
Mersalyl-Natrium *(Salyrgan-Ampullen)*

4. CARBOANHYDRASE-HEMMER

Die Verwendung der Carboanhydrase-Hemmer ist größtenteils überholt, jedoch wird ihre Eigenschaft, den Intraokulardruck bei Glaukom zu senken, weiterhin therapeutisch genutzt. Acetazolamid und verwandte Diuretika hemmen den Ionenaustausch in den Nierentubuli, welcher durch das Enzym Carboanhydrase katalyisiert wird. Die dadurch erhöhte Kationenausscheidung (hauptsächlich Na^+- und K^+-Ionen) fördert wiederum die Diurese. Über die Nieren werden Na^+-Ionen als Natriumbicarbonat ausgeschieden. Die Wirksamkeit der Carboanhydrasehemmer nimmt bei längerem Gebrauch sowie durch gleichzeitige Einnahme von Ammoniumchlorid ab. Die Hauptnebenwirkungen sind auf die Elektrolytverluste zurückzuführen.

Acetazolamid *(Diamox)*; **Ethoxzolamid** *(Redupresin)*

5. ALDOSTERONANTAGONISTEN (SPIRONOLACTON)

Spironolacton ist eine synthetische Verbindung mit einer dem Aldosteron ähnlichen Struktur. Aldosteron wird kompetitiv durch Spironolacton gehemmt, womit die Na^+-Ausscheidung erhöht und die K^+-Ausscheidung im distalen Nierentubulus reduziert wird. Bei vermindeter Aldosteron-Ausscheidung ist Spironolacton unwirksam. Die Wirkung ist langsam und langanhaltend; Spironolacton kann mit anderen Diuretika (meist Thiaziden) kombiniert werden. Die Hauptnebenwirkungen hängen mit einem Na^+-Verlust oder einer K^+-Retention zusammen. Patienten mit schwerer Hyperkaliämie sollte kein Spironolacton gegeben werden. Bei der Verabreichung an Patienten mit eingeschränkter Nierenfunktion ist Vorsicht geboten. *Das Arzneimittel darf nicht in Kombination mit K^+-Zusätzen gegeben werden.*

Spironolacton *(Aldactone, Aldace, Acelat, Aldopur, Osiren, Osyrol, Sincomen, Spiro-Tablinen)*

6. AMILORID UND TRIAMTEREN

Diese als kaliumsparende Diuretika bezeichneten Pharmaka verringern die K^+-Ausscheidung und werden in Kombination mit anderen Diuretika verabreicht, um K^+-Verluste zu kompensieren. Amilorid und Triamteren wirken hauptsächlich auf die distalen Nierentubuli. Wie Spironolacton erhöhen sie die Na^+- und Ca^{2+}-Ausscheidung und reduzieren die K^+-Elimination. Die Substanzen scheinen nicht durch eine kompetitive Aldosteron-Hemmung zu wirken und sind daher auch bei verminderter Aldosteron-Sekretion wirksam. Sie hemmen nicht die Carboanhydrase-Aktivität. Nebenwirkungen sind auf eine erhöhte Na^+-Ausscheidung oder K^+-Retention zurückzuführen. Bei Patienten mit eingeschränkter Nierenfunktion sollten Amilorid und Triamteren nur mit Vorsicht angewendet werden.

Amilorid-Hydrochlorid *(Arumil, Midamor,* Bestandteil von *Moduretik)*
Triamteren *(Jatropur;* Bestandteil von *Dytide H, Diucomb, Dehydro Sanol tri)*

254 Diuretika

Kombination	Interaktion	Behandlung
Diuretika/Antidiabetika Etacrynsäure (1) Furosemid (1) Thiazide, Benzothiadiazine (1) Triamteren (2) (*Siehe* S. 178–181, Übersicht über Antidiabetika und ihre Handelsnamen)	Diuretika neigen dazu, die Blutzuckerkonzentration bei Patienten mit Diabetes oder Prädiabetes zu erhöhen. Thiazid-Diuretika und Chlorthalidon antagonisieren die Wirkung der Antidiabetika, insbesondere die der Sulfonylharnstoff-Derivate. Der dieser Interaktion zugrundeliegende Mechanismus ist nicht bekannt. Es wird angenommen, daß der durch die Diuretika verursachte K$^+$-Verlust eine Rolle spielt. Ebenso könnte eine Funktionshemmung der Langerhans-Inseln bei der Interaktion ursächlich beteiligt sein (3).	Diabetiker sollten im Hinblick auf eine Verschlechterung der Diabeteseinstellung überwacht werden. Falls möglich sollte ein Diuretikum verordnet werden, das nur gering diabetogen wirkt. Eine zusätzliche Kaliumgabe könnte von Nutzen sein.
Diuretika/Antihypertensiva (4, 5, 6, 7) (*Siehe* S. 201–203, Übersicht über Antihypertensiva und ihre Handelsnamen)	Insbesondere die Thiaziddiuretika verstärken die blutdrucksenkende Wirkung von Antihypertensiva wie z. B. die von Guanethidin, Methyldopa, Rauwolfia-Alkaloiden und den Ganglienblockern.	Die Kombination von Thiaziddiuretika mit Antihypertensiva ist weitverbreitet. Der Patient sollte jedoch wegen einer evtl. zu starken Blutdrucksenkung überwacht werden.
Diuretika/Herzglykoside (8, 9, 10) Diuretika, die zu einer Kaliumverarmung führen können, z. B. Bumetanid Chlorthalidon Etacrynsäure Furosemid Mefrusid Thiazide (*Siehe* S. 241–242, Übersicht über Herzglykoside und ihre Handelsnamen)	Die toxische Wirkung herzwirksamer Glykoside wird durch eine Hypokaliämie erhöht, welche infolge einer Behandlung mit Thiaziden und anderen K$^+$-ausscheidenden Diuretika entstehen kann.	Es ist ratsam, bei dieser Kombination für eine zusätzliche Kaliumgabe zu sorgen. Tabletten, die Kaliumchlorid und ein Diuretikum enthalten, ermöglichen keine individuelle Dosisanpassung (*siehe* auch S. 251–253).

Diuretika 255

Diuretika/Corticosteroide (11)
z. B.
Etacrynsäure
Furosemid
Thiazide

Kaliumausscheidende Diuretika können bei gleichzeitiger Gabe von Corticosteroiden den Gesamtkaliumverlust verstärken.

Da diese Kombination zu einer ausgeprägten Hypokaliämie führen kann, muß der Elektrolythaushalt sorgfältig überwacht werden.

Diuretika/Chinidin (12, 13, 14)
Acetazolamid
Thiazide
(*Siehe* S. 232, Handelsnamen der Chinidinsulfat-Präparate)

Sowohl Acetazolamid als auch Thiaziddiuretika führen häufig zu einer Alkalisierung des Urins, wodurch der Anteil an nichtionisiertem Chinidin erhöht wird. Damit wird die tubuläre Rückresorption des Chinidins erhöht, was wiederum zu einem Anstieg des Serumspiegels führen kann, womit das Risiko toxischer Nebenwirkungen vergrößert wird. Darüber hinaus können sich Thiaziddiuretika und parenteral verabreichtes Chinidin in ihrer blutdrucksenkenden Wirkung addieren.

Die Verschreibung von Präparaten, die zur Alkalisierung des Urins führen (auch Natriumbicarbonat) sollte insbesondere bei Patienten, die mit Chinidin behandelt werden, sorgfältig überlegt werden.

Diuretika/Urikosurika und andere Arzneimittel, die zur Gichtbehandlung eingesetzt werden (7)
z. B.
Allopurinol (Zyloric)
Colchicin (Colchysat, Colchicum-Dispert)
Probenecid (Benemid)
Sulfinpyrazon (Anturan)

Thiaziddiuretika erhöhen häufig die Harnsäurespiegel im Plasma. Der dieser Wechselwirkung zugrundeliegende Mechanismus ist nicht bekannt. Hierdurch kann die Einstellung von Gichtpatienten mit Urikosurika erschwert werden.

Bei gleichzeitiger Gabe kann eine Erhöhung der Dosis des Urikosurikums erforderlich werden.

Acetazolamid/Lithiumcarbonat (17)
(*Siehe* S. 293, Übersicht über Lithiumcarbonat-haltige Präparate und ihre Handelsnamen)

Acetazolamid vermindert die Rückresorption der Lithiumionen im proximalen Nierentubulus und erhöht ihre renale Ausscheidung. Die erhöhte Lithiumausscheidung kann die antipsychotische Wirkung verringern.

Bei Patienten, die mit Lithiumcarbonat behandelt werden, sollte die Gabe von Acetazolamid vermieden werden. Ist eine solche Kombination jedoch erwünscht, so kann eine Dosiserhöhung des Lithium-

Kombination	Interaktion	Behandlung
		präparates erforderlich sein, um die erhöhte Lithiumausscheidung zu kompensieren, um eine zufriedenstellende antipsychotische Wirkung sicherzustellen. Alternativ zu Acetazolamid können die folgenden Diuretika gegeben werden: Bendroflumethazid (Sinesalin) Etacrynsäure oder Furosemid. Diese Diuretika beeinflussen die Lithiumausscheidung nicht (17).
Etacrynsäure/Aminoglykosid-Antibiotika (Siehe S. 76, Übersicht über Aminoglykosid-Antibiotika und ihre Handelsnamen)	Da Etacrynsäure selbst ototoxisch wirkt, verstärkt es die ototoxische Wirkung der Aminoglykosid-Antibiotika. Dieser Effekt ist besonders bei urämischen Patienten ausgeprägt (18, 19, 20).	Eine Kombination dieser Arzneimittel ist zu vermeiden; es sollte daher ein anderes Diuretikum verordnet werden, jedoch *nicht* Furosemid. Ferner gibt es Hinweise dafür, daß die Nierentoxizität der Aminoglykoside durch Etacrynsäure ebenfalls erhöht wird.
Etacrynsäure/Antikoagulantien vom Kumarintyp (21, 22) (Siehe S. 125, Übersicht über Kumarin-Antikoagulantien und ihre Handelsnamen)	Etacrynsäure verdrängt Warfarin aus seinen Plasmabindungsstellen. Eine Hypoalbuminämie oder Nieren-Insuffizienz fördern diesen Verdrängungsprozeß.	Obwohl diese Interaktion auf *In-vitro*-Daten beruht, gibt es aus der Klinik Anzeichen dafür, daß eine Reduzierung der Antikoagulantiendosis angebracht ist.
Furosemid/Aminoglykosid-Antibiotika (Siehe S. 76, Übersicht über Aminoglykosid-Antibiotika und ihre Handelsnamen)	Aus der klinischen Praxis wurde nach einer i. v.-Therapie mit hohen Furosemid-Dosen bei Patienten mit eingeschränkter Nierenfunktion über vorübergehende Taubheit berichtet (20). Die Kombination	Eine Kombination beider Arzneimittel sollte vermieden werden; sie ist risikoreich, da dadurch die Ototoxizität der Antibiotika erhöht werden kann. Wenn

	von Furosemid mit Aminoglykosid-Antibiotika kann die Ototoxizität der Antibiotika verstärken.	möglich, sollte ein anderes Diuretikum gegeben werden (jedoch *nicht* Etacrynsäure). Es gibt Hinweise dafür, daß die Nierentoxizität der Aminoglykosid-Antibiotika durch Furosemid erhöht wird.
Furosemid/Phenytoin (27, 28)	Es liegen Berichte über eine verringerte Ansprechbarkeit auf Furosemid bei Epileptikern, die unter Dauertherapie mit Antikonvulsiva standen (28), vor. Untersuchungen an gesunden Probanden (27) haben gezeigt, daß diese verminderte Reaktion auf Furosemid auf eine Reduktion der intestinalen Absorption des Arzneimittels zurückzuführen ist. Man nimmt an, daß der zugrundeliegende Mechanismus auf einer Phenytoin-induzierten Erhöhung der Na^+-Resorption beruht.	Die Resorption von Furosemid wird in dieser Kombination um 50% reduziert, so daß für eine ausreichende Diurese eine erhebliche Dosiserhöhung notwendig sein kann.
Furosemid/Muskelrelaxantien (23) (*Siehe* S. 307, Übersicht über Muskelrelaxantien und ihre Handelsnamen)	Furosemid kann die Wirkung von Tubocurarin und anderen nicht-depolarisierenden Muskelrelaxantien durch Verringerung des Serum-Kaliums verstärken.	Es wird empfohlen, die orale Einnahme von Furosemid 1 Woche, und die parenterale Applikation 2 Tage vor einem operativen Eingriff einzustellen.
Spironolacton/andere Diuretika plus Kaliumsubstitution	Spironolacton ist ein kaliumsparendes Diuretikum, welches therapeutisch oft eingesetzt wird, wenn Patienten auf andere Diuretika nicht mehr ansprechen. Diese anderen Diuretika werden oft mit einem Kaliumzusatz verabreicht. Die Kombination von Spironolacton mit Kaliumzusätzen kann jedoch schwere Hyperkaliämien hervorrufen.	Wenn Spironolacton als Diuretikum eingesetzt wird, sollte die Gabe von Kaliumzusätzen unterlassen werden. Die gleiche Vorsichtsmaßnahme gilt für die Anwendung anderer kaliumsparender Diuretika, wie z. B. Amilorid und Triamteren.
Thiaziddiuretika/Alkohol (24)	Die blutdrucksenkende Wirkung kann durch einen Synergismus mit den vasodilatatorischen Eigenschaften des Alkohols erhöht werden.	Die Patienten sind vor übermäßigem Alkoholgenuß zu warnen.

258 Diuretika

Kombination	Interaktion	Behandlung
Thiaziddiuretika/Muskelrelaxantien (25, 26) **Etacrynsäure/Muskelrelaxantien** (Siehe S. 307, Übersicht über Muskelrelaxantien und ihre Handelsnamen)	Thiaziddiuretika und Etacrynsäure erhöhen die Empfindlichkeit der Patienten auf Tubocurarin und Gallamintriethiodid (Flaxedil, Syntubin). Dieser Effekt scheint mit einem Thiazid-induzierten Kalium-Mangel verknüpft zu sein (15).	Vor einem operativen Eingriff sollte jeder Kaliumverlust vermieden werden und, falls möglich, die Verabreichung dieser Diuretika unterbrochen werden. Um sicherzustellen, daß die Serum-K^+-Spiegel normal sind, ist eine intensive präoperative Überwachung der Elektrolytkonzentrationen notwendig (16).

LITERATURHINWEISE

1 D'Arcy, P. F. and Griffin, J. P. (1972) *Iatrogenic Diseases*. London, Oxford University Press, pp. 96–98.
2 Hickman, J. W. and Kirtley, W. R. (1968) *J. Indiana Med. Assoc.* **61,** 1114.
3 Cornish, A. L. et al. (1961) *N. Engl. J. Med.* **265,** 673.
4 Martindale (1977) *The Extra Pharmacopoeia*, 27th ed. London, Pharmaceutical Press, p. 653.
5 *Drug and Therapeutics Bulletin* (1967) **5,** 89.
6 Martindale (1977) *The Extra Pharmacopoeia*, 27th ed. London, Pharmaceutical Press, p. 547.
7 *Evaluations of Drug Interactions* (1973) 1st ed. Washington, Am. Pharm. Assoc., p. 307.
8 D'Arcy, P. F. and Griffin, J. P. (1972) *Iatrogenic Diseases*. London, Oxford University Press, pp. 18, 48.
9 Marindale (1977) *The Extra Pharmacopoeia*, 27th ed. London, Pharmaceutical Press, p. 546.
10 Harris, E. A. et al. (1960) *Br. Med. J.* **2,** 1409.
11 Hansten, P. D. (1975) *Drug Interactions*, 3rd ed. Philadelphia, Lea & Febiger, pp. 149, 150, 153.
12 Milne, M. D. (1965) *Proc. R. Soc. Med.* **58,** 961.
13 Knouss, R. F. et al. (1968) *Ann. Intern. Med.* **68,** 1157.
14 Gerhardt, R. E. et al. (1969) *Ann. Intern. Med.* **71,** 927.
15 Feldman, S. A. (1963) *Br. J. Anaesth.* **35,** 546.
16 Dundee, J. W. (1974) Personal communication.
17 Thomsen, K. and Schou, M. (1968) *Am. J. Physiol.* **215,** 823.

18 Johnson, A. H. and Hamilton, C. H. (1970) *South. Med. J.* **63**, 511.
19 Mathog, R. H. and Klein, W. J. (1969) *N. Engl. J. Med.* **280**, 1223.
20 D'Arcy, P. F. and Griffin, J. P. (1972) *Iatrogenic Diseases*. London, Oxford University Press, pp. 161–162.
21 *Drug and Therapeutics Bulletin* (1972) **10**, 25.
22 Sellers, E. M. and Koch-Weser, J. (1970) *Clin. Pharmacol. Ther.* **11**, 524.
23 Hansten, P. D. (1975) *Drug Interactions*, 3rd ed. Philadelphia, Lea & Febiger, p. 151.
24 Hughes, F. W. et al. (1965) *Clin. Pharmacol. Ther.* **6**, 139.
25 Goddard, J. E. and Phillips, O. C. (1965) *Pa. Med.* **68**, 48.
26 Sphire, R. D. (1964) *Anaesth. Analg. Curr. Res.* **43**, 690.
27 Fine, A. et al. (1977) *Br. Med. J.* **2**, 1061.
28 Ahmad, S. (1974) *Br. Med. J.* **3**, 657.

12. NARKOSEMITTEL

1. INHALATIONSNARKOTIKA
Äther
Äthylchlorid (*Chloräthyl*)
Chloroform
Cyclopropan
Distickstoffoxid
Enfluran (*Ethrane*)
Halothan (*Fluothan, Halothan, Rhodialathan*)
Methoxyfluran (*Penthran*)
Trichloräthylen (*Anamenta*)

2. INTRAVENÖSE NARKOSEMITTEL
Hexobarbitalnatrium (*Evipan-Natrium, Toleran*)
Methohexitalnatrium (*Brevimytal-Natrium, Brietalnatrium*)
Propanidid (*Epontol*)
Thiopentalnatrium (*Bitaryl, Omexolon, Thio-Barbityral, Trapanal, Thiopental „Lentia"*)

Zwischen einer Reihe von Arzneimitteln und Narkosemitteln können Wechselwirkungen auftreten. Darüber hinaus können bestimmte Arzneimittel den Narkoseablauf durch Interaktion mit einigen, bei chirurgischen Eingriffen häufig eingesetzten anderen Arzneimitteln wie z. B. Muskelrelaxantien oder blutdrucksteigernden Substanzen beeinträchtigen.

Die Anwendung anderer Arzneimittel wie z. B. von Antikoagulantien, kann selbst bei einfachen chirurgischen Eingriffen wie einer nasotrachealen Intubation, bei Lokalanästhesie und intramuskulärer Injektion von Arzneimitteln Probleme verursachen. Ferner muß darauf hingewiesen werden, daß eine präoperative Behandlung mit bestimmten Arzneimitteln den Narkoseverlauf und die postoperative Erholungszeit des Patienten beeinflussen können. Insbesondere bei Patienten mit arzneimittelbedingter Nebenniereninsuffizienz ist bei der Anwendung von Narkosemitteln Vorsicht geboten.

Der Vollständigkeit halber und zur schnelleren Orientierung sind diese Interaktionen alle in der folgenden Übersicht aufgeführt (*siehe auch* Arzneimittelinteraktionen mit Muskelrelaxantien S. 307–313).

Narkosemittel 261

Kombination	Interaktion	Behandlung
Narkotika/Antikoagulantien Kumarinderivate Heparin Indandionderivate (*Siehe* Seite 124–126, Übersicht über Antikoagulantien und ihre Handelsnamen)	Es besteht u.a. die Gefahr, daß Blutungen bei nasaler Intubation, bei der Durchführung einer Lokalanästhesie und bei intramuskulärer Injektion auftreten (3, 4).	Diese Kombination sollte vermieden werden. Im Notfall ist ein spezifisches Antidot oder Frischblut zu verabreichen (5).
Narkotika/Antidepressiva (MAO-Hemmer) z. B. Iproniazid Isocarboxazid Mebanazin Nialamid Pargylin Phenelzin Tranylcypromin (*Siehe* S. 154, Handelsnamen der MAO-Hemmer)	Es kann zu einer Narkoseverstärkung kommen. Blutdrucksteigernde Arzneimittel (Adrenalin, Noradrenalin) können hypertone Krisen hervorrufen. Zwischen MAO-Hemmern und Pethidin und evtl. allen Narkotika kann es zum Auftreten von Wechselwirkungen kommen, die zu Koma mit Hypertonien oder Hypotonien führen können (6, 7, 8).	Normalerweise ergibt sich hieraus keine Beeinträchtigung der Narkose. Jedoch muß bei Bedarf evtl. Phentolamin (Regitin) gegeben werden (5). Bei Pethidin ist Vorsicht geboten, und es sollte zunächst eine Testdosis verabreicht werden. Eine Ansäuerung des Harns fördert die Pethidinausscheidung (5).
Narkotika/Antihypertonika z. B. Guanethidin	In Kombination mit Thiopental, Halothan, Tubocurarin, der Einleitung einer Spinalanästhesie, Opiaten und Droperidol kann es zu schweren Hypotonien kommen (9, 10).	Diese Interaktion stellt kein so großes Problem wie ursprünglich vermutet dar. Unter der Voraussetzung, daß das Narkotikum vorsichtig verabreicht wird, ist es sicherer, den Patienten weiter mit Antihypertonika zu behandeln, als diese Therapie abzubrechen (11, 12).

262 Narkosemittel

Kombination	Interaktion	Behandlung
Hexamethonium Methyldopa Pentolinium Reserpin Trimetaphan (*Siehe* S. 201–203, Handelsnamen der Antihypertonika	Die Curarewirkung wird verstärkt (13).	Diese Wechselwirkung tritt selten auf; sie ist mehr von theoretischer Bedeutung (5).
Narkotika/β-Rezeptorenblocker z. B. Propranolol	In Verbindung mit Cyclopropan und Äther kann es zu einer Herabsetzung der Herztätigkeit kommen. Atropin bietet hier einen gewissen Schutz (14, 15, 16).	Diese Interaktion ist besonders bei Asthmatikern gefährlich, die Anaesthetika erhalten, da die β-Rezeptorenblokkade bei diesen Patienten eine Bronchokonstriktion bewirken kann (5).
Narkotika/Corticosteroide (auch Corticosteroidbehandlung während der letzten 2 Monate vor der Narkose)	Das mögliche Auftreten einer Hypotonie kann durch Corticosteroidgabe verhindert werden (17).	Ein Corticosteroidschutz ist nötig. Cortisol sollte beim Auftreten einer Hypotonie zur intravenösen Injektion bereitgehalten werden (5).
Narkotika/Diuretika Bumetanid Chlorthalidon Etacrynsäure Furosemid Mefrusid Thiazide (*Siehe* S. 251–253, Handelsnamen der Diuretika)	Die Curarewirkung wird durch einen Diuretika-induzierten K^+-Verlust verstärkt (18).	Vor der Operation ist eine gründliche Untersuchung des Elektrolythaushaltes, besonders der Kaliumwerte, erforderlich (5).

Narkotika/Drogenabhängigkeit (einschl. Alkohol)	Die Ansprechbarkeit auf Narkotika ist unterschiedlich; es kann zu Entzugserscheinungen kommen (19).	Eine Nalorphin- (Lethidrone) oder Levorphanolprämedikation (Dromoran) ist zu vermeiden. Im allgemeinen ist, abgesehen während des akuten Entzugsstadiums, mit einer Resistenz gegenüber allen Arzneimitteln zu rechnen. Evtl. wird eine Methadongabe erforderlich. Alkoholiker und Drogenabhängige reagieren nur schwach auf Ketamin (Ketanest) (5).
Narkotika/Hypertonika Katecholamine z. B. Adrenalin, Noradrenalin, Isoprenalin	Chloroform, Cyclopropan, Äthylchlorid, Halothan und Trichloräthylen führen zu einer kardialen Überempfindlichkeit gegenüber Katecholaminen. Die gleichzeitige Verabreichung von Adrenalin, Noradrenalin und Isoprenalin während der Narkose kann gefährlich sein, da die Kombination das Risiko des Auftretens von Kammerflimmern verstärkt. Dieses Risiko wird zusätzlich durch eine Hypoxie noch vergrößert (20). Bei Verwendung von Chloroform als Narkotikum kann es zu einem Herzstillstand kommen. Arrhythmien können bei Verwendung von Trichloräthylen, Äthylchlorid, Halothan und Methoxyfluran als Narkotika auftreten (21).	Bei Anwendung dieser Kombination müssen Betablocker bereit gehalten werden. Durch eine Vorbehandlung können Herzrhythmusstörungen verhindert werden (5).
Narkotika/Muskelrelaxantien Stabilisierende Muskelrelaxantien Gallamintriethiodid Pancuronium Tubocurarin	Cyclopropan, Halothan und Methoxyfluran verstärken die muskelrelaxierenden Wirkung von Gallamintriethiodid, Tubocurarin (20) und Pancuronium (5). Das Abklingen der myoneuralen Wirkung dieser Substanzen kann bei Ethrane länger als bei den üblicherweise angewendeten Narkotika sein (44).	Eine länger Beatmungsdauer ist einer übermäßigen Antidotgabe vorzuziehen (5).

264 Narkosemittel

Kombination	Interaktion	Behandlung
Depolarisierende Muskelrelaxantien Suxamethonium (*Siehe* S. 307, Handelsnamen der Muskelrelaxantien)	Propanidid kann die Wirkung von Suxamethonium verlängern (22). Diese Wirkung hängt wahrscheinlich mit der normalen Metabolisierung des Narkotikums durch Plasmaesterasen zusammen, die auch Suxamethonium metabolisieren. Die Wirkung von Suxamethonium wird durch Ketamin verlängert.	Eine längere Beatmungsdauer kann u. U. erforderlich sein. Es ist auf eine ausreichende Schlaftiefe zu achten (5).
Narkotika/Natriumhydroxid Trichloräthylen	Es kann zur Entstehung neurotoxischer Produkte kommen (24).	Natriumhydroxid ist als Adsorbens für Kohlendioxyd zu vermeiden (5).
Narkotika/Blutkonserven	Die Herztätigkeit kann durch den Citratgehalt (niedriger Calciumgehalt), hohen Kaliumgehalt und durch niedrige Temperaturen (25) beeinträchtigt werden.	EKG-Aufzeichnung, Blutdruckmessung und Ca^{2+}-Gabe nach Bedarf. Bei umfangreichen Transfusionen ist deshalb auch Frischblut zu verwenden (5).
Narkotika/Tranquilizer Diazepam	Die Curarewirkung wird verstärkt und die Wirkung von Suxamethonium antagonisiert (26).	Diese Interaktion besitzt für die Praxis nur geringe Bedeutung (5).
Cyclopropan/Digitalisglykoside	Eine Cyclopropan-Narkose kann bei voll digitalisierten Patienten Zeichen einer Digitalisintoxikation hervorrufen (27).	Ständige EKG-Aufzeichnung; mögliche Arrhythmien sind entsprechend zu behandeln (5).
Cyclopropan/Oxytocin (Orasthin, Oxytocin, Partocon, Pitocin, Syntocinon)	Oxytocin kann Vasopressin als Verunreinigung enthalten und dadurch eine Koronargefäßverengung während der Cyclopropan-Narkose verursachen (28).	Es empfiehlt sich anstelle von Hypophysenextrakten die Anwendung synthetischer Oxytocin-Präparate, um eine solche Interaktion zu vermeiden.
Halothan/Phenytoin	Es ist bisher nur ein Fall einer Phenytoinintoxikation infolge einer Halothan-bedingten Leberfunktionsstörung bekannt geworden (29).	Der Arzt sollte diese seltene Komplikation kennen.

Narkosemittel 265

Methohexital-Natrium/Propanidid

Eine Mischung aus 10 mg Methohexital und 25 mg Propanidid/ml hat sich in über 300 Fällen als hochwirksames Narkotikum erwiesen (30, 31). Es wird empfohlen, nur frisch hergestellte Mischungen zu verwenden (32). Die pH-Werte unterscheiden sich jedoch erheblich, und Propanidid zerfällt schnell (33).

Eine solche Mischung muß vor jedem Gebrauch frisch hergestellt sein.

Methohexital-Natrium/verschiedene andere Arzneimittel in gelöster Form (34, 35)

z. B.
Amiphenazol-Hydrochlorid
Atropinsulfat
Chlorpromazin-Hydrochlorid
Hydralazin-Hydrochlorid
Kanamycinsulfat
Lidocain-Hydrochlorid
Meticillin-Natrium
Methyldopa-Hydrochlorid
Oxytetracyclin-Hydrochlorid
Prochlorperazin-Methyldisulfonat
Promazin-Hydrochlorid
Promethazin-Hydrochlorid
Streptomycinsulfat
Suxamethonium
Tetracyclin-Hydrochlorid
Vitamin-B- und C-Injektionslösung

Zwischen einer Methohexitallösung (5%) zur Injektion und den folgenden Injektionslösungen kommt es zu Unverträglichkeitsreaktionen:

a) Injektion
Atropinsulfat-Lösung
b) Infusionen
Amiphenazol-Hydrochlorid (600 mg/l) in Kochsalzlösung,
Chlorpromazin-Hydrochlorid (200 mg/l) in 5%iger Dextrose- oder Kochsalzlösung,
Hydralazin-Hydrochlorid (80 mg/l) in 5%iger Dextrose- oder Kochsalzlösung,
Kanamycinsulfat (4 g/l) in 5%iger Dextrose- oder Kochsalzlösung,
Lidocain-Hydrochlorid (2 g/l) in 5%iger Dextroselösung,
Meticillin-Natrium (4 g/l) in 5%iger Dextrose-Lösung,
Methyldopa-Hydrochlorid (1 g/l) in 5%iger Dextrose- oder Kochsalzlösung,
Oxytetracyclin-Hydrochlorid (1 g/l), in 5%iger Dextrose- oder Kochsalzlösung,
Prochlorperazin-Methylsulfonat (100 mg/l) in 5%iger Dextrose-Lösung,

Die Substanzen sollten getrennt voneinander in beide Arme injiziert werden (36). Methohexital sollte aufgrund physikalischer Unverträglichkeit keiner dieser Arzneimittelinfusionslösungen zugesetzt werden.

Diese kann sich entweder in einem Farbumschlag, Trübung, Ausfällung oder Kristallbildung in der Infusionslösung äußern. Diese Interaktionen sind nicht immer sofort mit bloßem Auge erkennbar. Falls eine gleichzeitige Gabe erforderlich ist, sind andere Applikationswege zu wählen.

266 Narkosemittel

Kombination	Interaktion	Behandlung
	Promazin-Hydrochlorid (200 mg/l) in 5%iger Dextrose- oder Kochsalzlösung, Promethazin-Hydrochlorid (100 mg/l) in 5%iger Dextrose- oder Kochsalzlösung, Streptomycinsulfat (4 g/l) in Kochsalzlösung, Tetracyclin-Hydrochlorid (1 g/l) in 5%iger Dextrose- oder Kochsalzlösung, hochkonzentrierte Vitamin-B- und -C-Injektionslösung zur intravenösen Verabreichung 4 Ampullenpaare/l in 5%iger Dextrose-Lösung.	
	Methohexital oder Thiopental treten *in vitro* mit Suxamethoniumverbindungen in Wechselwirkung, so daß es zu einer Inaktivierung kommt.	Diese Kombination ist *in vitro* zu vermeiden.
Methoxyfluran/Tetracycline	Die gleichzeitige Anwendung hat zu tödlichem Nierenversagen geführt. Welcher Wirkmechanismus für die verstärkte Nierentoxizität von Tetracyclin verantwortlich ist, ist bislang unbekannt (20).	Diese Kombination ist zu vermeiden.
Thiopental-Natrium/Sulfafurazol	Sulfafurazol führte in einer Dosierung von 40 mg/kg Körpergewicht (40%ige Lösung) zu einer Verminderung der schlaffördernden und narkotischen Wirkung von Thiopental und verkürzte die Aufwachzeit. Auch die analgetischen Wirkungen von Thiopental waren während der Narkose verringert (37).	Dies ist der einzige bisher bekannt gewordene Fall aus der klinischen Praxis. Der Effekt dürfte für die Praxis keine Bedeutung haben (5).
Thiopental-Natrium/verschiedene andere Arzneimittel in gelöster Form (38)	Zwischen einer Thiopental-Lösung zur parenteralen Applikation und Säuren, Salzen von Säuren, Oxida-	Aufgrund physiko-chemischer Unverträglichkeit sollte Thiopental-Natrium keiner

Narkosemittel 267

z. B.
Argininglutamat
Benzylpenicillin
Chlorpromazin-Hydrochlorid
Dextrose
Dimenhydrinat
Diphenhydramin-Hydrochlorid
Ephedrinsulfat
Hydromorphon-Hydrochlorid
Insulin
Invertzucker
Laevulose
Metaraminoltartrat
Methylamphetamin-Hydrochlorid
Morphinsulfat
Narkotika
Noradrenalin-Bitartrat
Penicillin
Pethidin-Hydrochlorid
Plasmin
Procain-Hydrochlorid
Prochlorperazin-Äthyldisulfonat
Promazin-Hydrochlorid
Promethazin-Hydrochlorid
Protein-Hydrolysate
Natriumbicarbonat
Ringer-Laktat-Lösung
Sulfafurazol
Suxamethoniumchlorid
Tetracyclin-Hydrochlorid
Triäthanolamin

tionsmitteln sowie den folgenden Arzneimittellösungen kommt es zu Unverträglichkeitsreaktionen:
Argininglutamat 2,5 g in 100 ml 5%iger Dextrose-Lösung,
Metarminol, 20 mg in 100 ml 5%iger Dextrose-Lösung,
Penicillin, 2 Megaeinheiten in 100 ml 5%iger Dextrose-Lösung.
Plasmin, 200 mg in 100 ml 5%iger Dextrose-Lösung,
Promazin, 100 mg in 100 ml 5%iger Dextrose-Lösung,
Sulfafurazol, 400 mg in 100 ml 5%iger Dextrose-Lösung,
Tetracyclin, 50 mg in 100 ml 5%iger Dextrose-Lösung, (39),
10%ige Dextrose oder 10%iger Invertzucker in Kochsalzlösung oder Wasser,
10%ige Laevuloselösungen (40),
Ringer-Laktat-Lösung,
10%ige Dextrose in Kochsalzlösung (41).
Bei Mischung intravenöser Lösungen von Thiopental-Natrium mit den folgenden intravenösen Lösungen traten Trübungen auf (41):
Dimenhydrinat
Diphenydramin-Hydrochlorid
Ephedrinsulfat
Hydromorphin-Hydrochlorid
Insulin
Narkotika
Noradrenalin-Bitartrat
Procain-Hydrochlorid
Prochlorperazinmaleat

dieser Arzneimittellösungen zugesetzt werden. Diese Interaktionen sind in der Mischung nicht immer sofort mit bloßem Auge erkennbar. Thiopental-Natrium (2 g/l) ist in 5%iger Dextrose- und Kochsalzlösung, in einer Kochsalzlösung mit Dextrose (5%), in Vollelektrolytlösungen oder Wasser bis zu 48 Stunden bei Raumtemperatur haltbar. Während dieser Zeit können Lösungen mit einem pH-Wert > 10 die Glasbehälter angreifen (42). Keines dieser Arzneimittel sollte intravenösen Infusionslösungen gleichzeitig mit Thiopental-Natrium zugesetzt werden. Es sind gegebenenfalls andere Applikationswege zu wählen.

Kombination	Interaktion	Behandlung
	Protein-Hydrolysate Natriumbicarbonat Suxamethoniumchlorid und Benzylpenicillin in 5%iger Dextrose-Lösung, Metaraminoltartrat in 5%iger Dextrose-Lösung, Promazin-Hydrochlorid in 5%iger Dextrose-Lösung, Promethazin-Hydrochlorid in 5%iger Dextrose-Lösung, Sulfafurazol in 5%iger Dextrose-Lösung, Tetracyclin-Hydrochlorid in 5%iger Dextrose-Lösung, Triäthanolamin in 5%iger Dextrose-Lösung. Zwischen Thiopental-Natrium in 2,5%iger Lösung und nach Zugabe von 3 ml der folgenden Injektionslösungen traten Unverträglichkeitsreaktionen auf (42): Chlorpromazin-Hydrochlorid, 50 mg in 2 ml, Dimenhydrinat, 50 mg in 1 ml, Diphenhydramin-Hydrochlorid, 50 mg in 1 ml, Ephedrinsulfat, 50 mg in 1 ml, Methylamphetamin-Hydrochlorid, 15 mg in 0,75 ml, Morphinsulfat, 16,2 mg in 1 ml, Pethidin-Hydrochlorid, 100 mg in 2 ml, Procain-Hydrochlorid, 100 mg in 100 ml, Prochlorperazin-Äthyldisulfonat, 10 mg in 2 ml, Promethazin-Hydrochlorid, 100 mg in 4 ml, Natriumbicarbonat, 3,75 g in 50 ml.	

LITERATURHINWEISE

1 Clarke, R. S. J. et al. (1972) *Br. J. Anaesth.* **44**, 845.
2 Dundee, J. W. (1965) *Anaesthesia* **20**, 299.
3 Leatherdale, R. A. L. (1958) *Anaesthesia* **13**, 27.
4 Bromage, P. R. (1954) *Spinal Epidural Analgesia.* Edinburgh, Livingstone, p. 102.
5 Dundee, J. W. (1974) Personal communication.
6 Perks, E. R. (1964) *Anaesthesia* **19**, 376.
7 Sjöqvist, F. (1965) *Proc. R. Soc. Med.* **58**, 967.
8 Godwin, E. (1968) *Hosp. Med.* **2**, 412.
9 Smessaert, A. A. and Hicks, R. G. (1961) *N. Y. State J. Med.* **61**, 2399.
10 Lawin, P. et al. (1966) *Anaesthetist* **15**, 19.
11 Prys-Roberts, C. et al. (1971) *Br. J. Anaesth.* **43**, 122.
12 Prys-Roberts, C. (1972) *Br. J. Anaesth.* **44**, 335.
13 Deacock, A. R. De C. and Hargrove, R. L. (1962) *Br. J. Anaesth.* **34**, 357.
14 Craythorne, N. W. B. and Huffington, P. E. (1966) *Anaesthesiology* **27**, 580.
15 Jorfeldt, L. et al. (1967) *Acta Anaesth. Scand.* **11**, 159.
16 Johnstone, M. (1966) *Anaesthetist* **15**, 96.
17 Plumpton, F. S. et al. (1964) *Anaesthesia* **24**, 3, 12.
18 Feldman, S. A. (1963) *Br. J. Anaesth.* **35**, 546.
19 Adriani, J. and Morton, R. C. (1968) *Anaesth. Analg. Curr. Res.* **47**, 472.
20 A.M.A. Drug Evaluations (1971) 1st ed. *General Anaesthetics*, pp. 151–160.
21 Katz, R. L. and Katz, G. J. (1966) *Br. J. Anaesth.* **38**, 712.
22 Martindale (1977) *The Extra Pharmacopoeia.* 27th ed. London, Pharmaceutical Press, pp. 685 and 709.
23 Martindale (1977) *The Extra Pharmacopoeia.* 27th ed. London, Pharmaceutical Press, pp. 685, 710.
24 Humphrey, J. H. and McClelland, M. (1944) *Br. Med. J.* **1**, 315.
25 Burton, G. W. and Holderness, M. C. (1964) *Anaesthesia* **19**, 408.
26 Feldman, S. A. and Crawley, B. E. (1970) *Br. Med. J.* **1**, 691.
27 Dundee, J. W. and McDowell, S. A. (1971) In: *General Anaesthesia*, 3rd ed., Vol. II. London, Butterworths, pp. 1–20.
28 Dundee, J. W. (1968) *N. S. Med. Bull.* **47**, 99.
29 Karlin, J. M. and Kutt, H. (1970) *J. Pediat.* **76**, 941.
30 Dundee, J. W. et al. (1967) *Lancet* **1**, 504.

31 Lyons, S. M. et al. (1967) *Br. Dent. J.* **123**, 526.
32 Dundee, J. W. and Lyons, S. M. (1967) *Br. J. Anaesth.* **39**, 957.
33 Martindale (1977) *The Extra Pharmacopoeia*, 27th ed. London, Pharmaceutical Press, p. 708.
34 Riley, B. B. (1970) *J. Hosp. Pharm.* **28**, 228.
35 Martindale (1977) *The Extra Pharmacopoeia*, 27th ed. London, Pharmaceutical Press, p. 702.
36 Mokrycki, J. and Phillips, G. (1968) *Br. Dent. J.* **125**, 432.
37 Csögör, S. I. and Kerek, S. F. (1970) *Br. J. Anaesth.* **42**, 988.
38 Martindale (1977) *The Extra Pharmacopoeia*, 27th ed. London, Pharmaceutical Press, p. 711.
39 Dunworth, R. D. and Kenna, F. R. (1965) *Am. J. Hosp. Pharm.* **22**, 190.
40 Parker, E. A. (1969) *Am. J. Hosp. Pharm.* **26**, 653.
41 Patel, J. A. and Phillips, G. L. (1966) *Am. J. Hosp. Pharm.* **23**, 409.
42 Jones, R. W. et al. (1961) *Am. J. Hosp. Pharm.* **18**, 700.
43 *Data Sheet Compendium* (1978) London, ABPI, p. 252.
44 *Data Sheet Compendium* (1978) London, ABPI, pp. 10–12.

13. HYPNOTIKA UND SEDATIVA

Arzneimittel, die das Aktivierungszentrum in der Formatio reticularis dämpfen, wirken beruhigend (sedativ) und schlafförderrnd (hypnotisch). Dabei besteht zwischen beiden Wirkungen gewöhnlich ein quantitativer und dosisabhängiger Unterschied.

Hypnotika und Sedativa lassen sich in zwei Hauptgruppen, die Barbiturate und die Nichtbarbiturate wie die Benzodiazepin-Derivate, Chloralhydrat, Etchlorvynol, Glutethimid, Methaqualon und Paraldehyd, einteilen. Jedoch besitzen auch andere Substanzen und Arzneimittel sedierende und hypnotische Wirkungen oder Nebenwirkungen. Zu ihnen gehören: Alkohol, Antihistaminika, schwach wirkende Tranquilizer und stark wirkende Analgetika.

1. BARBITURATE

Alle Barbiturate dämpfen das ZNS in Abhängigkeit vom Wirkprofil des jeweiligen Derivates von der Dosis, der Applikationsform und dem Erregungszustand des ZNS zum Zeitpunkt der Applikation. Barbiturate werden häufig nach ihrer pharmakologischen Wirkungsdauer, die aus ihrer Metabolisierungs- oder Umverteilungsgeschwindigkeit im Körper resultiert, eingeteilt. Die Bedeutung dieser Einteilung für die therapeutische Anwendung ist besonders deshalb anzuzweifeln, weil Barbiturate bei chronischer Verabreichung die Enzymsysteme in den Lebermikrosomen induzieren und so ihre eigene Metabolisierungsgeschwindigkeit erhöhen, was zu einer verkürzten Wirkdauer sowie einer Toleranzentwicklung führen kann. Barbiturate erhöhen darüber hinaus auch die Metabolisierungsgeschwindigkeit anderer Arzneimittel, insbesondere die von Phenytoin, Griseofulvin, einiger Steroidhormone, die auch Bestandteile oraler Kontrazeptiva sind sowie oraler Antikoagulantien vom Kumarintyp, wodurch es zu einem Wirkungsverlust kommen kann. Barbiturate können den metabolischen Abbau endogener Substanzen, z. B. von Steroidhormonen oder Bilirubin, beschleunigen. Die Barbiturat-Ausscheidung ist bei alkalischem Urin erhöht. Diese Tatsache wird bei der forcierten Diurese zur Behandlung von Barbiturat-Vergiftungen ausgenutzt. Barbiturate mit extrem kurzer Wirkungsdauer werden als Narkotika angewendet (*siehe* S. 147). Präparate mit kürzerer Wirkungsdauer werden als Sedativa oder Hypnotika, solche mit langer Wirkungsdauer als Sedativa, Hypnotika oder Antiepileptika (*siehe* S. 260) eingesetzt. Die letzten beiden Zuordnungen sind jedoch nicht immer verbindlich und dienen nur zur allgemeinen Orientierung.

I. Kurz bis mittellang wirkende Verbindungen
Allobarbital (Best. v. *Cibalgin, Spastretten, Neo-Nervisal, Hypno-Tablinen*)

Hypnotika und Sedativa

Amobarbital *(Stadadorm;* Best. v. *Neo-Kranit, Somvit, Dolo-Buscopan-Supp., Gerinox, Mepronox)*
Butalbital (Best. v. *Optalidon, Cafergot-PB)*
Butobarbital *(Butynoct)*
Cyclobarbital *(Dormamed, Phanodorm, Cyclobarbital, Phanotal)*
Cyclobarbital-Calcium *(Phanoderm-Calcium, Hexodorm, Neoclinal, Phanotal-Calcium;* Best. v. *Itridal, Proponal)*
Heptabarbital *(Medomin)*
Hexobarbital *(Evipan, Cyclopan, Toleran;* Best. v. *Dormopan)*
Pentabarbital *(Neoderm, Nembutal, Repocal;* Best. v. *Norkotral, Jurmun)*
Secobarbital (Best. v. *Gerinox, Mepronox, Perdormal)*
Secobarbital-Natrium *(Dormatylan, Vesparax,* Best. v. *Medinox, Dormilfo)*

II. Langwirkende Verbindungen

Barbital *(Hypnoral, Veroletten;* Best. u.a. von *Allomed, Metosan, Quadro-Nox, Spasmoveron, Veramon, Somnifen, Cor-Neo-Nervacit)*
Methylphenobarbital *(Prominal, Comital)*
Phenobarbital *(Agrypnal, Barbellen, Hypnaletten, Luminal, Phenaemal, Seda-Tablinen)*
Phenobarbital ist auch u.a. in vielen Kombinationspräparaten zur Behandlung der Hypertonie und der KHK enthalten: (Best. v. *Anirrit, Asthmo-Kranit, Belladenal, Bellergal, Bellaravil, Brondiletten, Bella Sanol, Cardiotrat, Carduben-S, Causat, Digi-Pulsnorma, Eusedon, Hovaletten Forte, Perphyllon, Seda-Intensain, Sedo-Nitro-Mack-Ret., Seda-Persantin, Seda-Sensit, Segontin-S)*
Phenobarbital-Natrium (Best. v. *Inalgon, Nitronal, Sedovidon, Kabrophen)*
Eine Reihe von Arzneimitteln, die zur Anwendung bei verschiedenen gastro-intestinalen Beschwerden bestimmt sind, enthalten Phenobarbital in unterschiedlicher Kombination mit Anticholinergika, Spasmolytika und Antazida (z.B. Marzur-A, Stacho-Magentabletten, Ulcodyston, Ulgastrin-S).

Nach heutiger Meinung sollte die Anwendung von Barbituraten mit Ausnahme der Epilepsiebehandlung auf ein Minimum beschränkt bleiben. Auch sollten keine Barbiturat-haltigen Kombinationspräparate mehr verschrieben werden.

Hypnotika und Sedativa 273

Kombination	Interaktion	Behandlung
Barbiturate/Alkohol (1, 2)	Verstärkter Rauschzustand mit herabgesetzter Atemtätigkeit. Alkohol senkt die LD_{50} der Barbiturate.	Bei gleichzeitiger Gabe von Barbituraten ist vor dieser Interaktion mit Alkohol zu warnen.
Barbiturate/Amidopyrin (3)	Barbiturate hemmen zwar die akute toxische Wirkung von Amidopyrin, jedoch nicht dessen toxische Wirkung bei chronischer Anwendung. Die Anwendung dieser Kombination ist insofern bedenklich, als alle unmittelbaren Auswirkungen einer Überdosierung mit Amidopyrin maskiert werden können. Phenobarbital erhöht die Metabolisierungsgeschwindigkeit von Amidopyrin (4). Außerdem verstärkt diese Kombination die hypnotische Wirkung.	Von der Anwendung von Amidopyrin als antipyretisch wirkendem Analgetikum wird wegen der Gefahr des Auftretens einer Agranulozytose abgeraten. Es sollte daher ein Alternativpräparat verordnet werden, insbesondere dann, wenn es gemeinsam mit Barbituraten gegeben werden soll.
Barbiturate/Cholinesterase-Hemmer (5). z. B. (Reversible Cholinesterasehemmer) Ambenoniumchlorid (Mytelase) Neostigminbromid (Prostigmin) Neostigminmethylsulfat (Prostigmin) Pyridostigminbromid (Mestinon) z. B. (Irreversible Cholinesterasehemmer) Demecariumbromid (Tosmilen) Ecothiopatjod (Phospholin-Jodid)	Verstärkung der Depolarisation.	Diese Interaktion kann bedeutsam sein, da bei der Behandlung von Vergiftungen, z. B. von Neostigmin, auftretendes Muskelzucken durch geringe Dosen eines kurzwirksamen Barbiturats unter Kontrolle gebracht werden kann.
Barbiturate/orale Antikoagulantien (6, 7, 8, 9)	Durch Barbiturate werden mikrosomale Leberenzyme induziert, wodurch die Metabolisierung von Antikoagulantien vom Kumarintyp beschleunigt	Bei einem mit oralen Antikoagulantien behandelten Patienten sollte keine Barbituratmedikation ohne vorherige genaue

Kombination	Interaktion	Behandlung
	wird, so daß die Antikoagulantiendosis erhöht werden muß. Wird bei einem Patienten, der auf diese Kombination eingestellt ist, das Barbiturat plötzlich abgesetzt, besteht eine erhöhte Blutungsneigung, wenn nicht die Antikoagulantiendosis verringert wird. Barbiturate können auch die gastro-intestinale Resorption von Antikoagulantien verringern.	Überprüfung oder Anpassung der Antikoagulantiendosis begonnen oder beendet werden. Anstelle von Barbituraten empfiehlt sich die Gabe von Chlordiazepoxid (Librium) oder Diphenhydramin (Benadryl) (10) (siehe auch Punkt Antikoagulantien/Benzodiazepine S. 137).
Barbiturate/Antidepressiva (MAO-Hemmer) (11) (Siehe S. 159, Übersicht über MAO-Hemmer und ihre Handelsnamen)	MAO-Hemmer verlangsamen die Metabolisierung von Barbituraten und verlängern so deren Wirkungsdauer.	Der verschreibende Arzt sollte über diese Interaktion informiert sein und die Patienten dementsprechend warnen.
Barbiturate/Antidepressiva (trizyklisch) (12) (Siehe S. 154–155, Übersicht über trizyklische Antidepressiva und ihre Handelsnamen)	Barbiturate stimulieren die Metabolisierungsgeschwindigkeit trizyklischer Antidepressiva und reduzieren somit deren Wirksamkeit. Bei Gabe toxischer Dosen trizyklischer Antidepressiva verstärken Barbiturate die herabgesetzte Atemtätigkeit.	Erweisen sich bei dieser Kombination die trizyklischen Antidepressiva als unwirksam, ist Vorsicht beim Absetzen der Barbiturate geboten, da eine Überdosierung mit den trizyklischen Antidepressiva eintreten kann. Nach Beendigung der Barbituratmedikation ist die Dosis der trizyklischen Antidepressiva entsprechend anzupassen.
Barbiturate/Corticosteroide (13)	Die Hydroxylierung von endogenem Cortisol und von exogen zugeführten Corticosteroiden durch die mikrosomalen Leberenzyme wird verstärkt. Tierexperimentell konnte eine Barbituratwirkung auf den Hypophysenvorderlappen und eine Hemmung der	Bei Patienten, die mit Barbituraten behandelt werden, sollte bei zusätzlicher Glukocortikoidgabe die Nebennierenrindenfunktion und das Ansprechen auf die Corticosteroide sorgfältig überwacht wer-

Hypnotika und Sedativa

	ACTH-Freisetzung nachgewiesen werden, wodurch die Bildung von endogenem Cortisol in Streß-Situationen vermindert wird (14, 15).	den. Dies ist insbesondere bei Patienten mit Morbus Addison während einer Corticosteroidsubstitutionstherapie sowie bei Patienten, die therapeutisch mit Corticosteroiden behandelt werden, bedeutsam, da die Wirkung der Corticosteroide durch Barbiturate beeinträchtigt sein kann. Bei der Gabe von Barbituraten an Patienten mit einer Nebennierenunterfunktion adrenalen oder hypophysären Ursprungs, ist Vorsicht geboten.
Barbiturate/Doxycyclin	Bei einer cross-over Studie mit 5 stationär behandelten Patienten war die Plasmahalbwertzeit von Doxycyclin nach 10tägiger Behandlung mit Barbituraten von durchschnittlich 15,3 Stunden vor Barbituratgabe auf 11,1 Stunden nach Barbituratgabe verringert. Bei weiteren 5 Patienten betrug die Plasmahalbwertzeit von Doxycyclin während längerer Barbituratbehandlung 7,7 Stunden (57).	Doxycyclin sollte nicht gemeinsam mit Barbituraten verabreicht werden. Die Serumspiegel von Doxycyclin sollten bei kombinierter Gabe mit Arzneimitteln, die bekanntermaßen eine Enzyminduktion hervorrufen, kontrolliert werden (57).
Barbiturate/Griseofulvin (*Siehe* S. 86, Handelsnamen von Griseofulvin)	Die gleichzeitige Gabe von Barbituraten und Griseofulvin bewirkt eine verstärkte Inaktivierung von Griseofulvin durch die mikrosomalen Leberenzyme. Die antimykotische Wirkung wird dadurch fast gänzlich aufgehoben (16, 17). Phenobarbital beeinträchtigt darüber hinaus die intestinale Griseofulvin-Resorption (18).	Diese Kombination ist zu vermeiden. Statt dessen sollte ein anderes Barbituratfreies Pharmakon mit sedativen oder hypnotischen Eigenschaften, z. B. Chloralhydrat oder verwandte Verbindungen, Glutethimid oder ein Benzodiazepin gegeben werden.
Barbiturate/Methotrimeprazin (19) **oder andere Tranquilizer vom Phenothiazintyp**	Methotrimeprazin (Nozinan) besitzt als Tranquilizer analgetische Eigenschaften. Seine ZNS-dämpfende Wirkung verstärkt die Wirkungen gleichzeitig	Diese Kombination ist mit Vorsicht anzuwenden. Bereits bei Monotherapie mit Methotrimeprazin bei älteren Patienten

Kombination	Interaktion	Behandlung
(Siehe S. 330–333, Übersicht über Tranquilizer vom Phenothiazintyp und ihre Handelsnamen)	verabreichter Hypnotika und Analgetika. Bei gleichzeitiger Gabe von Barbituraten und anderen Tranquilizern vom Phenothiazintyp ist eine additive Wirkung zu beobachten.	kann ein Herzkreislaufkollaps induziert werden. Kinder sind besonders empfindlich gegenüber der blutdrucksenkenden Wirkung dieses Tranquilizers.
Barbiturate/Östrogene oder orale Kontrazeptiva mit geringem Östrogengehalt (20, 21) (Siehe S. 300–302, Übersicht über orale Kontrazeptiva und ihre Handelsnamen).	Tierexperimentelle Untersuchungen haben gezeigt, daß Barbiturate die Metabolisierungsgeschwindigkeit von Östrogen verstärken. Es ist bekannt, daß die Wirksamkeit oraler Kontrazeptiva mit nur geringem Östrogengehalt bei gleichzeitiger Gabe von Substanzen, die in hohem Maß enzyminduzierend wirken, reduziert werden kann.	Die Patienten sind davor zu warnen, daß die Wirksamkeit oraler Kontrazeptiva verringert sein kann.
Barbiturate/Pethidin (59)	Die gleichzeitige Verabreichung von Pethidin und Phenobarbital bewirkt eine verstärkte Sedierung trotz vorheriger Toleranzentwicklung gegenüber Pethidin. Eine pharmakokinetische Untersuchung dieser Interaktion zeigte, daß Phenobarbital durch verstärkte N-Demethylierung die Bildung des toxischen Metaboliten Norpethidin steigert.	Diese Kombination ist zu vermeiden.
Barbiturate/Phenylbutazon	Bei dieser Kombination ist die hypnotische Wirkung verstärkt (22). Eine Vorbehandlung mit Barbituraten steigert die Aktivität der Lebermikrosomen und verkürzt die Plasmahalbwertzeit von Phenylbutazon (23).	Diese Kombination ist zu vermeiden.
Barbiturate/Phenytoin-Natrium (24)	Durch die von Barbituraten ausgelöste Enzyminduktion in den Lebermikrosomen kommt es zu ei-	Evtl. kann für eine ausreichende Anfallsprophylaxe eine Anpassung der Pheny-

ner verstärkten Phenytoinmetabolisierung. Die durch Phenobarbital verursachte Veränderung der Phenytoinmetabolisierung stellt jedoch bei der Behandlung von Epileptikern kein Problem dar, da Phenobarbital ebenfalls antikonvulsiv wirkt.

toindosierung erforderlich sein, obwohl diese Interaktion eigentlich keine wesentliche Bedeutung besitzt. Ausnahmen zeigten sich bei Kindern, die auf eine alleinige Phenytoingabe besser als auf die kombinierte Anwendung von Phenytoin und Phenobarbital ansprechen.

2. BENZODIAZEPINE

Nitrazepam und Flurazepam sind in erster Linie Hypnotika, auch wenn andere Benzodiazepine zusätzlich zu ihrer Wirkung als Tranquilizer sedierende oder hypnotische Wirkungen besitzen. Diese Benzodiazepine sind in diesem Abschnitt aufgeführt, obwohl sie im eigentlichen Sinn nicht als Hypnotika gelten. Im allgemeinen zeichnen sich die Benzodiazepine durch eine sehr hohe Verträglichkeit bei Überdosierung aus. Im Gegensatz zu Barbituraten und anderen Nichtbarbituraten kommt es bei ihrer Anwendung und gleichzeitiger Verordnung weiterer Arzneimittel seltener zu Wechselwirkungen, da sie nur schwache Enzyminduktoren sind.

Nitrazepam (*Mogadan*)
Flurazepam-Hydrochlorid (*Dalmadorm*)
Camazepam (*Albego*)
Chlordiazepoxid-Hydrochlorid (*Librium, Multum*; Best. v. *Librax, Limbitrol, Limbatril, Menrium, Petrium, Pentrium* etc.)
Clonazepam (*Rivotril*)
Clorazepat (*Tranxilium*)
Clobazepam (*Frisium*)
Diazepam (*Valium, Umbrium, Diazepam, Tranquase, Tranquo-Tablinen*)
Lorazepam (*Tavor, Temesta*)
Medazepam (*Nobrium*)
Oxazepam (*Adumbran, Anxiolit, Praxiten*; Best. v. *Persumbran, Tranquo-Buscopan*)
Paazepam (*Bemetrin*)
Temazepam (*Levanoxol*)

Kombination	Interaktion	Behandlung
Benzodiazepine/orale Antikoagulantien (*Siehe* S. 124, Übersicht über orale Antikoagulantien und ihre Handelsnamen)	Benzodiazepine, insbesondere das Chlordiazepoxid, sollen mit Antikoagulantien vom Kumarintyp in Wechselwirkung treten (25, 26). Jedoch wird anderen Studien zufolge die blutgerinnungshemmende Wirkung von Warfarin weder durch Nitrazepam (10 mg/abends), Diazepam (15 mg/Tag) oder Chlordiazepoxid (15 und 30 mg/Tag) beeinträchtigt (27, 28). Eine 3- bis 8wöchige Verabreichung von Nitrazepam (5 mg/abends) führte bei Patienten, die mit Phenprocoumon eingestellt waren, zu keiner Störung der Blutgerinnungshemmung (56). In neueren Untersuchungen zeigte sich ein wesentlich komplexerer Sachverhalt. Nur eine geringfügige Interaktion wurde bei Warfarin beobachtet, wenn Benzodiazepine die einzigen anderen Arzneimittel in der Arzneimittelkombination waren. Bei gleichzeitiger Anwendung von Digoxin und Diuretika wurde jedoch die Einstellung der Antikoagulantientherapie erheblich erschwert, wenn zusätzlich Benzodiazepine verabreicht werden (60).	Bei Patienten, die mit Antikoagulantien behandelt werden, sind Benzodiazepine die Schlaf- oder Beruhigungsmittel der Wahl.
Benzodiazepine/Antidepressiva (trizyklisch) (29, 30) (*Siehe* S. 154–155, Übersicht über trizyklische Antidepressiva und ihre Handelsnamen)	Bei gleichzeitiger Anwendung von Chlordiazepoxid und einem trizyklischen Antidepressivum ist über eine verstärkte Sedierung oder eine verstärkte Atropin-ähnliche Wirkung berichtet worden. Diese können auch bei anderen Kombinationen von Benzodiazepinen und trizyklischen Antidepressiva auftreten.	Diese Reaktion ist nicht schwer oder häufig genug, um von einer Kombination abzuraten. Jedoch sollte der Arzt über die Möglichkeit des Auftretens einer solchen Interaktion informiert sein (31).
Benzodiazepine/Phenytoin-Natrium	Eine Hemmung der Phenytoinmetabolisierung	Bis zum Vorliegen weiterer Daten über

Hypnotika und Sedativa 279

	durch Chlordiazepoxid wurde im Tierversuch und einigen klinischen Beobachtungen festgestellt (32, 33). Nitrazepam ist bei der Behandlung von Epileptikern, die gegenüber den üblichen Antikonvulsiva therapieresistent sind, erfolgreich eingesetzt worden (34, 35, 36). Über die Wirkung von Kombinationen mit Phenytoin liegen bisher keine Angaben vor.	die klinische Bedeutung dieser Interaktion ist bei der gleichzeitigen Anwendung von Chlordiazepoxid und Phenytoin Vorsicht geboten.
Benzodiazepine/Muskelrelaxantien (37) (*Siehe* S. 307, Übersicht über Muskelrelaxantien und ihre Handelsnamen)	Vorläufigen Ergebnissen zufolge verlängert Diazepam die Dauer der durch Gallamin bewirkten neuromuskulären Blockade und verkürzt die durch Suxamethonium verursachte neuromuskuläre Blockade. Es wird vermutet, daß diese Interaktion präsynaptisch erfolgt.	Der Anästhesist sollte über die möglichen Gefahren dieser Interaktion informiert sein.
Benzodiazepine/Schilddrüsen-Hormone (38)	Diazepam verdrängt Thyroxin und Tri-Jodthyronin aus ihren Proteinbindungsstellen im Plasma. Hierdurch könnte die Konzentration an ungebundenem (aktivem) Thyroxin vorübergehend erhöht sein und so vielleicht der Bedarf an exogen zugeführten Schilddrüsenhormonen verringert werden.	Die klinische Bedeutung dieser Interaktion ist ungewiß, doch sollte eine solche Kombination mit Vorsicht angewendet werden. Das mögliche Auftreten dieser Interaktion sollte bei der Interpretation von Schilddrüsenfunktionstesten bei Patienten, die mit Benzodiazepinen behandelt werden, berücksichtigt werden.

3. CHLORALHYDRAT UND DERIVATE

Chloralhydrat und seine Derivate wie Dichloralhydrat-Phenazon wurden besonders bei Kindern, älteren Patienten sowie bei Patienten, die keine Barbiturate vertragen, angewendet. Ein unangenehmer Geschmack sowie Magenverstimmungen sind die Hauptnebenwirkungen nach einer Chloralhydratgabe. Bei einigen Derivaten treten diese Nebenwirkungen in abgeschwächter Form auf.

Chloralhydrat *(Chloraldurat, Choralhydrat-Rectiole, Chloralate)*
Dichloralhydrat-Phenazon (Best. v. *Febenol Forte Kindersupp.*)

Hypnotika und Sedativa

Kombination	Interaktion	Behandlung
Chloralhydrat/Alkohol oder andere ZNS-dämpfende Arzneimittel (44)	Alkohol und andere auf das ZNS dämpfend wirkende Substanzen verstärken die hypnotische Wirkung von Chloralhydrat und verwandten Verbindungen. Ein Chloralhydratmetabolit hemmt die Alkoholmetabolisierung. Die Fahrtüchtigkeit wird durch die Kombination stärker als durch die Einzelkomponenten beeinträchtigt, wobei die Wirkung eher synergistisch als additiv ist. Weitere Nebenwirkungen, wie Erröten, Tachykardien und Kopfschmerzen treten bei gleichzeitigem Alkoholgenuß auf.	Alkoholverzicht.
Chloralhydrat/orale Antikoagulantien (39, 40, 41, 42, 43) (*Siehe* S. 124, Übersicht über orale Antikoagulantien und ihre Handelsnamen)	Diese Interaktion läuft in 2 Phasen ab: Chloralhydrat und seine Derivate verdrängen Warfarin und andere Kumarine anfänglich von ihren Plasmabindungsstellen und können daher deren blutgerinnungshemmende Wirkung verstärken. In der 2. Phase wird jedoch die Metabolisierungsgeschwindigkeit der Kumarine in den Lebermikrosomen durch Enzyminduktion erhöht und daher ihre blutgerinnungshemmende Wirkung wiederum vermindert.	Eine Behandlung mit Chloralhydrat oder dessen Derivaten sollte während einer Antikoagulantientherapie nicht begonnen oder *beendet* werden. Eine Absetzung des Chloralhydrats kann Blutungen auslösen. Benzodiazepine sind bei mit Antikoagulantien behandelten Patienten das Schlaf- oder Beruhigungsmittel der Wahl (*siehe* S. 140 und 276) jedoch muß eine diesbezügliche Entscheidung vor Beginn einer Antikoagulantienbehandlung getroffen werden. Ist der Patient bereits auf die Kombination Antikoagulantium/Chloralhydrat eingestellt, sollte Chloralhydrat nicht durch ein Benzodiazepin ersetzt werden, es sei denn, die Antikoagulantiendosis wird vor einer Einstellung auf die neue Kombination reduziert.

Hypnotika und Sedativa 281

4. ANDERE HYPNOTIKA UND SEDATIVA
Ethchlorvynol (*Roeridorm*)
Clomethiazoläthyldisulfonat (*Distraneurin*)
Gluthethimid (*Doriden*; Best. v. *Diudorm, Ondasil, Somvit*)
Methaqualon (*Dormised, Pro Dorm, Mozambin, Somnotropon*)
Methaqualon-Hydrochlorid (*Normi-Nox, Revonal*; Best. v. *Aqualon, Bendor, Biosedon, Diudrom, Dolorex, Eatan, Mandrax, Omnisedan, Nyktogen, Rebuso, Sedanoct, Somnibel, Somnomed, Staurodorm, Toquilon*)
Methyprylon (*Noludar*)
Paraldehyd (*Paraldehyd-Amp.*)

Kombination	Interaktion	Behandlung
Ethchlorvynol/Alkohol oder andere ZNS-dämpfende Pharmaka (45)	Die Wirkung von Ethchlorvynol kann durch Alkohol oder Barbiturate verstärkt werden; es wurde bereits über Todesfälle berichtet.	Alkoholverzicht. Die Kombination mit anderen Schlafmitteln ist zu vermeiden.
Ethchlorvynol/orale Antikoagulantien (7, 46) (*Siehe* S. 125, Übersicht über orale Antikoagulantien und ihre Handelsnamen)	Ethchlorvynol erhöht die Metabolisierungsgeschwindigkeit von Warfarin und anderen Antikoagulantien vom Kumarintyp durch Enzyminduktion.	Bei Patienten, die mit Antikoagulantien behandelt wurden, darf eine Ethchlorvynolmedikation weder begonnen noch beendet werden. Ein Absetzen des Schlafmittels während der kombinierten Behandlung kann Hämorrhagien zur Folge haben (*siehe* S. 149 u. 276, Benzodiazepine).
Ethchlorvynol/Antidepressiva (trizyklische) (47) (*Siehe* S. 154–155, Übersicht über trizyklische Antidepressiva und ihre Handelsnamen)	Die gleichzeitige Verabreichung von Ethchlorvynol und trizyklischen Antidepressiva verursachte ein vorübergehendes Delirium. Der dieser Wechselwirkung zugrundeliegende Mechanismus ist unbekannt.	Bis zum Vorliegen weiterer Daten sollte diese Kombination nicht angewandt werden.

282 Hypnotika und Sedativa

Kombination	Interaktion	Behandlung
Glutethimid/Alkohol (48)	Die hypnotische Wirkung von Glutethimid wird aufgrund einer erhöhten Resorption durch gleichzeitigen Alkoholgenuß verstärkt.	Alkoholverzicht.
Glutethimid/orale Antikoagulantien (7, 49) (*Siehe* S. 125, Übersicht über orale Antikoagulantien und ihre Handelsnamen)	Glutethimid erhöht durch Enzyminduktion die Metabolisierungsgeschwindigkeit von Warfarin und anderen Antikoagulantien vom Kumarintyp.	Bei Patienten, die mit Antikoagulantien behandelt werden, darf eine Ethchlorvynolbehandlung weder begonnen noch *beendet* werden. Ein Absetzen des Schlafmittels während einer entsprechenden Behandlung kann zum Auftreten von Blutungen führen (*siehe* auch Angaben S. 140 und 276, unter Benzodiazepin).
Glutethimid/trizyklische Antidepressiva (*Siehe* S. 154-155, Übersicht über trizyklische Antidepressiva und ihre Handelsnamen)	Verstärkte anticholinerge Wirkungen (Mundtrockenheit, Verstopfung, Sehstörungen, Harnretention, Schweißausbruch usw.) und das Auftreten eines akuten Glaukomanfalls sind ebenso möglich wie das Auftreten eines Ileus.	Werden übermäßige anticholinerge Wirkungen rechtzeitig erkannt, treten schwere Komplikationen nur selten auf.
Methaqualon/Alkohol oder andere ZNS-dämpfende Arzneimittel (51)	Die Methaqualonwirkung wird durch Alkohol oder andere ZNS-dämpfende Arzneimittel verstärkt.	Alkoholverzicht. Die Kombination mit anderen Schlafmitteln ist zu vermeiden (*siehe* auch Angaben zu Diphenhydramin).
Methaqualon/Antikoagulantien (50)	Es kommt in geringem Umfang zu einer Enzyminduktion, wodurch die Einstellung mit Antikoagulantien erschwert wird.	Die Bedeutung dieser Interaktion ist nur gering. Dennoch sollte die Anwendung von Methaqualon aufgrund des häufigen Mißbrauchs vermieden werden.

Hypnotika und Sedativa 283

Methaqualon plus Diphenhydramin (Mandrax)/Diazepam (50)	In einem Fall führte die intravenöse Verabreichung von Diazepam nach einer Mandrax-Überdosierung zum Auftreten einer Apnoe.	Über den zugrundliegenden Mechanismus ist wenig bekannt. Wegen des häufigen Mißbrauchs von Mandrax sollte der Arzt über diese Interaktion informiert sein.
Methaqualon/Diphenhydramin (51)	Die Methaqualonwirkung wird durch eine gleichzeitige Diphenhydramingabe verstärkt. Über einen Mißbrauch dieser Kombination (Mandrax) ist berichtet worden. Die Einnahme über einen längeren Zeitraum kann zur Arzneimittelabhängigkeit vom Barbiturattyp führen. Vergiftungen (auch mit tödlichem Ausgang) infolge einer Überdosierung sind bei gleichzeitiger Einnahme beider Substanzen häufiger und gefährlicher als bei alleiniger Methaqualongabe.	Beide Substanzen sind in einer Reihe von Arzneimitteln enthalten. Ihre Anwendung ist sorgfältig zu überwachen und wenn möglich gänzlich zu vermeiden.
Methaqualon plus Diphenhydramin/Diazepam (52)	In einem Fall führte die intravenöse Verabreichung von 10 mg Diazepam nach Überdosierung mit Mandrax zu Apnoe.	Der Arzt sollte über das mögliche Auftreten dieser u. U. lebensbedrohlichen Interaktion informiert sein.
Paraldehyd/Alkohol (53)	Bei längerer Anwendung von Paraldehyd kann es insbesondere bei Alkoholikern zu einer Barbiturat-, Alkohol-Abhängigkeit kommen. Die Verabreichung von Paraldehyd (10–60 ml) bei Alkoholikern führte in einigen Fällen zum Tode (54). *Anmerkung: Bei längerer Lagerung kann sich Paraldehyd zersetzen (bräunliche Verfärbung, scharfer Essigsäuregeruch). Die Anwendung verdorbener Ware kann zum Tode führen.*	Die Anwendung von Paraldehyd bei gleichzeitigem Alkoholgenuß ist gefährlich und daher zu vermeiden.

Hypnotika und Sedativa

Kombination	Interaktion	Behandlung
Paraldehyd/Disulfiram und andere Arzneimittel mit Disulfiram-ähnlichen Eigenschaften z. B. Chloramphenicol Furazolidon Griseofulvin Mepacrin Metronidazol (Clont) Nifuratel (Inimur) Procarbazin (Natulan) Sulfonylharnstoff-Derivate, orale Antidiabetika Tolazolin (Priscol)	Es wird angenommen, daß Paraldehyd in der Leber zu Acetaldehyd depolymerisiert wird. Theoretisch wird der weitere oxidative Acetaldehydabbau durch Disulfiram (Antabus) und andere Arzneimittel mit disulfiramähnlicher Wirkung gehemmt (*siehe* auch S. 74-75).	Über diese Interaktion liegen zwar keine klinischen Daten vor, jedoch ist sie theoretisch möglich und der Arzt sollte über ihr Auftreten informiert sein.
Paraldehyd/Phenytoinnatrium	Bei einem 15jährigen, geistig behinderten Mädchen, das wegen epileptischer Anfälle (Grand mal Typ) mit 100 mg Phenytoin 3 × täglich oral behandelt wurde, führte die intramuskuläre Injektion von 3 ml Paraldehyd zu Apathie, Stumpfsinnigkeit, Schläfrigkeit sowie einer 5tägigen Nahrungsverweigerung. Phenytoin wurde am 3. Tag abgesetzt und ab dem 7. Tag, an dem die Patientin wieder aufgeweckt wirkte und Nahrung zu sich nahm, erneut verabreicht. Die Patientin hatte bereits früher (während der Phenytoinbehandlung) ähnliche Paraldehydinjektionen ohne Nebenwirkungen vertragen. Gewöhnlich ließ die Paraldehydwirkung nach etwa 3 Stunden nach (55).	Es handelt sich zwar nur um einen Einzelfall, der jedoch zeigt, daß die hypnotische Wirkung von Paraldehyd durch vorherige bzw. gleichzeitige Phenytoinbehandlung verstärkt werden kann. Der Arzt sollte daher an die Möglichkeit dieser Interaktion denken.

Paraldehyd/synthetischer Kautschuk (53, 60)

Paraldehyd zersetzt Kautschuk, Polystyrol, Styrol- und Acrylnitrilpolymere und sollte deshalb nicht in einer Kunststoffspritze verabreicht werden.

Es sind Glasspritzen zu verwenden.

LITERATURHINWEISE

1 Camps, F. E. (1953) *Pharm. J.* **170**, 278.
2 Nickolls, L. E. (1953) *Pharm. J.* **170**, 209.
3 *British Medical Journal* (1935) **2**, 1108.
4 Oates, J. A. (1969) *JAMA* **208**, 1898.
5 Weiss, L. R. and Orzel, R. A. (1967) *Toxicol. Appl. Pharmacol.* **10**, 334.
6 Udall, J. A. (1970) *Clin. Med.* **77**, 20.
7 Koch-Weser, J. and Sellers, E. M. (1971) *N. Engl. J. Med.* **285**, 487, 547.
8 *Drug and Therapeutics Bulletin* (1972) **10**, 25.
9 Cucinell, S. A. et al. (1965) *Clin. Pharmacol. Ther.* **6**, 420.
10 Hansten, P. D. (1971) *Drug Interactions.* Philadelphia, Lea & Febiger, p. 38.
11 Sjöqvist, F. (1965) *Proc. R. Soc. Med.* **58**, 967.
12 Hansten, P. D. (1975) *Drug Interactions*, 3rd ed. Philadelphia, Lea & Febiger, p. 191.
13 Burstein, S. and Bharnani, B. R. (1967) *Endocrinology* **80**, 351.
14 Rerup, C. and Hedner, P. (1962) *Acta Endocrinol.* **39**, 518.
15 Leonard, B. E. (1966) *Biochem. Pharmacol.* **15**, 263.
16 Hussar, D. A. (1967) *Am. J. Pharm.* **139**, 215.
17 Busfield, D. et al. (1963) *Lancet* **2**, 1042.
18 Riegelman, S. et al. (1970) *JAMA* **213**, 426.
19 Martindale (1977) *The Extra Pharmacopoeia*, 27th ed. London, Pharmaceutical Press, p. 1554.
20 Azarnoff, D. L. and Hurwitz, A. (1970) *Pharmacol. Physicians* **4**, 1.
21 Conney, A. H. (1967) *Pharmacol. Rev.* **19**, 317.
22 Eckhardt, E. T. (1958) *Proc. Soc. Exp. Biol. (N.Y.)* **98**, 423.
23 Levi, A. J. et al. (1968) *Lancet* **1**, 1275.
24 Cucinell, S. A. et al. (1963) *J. Pharmacol. Exp. Ther.* **141**, 157.
25 Taylor, P. J. (1967) *Ariz. Med.* **24**, 697.

26 Martindale (1977) *The Extra Pharmacopoeia*, 27th ed. London, Pharmaceutical Press, p. 733.
27 Lackner, H. and Hunt, V. E. (1968) *Am. J. Med. Sci.* **256**, 368.
28 Orme, M. et al. (1972) *Br. Med. J.* **3**, 611.
29 Silverman, G. and Braithwaite, R. (1972) *Br. Med. J.* **4**, 111.
30 Kline, N. S. (1969) *JAMA* **210**, 1928.
31 Hansten, P. D. (1975) *Drug Interactions*, 3rd ed. Philadelphia, Lea & Febiger, p. 192.
32 Kutt, H. and McDowell, F. (1968) *JAMA* **203**, 969.
33 Kutt, H. and Verebely, K. (1970) *Biochem. Pharmacol.* **119**, 675.
34 Gibbs, F. A. and Anderson, E. M. (1965) *Neurology (Minneap.)* **15**, 1173.
35 Millichap, J. G. and Ortiz, W. R. (1966) *Am. J. Dis. Child.* **112**, 242.
36 Baldwin, R. et al. (1969) *Curr. Ther. Res.* **11**, 413.
37 Feldman, S. A. and Crawley, B. E. (1970) *Br. Med. J.* **2**, 336.
38 Schussler, G. C. (1971) *J. Pharmacol. Exp. Ther.* **178**, 204.
39 Sellers, E. M. and Koch-Weser, J. (1970) *N. Engl. J. Med.* **283**, 827.
40 Breckenridge, A. et al. (1971) *Clin. Science* **40**, 351.
41 *Drug and Therapeutics Bulletin* (1972) **10**, 25.
42 *Lancet* (1972) **1**, 524.
43 Boston Collaborative Drug Surveillance Program (1972) *N. Engl. J. Med.* **286**, 53.
44 Sellers, E. M. et al. (1972 a, b) *Clin. Pharmacol. Ther.* **13**, 37 and 50.
45 Martindale (1977) *The Extra Pharmacopoeia*, 27th ed. London, Pharmaceutical Press, p. 757.
46 Johansson, S. (1968) *Acta Med. Scand.* **184**, 297.
47 Hussar, D. A. (1969) *Am. J. Pharm.* **141**, 107.
48 Martindale (1977) *The Extra Pharmacopoeia*, 27th ed. London, Pharmaceutical Press, p. 759.
49 MacDonald, M. G. et al. (1969) *Clin. Pharmacol. Ther.* **10**, 80.
50 Hansten, P. D. (1975) *Drug Interactions*, 3rd ed. Philadelphia, Lea & Febiger, pp. 40, 204.
51 Martindale (1977) *The Extra Pharmacopoeia*, 27th ed. London, Pharmaceutical Press, p. 761.
52 Doughty, A. (1970) *Br. Med. J.* **2**, 239.
53 Martindale (1977) *The Extra Pharmacopoeia*, 27th ed. London, Pharmaceutical Press, p. 767.
54 Thomas, J. (1967) *Australas. J. Pharm.* **48**, S112.
55 Abernethy, A. M. M. (1974) Personal communication.
56 Breed, W. P. M. and Haanen, C. (1971) *Ned. T. Geneesk.* **115**, 1835.
57 Neuvonen, P. J. and Penttilä, O. (1974) *Br. Med. J.* **1**, 535.

58 Janz, D. and Schmidt, D. (1974) *Lancet* **1**, 1113.
59 Stambough, J. E. et al. (1977) *Lancet* **1**, 398.
60 Williams, J. R. B. et al. (1976) *Q. J. Med.* **45**, 63.
61 Evans, R. J. (1961) *Lancet* **2**, 1451.

14. LEVODOPA

Levodopa *(Brocadopa, Cerodopa, Eldopatec, Larodopa, Dopa-ratiopharm, Levodopa-Woelm, Parmedin)*
Levodopa ist die natürliche Vorstufe des biogenen Amins Dopamin. Als Überträgersubstanz ist Dopamin vor allem in den Basalganglien des Gehirns anzutreffen. Bei Morbus Parkinson ist der Dopamingehalt dieser Kerngebiete vermindert. Exogen zugeführtes Levodopa, das im Gegensatz zu Dopamin die Bluthirnschranke passiert, wird im Gehirn durch Decarboxylierung in Dopamin umgewandelt und führt somit zu einer Wiederanreicherung des extrapyramidalen Systems mit Dopamin.

In erster Linie verbessert Levodopa Akinese und Rigor, in vielen Fällen auch Tremor.
Nebenwirkungen sind auf das durch Verstoffwechselung entstehende Dopamin zurückzuführen. Bei einer Behandlung mit Levodopa wird häufig über das Auftreten von Übelkeit, Erbrechen, Appetitlosigkeit und Dyskinesen berichtet. In vielen Fällen wird während einer Behandlung mit Levodopa über psychotische Störungen wie Verwirrtheit, Aggressivität, Halluzinationen, Unruhe oder Depressionen berichtet. Darüber hinaus können orthostatische Beschwerden, Schwindel und Schwächegefühl, Herzklopfen, Tachykardien und Extrasystolien auftreten.

Bei der Behandlung der Parkinsonschen Krankheit sollte einschleichend dosiert werden, bis die optimale Wirkung bei ausreichender Verträglichkeit erreicht ist. Beim Auftreten schwerer Nebenwirkungen sollte die Dosis nur allmählich verringert werden. Durch die Einnahme von Levodopa nach den Mahlzeiten oder Einnahme von Cyclicin-Hydrochlorid oder eines anderen Antiemetikums kurz vor der Levodopa-Medikation kann das Auftreten von Übelkeit verringert werden.

Durch Kombination von Levodopa mit dem Decarboxylasehemmer Carbidopa (Nacom), der extracerebral die Decarboxylierung von Levodopa hemmt, kann Levodopa niedriger dosiert werden und eine Reihe von Nebenwirkungen verhindert werden, die auf das extracerebral gebildete Dopamin zurückzuführen sind.

Kombination

Levodopa/Antidepressiva (MAO-Hemmer) (1, 2)
(*Siehe* S. 154, Übersicht über MAO-Hemmer und ihre Handelsnamen)

Interaktion

Bei gleichzeitiger Anwendung dieser Substanzen können schwere Kopfschmerzen, Gesichtsröte, Hypertonien oder hypertensive Krisen ausgelöst werden. Diese kardiovaskulären Nebenwirkungen sind vermutlich auf eine vermehrte Speicherung und

Behandlung

MAO-Hemmer und Levodopa sollten nicht gemeinsam verabreicht werden. Auch während der ersten 2 Wochen nach Beendigung einer MAO-Hemmer-Behandlung sollte auf eine Levodopagabe verzichtet werden. Beim Auftreten dieser Interaktion empfiehlt sich die Behandlung mit einem α-Rezeptorenblocker mit kurzer Wirkungsdauer wie z. B. Phentolamin.

Diese Kombinationen sollten möglichst vermieden werden. Bei Hypertonikern, die unter einer Behandlung mit Levodopa stehen, empfiehlt sich jedoch eine Kombination mit Methyldopa. Die medikamentöse Ermittlung sollte aber im Krankenhaus eingeleitet werden (21), wo eine sorgfältige Überwachung des Blutdrucks sowie eine allmähliche Erhöhung der Methyldopa-Dosierung möglich ist.

Bei Parkinsonkranken konnte durch die kombinierte Therapie mit Levodopa und Propranolol eine Besserung des Tremors erreicht werden. Diese Ergebnisse deuten darauf hin, daß die Wirkung von Propranolol eher auf seinen membranstabilisierenden Eigenschaften als auf einer Beta-Rezeptoren-Blockade beruht (5).

Freisetzung von Dopamin oder Noradrenalin bzw. von beiden Substanzen zurückzuführen.

Levodopa verstärkt die blutdrucksenkende Wirkung von Guanethidin und reserpinhaltiger Präparate. Auch die ZNS-dämpfende Wirkung von Reserpin wird verstärkt. Durch Reserpingabe allein kann ein Parkinsonismus ausgelöst werden, da Reserpin zu einer Dopaminverarmung im Gehirn führt, wodurch die Wirkung von Levodopa antagonisiert wird. Auch Methyldopa schwächt die Wirkung von Levodopa bei der Behandlung der Parkinson-Krankheit ab. Bei gleichzeitiger Gabe können sich jedoch die blutdrucksenkenden Wirkungen verstärken. Über das Auftreten schwerer Hypotonien ist bisher nicht berichtet worden (21).

Die Wirkung einer Kombinationstherapie mit Levodopa und Propranolol wurde bei 25 Parkinson-Patienten untersucht, bei denen Tremor das Hauptsymptom war. Die Behandlung mit beiden Substanzen bewirkte mit Ausnahme von 2 Patienten, die sich einer Thalamotomie hatten unterziehen müssen, eine schnelle Besserung oder Beseitigung des Tremors. Die Besserung der Beschwerden hielt über einen Beobachtungszeitraum zwischen 6 Monaten und 2 Jahren an. Es wurden 60 mg Propranolol, auf 3 oder 4 Dosen aufgeteilt, verabreicht. Experimentelle Untersuchungen

Levodopa/Antihypertonika (3, 4) (*Siehe* S. 201–204, Übersicht über Antihypertonika und ihre Handelsnamen) (*Siehe* auch Interaktion zwischen Methyldopa und Levodopa S. 213).

Levodopa/Betarezeptorenblocker (5) Propranolol (Dociton)

290 Levodopa

Kombination	Interaktion	Behandlung
	lassen vermuten, daß Propranolol eine zentrale Wirkung auf die Formatio reticularis unabhängig vom Katecholaminmetabolismus besitzt (6).	
Levodopa/Dopadecarboxylase-Hemmer Carbidopa (7-13) (Best. v. Nacom) Benserazid-Hydrochlorid (14) (Madopar)	Carbidopa und Benserazid sind Decarboxylasehemmstoffe, welche die extracerebrale Metabolisierung von Levodopa zu Dopamin selektiv blockieren. Dadurch erreicht mehr unverändertes Levodopa das ZNS und steht zur Umwandlung zu Dopamin zur Verfügung. Hierdurch kann Levodopa niedriger dosiert und eine Reihe von Nebenwirkungen können verhindert werden, die auf das extracerebral gebildetes Dopamin zurückzuführen sind. Bei gleichzeitiger Gabe beider Substanzen (Nacom) kann die Levodopadosis auf etwa ¼ der Dosis reduziert werden. Bei einer kombinierten Anwendung von Levodopa und Benserazid werden ähnliche Ergebnisse erzielt.	Bei gleichzeitiger Gabe von Levodopa und Carbidopa kann die Levodopadosis auf etwa ¼ der ursprünglich verabreichten Menge reduziert werden. Daher treten viele der ansonsten üblichen Nebenwirkungen, insbesondere Appetitlosigkeit, Übelkeit, Erbrechen, Herzrhythmusstörungen, Hypotonie und Schwindel selten bzw. gar nicht auf. Jedoch traten bei den Patienten, die mit der Kombination behandelt wurden, verstärkt anormale unwillkürliche Bewegungen auf („On-off"-Phänomen). Angesichts der Vorteile dieser Kombinationstherapie gilt sie heute bei Parkinsonkranken, die Levodopa benötigen, als Behandlungsmethode der Wahl (13).
Levodopa/Orphenadrin (Mephenamin) (15, 16) Orphenadrincitrat (Norflex; Bestandteil von Norgesic (mit Paracetamol)) Orphenadrin-Hydrochlorid (Disipal)	Die Antiparkinsonwirkung von Levodopa wird verstärkt.	Nebenwirkungen von Levodopa können bei dieser Kombination verstärkt auftreten. Evtl. ist die Levodopadosis zu reduzieren.

Levodopa/Pyridoxin (Vitamin B₆) (17)

Pyridoxin schwächt die Wirkung von Levodopa bei der Behandlung des Parkinsonismus ab. Als Co-Decarboxylase beschleunigt Pyridoxin die Decarboxylierung von Levodopa, was zu reduzierten Blutspiegeln führt. Pyridoxin ist in vielen Multivitaminpräparaten enthalten.

Pyridoxin sowie Pyridoxin-haltige Präparate sollten Patienten nicht während einer Levodopabehandlung verabreicht werden.

Levodopa/Tranquilizer

z. B.
Phenothiazine (18, 19)
Butyrophenone (20a)
Thioxanthene (20b)
(*Siehe* S. 330–333, Übersicht über die wichtigsten Major Tranquilizer (Neuroleptika) und ihre Handelsnamen

Alle 3 Tranquilizergruppen beeinträchtigen die Wirkmechanismen biogener Amine im ZNS, weshalb die Kombination mit Levodopa nach Möglichkeit vermieden werden sollte. Phenothiazine können die Wirkung von Levodopa vermindern. *Phenothiazine können selbst einen Parkinsonismus hervorrufen.*

Diese Kombinationen sind nach Möglichkeit zu vermeiden. Ist jedoch die gleichzeitige Anwendung erforderlich, ist größte Vorsicht geboten, und die Patienten sind genauestens hinsichtlich möglicher Anzeichen einer Wirkungsverstärkung, eines Antagonismus oder anderer Interaktionen sowie ungewöhnlicher Nebenwirkungen zu überwachen. Außerdem sei darauf hingewiesen, daß einige Antihistaminika Phenothiazinderivate sind (z. B. Promethazin, Methdilazin, Trimeprazin) und daher bei gemeinsamer Verabreichung mit Levodopa dessen Wirkung beeinträchtigen können (*Siehe* S. 191–192, Handelsnamen dieser Antihistaminika).

LITERATURHINWEISE

1 Birkmayer, W. and Hornykiewicz, O. (1962) *Arch. Psychiat. Nervenkr.* **203**, 560.
2 Hunter, K. R. et al. (1970) *Br. Med. J.* **3**, 388.
3 Hunter, K. R. et al. (1970) *Lancet* **2**, 1283.
4 Hansten, P. D. (1975) *Drug Interactions*, 3rd ed. Philadelphia, Lea & Febiger, p. 75.

5 Kissel, P. et al. (1974) *Lancet* **1**, 403.
6 Dewhurst, W. G. and Marley, E. (1965) *Br. J. Pharmac. Chemother.* **25**, 705.
7 Yahr, M. D. and Duvoisin, R. C. (1971) *JAMA* **216**, 2141.
8 Yahr, M. D. et al. (1971) *Trans. Am. Neurol. Assoc.* **96**, 55.
9 Calne, D. B. et al. (1971) *Br. Med. J.* **3**, 729.
10 Mars, H. (1973) *Arch. Neurol.* **28**, 91.
11 Jaffe, M. E. (1973) *Adv. Neurol.* **2**, 161.
12 Marsden, C. D. et al. (1973) *J. Neurol. Neurosurg. Psychiat.* **36**, 10.
13 Marsden, C. D. et al. (1973) *Lancet* **2**, 1459.
14 Lotti, V. J. (1973) *Adv. Neurol.* **2**, 91.
15 Hansten, P. D. (1969) *Hosp. Form. Manag.* **4**, 25.
16 Martin, E. W. (1971) *Hazards of Medication.* Philadelphia, Lippincott, p. 486.
17 Duvoisin, R. C. et al. (1969) *Trans. Am. Neurol. Assoc.* **94**, 81.
18 Barbeau, A. (1969) *Can. Med. Assoc. J.* **101**, 791.
19 *British Medical Journal* (1970) **1**, 446.
20 *Data Sheet Compendium* (1978) London, ABPI, pp. 842, 908.
21 Gibberd, F. B. and Small, E. (1973) *Br. Med. J.* **2**, 90.

15. LITHIUMCARBONAT

Lithiumcarbonat (*Hypnorex, Lithium-Duriles* (Lithiumsulfat), *Neurolepsin, Quilonum*)

Lithium wird hauptsächlich zur Prophylaxe manisch-depressiver Psychosen sowie zur Langzeitanwendung als Prophylaxe vor manisch-depressiven Phasen angewendet, ohne daß die normalen psychischen Funktionen beeinflußt werden. Nebenwirkungen treten während einer Lithiumbehandlung dosisabhängig, sowie in Abhängigkeit vom Ausmaß der Kumulation in den intrazellulären und extrazellulären Körperflüssigkeiten auf. Nebenwirkungen sind während der ersten Behandlungswochen häufiger, verschwinden jedoch gewöhnlich bei einer Dosisreduzierung. Bei einer Lithiumintoxikation kommt es meist zu vorübergehender Übelkeit, leichtem Tremor und Schwäche. Auch Polydipsie und Polyurie können vorkommen, was wahrscheinlich darauf zurückzuführen ist, daß Lithium die Aktivierung von c-AMP durch das antidiuretische Hormon hemmt (1, 2, 3). Eine bekannte Komplikation der Lithiumtherapie ist das Auftreten eines Diabetes. In einem solchen Fall können Thiaziddiuretika eine antidiuretische Wirkung ausüben, die Lithiumplasmaspiegel erhöhen und zu einer Intoxikation führen. Schwerere Nebenwirkungen treten bei Lithiumplasmaspiegeln von 2 mval/l auf und erfordern einen sofortigen Abbruch der Behandlung. Lithiumvergiftungen äußern sich durch Auftreten von Ataxien, grobem Tremor, Bewußtseinstrübungen, Erbrechen, Durchfall, Durst und trockenem Mund, Schläfrigkeit und verwaschener Sprache. Bei Langzeittherapie kann es bei latenter Schilddrüsenunterfunktion zur Entwicklung einer euthyreoten Struma kommen (4, 5, 6, 7).

Bereits nach kurzzeitiger Behandlung mit Lithium kann eine Schilddrüsenunterfunktion auftreten (8). Nach Beendigung der Lithiumbehandlung normalisieren sich die Jodplasmakonzentrationen.

Schwere Lithiumvergiftungen führen zu Koma mit Hyperreflexie, Muskelzittern, anfallsweisen Streckkrämpfen und gelegentlich auch zu epileptischen Anfällen. Auch über einen tödlichen Verlauf ist berichtet worden. Eine Lithiumtherapie ist bei Herz- und Niereninsuffizienz, Morbus Addison und gestörtem Natriumhaushalt kontraindiziert. Während einer Schwangerschaft sollte Lithium nicht verabreicht werden. Eine Untersuchung über Lithiumcarbonat zur Prophylaxe manisch-depressiver Psychosen wurde publiziert (9).

Kombination	Interaktion	Behandlung
Lithium/Acetazolamid (10)	Acetazolamid (Diamox) beeinträchtigt die Rückresorption von Lithium-Ionen in den proximalen Nierentubuli und führt zu einer verstärkten renalen Ausscheidung. Durch die erhöhte Lithiumausscheidung könnte die antipsychotische Wirkung beeinträchtigt werden.	Acetazolamid sollte nicht Patienten verabreicht werden, die mit Lithiumcarbonat behandelt werden. Ist jedoch eine solche Kombination erforderlich, muß die Lithiumdosis zur Kompensierung der erhöhten Lithiumausscheidung und Gewährleistung eines ausreichenden, antipsychotischen Effekts u. U. erhöht werden. Alternativ sollten andere Diuretika wie Bendrofluazid, Etacrynsäure oder Furosemid eingesetzt werden, da sie die Lithiumausscheidung nicht beeinflussen (10).
Lithium/Thiaziddiuretika	Entwickelt sich bei Patienten nach Behandlung mit Lithium ein Diabetes insipidus, wirken Thiazide antidiuretisch und können die Lithiumplasmaspiegel erhöhen.	Es ist wichtig, diese Interaktion bei der gleichzeitigen Anwendung dieser Arzneimittel zu berücksichtigen. Die Lithiumplasmaspiegel sind deshalb häufiger zu kontrollieren.
Lithium/Aminophyllin (10) Aminophyllin Aminophyllin Retard (Best. vieler Antiasthmatika)	Aminophyllin erhöht offensichtlich die renale Ausscheidung von Lithiumionen.	Patienten, die mit dieser Kombination behandelt werden, sollten genau hinsichtlich einer verminderten Lithiumwirkung überwacht werden. Zur Gewährleistung einer ausreichenden antipsychotischen Wirkung kann u. U. eine Erhöhung der Lithiumdosis erforderlich sein.
Lithium/Barbiturate (mit extrem kurzer oder kurzer Wirkungsdauer)	Barbiturate mit kurzer Wirkungsdauer eignen sich zur Behandlung von Konvulsionen, die bei Lithium-	Bei einer ausgeprägten Überdosierung können die Lithiumspiegel durch eine

z. B. Thiopentalnatrium (11)	überdosierungen auftreten können.	verstärkte Diurese und Alkalisierung des Harns (wodurch auch das Barbiturat eliminiert wird), oder durch Peritonealdialyse oder Hämodialyse über einen längeren Zeitraum gesenkt werden.
Lithium/Methyldopa (18)	Während einer Lithiumcarbonatbehandlung trat bei Patienten 2–3 Wochen nach Beginn einer Bluthochdruckbehandlung mit Methyldopa eine Lithiumintoxikation auf. Wahrscheinlich senkt Methyldopa die renale Lithiumausscheidungsrate.	Diese Kombination ist zu vermeiden.
Lithium/Phenothiazine oder andere Neuroleptika z. B. Haloperidol (*Siehe* S. 330–333, Übersicht über Neuroleptika und ihre Handelsnamen)	Bei Lithiumgabe an Patienten mit Huntingtonscher Chorea, die mit Neuroleptika, gewöhnlich Haloperidol oder Phenothiazinderivaten, behandelt werden, wurde die günstige Wirkung von Lithium offensichtlich durch diese Arzneimittel erhöht (12–15). Sowohl Lithium als auch Phenothiazine können eine Hyperglykämie verursachen (16). Jedoch liegen bisher noch keine klinischen Daten über additive hyperglykämische Wirkungen vor. Während der gleichzeitigen Behandlung mit Chlorpromazin wird Lithium schneller ausgeschieden (17).	Bei Patienten, die Phenothiazine (Tranquilizer) und einige Antihistaminika gleichzeitig mit Lithium erhalten, sollten die Blutzuckerspiegel regelmäßig kontrolliert werden. Bei gleichzeitiger Verabreichung von Neuroleptika und Lithium kann die günstige Wirkung von Lithium bei Patienten mit Huntingtonscher Chorea verstärkt werden.
Lithium/Natriumbicarbonat (10)	Natriumbicarbonat erhöht offensichtlich die renale Ausscheidung von Lithium-Ionen.	Patienten, die mit Lithium behandelt werden, sind vor der Einnahme Natriumbicarbonat-haltiger Präparate zu warnen. Sind Antazida unbedingt erforderlich, sollten alternativ andere Substanzen gewählt werden (z. B. Aluminium-Hydroxydgel, Magnesiumtrisilicat usw.).

Kombination

Lithium/Kochsalz (10)

Interaktion

Lithium wird hauptsächlich renal eliminiert, jedoch kommt es bei einem Na^+-Mangel zu einer tubulären Rückresorption. Lithium sollte deshalb nicht bei einer kochsalzarmen Diät gegeben werden, da eine verminderte Na^+-Aufnahme eine Akkumulation von Lithium zur Folge hat, und sich die Gefahr einer Lithiumvergiftung erhöht.

Behandlung

Zur Milderung leichter toxischer Symptome bei einer Lithiumeinnahme empfiehlt sich oral verabreichtes Kochsalz. Unter Umständen kann pro Woche auf eine Tagesdosis verzichtet werden. Langdauernde Nebenwirkungen verschwinden nach vorübergehendem Absetzen des Arzneimittels und erneuter Verabreichung bei verringerter Dosierung.

LITERATURHINWEISE

1 Hynie, S. and Sharp, G. W. G. (1971) *J. Endocrin.* **50**, 231.
2 Ramsey, T. A. et al. (1972) *JAMA* **219**, 1446.
3 Editorial (1972) *Br. Med. J.* **2**, 726.
4 Schou, M. et al. (1968) *Br. Med. J.* **3**, 710.
5 Sedvall, G. et al. (1968) *Life Sciences* **7**, 1257.
6 Wiggers, S. (1968) *Ugeskrift foor Laeger* **130**, 1523.
7 Rogers, M. P. and Whybrow, P. C. (1971) *Am. J. Psychiat.* **128**, 158.
8 Candy, J. (1972) *Br. Med. J.* **3**, 277.
9 Johnson, D. A. W. (1972) *Clin. Trials. J.* **9**, 17.
10 Thomsen, K. and Schou, M. (1968) *Am. J. Physiol.* **215**, 823.
11 Martindale (1977) *The Extra Pharmacopoeia*, 27th ed. London, Pharmaceutical Press, p. 1546.
12 Dalen, P. (1972) *Lancet* **1**, 107.
13 Mattsson, B. (1973) *Lancet* **1**, 718.
14 Manyam, N. V. B. and Bravo-Fernandez, E. (1973) *Lancet* **1**, 1010.
15 Schenk, G. and Leijnse-Ybema, H. J. (1974) *Lancet*, **1**, 364.
16 Zall, H. et al. (1968) *Am. J. Psychiat.* **125**, 549.
17 Sletten, I. et al. (1968) *Curr. Ther. Res.* **8**, 441.
18 O'Regan, J. B. (1976) *Can. Med. Assoc. J.* **115**, 385.

16. LOKALANAESTHETIKA

1. LOKALANAESTHETIKA AUS DER GRUPPE DER P-AMINOBENZOESÄURE-ESTER*

Benzocain *(Anaesthesin, Subcutin)*
Procain (Best. v. *Hostacain-spez.*)
Procain-Hydrochlorid *(Novocain, Lokalan-P-Amp., Novanaest-Amp., Procain)*
Tetracain *(Acoin, Gingicain, Pantocain)*
Tetracain-Hydrochlorid *(Dolanaest, Tetracain-Hydrochlorid-Lösung, Tonexol)*

2. LOKALANAESTHETIKA AUS DER GRUPPE DER ANILIDE*

Butanilicainphosphat *(Hostacain)*
Lidocain-Hydrochlorid *(Anaesthol, Lidocain, Neo-Novutox, Xylanest, Xylestesin, Xylocain)*
Mepivacain *(Scandicain, Meaverin)*
Tolycain *(Baycain)*
Bupivacain *(Carbostesin)*

Die Wechselwirkungen mit Lokalanaesthetika beschränken sich hauptsächlich auf 4 Bereiche:
Interaktionen in Verbindung mit hohen Noradrenalindosen,
Interaktionen mit Cholinesterasehemmern,
Interaktionen mit Suxamethonium,
Interaktionen mit Sulfonamiden.

Die Gefahr des Auftretens solcher Interaktionen ist bei parenteraler Gabe von Lokalanaesthetika am höchsten. Jedoch kann auch die topische bzw. ophthalmologische Anwendung solche Interaktionen hervorrufen, wenn das Lokalanaesthetikum entsprechend hohe Plasmakonzentrationen erreicht.

* Einzelheiten über die Konzentrationen von Lokalanaesthetika, Adrenalin, Noradrenalin oder andere Bestandteile der Arzneimittel finden sich in einer Monographie über Lokalanaesthetika von MARTINDALE (1977) *The extra Pharmacopoeia*, 27. Ausg., London, Pharmaceutical Press., S. 857–880).

Kombination	Interaktion	Behandlung
Lokalanaesthetika/Noradrenalin (1, 2) Butanilicainphosphat/ Procainphosphat/ Noradrenalin (Hostacain mit Noradrenalin) Lidocain/Noradrenalin (Xylestesin)	Es liegen Angaben über das Auftreten hypertensiver Krisen in 15 Fällen vor, davon ein Fall mit tödlichem Ausgang (1). In allen Fällen wurden Lokalanaesthetika in Verbindung mit hohen Noradrenalindosen (1:25 000 = 0,00004 g/ml) zur Anästhesie in der Zahnarztpraxis verwendet. 6 dieser Patienten wurden zusätzlich mit trizyklischen Antidepressiva behandelt.	Die Anwendung von Lokalanaesthetika in Verbindung mit sehr hohen Adrenalin oder Noradrenalindosen ist zu vermeiden. Besonders bei Patienten, die gleichzeitig mit trizyklischen Antidepressiva behandelt werden, ist von der Anwendung von Lokalanaesthetika, die einen dieser beiden Vasokonstriktoren enthalten, abzuraten.
Lokalanaesthetika/Cholinesterase-Hemmer Procain/Echothiopatjodid (3) (*Siehe* S. 272, Übersicht über Cholinesterasehemmer und ihre Handelsnamen)	Nach ophthalmologischer Langzeitanwendung von Echothiopat wird der Plasmaspiegel der Pseudocholinesterase gesenkt, wodurch die Procainhydrolyse vermindert wird. Diese Wirkung kann gefährlich werden, da bei Patienten mit familiärem Pseudocholinesterase-Mangel nach einer Procaininjektion schwere Nebenwirkungen wie Bewußtlosigkeit und Kreislaufkollaps auftreten.	Vor der Anwendung von Procain bei Patienten, die ophthalmologisch mit Echothiopat für längere Zeit behandelt werden, ist eine Kontrolle der Plasmaspiegel der Pseudocholinesterase erforderlich.
Lokalanaesthetika/Muskelrelaxantien Lidocain/Suxamethonium (4)	Intravenös verabreichtes Lidocain verstärkt die durch Suxamethonium bewirkte neuromuskuläre Blockade. Diese Interaktion ist wahrscheinlich auf die Verdrängung von Suxamethonium durch Lidocain aus seinen Proteinbindungsstellen im Plasma zurückzuführen. Außerdem besitzt Lidocain Cholinesterase-hemmende Eigenschaften (5).	Die Verabreichung sehr hoher Lidocaindosen an mit Suxamethonium behandelte Patienten sollte möglichst unterbleiben.
Procain/Suxamethonium (4) (*Siehe* S. 307, Übersicht über Muskelrelaxantien und ihre Handelsnamen)	Intravenös verabreichtes Procain verstärkt die durch Suxamethonium bewirkte neuromuskuläre Blockade: Einerseits verdrängt Procain Suxametho-	Die Verabreichung sehr hoher Procaindosen an mit Suxamethonium behandelte Patienten ist möglichst zu vermeiden.

nium aus seiner Plasmaproteinbindung; andererseits bewirken, da Procain und Suxamethonium beide durch Plasmapseudocholinesterase metabolisiert werden, hohe Procaindosen eine kompetitive Hemmung der Suxamethonium-Metabolisierung. Außerdem besitzt Procain Cholinesterase-hemmende Eigenschaften (5).

Lokalanaesthetika/Sulfonamide (6) insbesondere:
Benzocain,
Butacain,
Procain,
Tetracain

Lokalanaesthetika aus der Gruppe der p-Aminobenzoesäure-Ester wie beispielsweise Tetracain, Benzocain, Butacain, Procain werden im Körper zu p-Aminobenzoesäure hydrolisiert und sollten deshalb nicht bei Patienten angewendet werden, die mit Sulfonamiden behandelt werden. Sulfonamide wirken antibakteriell durch kompetitive Hemmung der p-Aminobenzoesäure in den Mikroorganismen, so daß ihre Wirkung durch die Metaboliten dieser Lokalanaesthetika antagonisiert werden kann.

Diese Kombination ist zu vermeiden.

LITERATURHINWEISE

1 Boakes, A. J. et al. (1972) *Br. Dent. J.* **133**, 137.
2 Editorial (1972) *Lancet* **2**, 584.
3 Zsigmond, E. K. and Eilderton, T. E. (1968) *Can. Anaesth. Soc. J.* **15**, 498.
4 Usubiaga, J. E. et al. (1967) *Anaesth. Analg. Curr. Res.* **46**, 39.
5 D'Arcy, P. F. and Griffin, J. P. (1972) *Iatrogenic Diseases*. London, Oxford University Press, p. 140.
6 Hartshorn, E. A. (1969) *Drug Intelligence* **3**, 131.
7 Azarnoff, D. L. and Hurwitz, A. (1970) *Pharmacol. Physicians* **4**, 1.

17. ORALE KONTRAZEPTIVA

Orale Kontrazeptiva lassen sich in 3 Gruppen aufteilen: Kombinationspräparate, Sequentialpräparate und gestagenhaltige Präparate („Minipille").

1. KOMBINATIONSPRÄPARATE

Die Kombinationspräparate enthalten oral wirksames Progesteron (Ethynodiol, Lynestrenol, Megestrol, Norethisteron) sowie oral wirksames Östrogen (Äthinylöstradiol, Mestranol).

Diese oral einzunehmenden Tabletten enthalten eine Gestagen-Östrogen-Kombination. Sie werden täglich vom 5.–24. Tag während des Menstruationszyklus oder 21–22 Tage lang innerhalb eines Zeitraums von 28 Tagen eingenommen. Danach folgt entweder ein 7tägiges tablettenfreies Intervall oder die Einnahme von Placebos bis zum Ende des 28-Tage-Zeitraums. Östrogen-Gestagen-Kombinationen können auch als Injektion einmal monatlich oder in noch größeren Abständen verabreicht werden.

1.1 **Ethynodioldiacetat:**
   mit Mestranol: *Ovulen,*
   mit Äthinylöstradiol: *Alfames-E,*
1.2 **Lynestrenol:** *Exlutona, Orgametril,*
   mit Mestranol: *Sistometril,*
   mit Äthinylöstradiol: *Lyndiol, Anacyclin, Ovoresta, Noracyclin, Pregnon 28, Yermonil,*
1.3 **Norethisteron:** *Conceplan-Micro, Micro Novum, Noristerat, Primolut Nor,*
   mit Mestranol: *Ortho Novum,*
   mit Äthinylöstradiol: *Ovysmen,*
1.4 **Norethisteron-Acetat:**
   mit Äthinylöstradiol: *Anovlar, Etalontin, Orlest, Sinovula,*
1.5 **Noretynodrel:**
   mit Mestranol: *Kontrazeptivum 63 ratiopharm, Zyklustabl. IB-2*
   mit Äthinylöstradiol: *Zyklustabl. IB-4*

1.6 **Norgestrel:** *Microlut*,
   mit Äthinylöstradiol: *Ediwal, Eugynon, Microgynon,*
1.7 **Levonorgestrel:** *Micro 30,*
   mit Äthinylöstradiol: *Neogynon, Neo-Stediril, Stediril.*

2. SEQUENTIALPRÄPARATE

Bei diesen Präparaten wird versucht, die physiologischen Verhältnisse des weiblichen Menstruationszyklus zu imitieren. In der ersten Zyklushälfte wird nur Östrogen verabreicht (5.–20. Tag des Menstruationszyklus), anschließend ein Östrogen-Gestagengemisch (5–7 Tage).

2.1 **Äthinylöstradiol:**
   mit Lynestrenol: *Ovanon,*
   mit Levonorgestrel: *Perikursal, Sequilar, Trinordiol,*
2.2 **Östradiolvalerianat**
   mit Norgestrel: *Cyclo-Progynova*

3. GESTAGENHALTIGE PRÄPARATE

Kleinste Gestagendosen, die täglich ohne Einnahmepause eingenommen werden, wirken kontrazeptiv. Bisher werden folgende Gestagene angewendet:

3.1 **Norgestrel:** *Microlut*
3.2 **Norethisosteron:** *Micronovum, Conceplan Micro, Noristerat, Primolut Nor,*
   Norethisosteron-Önanthat: *Noristerat*
3.3 **Chlormadinon-Acetat:** *Gestafortin*

Orale Kontrazeptiva können die pharmakologischen Wirkungen anderer Arzneimittel verstärken oder hemmen. Andererseits können auch Arzneimittel mit enzyminduzierenden Eigenschaften die Metabolisierung oraler Kontrazeptiva erhöhen und dadurch möglicherweise ihre Wirkung verringern. In letzter Zeit ist über eine Reihe von Arzneimittelwechselwirkungen berichtet worden. In einigen Fällen war zur Behandlung der Grunderkrankung ein Absetzen des oralen Kontrazeptivums erforderlich. Aufgrund der widersprüchlichen Angaben ist keine unterschiedliche Aussage über die Kombinationspräparate mit hohem oder niedrigem Östrogengehalt, Sequentialpräparaten oder reinen Gestagenen möglich. Zusammenfassende Übersichtsarbeiten über Arzneimittelinteraktionen mit oralen Kontrazeptiva wurden von der Health Protection Branch des Department of Health and Welfare, Canada (1974) (1), und von D'Arcy und Griffin (20) publiziert.

Kombination	Interaktion	Behandlung
Orale Kontrazeptiva/ε-Aminocapronsäure (1)	Theoretisch kann eine Arzneimittelinteraktion mit ε-Aminocapronsäure (Epsilon-Aminocapronsäure „Roche") zu einer Hyperkoagulabilität führen, da orale Kontrazeptiva aufgrund ihres Östrogengehalts eine Erhöhung der Gerinnungsfaktoren (VII, VIII, IX und X) verursachen (2).	ε-Aminocapronsäure und orale Kontrazeptiva sollten nicht gemeinsam verabreicht werden.
Orale Kontrazeptiva/Antibiotika Ampicillin (20)	Trotz regelmäßiger Einnahme des Kontrazeptivums kann es nach Kurzzeitbehandlung mit Ampicillin zu einem Versagen der kontrazeptiven Wirkung kommen.	Die Patienten sind auf eine mögliche Beeinträchtigung der Wirksamkeit der Kontrazeptiva infolge einer Antibiotikabehandlung hinzuweisen.
Orale Kontrazeptiva/Antikoagulantien (1, 3, 4) (*Siehe* S. 124–126, Übersicht über Antikoagulantien und ihre Handelsnamen)	Orale Kontrazeptiva steigern die Synthese spezifischer Gerinnungsfaktoren (2) und können so die Wirksamkeit einer Antikoagulantientherapie beeinträchtigen. Bei Patientinnen, die infolge der Einnahme oraler Kontrazeptiva an einer tiefen Venenthrombose leiden und deshalb mit Antikoagulantien behandelt werden müssen, kann diese Interaktion klinische Bedeutung erlangen, da die Antikoagulantien sogar nach Absetzen des Kontrazeptivums noch über mehrere Tage höher dosiert werden müssen. Paradoxerweise ist bei einigen Patientinnen auch über eine verstärkte Antikoagulantienwirkung berichtet worden.	Unter der Einnahme oraler Kontrazeptiva kann eine Erhöhung der Antikoagulantiendosis erforderlich sein; u. U. ist die Anwendung anderer Verhütungsmethoden anzuraten.

Orale Kontrazeptiva 303

Orale Kontrazeptiva/Antikonvulsiva
(1)
Barbiturate
Phenytoin, Diphenylhydantoin
(*Siehe* S. 271–272, Übersicht über Barbiturate und ihre Handelsnamen und S. 145, Handelsnamen von Phenytoin)

Diese Arzneimittel vermindern als Enzyminduktoren die Wirksamkeit oraler Kontrazeptiva (13). Orale Kontrazeptiva können eine Flüssigkeitsretention bewirken, was bei Epileptikern zur Auslösung von Anfällen führen kann.

Die Anwendung dieser Kombination ist wegen einer eventuell verminderten Kontrazeption und bei einigen Patienten im Hinblick auf eine erhöhte Anfallshäufigkeit sorgfältig abzuwägen.

Orale Kontrazeptiva/Antiphlogistika
(1)
Corticosteroide

Östrogene verstärken die antiphlogistische Wirkung der Corticosteroide und verzögern die Metabolisierung von Cortisol (Hydrocortisol).

Es besteht die Gefahr verstärkter systemischer Wirkungen der Corticosteroide. Eventuell ist eine Anpassung der Corticosteroiddosis erforderlich.

Phenylbutazon
(Butazolidin, Demoplas, Elmedal, Praecirheumin, Rheumaphan, Spondryl)

Bei gleichzeitiger Gabe von Phenylbutazon ist eine verminderte Wirksamkeit oraler Kontrazeptiva beobachtet worden.

Die Patienten sind auf die Möglichkeit einer verminderten Wirksamkeit oraler Kontrazeptiva hinzuweisen. Eventuell kommt eine Dosiserhöhung des oralen Kontrazeptivums in Betracht.

Orale Kontrazeptiva/Antidiabetika
(1, 5, 6)
Orale Antidiabetika
Insulin
(*Siehe* S. 179, Übersicht über orale Antidiabetika und S. 178, Übersicht über Insulinpräparate und ihre Handelsnamen)

Bei gleichzeitiger Einnahme kann die Glukosetoleranz herabgesetzt werden. Darüber hinaus wurde über die Entstehung eines manifesten Diabetes mellitus berichtet. Bei Diabetikern kann sich der Insulinbedarf erhöhen. Dabei spielen mehrere Faktoren eine Rolle, wie die Art des verabreichten Steroids, Dosierung, Dauer der Verabreichung und Patiententyp. In einer klinischen Studie war bei 81% der Diabetiker keine Veränderung der Insulindosis erforderlich, bei 17% mußte die Dosis um 8–20 Einheiten und bei 2% um 20–40 Einheiten pro Tag erhöht werden (19).

Bei Diabetikern empfiehlt sich die Anwendung anderer Methoden der Kontrazeption. Falls dies nicht durchführbar ist, sind die Patientinnen häufiger auf ihre Stoffwechsellage zu überprüfen; u. U. muß die Therapie mit Antidiabetika modifiziert werden. Bei Diabetes treten häufiger kardiovaskuläre Komplikationen und mikroangiopathische Veränderungen auf (19).

Orale Kontrazeptiva

Kombination	Interaktion	Behandlung
Orale Kontrazeptiva/Antihypertonika (1) Guanethidin (Ismelin)	Die blutdrucksenkende Wirkung von Guanethidin wird vermindert.	Zur Erzielung einer ausreichenden Blutdrucksenkung müssen bisweilen die oralen Kontrazeptiva abgesetzt werden.
Orale Kontrazeptiva/Cholesterinsenkende Präparate (1)	Diese Pharmaka beeinträchtigten bei einigen Patientinnen die Wirksamkeit oraler Kontrazeptiva.	Die Patientinnen sind auf eine mögliche verminderte Wirksamkeit oraler Kontrazeptiva hinzuweisen.
Orale Kontrazeptiva/Rifampicin (1, 7, 8, 9) (Rifa, Rimactan)	Bei gleichzeitiger Behandlung mit Rifampicin ist die Wirksamkeit oraler Kontrazeptiva vermindert. Bei 88 tuberkulosekranken Patientinnen, die mit Rifampicin behandelt wurden, kam es in 5 Fällen trotz der Einnahme oraler Kontrazeptiva zu einer Schwangerschaft (8). Dies wurde auf den durch Rifampicin beschleunigten Östrogenabbau zurückgeführt. Rifampicin führt zu einer starken Enzyminduktion in der Leber (9).	Die Patientinnen sind auf eine mögliche verminderte Wirksamkeit oraler Kontrazeptiva hinzuweisen. Eine Dosiserhöhung (z. B. auf 2 Tabletten täglich) kann erforderlich werden. Evtl. sollten andere Methoden zur Kontrazeption angewendet werden. Rifampicin führt bei gleichzeitiger Einnahme mit oralen Kontrazeptiva häufig zu Menstruationsstörungen (8).
Orale Kontrazeptiva/Tranquilizer vom Phenothiazintyp (Siehe S. 330–333, Übersicht über die Tranquilizer vom Phenothiazintyp und ihre Handelsnamen)	Östrogenhaltige orale Kontrazeptiva können die durch Phenothiazine stimulierte Prolactinsekretion verstärken und so zu Mammahypertrophie und Galaktorrhoe führen. Auch andere Arzneimittel, welche die Prolactinsekretion stimulieren, wie z. B. Reserpin, Methyldopa und Imipramin, können ähnliche Wirkungen hervorrufen (10).	Orale Kontrazeptiva verstärken die unerwünschten Wirkungen anderer Arzneimittel.
Orale Kontrazeptiva/Sedativa, Hypnotika oder ZNS-dämpfende Pharmaka (11, 12)	Alle Arzneimittel mit enzymindizierenden Eigenschaften können die Metabolisierungsgeschwindigkeit von Östrogen erhöhen und so die Wirksamkeit	Diese Interaktion besitzt nachweislich klinische Bedeutung. Epileptiker sind darauf hinzuweisen, daß orale Kontrazep-

Hypnotika vom Barbiturattyp
(*Siehe* S. 271–272)
Dichloralphenazon,
Glutethimid (Doriden),
Meprobamat (Miltaun)

oraler Kontrazeptiva herabsetzen. In Tierversuchen konnte eine durch Barbiturate verstärkte Östrogenmetabolisierung nachgewiesen werden. Es besteht daher die Möglichkeit, daß die Wirksamkeit eines oralen Kontrazeptivums mit niedrigem Östrogengehalt, bei gleichzeitiger Anwendung eines Arzneimittels mit starken enzymminduzierenden Eigenschaften, vermindert werden kann.

tiva durch die infolge einer Behandlung mit Phenytoin und Phenobarbital, die beide eine starke Enzyminduktion bewirken, verstärkte Metabolisierung des Kontrazeptivums in ihrer Wirksamkeit stark eingeschränkt sein können (13).

Orale Kontrazeptiva/Rauchen
(14, 15, 16, 17, 18)

Durch Zigarettenrauchen wird das Risiko des Auftretens kardiovaskulärer Nebenwirkungen bei gleichzeitiger Einnahme oraler Kontrazeptiva erhöht. Dieses Risiko erhöht sich mit zunehmendem Alter und Zigarettenkonsum (15 oder mehr Zigaretten täglich) und ist bei Frauen über 35 Jahren am größten. Die erhöhte Letalität bei kardiovaskulären Erkrankungen ist eher auf eine synergistische als auf eine additive Wirkung zurückzuführen. Bei Frauen, die orale Kontrazeptiva einnehmen und zudem rauchen, ist das Risiko an einem Herzanfall oder einer Kreislauferkrankung zu sterben, dreimal so hoch wie bei Frauen, die nur orale Kontrazeptiva einnehmen und nicht rauchen. Dieses Risiko ist sogar zehnmal so hoch im Vergleich zu Frauen, die weder orale Kontrazeptiva nehmen noch rauchen (18).

Frauen, die orale Kontrazeptiva einnehmen, sollten nicht rauchen.

LITERATURHINWEISE

1 *Oral Contraceptives* (1974). Bulletin Vol. 5, No. 3. Health Protection Branch, Department of Health and Welfare, Canada.
2 D'Arcy, P. F. and Griffin, J. P. (1972) *Iatrogenic Diseases*. London, Oxford University Press, pp. 57–63.
3 Schrogie, J. J. et al. (1967) *Clin. Pharmacol. Ther.* **8**, 670.
4 F.D.A. (1968) *Revised labelling for Oral Contraceptives*.
5 D'Arcy, P. F. and Griffin, J. P. (1972) *Iatrogenic Diseases*. London, Oxford University Press, pp. 98–99.
6 Editorial (1967) *Br. Med. J.* **3**, 726.
7 Nocke-Finck, L. et al. (1973) *Dtsch. Med. Wochenschr.* **98**, 1521.
8 Reimers, D. (1974) *JAMA* **227**, 608.
9 Jezequel, A. M. et al. (1971) *Gut* **12**, 984.
10 D'Arcy, P. F. and Griffin, J. P. (1972) *Iatrogenic Diseases*. London, Oxford University Press, pp. 114–116.
11 Azarnoff, D. L. and Hurwitz, A. (1970) *Pharmacol. Physicians* **4**, 1.
12 Conney, A. H. (1967) *Pharmacol. Rev.* **19**, 317.
13 Janz, D. and Schmidt, D. (1974) *Lancet* **1**, 1113.
14 Royal College of General Practitioners' Oral Contraception Study (1977) *Lancet* **2**, 727.
15 Vessey, M. P. et al. (1977) *Lancet* **2**, 731.
16 Kuenssberg, E. V. and Dewhurst, J. (1977) *Lancet* **2**, 757.
17 Committee on Safety of Medicines (1977) *Lancet* **2**, 758.
18 *H. E. W. News* (1978) 78–85.
19 Steele, J. M. and Duncan, L. J. P. (1978) *Br. J. Family Planning* **3**, 77.
20 D'Arcy, P. F. and Griffin, J. P. (1976) *J. Fam. Plann. Doctors* **2**, 48–51.

18. MUSKELRELAXANTIEN

1. PERIPHER WIRKENDE MUSKELRELAXANTIEN (HEMMUNG DER NEUROMUSKULÄREN ERREGUNGSÜBERTRAGUNG)

1.1 *Stabilisierende Muskelrelaxantien*

Alcuroniumchlorid (Alloferin)
Gallamintriethiodid (Flaxedil)
Pancuroniumbromid (Pavulon, Pancuronium „Organon")
Tubocurarinchlorid (Curarin-Präp.)

Peripher wirkende Muskelrelaxantien bewirken eine Unterbrechung nervöser Impulse an der motorischen Endplatte und führen zu einer Lähmung der quergestreiften Muskulatur.

Bei Verwendung der in der Narkose üblichen Dosierung verursacht Tubocurarin wenig Nebenwirkungen. Manchmal kommt es vorübergehend zu einer Blutdrucksenkung. Bei Überdosierung mit Tubocurarin, wie auch mit anderen nicht depolarisierenden Muskelrelaxantien, kann es zu Atemversagen durch Lähmung der Thoraxmuskulatur und des Zwerchfells, sowie zu einem Rückfluß des Mageninhalts durch Erschlaffung der Speiseröhrenmuskulatur kommen. Darüber hinaus kommt es gelegentlich zu einer postoperativen Apnoe, die auf Neostigmin nicht anspricht. Die toxischen Nebenwirkungen der anderen Präparate aus der Curaregruppe entsprechen weitgehend denen von Tubocurarin (*siehe* auch Arzneimittelinteraktionen mit Narkosemitteln, S. 260–270).

1.2 *Depolarisierende Muskelrelaxantien*

Suxamethoniumchlorid (Lysthenon, Pantolax, Succinyl-Asta)

Suxamethonium bewirkt ähnlich wie Acetylcholin an der motorischen Endplatte sowie an der Muskelmembran eine Herabsetzung des Ruhepotentials und damit eine Depolarisierung. Im Gegensatz zu Acetylcholin ist der Depolarisierungsvorgang wesentlich verlängert, was sich meist in einer Apnoe über einen längeren Zeitraum äußert. Sie tritt bevorzugt bei Patienten mit niedrigem Pseudocholinesterasespiegeln sowie bei Patienten mit atypischer Pseudocholinesterase auf, die mit einer der beiden Substanzen behandelt werden. Das Auftreten einer Apnoe wird darüber hinaus auch nach hochdosierter oder mehrfacher Verabreichung beobachtet. Gelegentlich kommt es postoperativ nach der Gabe von Suxamethonium zu muskelkaterartigen Schmerzen und Steifheit (*siehe* auch Arzneimittelinteraktionen mit Narkosemitteln, S. 260–270).

2. VERBINDUNGEN MIT WIRKUNG AUF DAS ZNS

Eine Übersicht über die Interaktionen mit diesen Substanzen, die hauptsächlich zur Beseitigung schmerzhafter Muskelspasmen oder spastischer Zustände der Skelettmuskulatur und neuromuskulären Störungen eingesetzt werden, wird auf S. 279 gegeben (siehe auch Arzneimittelinteraktionen mit Narkosemitteln, S. 260–270).

Kombination	Interaktion	Behandlung
Muskelrelaxantien/Anaesthetika Stabilisierende Muskelrelaxantien Gallamin Tubocurarin	Cyclopropan, Halothan und Methoxyfluran verstärken die durch Gallamin und Tubocurarin bewirkte neuromuskuläre Blockade (1).	Bei der Anwendung von Muskelrelaxantien ist Vorsicht geboten. Ihre Wirkungsdauer kann verlängert werden. Entsprechende Gegenmaßnahmen sind zu treffen.
Depolarisierende Muskelrelaxantien Suxamethonium	Propanidid kann die Wirkung von Suxamethonium verlängern (2). Diese Interaktion hängt wahrscheinlich mit der normalen Metabolisierung des Anaesthetikums durch Plasmaesterasen zusammen, die auch Suxamethonium metabolisieren.	
Muskelrelaxantien/Antibiotika Aminoglykosidantibiotika mit einer nicht depolarisierenden, neuromuskulär blockierenden Wirkung (4, 5, 6) z. B. Dihydrostreptomycin Neomycin Streptomycin Viomycin Aminoglykosid-Antibiotika mit einer depolarisierenden, neuromuskulär blockierenden Wirkung (4, 5, 6) z. B. Kanamycin	Aminoglykoside können eine neuromuskuläre Blockade bewirken (siehe Übersicht über die Interaktionen mit Aminoglykosid-Antibiotika S. 76). Die nebenstehenden Antibiotika verstärken die Wirkung von Muskelrelaxantien.	Die durch diese Arzneimittel hervorgerufene neuromuskuläre Blockade wird bei einem K^+-Entzug oder erniedrigten Serumspiegeln an freiem Ca^{2+} verstärkt. Die unmittelbare prä- und postoperative Anwendung ist zu vermeiden. In bestimmten Fällen von Atemlähmung kann die intravenöse Ca^{2+}-Gabe nützlich sein.

Polypeptidantibiotika (Polymyxine) mit einer depolarisierenden, neuromuskulär blockierenden Wirkung (4, 7, 8, 9, 10, 11) z. B. Polymyxin-B-Sulfat Colistin (Polymyxin E) Sulfat	Über das Auftreten von Atemlähmungen nach Gabe von Polymyxinen, sowohl bei alleiniger, als auch kombinierter Gabe mit Muskelrelaxantien ist berichtet worden. Diese neuromuskuläre Blockade kann durch einen intrazellulären K^+-Mangel oder niedrige Serum Ca^{2+}-Spiegel verstärkt werden.	Während einer Operation oder postoperativ sollten Polymyxine nur mit größter Vorsicht angewendet werden. In bestimmten Fällen von Atemlähmungen kann eine intravenöse Ca^{2+}-Gabe nützlich sein.
Amphotericin (Amphotericin B) (12, 13, 14, 15).	Im Verlauf einer Amphotericinbehandlung kann eine Hypokaliämie auftreten, wodurch die Wirkung nicht depolarisierender Muskelrelaxantien verstärkt wird.	
Muskelrelaxantien/Cholinesterasehemmer Ecothiopatjodid (16, 17, 18, 19, 20)	Die längere Anwendung von Ecothiopat-haltigen Augentropfen zur Glaukombehandlung führt zu einem Abfall der Serumcholinesterasespiegel. Bei gleichzeitiger Verabreichung von Suxamethonium wurde über das Auftreten einer langanhaltenden Apnoe und Todesfälle berichtet.	Bei Patienten, die mit Cholinesterasehemmern behandelt werden, sollten vor Einleitung einer Anästhesie die Serumspiegel der Pseudocholinesterase gemessen werden. Bei erniedrigten Werten sollte Suxamethonium oder ein anderer depolarisierender neuromuskulärer Blocker nicht angewendet werden. Ist Suxamethonium unbedingt erforderlich, ist größte Vorsicht geboten.
Muskelrelaxantien/Zytostatika Cyclophosphamid (21) (Endoxan) Thiotepa (21) (Thiotepa „Lederle")	Sowohl Cyclophosphamid als auch Thiotepa senken die Serumspiegel der Pseudocholinesterase und können zu langanhaltender Apnoe führen, wenn Suxamethonium oder ein anderer depolarisierend wirkender neuromuskulärer Blocker gegeben werden.	Während einer Tumorbehandlung sollten die Serumspiegel der Pseudocholinesterase kontrolliert werden. Bei erniedrigten Werten sollten Suxamethonium oder andere depolarisierende Muskelrelaxantien nicht angewendet werden. Ist Suxamethonium unbedingt erforderlich, ist größte Vorsicht geboten.

Kombination	Interaktion	Behandlung
Muskelrelaxantien/Arzneimittel mit kardiodepressiver Wirkung Chinidin (6, 22, 23, 24)	Die Verabreichung von Chinidin an Patienten, die noch unter der Wirkung von Tubocurarin stehen, führt zur Recurarisierung und Apnoe. Chinidin verstärkt sowohl die Wirkung der nicht depolarisierenden (Curare-ähnlichen) als auch depolarisierenden Muskelrelaxantien.	Chinidin sollte weder prä- noch postoperativ angewendet werden.
Muskelrelaxantien/Herzglykoside Digitalis (25, 26)	Suxamethonium verstärkt offensichtlich die kardiale Wirkung von Digitalisglykosiden sowohl im Hinblick auf die Reizleitung als auch die Kammererregung. Bei der Verabreichung von Suxamethonium an voll digitalisierten Patienten sind Herzrhythmusstörungen aufgetreten.	Suxamethonium sollte bei digitalisierten Patienten nur mit Vorsicht verabreicht werden. Es sollte ein anderer neuromuskulärer Blocker als Suxamethonium eingesetzt werden.
Muskelrelaxantien/Dexpanthenol (26) Dexpanthenol (Pantothenol) (Bepanthen-Präp.) (Utivitol-Forte-Amp.)	Dexpanthenol führte in einem Fall zur Herabsetzung der Atemtätigkeit. In diesem Fall wurde 5 Minuten nach einer Suxamethoniumgabe Ilopan verabreicht. Diese Interaktion ist jedoch nicht näher untersucht worden.	Der Arzt sollte über diese Interaktion informiert sein. Zur Vorsicht ist deshalb die Gabe von Dexpanthenol gleichzeitig mit oder unmittelbar nach Suxamethonium zu vermeiden.
Muskelrelaxantien/Diuretika Thiazide, Benzothiadiazine (15, 27)	Thiaziddiuretika verstärken die Wirkung von Tubocurarin und Gallamin, was vermutlich auf den Thiazid-induzierten K^+-Verlust zurückzuführen ist.	Jeglicher K^+-Verlust sollte verhindert werden. Die möglicherweise verstärkte Wirkung von Tubocurarin und Gallamin erfordert eine besondere Sorgfalt bei der Operation von Patienten, die mit Thiaziden behandelt werden.
Furosemid (28)	Furosemid verstärkt die Wirkung von Tubocurarin und anderen nicht depolarisierenden Muskelrelaxantien, indem es zu einem K^+-Verlust führen kann.	Es wird empfohlen, oral verabreichtes Furosemid eine Woche, und parenteral verabreichtes Furosemid 2 Tage vor einer Operation abzusetzen.

Muskelrelaxantien/Hämostatika Aprotinin (Trasylol) (29)	Aprotinin, ein aus Rinderlunge gewonnenes Polypeptid, rief bei Patienten kurz nach einer Suxamethonium- oder Tubocuraringabe einen Atemstillstand hervor.	Zwischen der Verabreichung von Muskelrelaxantien und Aprotinin sollten mindestens 2–3 Tage liegen.
Muskelrelaxantien/Lokalanaesthetika Lidocain-Hydrochlorid (6, 30) Procain-Hydrochlorid (6, 30)	Intravenös verabreichtes Lidocain oder Procain verstärkt die durch Suxamethonium bewirkte neuromuskuläre Blockade. Diese Arzneimittel können Suxamethonium von seinen Proteinbindungsstellen im Plasma verdrängen. Procain wird durch Pseudocholinesterasen im Plasma metabolisiert, so daß hohe Dosen von Procain oder verwandter Lokalanaesthetika vom Estertyp (Benzocain, Cocain, Tetracain) die Suxamethonium-Metabolisierung kompetetiv hemmen können.	Bei der Verabreichung von Lokalanaesthetika an Patienten, die Suxamethonium oder ein anderes depolarisierendes Muskelrelaxans erhalten, ist gewisse Vorsicht geboten.
Muskelrelaxantien/MAO-Hemmer Phenelzinsulfat (31)	Phenelzin senkt den Plasmaspiegel der Pseudocholinesterase. Nach der Verabreichung von Suxamethonium kann es bei Patienten, die mit Phenelzin behandelt werden, zu einer anhaltenden Apnoe kommen. Vorerst liegen keine weiteren Hinweise für eine ähnliche Wirkung anderer MAO-Hemmer vor.	Bei Patienten, die mit Phenelzin oder einem anderen MAO-Hemmer behandelt werden, ist Suxamethonium, oder ein anderes depolarisierendes Muskelrelaxans nur mit Vorsicht anzuwenden.
Muskelrelaxantien/stark wirkende Analgetika (32)	Bei der Verabreichung narkotisch wirkender Analgetika an Patienten, die Muskelrelaxantien erhalten, ist Vorsicht geboten, da die neuromuskuläre Blockade der Muskelrelaxantien über die zentrale Wirkung der Narkotika verstärkt wird. Bei gleichzeitiger Anwendung dieser Arzneimittel kann es deshalb zu Atelektasen und Atemdepressionen kommen. Klinisch-pharmakologische sowie epidemiologische Untersuchungen unterstützen diese Vermutung.	Bei der Anwendung narkotisch wirkender Analgetika bei Patienten, die Muskelrelaxantien erhalten, ist Vorsicht geboten.

Kombination	Interaktion	Behandlung
Muskelrelaxantien/Tranquilizer vom Phenothiazintyp	Es gibt Hinweise dafür, daß Phenothiazine den Cholinesterasegehalt im Serum und in den Erythrozyten senken.	Eine gleichzeitige Anwendung sollte nur mit Vorsicht vorgenommen werden.
Methotrimeprazin (28)	Methotrimeprazin verlängert die durch Tubocurarin induzierte Muskelrelaxation. Es besteht die Möglichkeit einer Interaktion mit Suxamethonium.	
Promazin-Hydrochlorid (27, 33)	Nach der Verabreichung von Promazin während einer Operation trat bei einem Patienten, der gleichzeitig Suxamethonium erhalten hatte, ein längerdauernder Atemstillstand auf.	

LITERATURHINWEISE

1 *A.M.A. Drug Evaluations*, (1971) 1st ed. *General Anaesthetics*, pp. 151–160.
2 Martindale (1977) *The Extra Pharmacopoeia*. 27th ed. London, Pharmaceutical Press, p. 709.
3 Martindale (1977) *The Extra Pharmacopoeia*. 27th ed. London, Pharmaceutical Press, p. 710.
4 D'Arcy, P. F. and Griffin, J. P. (1972) *Iatrogenic Diseases*. London, Oxford University Press, pp. 137–138.
5 Hussar, D. A. (1967) *Am. J. Pharm.* **139**, 215.
6 McIver, A. K. (1967) *Pharm. J.* **199**, 205.
7 Koch-Weser, J. et al. (1970) *Ann. Intern. Med.* **72**, 857.
8 Polhmann, G. (1966) *JAMA* **196**, 181.
9 Parisi, A. F. and Kaplan, M. H. (1965) *JAMA* **194**, 298.
10 Levene, R. A. et al. (1969) *J. Mount Sinai Hosp.* **36**, 380.
11 Pittinger, C. B. et al. (1970) *Anaesth. Analg. Curr. Res.* **49**, 487.
12 Miller, R. P. and Bates, J. H. (1969) *Ann. Intern. Med.* **71**, 1089.
13 Cushard, W. G. et al. (1969) *J. Bone Joint Surg.* **51A**, 704.
14 Azarnoff, D. L. and Hurwitz, A. (1970) *Pharmacol. Physicians* **4**, 1.

15 Goddard, J. E. and Phillips, O. C. (1965) *Pa. Med.* **68**, 48.
16 Cavallard, R. J. et al. (1968) *Anaesth. Analg. Curr. Res.* **47**, 570.
17 Lipson, M. L. et al. (1969) *Arch. Ophthalmol.* **82**, 830.
18 Kinyon, G. E. (1969) *N. Engl. J. Med.* **280**, 53.
19 *Drug and Therapeutics Bulletin* (1964) **2**, 18.
20 Himes, J. A. et al. (1967) *Am. J. Vet. Assoc..* **151**, 54.
21 Smith, R. M. jun. et al. (1968) *Anaesth. Analg. Curr. Res.* **48**, 205.
22 Way, W. L. et al. (1967) *JAMA* **200**, 153.
23 Schmidt, J. L. et al. (1963) *JAMA* **183**, 669.
24 *Quelicin*®, Product Information (1969). Abbot Laboratories.
25 Dowdy, E. G. et al. (1965) *Anaesth. Analg. Curr. Res.* **44**, 608.
26 Birch, A. A. et al. (1969) *JAMA* **210**, 490.
27 Sphire, R. D. (1964) *Anaesth. Analg. Curr. Res.* **43**, 690.
28 Hansten, P. D. (1973) *Drug Interactions.* 2nd ed., Philadelphia, Lea & Febiger, p. 237.
29 Chasapakis, G. and Dimas, C. (1966) *Br. J. Anaesth.* **38**, 838.
30 Usubiaga, J. E. et al. (1967) *Anaesth. Analg. Curr. Res.* **46**, 39.
31 Bodley, P. O. et al. (1969) *Br. Med. J.* **3**, 510.
32 Bellville, J. W. et al. (1964) *Clin. Pharmacol. Ther.* **5**, 35.
33 Regan, A. G. and Aldrete, J. A. (1967) *Anaesth. Analg. Curr. Res.* **46**, 315.
34 *Data Sheet Compendium* (1978) London, ABPI, p. 252.

19. SYMPATHOMIMETIKA

Sympathomimetika können in die folgenden Gruppen unterteilt werden:

1. BRONCHODILATATOREN ZUR BEHANDLUNG VON ASTHMA BRONCHIALE, BRONCHITIS UND ANDERER BRONCHIALERKRANKUNGEN

Adrenalin *(Suprarenin-Lsg., Asthmainhal, Carbostesin, Adrenalin-Medihaler, Adrenosan, Astminhal, Dyspne-Inhal, Glycirenan)*

Ephedrin *(Ephedrin-Tabl., Ephetonin; Best. v. z. B. Ahmo-Kranit, Asthmin, Atma-Sanol, Bronchisan, Brow-Aerosol, Colomba, Contrasthman, Cortidasmyl, Dienate, Makatussin, Mintussin, Perdiphen, Priatan, Puraeton, Tussifrenon, Tussipect, Tussiva)*

Fenoterol *(Berotec, Partusisten)*

Isoetarin *(Asthmalitan-Depot, Numotac)*

Isoprenalin *(Aftosa-Aerosol, Aludrin, Bellasthman-Aerosol, Duo-Medihaler, Intal-Comp., Medihaler-ISO-Spray)*

Methylephedrin-Hydrochlorid *(Tybrain, Ilvico-Saft)*

Orciprenalinsulfat *(Alupent; Best. v. Silomat-Saft, Abiadin)*

Phenylephrin-Hydrochlorid *(Best. v. Duo-Medihaler, Neo-Synephrin)*

Rimiterol-Hydrobromid *(Pulmadil)*

Salbutamol *(Sultanol)*

Terbutalinsulfat *(Bricanyl)*

2. ARZNEIMITTEL ZUR THERAPEUTISCHEN ANWENDUNG BEI ÜBERLEITUNGSSTÖRUNGEN DES HERZENS (Z. B. AV-BLOCK)

Adrenalin und Adrenalinsalze (Hydrochlorid und Bitartrat), (Adrenalin Chlorid-Lsg. 1:1000) *(Suprarenin)*
Isoprenalin und Isoprenalinsalze (Hydrochlorid und Sulfate) *(Aludrin-Lsg.)*

3. RHINOLOGICA

Ephedrin (Hydrochlorid und Sulfate) *(Endrine, Nasalgon-Salbe, Risin, Tecoryl)*
Methoxamin-Hydrochlorid *(Vasoxine)*

Sympathomimetika 315

Naphazolin-Hydrochlorid und Nitrat *(Privin, Caltheon, Dexa-Siozwo, Lensch-Spray, Piniol-Nasentropfen, Rhino-Stas, Rhinotussal, Siozwo-Salbe etc.)*
Oxymethazolin-Hydrochlorid *(Nasivin, Wick-Spray, Rhinolitan)*
Phenylephrin-Hydrochlorid *(Adrianol, Larylin, Rhinivict, Vibrocil, Volon-A-Rhin)*
Phenylpropanolamin (Best. v. *Contac 700, Ornatos, Rhinopront, Rhinicept, Triaminic, Vitac* etc.)
Tetrahydrozolin-Hydrochlorid *(Tyzine)*
Tramazolin (Best. u. a. von *Cimporhin, Rhinospray*)
Xylometazolin-Hydrochlorid *(Otriven, Otricorten)*

4. ANTIHYPOTONIKA
Angiotensinamid *(Hypertensin-Ciba)*
Etilefrin *(Circupon RR, Effortil, Tonus-Forte)*
Mephenterminsulfat *(Mephin)*
Metaraminol *(Araminum)*
Methoxamin-Hydrochlorid *(Vasoxine)*
Noradrenalinbitartrat *(Levarterenolbitartrat)*
Norfenefrin *(Norphenefrin-Retard, Novadral, Stagural-Retard)*
Oxedrintartrat-Hydrochlorid *(Arterenol, Sympatocard, Sympatizin, Sympaton, Sympatol, Synephrintartrat.)*

5. ANDERE SYMPATHOMIMETISCH WIRKENDE SUBSTANZEN
Isoxsuprin-Hydrochlorid *(Duvadilan, Vasoplex)*
Ritodrin-Hydrochlorid *(Pre-Par-Amp.)*

Die beiden letzten Pharmaka sind β-Sympathomimetika; sie werden zur Relaxation der Uterusmuskulatur bei vorzeitigen Wehen und bei peripheren und zerebralen Durchblutungsstörungen therapeutisch angewendet. Die Anwendung von Sympathomimetika ist bei Patienten unter MAO-Hemmer-Therapie bzw. während einer Behandlung mit trizyklischen Antidepressiva kontraindiziert. BOAKS et al. (1) konnten jedoch zeigen, daß Noradrenalin und Adrenalin in den Mengen, wie sie zur Lokalanästhesie in der Zahnmedizin verwendet werden, zu keiner signifikanten Wirkungsverstärkung führen, wenn sie bei sonst gesunden Patienten, die eine MAO-Hemmer-Therapie erhalten, verabreicht werden; dagegen könnten ihre kardiovaskulären Wirkungen bei Patienten während einer Behandlung mit trizyklischen Antidepressiva in gefährlichem Maße verstärkt werden.

Die Untersuchungen ergeben keinerlei Hinweis darauf, ob eine gleichzeitige Behandlung mit einem MAO-Hemmer oder trizyklischen Antidepressiva die Risiken einer Inhalationstherapie mit Isoprenalin bei Asthmatikern erhöht. Eine entsprechende Klärung steht also noch aus.

Plötzlich auftretende Todesfälle bei Asthma-Patienten wurden mit dem übermäßigen Gebrauch von Inhalationsaerosolen, die eine sympathomimetisch wirkende Substanz enthielten, in Verbindung gebracht. Bei einigen Asthmatikern wurde eine Toleranzentwicklung gegen die Wirkung von Sympathomimetika in Sprayform beobachtet. In solchen Fällen sollte eine Alternativtherapie, jedoch auf *keinen* Fall eine Dosiserhöhung, vorgenommen werden.

Sympathomimetika können insbesondere bei älteren Patienten eine Harnretention verursachen; weitere Nebenwirkungen, deren Häufigkeit arzneimittelabhängig variiert, sind: Herzklopfen, Tachykardien, Schwindelgefühl, Kopfschmerzen, Angstgefühl und Schlaflosigkeit. Sympathomimetika sind bei akuten Koronarerkrankungen und Asthma cardiale kontraindiziert. Auch bei Hypertonien und Hyperthyreose sind Sympathomimetika je nach Präparat und Applikationsform kontraindiziert oder sollten zumindest nur mit großer Vorsicht verabreicht werden.

Anmerkung:
- Überwiegend α-adrenerge Wirkungen zeigen: Noradrenalin, Metaraminol, Methoxamin und Phenylephrin.
- Überwiegend $β_1$- und $β_2$-adrenerge Wirkungen zeigen: Isoprenalin und Methoxyphenamin.
- Ausgeprägte α-, $β_1$- und $β_2$-adrenerge Wirkungen zeigen: Adrenalin und Ephedrin.

Andere Sympathomimetika zeigen qualitativ unterschiedliche Wirkungen auf die α-, $β_1$- und $β_2$-Rezeptoren. Salbutamol, Terbutalin und Rimiterol wirken selektiv $β_2$-stimulierend und bewirken eine Bronchodilatation, ohne die Herzwirkung und den Blutdruck wesentlich zu beeinflussen. Ritodrinhydrochlorid besitzt eine $β_2$-adrenerge Wirkung und wird als Uterusrelaxans zur Behandlung vorzeitiger Wehen therapeutisch eingesetzt.

Kombination	Interaktion	Behandlung
Adrenalin/Antidepressiva MAO-Hemmer	Bei gleichzeitiger Anwendung von Adrenalin und MAO-Hemmern können schwerwiegende hypertensive Krisen ausgelöst werden. Bei Anwendung anderer Sympathomimetika wurde von einigen tödlichen Zwischenfällen berichtet (2).	Absolute Kontraindikation. *Anmerkung: Bei der Behandlung hypertensiver Krisen ist die Gabe von Phentolamin (Regitin) indiziert.*
Trizyklische Antidepressiva	Die durch trizyklische Antidepressiva verursachte	Während einer Behandlung mit trizykli-

Wechselwirkung	Mechanismus	Bemerkungen
(3, 4, 5, 6, 7) (*Siehe* S. 154–155, Übersicht über Antidepressiva und ihre Handelsnamen)	Hemmung der Noradrenalinaufnahme in die sympathischen Neuronen kann zu erhöhten kardiovaskulären Nebenwirkungen führen. Auch durch Adrenalin- oder Noradrenalinzusatz in Lokalanaesthetika können gefährliche kardiovaskuläre Nebenwirkungen hervorgerufen werden (1).	schen Antidepressiva ist die Anwendung von Adrenalin, Noradrenalin oder anderen Sympathomimetika kontraindiziert (8). Dies gilt auch für Adrenalin- oder Noradrenalinhaltige Lokalanaesthetika, obwohl das Risiko bei Injektion von verdünnten Adrenalin-Lösungen geringer ist (9).
Adrenalin/Antidiabetika (10) Insulin Orale Antidiabetika (*Siehe* S. 178–181, Übersicht über Antidiabetika und ihre Handelsnamen)	Die hyperglykämische Wirkung von Adrenalin kann zu einem Anstieg der Blutzuckerwerte führen.	Diese Wechselwirkung kann eine Dosiserhöhung von Insulin bzw. der oralen Antidiabetika erforderlich machen. Adrenalin, und in geringem Maße auch andere Sympathomimetika, sollten bei Diabetikern nur mit Vorsicht therapeutisch verwendet werden.
Adrenalin/andere Arzneimittel in gelöster Form (11) Hyaluronidase (Kinetin) (Permease) (Hyalase) Novobiocin (Albamycin) (Inamycin) Warfarin (*siehe* S. 125)	Bei Mischen von Adrenalin-Lösungen mit Hyaluronidase, Novobiocin-Natrium bzw. Warfarin-Natrium (in 5%iger Dextrose-Lösung) wurden Trübungen beobachtet.	Von einer *in vitro*-Mischung dieser Arzneimittel mit Adrenalin muß wegen physikalischer Unverträglichkeiten abgeraten werden. Möglicherweise ist das Auftreten dieser Interaktion nicht sofort mit bloßem Auge erkennbar. Falls diese Kombination trotzdem indiziert ist, sollten die Präparate separat injiziert werden.
Ephedrin/Antidepressiva MAO-Hemmer (12, 13, 14) (*Siehe* S. 154, Übersicht über MAO-Hemmer und ihre Handelsnamen)	Bei gleichzeitiger Gabe dieser Arzneimittel können schwere hypertensive Krisen mit tödlichem Ausgang verursacht werden.	Eine Ephedringabe ist während oder innerhalb von 2 Wochen nach Absetzen einer MAO-Hemmer-Therapie absolut kontraindiziert.

Sympathomimetika

Kombination	Interaktion	Behandlung
Ephedrin/Antihypertensiva Guanethidin (15, 16)	Ephedrin antagonisiert die Hemmung der adrenergen Erregungsübertragung und kann die antihypertensive Behandlung beeinträchtigen.	*Anmerkung: Die Gabe von Phentolamin (Regitin) kann eine hypertensive Krise vermindern.* Obwohl diese Kombination normalerweise keine Risiken in sich birgt, sollte sie vermieden werden, da sie unwirksam ist.
Methyldopa (17)	Ephedrin wirkt sowohl direkt als auch indirekt auf adrenerge Rezeptoren. Die direkte Wirkung beruht auf einer Freisetzung von Noradrenalin aus den Vesikeln der adrenergen Nervenendigungen. Methyldopa verringert die zur Freisetzung verfügbare Noradrenalinkonzentration. Ephedrin ist daher bei Patienten während einer Methyldopa-Behandlung weniger wirksam.	Der klinisch bedeutsame Aspekt dieser Interaktion ist die bei lokaler Anwendung von Ephedrin durch Methyldopa verringerte Mydriasis.
Reserpin (17) (*Siehe* S. 201–204, Übersicht über Antihypertensiva und ihre Handelsnamen)	Reserpin verursacht eine Noradrenalinfreisetzung aus den adrenergen Nervenendigungen. Damit wird die indirekte sympathomimetische Wirkung von Ephedrin (*siehe* Interaktion mit Methyldopa) verringert. Ephedrin ist daher bei Patienten während einer Behandlung mit Reserpin oder Rauwolfia-Alkaloiden weniger wirksam.	Eine Reserpinbehandlung verringert die mydriatische Wirkung von Ephedrin bei lokaler Anwendung. Andere Wirkungen von Ephedrin werden durch Reserpin in therapeutischen Dosen nicht beeinträchtigt.
Ephedrin/andere Arzneimittel in gelöster Form (11) Hydrocortison Pentobarbital Phenobarbital	Eine leichte Trübung entsteht beim Mischen von Ephedrinsulfat-Lösung mit Hydrocortison-Natriumsuccinat-, Pentobarbital-Natrium-, Phenobarbital-Natrium-,	Ephedrin sollte mit keiner der aufgeführten Arzneimittel-Lösungen gemischt werden. Möglicherweise ist die Interaktion nicht sofort mit bloßem Auge erkennbar. Falls eine gleichzeitige Gabe jedoch er-

Quinalbarbital
Thiopental
(*Siehe* S. 271–272, Übersicht über Barbiturate und ihre Handelsnamen)

Quinalbarbital-Natrium-(Secobarbital) oder Thiopental-Natrium-Lösung.

forderlich ist, sollten die Präparate getrennt injiziert werden.

Isoprenalin/trizyklische Antidepressiva
Imipramin (18)

Imipramin verstärkt die Wirkung von Isoprenalin. Bei 10 Asthmatikern wurde während einer Behandlung mit Isoprenalin-haltigen Inhalationssprays zusätzlich eine Imipramin-Therapie 3 × täglich 25 mg eingeleitet. Es wurde subjektiv über eine Besserung und objektiv über eine Erhöhung des Peak-Flow-Wertes berichtet. Die Empfindlichkeit des kardiovaskulären Systems gegenüber Isoprenalin war erhöht.

Die bronchodilatatorische Wirkung von Isoprenalin wird bei gleichzeitiger Gabe trizyklischer Antidepressiva verstärkt. Da auch eine verstärkte kardiovaskuläre Wirkung von Isoprenalin bei gleichzeitiger Anwendung trizyklischer Antidepressiva beobachtet wird, und beide Substanzen Arrhythmien verursachen können, sollten die Patienten sorgfältig auf Tachykardien und Arrhythmien hin überwacht werden.

Isoprenalin, Orciprenalin, Rimiterol, Salbutamol, Terbutalin/Propranolol, oder andere β-Rezeptorenblocker (19)
(*Siehe* S. 232–234)

Die bronchodilatatorische Wirkung von Isoprenalin, Orciprenalin, Rimiterol, Salbutamol, Terbutalin und anderer sympathomimetisch wirkender Bronchodilatatoren beruht auf einer β-Rezeptoren-Stimulation. β-Rezeptorenblocker antagonisieren die bronchodilatatorische Wirkung.

β-Rezeptorenblocker sind bei Asthmatikern aus 2 Gründen kontraindiziert: Zum einen können sie den Atemwiderstand erhöhen, zum anderen können sie die bronchodilatatorische Wirkung der Sympathomimetika vermindern. Alprenolol beeinflußt die Atemfunktion wahrscheinlich weniger stark wie Propranolol und wird deshalb auch bei Patienten mit Asthma bronchiale angewandt. Bei schwerem Asthma ist jedoch die i. v.-Gabe nur mit Vorsicht durchzuführen (20). Auch Oxprenolol wirkt weniger stark auf den Atemwiderstand als Propranolol; liegen jedoch Asthma oder Bronchitis vor, sollte von einer Oxprenololgabe abgesehen werden.

Kombination	Interaktion	Behandlung
		Finden sich bei Patienten anamnestisch Bronchospasmen, sind sowohl Sotalol als auch Timolol kontraindiziert. *Anmerkung: Atropinsulfat (1,2 mg i. v.) konnte den durch Propranolol verminderten Atemwegswiderstand bei Asthmatikern erheblich reduzieren (21).*
Noradrenalin/Antidepressiva MAO-Hemmer (12, 13)	Diese Wechselwirkung kann eine hypertensive Krise verursachen. Noradrenalin wird jedoch sehr schnell aus dem Kreislauf in die adrenergen Neuronen rückgespeichert bzw. von der COMT inaktiviert. Da die Monoamino-Oxidase von diesem Metabolismus wahrscheinlich nur wenig betroffen ist, wird diese Interaktion daher weniger bei einer Noradrenalingabe, als bei anderen Sympathomimetika auftreten, die durch die Monoamino-Oxidase inaktiviert werden.	Obwohl Noradrenalin im Gegensatz zu anderen Sympathomimetika wahrscheinlich nicht so schnell eine hypertensive Krise bei Patienten, die mit MAO-Hemmern behandelt werden, verursacht, ist es dennoch ratsam, Noradrenalin nicht mit MAO-Hemmern zu kombinieren.
Trizyklische Antidepressiva (3, 5, 6, 7, 22, 23) (*Siehe* S. 154–155, Übersicht über Antidepressiva und ihre Handelsnamen)	Trizyklische Antidepressiva verhindern die Rückspeicherung von Noradrenalin in die adrenergen Neuronen, was für die erhöhte kardiovaskuläre Noradrenalinwirkung und -toxizität verantwortlich sein könnte. (*Siehe auch* Interaktion Noradrenalin/Lokalanaesthetika, S. 297 und diese Seite).	Die gleichzeitige Gabe von trizyklischen Antidepressiva mit Noradrenalin ist ebenso wie die mit anderen sympathomimetisch wirkenden Aminen absolut kontraindiziert.
Noradrenalin/Antihypertensiva Ganglien-Blocker (24) Hexamethonium Mecamylamin	Antihypertensiva verstärken die blutdrucksteigernde Wirkung von Noradrenalin und indirekt wirkender Sympathomimetika und vermindern somit ihre eigene blutdrucksenkende Wirkung.	Werden Patienten mit diesen Antihypertensiva behandelt, besteht eine gesteigerte Empfindlichkeit gegenüber Sympathomimetika. Beide Substanzen sollten nicht

Sympathomimetika 321

Pentolinium

gemeinsam verabreicht werden, es sei denn, eine antagonistische Wirkung ist erwünscht.

Adrenerge Neuronen-Blocker
Guanethidin (24, 25, 26)

Diese Arzneimittel vermindern den endogenen Noradrenalingehalt und verringern dadurch die blutdrucksteigernde Wirkung der indirekt wirkenden Sympathomimetika. Die blutdrucksteigernde Wirkung von exogen zugeführtem Noradrenalin wird dagegen verstärkt. Darüber hinaus besteht eine erhöhte Neigung zu Arrhythmien.

Werden Patienten mit diesen Antihypertensiva behandelt, besteht eine gesteigerte Empfindlichkeit gegenüber Sympathomimetika. Beide Substanzen sollten nicht gemeinsam verabreicht werden, es sei denn, eine antagonistische Wirkung ist erwünscht.

Noradrenalin/Lokalanaesthetika (8, 23).
Butanilicain und Procain-Phosphat
Hostacain mit Noradrenalin
Lidocain

Während einer zahnärztlichen Behandlung traten in 15 Fällen hypertensive Krisen (in einem Fall mit tödlichem Ausgang) nach Anwendung von Lokalanaesthetika mit hohem Noradrenalin-Gehalt (1:25 000 = 0,04 mg/ml) auf. Sechs dieser Patienten hatten gleichzeitig trizyklische Antidepressiva erhalten (Imipramin, Desipramin, Nortriptylin bzw. Protriptylin) (23).

Der Gebrauch von Lokalanaesthetika, welche eines dieser Vasokonstriktoren enthält, sollte bei Patienten bei gleichzeitiger Behandlung mit trizyklischen Antidepressiva am besten vermieden werden.

Noradrenalin/andere Arzneimittel in gelöster Form (11)
Amylobarbital
Chlorothiazid
Chlorpheniramin
Nitrofurantoin
Novobiocin
Pentobarbital
Phenobarbital
Phenytoin
Quinalbarbital

Beim Mischen einer Noradrenalin-Bitartrat-Lösung mit den folgenden Arzneimittellösungen kam es zu einer Trübung:
Amylobarbital-Natrium
Chlorothiazid-Natrium
Chlorpheniraminmaleat
Nitrofurantoin-Natrium
Novobiocin-Natrium
Pentobarbital-Natrium
Phenobarbital-Natrium
Phenytoin-Natrium

Von einer in vitro-Mischung dieser Arzneimittel mit einer Noradrenalin-Bitartrat-Lösung sollte wegen des Auftretens chemisch-physikalischer Unverträglichkeiten abgesehen werden. Die Wechselwirkung ist nicht immer sofort mit bloßem Auge sichtbar. Sollte die Kombination erforderlich sein, so sind beide Arzneimittel getrennt zu injizieren.

322 Sympathomimetika

Kombination	Interaktion	Behandlung
Natriumbicarbonat Natriumjodid Streptomycin Sulfadiazin Sulfafurazol Thiopental	Quinalbarbital-Natrium Natriumbicarbonat Natriumjodid Streptomycinsulfat Sulfadiazin-Natrium Sulfafurazoldiäthanolamin Thiopental-Natrium	
Phenylephrin/Antidepressiva MAO-Hemmer (13) (*Siehe* S. 154, Übersicht über Antidepressiva und ihre Handelsnamen)	Diese Kombination kann zu schweren hypertensiven Krisen führen. Phenylephrin ist in vielen, auch nicht verschreibungspflichtigen Präparaten enthalten, welche zur Behandlung von Erkältungskrankheiten, Heuschnupfen, Rhinitis usw. eingesetzt werden.	Die gleichzeitige Anwendung dieser Arzneimittel ist gefährlich; unter Behandlung mit MAO-Hemmern sollte vor einer Selbstmedikation mit „Erkältungspräparaten" gewarnt werden. Der Patient sollte sich vorher beim Arzt bzw. Apotheker erkundigen, ob das Arzneimittel kein Phenylephrin oder ein anderes Sympathomimetika enthält. *Anmerkung: Die Gabe von Phentolamin (Regitin) kann eine evtl. hypertensive Krise vermindern.*
Phenylephrin/Antihypertensiva Debrisoquin (Declinax) (27) Pargylin (Eutonyl)	Debrisoquin und Pargylin besitzen MAO-Hemmer-Eigenschaften. Es wurde über Interaktionen zwischen Phenylephrin und Debrisoquin berichtet, welche zu hypertensiven Krisen führten. Auch eine Überempfindlichkeit der adrenergen Rezeptoren gegenüber Phenylephrin kann zu Blutdrucksteigerungen führen. Eine Debrisoquin-induzierte Neuronenblockade kann durch Phenylephrin antagonisiert werden, wodurch es zu einem erneuten Blutdruck-	Diese Kombinationen sind kontraindiziert. Phenylephrin ist in vielen Präparaten zur Behandlung von Erkältungskrankheiten, Heuschnupfen, Rhinitis etc. enthalten (auch freiverkäufliche Präparate). Bei Behandlung mit diesen Antihypertensiva sollte vor einer gleichzeitigen Einnahme der zur Behandlung von Erkältungskrankheiten genannten Arznei-

	anstieg kommt. Die durch lokale Anwendung von Phenylephrin hervorgerufene Mydriasis wird durch eine gleichzeitige Debrisoquingabe potenziert.	mittel geklärt werden, ob kein Phenylephrin oder andere Sympathomimetika in den Präparaten enthalten sind. *Anmerkung: Die Gabe von Phentolamin (Regitin) kann eine evtl. hypertensive Krise vermindern.*
Ganglien-Blocker (24): Hexamethonium Mecamylamin Pentolinium	Die blutdrucksteigernde Wirkung von Phenylephrin ist in Kombination mit diesen Antihypertensiva verstärkt. Während einer Behandlung mit Guanethidin oder Methyldopa ist eine verstärkte Mydriasis nach Gabe von Phenylephrin-Augentropfen zu beobachten.	Patienten, welche mit diesen Antihypertensiva behandelt werden, reagieren empfindlicher auf Phenylephrin oder andere Sympathomimetika. Diese sollten daher nicht gleichzeitig gegeben werden, es sei denn, die hypotensive Wirkung des Ganglienblockers soll antagonisiert werden. Phenylephrin-haltige Augentropfen sollten nur mit Vorsicht bei Patienten, die mit Guanethidin oder adrenergen Blockern behandelt werden, verabreicht werden, da es in diesem Fall zu einer verzögerten Rückbildung der Mydriasis kommen kann (28).
andere Antihypertensiva (24): Methyldopa Reserpin und Rauwolfia-Alkaloide (*Siehe* S. 202, Handelsnamen dieser Antihypertensiva)		
Phenylephrin/Levodopa (29) (*Siehe* S. 288, Übersicht über Levodopa und Handelsnamen)	Levodopa kann die Wirkung jener Sympathomimetika kompetitiv hemmen, welche auf α-Rezeptoren wirken (z. B. Phenylephrin, Noradrenalin und Metaraminol).	Die einzige nach Applikation von Phenylephrin und gleichzeitiger Levodopa-Behandlung bisher bekannte Interaktion von klinischer Bedeutung ist die verminderte Mydriasis.

Kombination	Interaktion	Behandlung
Phenylephrin/Propranolol (19)	Nach Gabe eines β-Rezeptorenblockers wird die bronchodilatatorische Wirkung von Phenylephrin antagonisiert. Unter Umständen kann es zu einer Bronchokonstriktion kommen; ein Effekt, der auf die α-adrenergen, bronchokonstriktorischen Wirkungen zurückzuführen ist.	Diese Kombination sollte vermieden werden.
Phenylephrin/verschiedene andere Arzneimittel Aspirin (30)	Bei einer Tabletten-Zubereitung, welche Phenylephrin-Hydrochlorid und Aspirin enthielt, kam es infolge eines Phenylephrin-Abbaus durch Acetylierung zu einem Wirksamkeitsverlust. Der in dieser Tablette enthaltene Trägerstoff Magnesiumstearat führte zu einem beschleunigten Aspirinabbau.	Phenylephrin und Aspirin sollte nicht in einer festen galenischen Zubereitung kombiniert werden. Ist eine gleichzeitige Anwendung erwünscht, so sollten beide Substanzen getrennt appliziert werden.
Phenytoin (11)	Werden jeweils 1 ml einer Phenylephrin-Hydrochloridlösung mit 1 ml Phenytoin-Natrium-Lösung in 5 ml Wasser gemischt, kommt es zu einer Ausfällung.	Diese Arzneimittellösungen sollten getrennt injiziert werden.
Phenylpropanolamin/Antidepressiva MAO-Hemmer (31, 32, 33, 34) (Siehe S. 154, Übersicht über Antidepressiva und ihre Handelsnamen)	Nach gleichzeitiger Gabe beider Substanzen kam es zu tödlich verlaufenden Blutdruckkrisen. Phenylpropanolamin ist in vielen, auch nicht verschreibungspflichtigen Mitteln enthalten, welche zur Behandlung von Erkältungskrankheiten, Heuschnupfen und Rhinitis angewendet werden.	Diese Kombinationen sind kontraindiziert. Phenylephrin ist in vielen Präparaten zur Behandlung von Erkältungskrankheiten, Heuschnupfen, Rhinitis etc. enthalten (auch freiverkäufliche Präparate). Bei Behandlung mit diesen MAO-Hemmern sollte vor einer gleichzeitigen Einnahme der genannten Arzneimittel zur Behandlung von Erkältungskrankheiten geklärt werden, ob kein Phenylephrin oder andere Sympathomimetika in den Präparaten enthalten sind.

Sympathikomimetika/α-Rezeptorenblocker
Dibenamin (35)
Indoramin (36)
Phenoxybenzamin (37)
Phentolamin (37)
Thymoxamin (Opilon) (19)

α-Rezeptorenblocker potenzieren die bronchodilatatorische Wirkung von Isoprenalin, Orciprenalin und Salbutamol. Sie blockieren die α-adrenergen Wirkungen der Sympathomimetika (19, 38).
Anmerkung: Die gefäßerweiternde Wirkung von Phenoxybenzamin und anderen α-Rezeptorenblockern kann durch Noradrenalin nicht antagonisiert werden.

Anmerkung: Die Gabe von Phentolamin (Regitin) kann eine evtl. hypertensive Krise vermindern.

Indoramin allein und in Kombination mit Sympathomimetika wird therapeutisch zur Behandlung belastungsinduzierter Bronchokonstriktionen angewendet.

Sympathomimetika/Atropin (39)

Die bronchodilatatorische Wirkung wird verlängert.

In einigen bronchodilatatorisch wirkenden Präparaten wird diese Interaktion therapeutisch ausgenutzt. (*Siehe* S. 314–315).

Sympathomimetika/Mutterkorn-Alkaloide (40)
Ergometrin (Secometrin)
Ergotamin (Ergotamin-Medihaler Aerosol, Gynergen, Neo-Gynergen)
Methylergometrin (Methergin)
Dihydroergotamin (Dihydergot)
Dihydroergotoxin (Hydergin)

Sympathomimetika verstärken die gefäßverengernde Wirkung der Mutterkorn-Alkaloide. Ergotamin besitzt ausgeprägte direkt gefäßverengernde und nur geringe α-Rezeptoren-blockierende Eigenschaften. Ergometrin zeigt ähnliche Wirkungen, jedoch ist die gefäßverengernde Wirkung geringer. Die Hydrierung der Mutterkorn-Alkaloide führt zu einer Verstärkung ihrer α-Rezeptoren-blockierenden Wirkung und reduziert die direkt gefäßverengernde Wirkung (z. B. Dihydroergotamin und Dihydroergotoxin); diese hydrierten Alkaloide blockieren die α-adrenergen Wirkungen der Sympathomimetika.

Diese Kombinationen sollten nur mit Vorsicht angewandt werden und nur unter Berücksichtigung des jeweils zugrundeliegenden pharmakologischen Mechanismus der Interaktion, die in Abhängigkeit vom Alkaloid zu einer Stimulation oder Hemmung der vasokonstriktorischen Wirkung führt.

Sympathomimetika/Mazindol (Teronac) (42)

Mazindol verstärkt die blutdrucksteigernde Wirkung der Katecholamine.

Die Patienten sollten davor gewarnt werden, während einer Behandlung mit Ma-

Kombination	Interaktion	Behandlung
		zindol bzw. innerhalb *eines Monats nach* Therapieende Arzneimittel zur Behandlung von Husten- oder Erkältungskrankheiten einzunehmen, welche Sympathomimetika enthalten. Auch die Applikation von Lokalanaesthetika mit Adrenalinzusatz sollte vermieden werden.
Sympathomimetika/Tranquilizer vom Phenothiazintyp Chlorpromazin (41) (Siehe S. 330–331, Übersicht über Tranquilizer vom Phenothiazintyp und ihre Handelsnamen)	Chlorpromazin blockiert oder führt zu einer entgegengesetzten Wirkung einer Vielzahl von Adrenalin-Wirkungen und antagonisiert die Adrenalin-induzierte Blutdrucksteigerung aufgrund seiner α-Rezeptoren-blockierenden Wirkung.	Die gleichzeitige Verabreichung beider Arzneimittel ist zu vermeiden. Bei gleichzeitiger Gabe mit anderen Phenothiazinen muß mit einer ähnlichen Wechselwirkung gerechnet werden.

LITERATURHINWEISE

1 Boakes, A. J. et al. (1973) *Br. Med. J.* **1**, 311.
2 D'Arcy, P. F. and Griffin, J. P. (1972) *Iatrogenic Diseases*. London, Oxford University Press, pp. 10, 17.
3 Stone, C. A. et al. (1964) *J. Pharmacol. Exp. Ther.* **144**, 196.
4 Hills, N. F. (1965) *Br. Med. J.* **1**, 859.
5 Gillette, J. R. (1965) *Ann. N. Y. Acad. Sci.* **123**, 42.
6 Jori, A. et al. (1966) *J. Pharm. Pharmacol.* **18**, 824.
7 Jori, A. (1968) *J. Pharm. Pharmacol.* **20**, 862.
8 Leading Article, (1972) *Lancet* **2**, 584.
9 Martindale (1977) *The Extra Pharmacopoeia*, 27th ed. London, Pharmaceutical Press, pp. 3, 24, 858.
10 Hansten, P. D. (1975) *Drug Interactions*, 3rd ed. Philadelphia, Lea & Febiger, p. 59.
11 Patel, J. A. and Phillips, G. L. (1966) *Am. J. Hosp. Pharm.* **23**, 409.
12 Goldberg, L. I. (1964) *JAMA* **190**, 456.
13 Elis, J. et al. (1967) *Brit. Med. J.* **2**, 75.

14 Mark, L. C. et al. (1967) *N.Y.J. Med.* **67**, 570.
15 Gulati, O. D. et al. (1966) *Clin. Pharmacol. Ther.* **7**, 510.
16 Day, M. D. and Rand, M. J. (1962) *Lancet* **2**, 1282.
17 Sneddon, J. M. and Turner, P. (1964) *Arch. Ophthalmol.* **81**, 622.
18 Mattila, A. J. and Muittari, A. (1969) *Ann. Med. Intern. Fenn.* **57**, 185.
19 Prime, F. J. et al. (1972) *Bull. Physiopathol. Respir. (Nancy)* **8**, 99.
20 Martindale (1977) *The Extra Pharmacopoeia*, 27th ed. London, Pharmaceutical Press, p. 655.
21 MacDonald, A. G. et al. (1967) *Br. J. Anaesth.* **39**, 919.
22 Barar, F. S. K. et al. (1971) *Br. J. Pharmacol.* **43**, 472P.
23 Boakes, A. J. et al. (1972) *Br. Dent. J.* **133**, 137.
24 Dollery, C. T. (1965) *Proc. R. Soc. Med.* **58**, 983.
25 Boura, A. L. A. and Green, A. F. (1963) *Br. J. Pharmacol.* **20**, 36.
26 Muelheims, G. H. et al. (1965) *Clin. Pharmacol. Ther.* **6**, 757.
27 Aminu, J. et al. (1970) *Lancet* **2**, 935.
28 Cooper, B. (1968) *Med. J. Aust.* **2**, 420.
29 Godwin-Austen, R. B. et al. (1969) *Lancet* **2**, 1043.
30 Troup, A. E. and Mitchner, H. (1964) *J. Pharm. Sci.* **53**, 375.
31 Tonks, C. M. and Lloyd, A. T. (1965) *Br. Med. J.* **1**, 589.
32 Cuthbert, M. F. et al. (1969) *Br. Med. J.* **1**, 404.
33 Mason, A. M. S. and Buckle, R. M. (1969) *Br. Med. J.* **1**, 845.
34 Humberstone, P. M. (1969) *Br. Med. J.* **1**, 846.
35 Furchgott, R. F. (1954) *J. Pharmacol. Exp. Ther.* **111**, 265.
36 Bianco, S. et al. (1974) *Br. Med. J.* **4**, 18.
37 Nickerson, M. and Gump, W. S. (1949) *J. Pharmacol. Exp. Ther.* **97**, 25.
38 Griffin, J. P. et al. (1972) *Lancet* **1**, 1288.
39 Goodman, L. S. and Gilman, A. (1965) *Pharmacological Basis of Therapeutics*, 3rd ed. New York, Macmillan, p. 540.
40 Goodman, L. S. and Gilman, A. (1965) *Pharmacological Basis of Therapeutics*, 3rd ed. New York, Macmillan, p. 555.
41 Goodman, L. S. and Gilman, A. (1965) *Pharmacological Basis of Therapeutics*, 3rd ed. New York, Macmillan, p. 169.
42 *Data Sheet Compendium* (1978) London, ABPI, p. 1014.
43 Allum, W. et al. (1974) *Br. J. Clin. Pharmacol.* **1**, 51.

INTERAKTIONEN ZWISCHEN TREIBGASEN UND SYMPATHOMIMETIKA

1970 erschienen 2 Publikationen im *Journal of the American Medical Association*, wonach frigenhaltige Treibgase zu schwerwiegenden toxischen Nebenwirkungen führen können, wenn sie während einer Asphyxie in hoher Konzentration inhaliert werden. Als Ursache wird eine Sensibilisierung durch halogenierte Kohlenwasserstoffe (Frigen) gegenüber Sympathomimetika diskutiert, die zur Auslösung von Arrhythmien führen könnte (1, 2).

In zeitlich davor veröffentlichten Studien (3) wurde über eine erhöhte Sterblichkeit bei Asthmatikern berichtet, wobei sich eine direkte Korrelation zwischen der Mortalität und der Anzahl der verabreichten Inhalationssprays, die Sympathomimetika enthielten, fand. Als mögliche Ursache wurde eine Sensibilisierung des Herzens durch Frigen gegenüber sympathomimetisch wirkenden Aminen während einer Anoxie, wie sie bei Asthmaanfällen auftritt, in Betracht gezogen (2). Es gab hierfür bereits insofern Hinweise, da auch eine erhöhte toxische Wirkung der Sympathomimetika während einer Hypoxie beobachtet worden war (3). Darüber hinaus konnten DOLLERY et al. (4) sowie PATTERSON et al. (5) zeigen, daß bei Asthmatikern bereits nach Inhalation von 2 Sprühstößen Serumkonzentrationen von Frigen (11) bestimmt werden konnten; MORGAN et al. (6) konnten in Untersuchungen mit radioaktiv markierten Treibgasen zeigen, daß die insgesamt nach 30 Minuten absorbierten Treibgase zwischen 10% (Frigen 114) bis 23% (Frigen 11) ausmachten.

In späteren tierexperimentellen Studien von CLARK und TINSTON (7) konnte nachgewiesen werden, daß Frigen (11) beim Hund eine Sensibilisierung gegen Adrenalin hervorrief und Arrhythmien auslöste. Andererseits trat keine Sensibilisierung gegen Isoprenalin auf; eine gab es jedoch bei Chloroform, Trichloräthylen, Trichloräthan, fluorierten Methan- und Äthan-Derivaten und Halothan.

Aus inhalationstoxikologischen Untersuchungen sowohl mit Arzneimitteln als auch mit Treibgasen geht deutlich hervor, daß die Treibgase nicht länger als inert betrachtet werden können, da sie sehr wohl in der Lage sind, das Myokard gegen einige, wenn auch nicht alle, sympathomimetischen Amine zu sensibilisieren.

AVIADO und BELEJ (9) untersuchten 15 verschiedene, häufig verwendete Treibgase und teilten sie in 3 Gruppen ein:

Gruppe I: Zu dieser Gruppe gehören Treibgase, welche bei alleiniger Gabe Arrhythmien verursachen und das Herz gegen Adrenalin-induzierte Arrhythmien sensibilisieren:
Trichlorfluormethan (Frigen 11), Dichlorfluormethan (Frigen 21)
Trichlortrifluoräthan (Frigen 113), Vinylchlorid, Methylchlorid, Trichloräthan.

Gruppe II: Die in dieser Gruppe zusammengefaßten Treibgase verursachen bei alleiniger Gabe keine Nebenwirkungen (Arrhythmien), können jedoch das Herz für Adrenalin-induzierte Arrhythmien sensibilisieren: Propan, Isobutan, Dichlortetrafluoräthan (Frigen 114), Octafluorcyclobutan (Fluorcarbon C-318), Chlorpentafluoräthan.

Gruppe III: Diese Treibgase verursachen weder Arrhythmien, noch führen sie zu einer Sensibilisierung des Herzens für Adrenalin-induzierte Arrhythmien:
Monochlordifluoräthan (Frigen 142b) und Dichlordifluormethan (Frigen 12).

Frigen 11 erwies sich in tierexperimentellen Untersuchungen (Mäuseherz) als das Treibgas mit der höchsten kardiotoxischen Wirkung, wobei in ca. 10% der Fälle ein Herzblock zweiten oder dritten Grades auftrat. Die Verbindung stellt das in Inhalationssprays zur Behandlung von Asthmakranken am meisten verwendete Treibgas dar. (Der kardiotoxische Effekt von Frigen 11 konnte weder durch Atropin noch Propranolol oder Sotalol antagonisiert werden, was darauf hinweist, daß seine Wirkung weder von cholinergen- noch von β-adrenergen Rezeptoren vermittelt wird).

LITERATURHINWEISE

1 Bass, M. (1970) *JAMA* **212**, 2075.
2 Taylor, G. J. and Harris, W. S. (1970) *JAMA* **214**, 81.
3 Collins, J. M. et al. (1969) *Br. J. Pharmacol.* **36**, 35.
4 Dollery, C. T. et al. (1970) *Lancet* **2**, 1164.
5 Patterson, J. W. et al. (1971) *Lancet* **2**, 565.
6 Morgan et al. (1971) *Int. J. Appl. Radiat. Isot.* **23**, 285.
7 Clark, D. G. and Tinston, D. J. (1971) *Proceedings XIIIth Meeting of the European Society of Drug Toxicity*, pp. 212–217.
8 Clark, D. G. and Tinston, D. J. (1972) *Ann. Allergy* **30**, 536.
9 Aviado, D. M. and Belej, M. A. (1974) *Toxicol.* **2**, 31.
10 Editorial (1975) *Lancet* **1**, 1073.

20. NEUROLEPTIKA

Unter Neuroleptika versteht man Arzneimittel, die zentral und peripher lytisch und dämpfend wirken, ohne das Bewußtsein wesentlich auszuschalten. Darüber hinaus beeinflussen Neuroleptika psychotische Erscheinungen, vermindern den zentralnervösen Grundtonus und psychische Spannungszustände.

Bei den Hauptvertretern der im angloamerikanischen Schrifttum auch Major Tranquillizer genannten Verbindungen handelt es sich um die Phenothiazine, die Butyrophenone und verwandte Verbindungen, Thioxanthene und Lithiumcarbonat *(siehe S. 293).*

Neuroleptika werden hauptsächlich zur Behandlung von Psychosen, wie Schizophrenie, Manien und Dementia senilis sowie bei kindlichen Verhaltensstörungen eingesetzt. Auch Rauwolfia-Alkaloide, insbesondere Reserpin, wurden früher häufiger zur Behandlung verschiedener Psychosen therapeutisch verwendet *(siehe S. 202, 214–215).*

1. PHENOTHIAZINE

Es sind zur Zeit eine Vielzahl von Phenothiazinderivaten im Handel, und die jeweilige Zuordnung einer Wirksubstanz zu einer der nachstehend aufgeführten Gruppen, bietet insbesondere dem Arzt wenig Informationsgehalt. Obwohl zwischen der Tranquilizerwirkung und den antipsychotischen Eigenschaften in den 3 Gruppen qualitativ keine größeren Unterschiede bestehen, gibt es doch nützliche Unterschiede in ihren Einzelwirkungen. So wirken beispielsweise Phenothiazine mit einer Dimethylaminopropyl-Seitenkette stärker sedierend. Präparate mit einer Piperidin-Seitenkette werden bei apathischen, in sich zurückgezogenen Patienten angewendet, da sie deutlich stimulierend wirken. Sie verursachen weniger häufig Hypotensionen, Tachykardien und Schläfrigkeit. Extrapyramidale Nebenwirkungen kommen bei Phenothiazinen mit einer Piperidin-Seitenkette am seltensten vor.

GRUPPE 1 PHENOTHIAZINE MIT EINER DIMETHYLAMINOPROPYL-SEITENKETTE
Chlorpromazinhydrochlorid *(Largactil, Megaphen)*
Levomepromazin *(Neurocil, Nozinan)*
Promazin-Hydrochlorid *(Protactyl, Verophen)*
Prothipendyl-Hydrochlorid *(Dominal;* Best. v. *Irridal)*
Triflurpromazin *(Psyquil)*

GRUPPE 2 PHENOTHIAZINE MIT EINER PIPERIDIN-SEITENKETTE

Periciazin (*Aolept*)
Pecazin (*Pacatal*)
Sulforidazin (*Inofal*)
Thioridazin-Hydrochlorid (*Melleril, Melleretten*)

GRUPPE 3 PHENOTHIAZINE MIT EINER PIPERAZIN-SEITENKETTE

Butaperazin (*Neuronal*)
Dixyprazin (*Esucos*)
Fluphenazin (*Dapotum, Lyogen, Omca*)
Perazin (*Taxilan*)
Perphenazin (*Decentan*)
Prochlorperazin (*Stemetil*)
Thietylperazin (*Torecan*)
Thiopropazat-Hydrochlorid (*Dartalan*)
Thioproperazin-Dimethansulfonat (*Mayeptil*)
Trifluoperazin-Hydrochlorid (*Jatroneural*)

Chlorpromazin und verwandte Verbindungen besitzen ein breites Wirkungsspektrum; sie wirken auf das ZNS dämpfend, α-Rezeptoren blockierend und leicht anticholinergisch. Sie hemmen Dopamin und den Hemmfaktor für die Prolactin-Freisetzung (vermutlich Dopamin), wodurch die Freisetzung von Prolactin stimuliert wird. Der „Dopamin-Umsatz" im Gehirn wird durch Chlorpromazin erhöht.

Bei therapeutischer Anwendung von Phenothiazinen können Schwäche, Sedierung, Mundtrockenheit, Hypothermie, orthostatische Dysregulationen, Obstipation, extrapyramidale Parkinson-ähnliche Symptome, Gewichtszunahme, Hautausschläge (Kontaktdermatitis), cholestatischer Ikterus und Blutdykrasien auftreten. Unter Langzeitbehandlung mit Chlorpromazin wurden epitheliale Keratopathien sowie Linsen- und Glaskörpertrübungen beobachtet. Darüber hinaus können Chlorpromazin und andere Phenothiazin-Derivate endokrinologische Veränderungen bewirken. Unter Neuroleptika-Therapie mit Chlorpromazin und verwandten Substanzen wurden Potenzstörungen, Amenorrhoe, Galactorrhoe, Gewichtszunahme, Diabetes mellitus und erhöhte Cholesterinserumspiegel beobachtet. Ferner können Phenothiazine gelegentlich epileptiforme und Krampfanfälle von Grand-mal Typ auslösen.

2. BUTYROPHENONE UND VERGLEICHBARE SUBSTANZEN

Benperidol (*Glianimon*)
Droperidol (*Best. v. Thalamonal-Amp.*)
Fluspirilen (*Imap*)
Haloperidol (*Haldol, Haloperidol, Sigaperidol*)
Oxypertin (*Forit, Oxypertin-Winthrop.-Kps.*)
Penfluridol (*Semap*)
Pimozid (*Orap*)
Trifluperidol-Hydrochlorid (*Triperidol*)

Butyrophenone sind Piperidinderivate und chemisch dem Pethidin verwandt. Ihre neuroleptischen Eigenschaften wurden bei der Suche nach analgetisch wirkenden Substanzen entdeckt. Haloperidol ist der Prototyp dieser Gruppe.

Butyrophenone werden schneller und nahezu vollständig resorbiert. Maximale Plasmaspiegel werden innerhalb von 2–6 Stunden erreicht. Butyrophenone werden jedoch nur sehr langsam ausgeschieden, so daß es zu einer kumulativen Wirkung kommen kann, was im Hinblick auf eine Dosisanpassung und Wechselwirkung mit anderen Arzneimitteln, insbesondere ZNS-dämpfenden Pharmaka von Bedeutung ist.

Die klinisch pharmakologischen Eigenschaften der Butyrophenone ähneln denen der Phenothiazine mit einer Piperazin-Seitenkette. Sie wirken selektiv dämpfend auf das ZNS, hemmen die Dopaminwirkungen und erhöhen den „Dopaminumsatz" im Gehirn.

An Nebenwirkungen kommen extrapyramidale Störungen, motorische Unruhe, Schläfrigkeit und Schwindelgefühl vor. Depressionen können durch die Anwendung von Butyrophenonen verstärkt werden. Weitere Nebenwirkungen ähneln denen der Phenothiazinderivate.

Penfluridol besitzt eine sehr lange Wirkdauer; bei Gabe von Pimozid wurden vereinzelt Glukosurien beobachtet; bei Applikation von Trifluperidol kam es zu übermäßigem Speichelfluß. Da Oxypertin eine Katecholaminfreisetzung bewirkt, sollte es nicht während oder innerhalb von 10–14 Tagen nach einer MAO-Hemmer-Therapie verwendet werden. Bei Langzeitbehandlung und Verwendung höherer Dosen von Oxypertin sollten Blut- und Leberfunktionen regelmäßig kontrolliert werden. In einigen Fällen wurde eine Erhöhung der Transaminase-Werte beobachtet.

3. THIOXANTHENE
Chlorprothixen *(Taractan, Truxal, Truxaletten)*
Flupentixol *(Fluanxol)*
Tiotixen *(Orbinamon)*
Clopentixol *(Ciatyl)*

In dieser Arzneimittelgruppe ist der Stickstoff in Stellung 10 am Phenothiazin durch ein Kohlenstoffatom ersetzt. Die Wirkungen und Anwendungsgebiete der Thioxanthene sind dieselben wie bei Chlorpromazin. Thioxanthene können jedoch aufgrund ihrer antidepressiven Wirkung zu Schlaflosigkeit führen. Diese Pharmaka besitzen einen schnell einsetzenden und lang anhaltenden Dämpfungseffekt.

Ihre Nebenwirkungen ähneln denen der Phenothiazine. Bei empfindlichen Patienten können durch Thioxanthene Erregungszustände und Schlaflosigkeit ausgelöst werden. Eine Sedierung wird selten beobachtet. Unter Thioxanthenbehandlung werden häufig extrapyramidale Nebenwirkungen beobachtet.

4. LITHIUMCARBONAT
Wechselwirkungen mit Lithiumcarbonat werden in einer gesonderten Tabelle besprochen *(siehe S. 293)*.

5. RAUWOLFIA-ALKALOIDE
Wechselwirkungen mit Reserpin und Rauwolfia-Alkaloiden werden in einer separaten Tabelle unter Antihypertensiva besprochen *(siehe S. 202, 214–215)*.

Kombination	*Interaktion*	*Behandlung*
Chlorpromazin/oral verabreichte Arzneimittel (1, 2) z. B.	Antazida wie z. B. Aluminiumhydroxid verringern die Phenothiazinresorption, indem sie mit diesen Arzneimitteln Absorptionskomplexe bilden.	Die Phenothiazingabe soll wenigstens 2 Stunden vor einer Antazidagabe erfolgen.
Antazida		Die Dosis ist über möglichst große Zeitintervalle zu verteilen.
Corticosteroide	Chlorpromazin vermindert die Darmmotilität, was zu einer erhöhten Resorption von Corticosteroiden und Digoxin führen kann.	
Digoxin		

Kombination	Interaktion	Behandlung
Chlorpromazin/orale Antikoagulantien (*Siehe* S. 124, Übersicht über Antikoagulantien und ihre Handelsnamen)	Bei gleichzeitiger Gabe beider Substanzen ist die Metabolisierungsgeschwindigkeit der Antikoagulantien vermindert und ihre gerinnungshemmende Wirkung verstärkt, da Phenothiazine eine Enzymhemmung in den Lebermikrosomen bewirken (3).	Bei gleichzeitiger Gabe von Chlorpromazin und anderen Phenothiazinen mit oralen Antikoagulantien sollten häufig Laborkontrollen durchgeführt werden.
Chlopromazin plus Amitriptylin/Prazosin (4)	Bei einem Patienten wurde nach gleichzeitiger Gabe von Prazosin (Minipress) zur Blutdrucksenkung, Amitriptylin (*siehe* S. 154, Handelsnamen von Amitriptylin) und Chlorpromazin ein akuter Erregungszustand beobachtet.	Prazosin ist ein neues Präparat zur Behandlung der essentiellen Hypertonie, das therapeutisch sowohl alleine als auch in Kombination mit anderen Hypertonika eingesetzt wird. In einigen Berichten wurde nach Prazosingabe eine plötzliche Bewußtlosigkeit beschrieben. Inwieweit dies eine Folge der starken Blutdrucksenkung ist, ist noch ungeklärt. Es gibt aber Hinweise dafür, daß die Hypotension nicht immer die Ursache hierfür ist. Diese Nebenwirkung tritt bei ca. 1% der behandelten Fälle auf (5) (Daten des amerikanischen Komitees für Drogensicherheit). Die zunehmende therapeutische Anwendung von Prazosin, möglicherweise in Kombination mit anderen Arzneimitteln, könnte zur Klärung dieser Wechselwirkung beitragen. Bis zum Vorliegen weiterer Informationen sollte Prazosin nur mit Vorsicht gleichzeitig mit anderen Arzneimitteln angewendet werden.

Neuroleptika 335

Chlorpromazin/Natriumchlorid-Lösung

Bei Mischung von 2 ml einer 2,5%igen Chlorpromazin-Hydrochloridlösung mit mehr als 10 ml Kochsalz-Lösung (6) wurde eine Ausfällung beobachtet. In anderen Untersuchungen (7) konnte jedoch nachgewiesen werden, daß eine Verdünnung mit Natriumchlorid-Lösung bis zu einem Endvolumen von 100 ml zu keiner Ausfällung führt, jedoch nur unter der Voraussetzung, daß der pH-Wert der Mischung unterhalb des kritischen Bereichs von 6,7–6,8 bleibt.

Bei der Zubereitung dieser Lösung liegt das Problem im Ausgangs-pH-Wert der Kochsalzlösung. Liegt dieser mehr im alkalischen Bereich, so sollte nicht zu stark verdünnt werden. Liegt der pH-Wert im neutralen Bereich, so dürften bei einer Verdünnung bis zum 50fachen keine Probleme auftreten.

Haloperidol/Lithium
(*Siehe* S. 293, Handelsnamen von Lithiumpräparaten)

Lithium verstärkt die durch Haloperidol verursachten neurologischen Komplikationen und umgekehrt. Die Anwendung dieser Kombination wird durch eine neurotoxische Reaktion erschwert, welche sich häufig in Rigidität, Ataxie und allmählicher Dykinese manifestiert (9). In einer Kombinationstherapie sollte die Haloperidol-Dosis 40 mg nicht übersteigen.

Obwohl eine gleichzeitige Gabe von Haloperidol und Lithium bei Manien oder Schizophrenien notwendig sein kann, sollte diese Kombination nur mit Vorsicht angewandt werden. Der Zustand des Patienten ist häufiger zu überprüfen (10).

Chlorpromazin/Sympathomimetika (8)
(*Siehe* S. 314–316, Übersicht über Sympathomimetika und ihre Handelsnamen)

Chlorpromazin blockiert bzw. vermindert zahlreiche der Adrenalin-Wirkungen; eine Adrenalin-induzierte Hypertonie wird z. B. von Chlorpromazin aufgrund seiner α-blockierenden Wirkung antagonisiert.

Diese Kombination ist zu vermeiden. Es muß damit gerechnet werden, daß auch andere Phenothiazine die gleichen Wechselwirkungen zeigen.

Methotrimeprazin oder andere Phenothiazine/Barbiturate (11)
(*Siehe* S. 271–272, Übersicht über Barbiturate und ihre Handelsnamen)

Methotrimeprazin ist ein Tranquilizer mit analgetischen Eigenschaften; seine ZNS-dämpfende Wirkung verstärkt die Wirkung der gleichzeitig verabreichten Hypnotika und Analgetika. In Kombination mit Barbituraten und anderen Phenothiazin-Tranquilizern kann es zu einer additiven Wirkungsverstärkung kommen.

Bei einer gleichzeitigen Anwendung dieser Arzneimittel ist Vorsicht geboten. Auch bei alleiniger Gabe von Methotrimeprazin bei älteren Patienten, bei denen mit vorübergehenden kardiovaskulären Störungen gerechnet werden muß, ist Vorsicht geboten. Insbesondere Kinder

Kombination	Interaktion	Behandlung
		reagieren auf die hypotensive Wirkung dieses Tranquilizers überempfindlich.
Neuroleptika/Alkohol und andere auf das ZNS dämpfend wirkende Pharmaka (12) z. B. Antidepressiva (*Siehe* S. 154–155), Antihistaminika (*Siehe* S. 190–192), Sedativa (*Siehe* S. 271–272), stark wirkende Analgetika	Alkohol potenziert die Wirkung der Neuroleptika. Eine kombinierte Gabe von Arzneimitteln, welche die gleichen pharmakologischen Eigenschaften besitzen, kann in diesem Fall zu einer erhöhten ZNS-dämpfenden Wirkung führen. Zu einer Addition der Wirkungen kommt es bei gleichzeitiger Gabe von stark wirkenden Analgetika und Phenothiazinen (13).	Den Patienten ist zu empfehlen, während der Behandlung mit Neuroleptika keinen Alkohol zu trinken. Auch andere Kombinationen sind nur mit Vorsicht anzuwenden.
Neuroleptika/Levodopa (14–16) z. B. Phenothiazine Butyrophenone Thioxanthene	Es wird diskutiert, ob Phenothiazine, Butyrophenone und Thioxanthene die Dopaminrezeptoren blockieren. Eine gleichzeitige Verabreichung mit Levodopa (*siehe* S. 288, Handelsnamen von Levodopa) sollte möglichst vermieden werden. *Phenothiazine können die Wirkung von Levodopa reduzieren.* Darüber hinaus können Phenothiazine Parkinson-ähnliche Krankheitssymptome verursachen.	Die gleichzeitige Gabe sollte möglichst vermieden werden. Falls im Ausnahmefall die gleichzeitige Gabe dieser Arzneimittel erforderlich ist, sollte sie nur mit größter Sorgfalt durchgeführt werden. Insbesondere ist auf Anzeichen einer Wirkungspotenzierung bzw. Wirkungsantagonisierung oder andere Interaktionen zu achten. Auch einige Antihistaminika sind Phenothiazinderivate und können die Wirkung von Levodopa bei gleichzeitiger Verabreichung verringern (beispielsweise Promethazin, Dimethothiazin, Methadilazin, Trimeprazin; *siehe* S. 190–192 Handelsnamen von Antihistaminika).

Neuroleptika 337

Neuroleptika/Lithium
z. B.
Phenothiazine
Haloperidol

Zusätzlich zu einer Neuroleptikabehandlung wurde Patienten mit Huntingtonschem Chorea gleichzeitig Lithium verabreicht. Neuroleptika schienen günstig auf die Lithiumtherapie zu wirken (17–20) (*siehe* S. 293, Handelsnamen der Lithiumpräparate).
Lithium und Phenothiazine können beide Hyperglykämien verursachen (21), jedoch wurde bisher über eine additive hyperglykämische Wirkung der Kombination nicht berichtet (64).
Lithium wird jedoch bei gleichzeitiger Chlorpromazin-Gabe schneller ausgeschieden (22).

Bei Patienten, welche Phenothiazine (Tranquilizer und einige Antihistaminika) zusammen mit Lithium verabreicht bekommen, sollten in regelmäßigen Abständen die Blutzuckerspiegel kontrolliert werden.

Neuroleptika/andere Arzneimittel, welche die ADH-Ausscheidung beeinflussen (23)
z. B.
Amitriptylin (24)
Carbamazepin (25)
Chlorpropamid (26–31)
Clofibrat (32)
Cyclophosphamid (33)
Diuretika (34)
Fluphenazin (35)
Haloperidol (36)
Thiothixen (37)
Thioridazin (36)
Vinblastin (38)
Vincristin (39, 40)

Über eine iatrogen verursachte, unzureichende ADH-Ausscheidung wurde im Zusammenhang mit einer Cyclophosphamid- bzw. Vincristin-Therapie berichtet. Andere Arbeiten berichten sowohl bei Patienten mit Diabetes mellitus (26–28) als auch Diabetes-insipidus-Patienten (29–31) über ähnliche Komplikationen bei einer Chlorpropamid-Therapie. Auch bei Behandlung mit folgenden Arzneimitteln wurde eine verminderte ADH-Sekretion beobachtet:
Amitriptylin
Carbamazepin
Clofibrat
Diuretika
Fluphenazin
Haloperidol
Thiothixen
Thioridazin und
Vinblastin.
Bei gleichzeitiger Verabreichung mehrerer dieser

Bei der kombinierten Gabe mehrerer dieser Arzneimittel ist Vorsicht geboten. Treten Symptome wie Schläfrigkeit, Kopfschmerzen, Appetitlosigkeit, Übelkeit, Erbrechen, Depressionen und Verwirrtheit auf, sollte an eine Intoxikation durch Wasserretention gedacht werden.

Kombination	Interaktion	Behandlung
Neuroleptica/trizyklische Antidepressiva (41–43) (*Siehe* S. 154–155, Übersicht über trizyklische Antidepressiva und ihre Handelsnamen)	Arzneimittel wird die Gefahr vergrößert, daß durch eine unzureichende ADH-Sekretion Wasser-Retentionen und eine Natriurese ausgelöst werden. Neuroleptika hemmen beim Menschen die Metabolisierung trizyklischer Antidepressiva. Untersuchungen mit ^{14}C-markiertem Imipramin und Nortriptylin zeigten, daß die Ausscheidung von Imipramin bei gleichzeitiger Gabe von Perphenazin, Haloperidol oder Chlorpromazin vermindert, bei gleichzeitiger Verabreichung von Fluphenthixol jedoch unverändert ist. Nach Gabe von Perphenazin wurde im Urin weniger Nortriptylin gefunden, auch der Plasmaspiegel der Nortriptylinmetaboliten war erniedrigt, während der Plasmaspiegel des unveränderten Arzneimittels (43) erhöht war.	In einigen klinischen Berichten wird die kombinierte Behandlung mit Neuroleptika und trizyklischen Antidepressiva empfohlen (44). Trizyklische Verbindungen und Phenothiazine werden häufig in fixen Kombinationen verabreicht; diese Dosierungen sind normalerweise unproblematisch. Bei Verwendung höherer Dosen können die ZNS-dämpfenden bzw. anticholinergen Wirkungen im Vordergrund stehen. In einem solchen Fall empfiehlt es sich, einen anderen Tranquilizer zu verordnen (*siehe* Interaktion mit Chlordiazepoxid, S. 168).
Oxypertin/Antidepressiva vom MAO-Hemmer-Typ (45)	Oxypertin (Forit) bewirkt eine Katecholaminfreisetzung und sollte daher nicht innerhalb von 10–14 Tagen nach einer MAO-Hemmer-Therapie gegeben werden.	Diese Arzneimittelkombination ist zu vermeiden.
Phenothiazine/Antidiabetika (46) (*Siehe* S. 178–181, Übersicht über Antidiabetika und ihre Handelsnamen)	Phenothiazine können Hyperglykämien verursachen; über den Wirkmechanismus ist nichts Näheres bekannt. Über eine erschwerte Diabetes-Einstellung nach Phenothiazingabe liegen keine genauen Angaben vor, jedoch sollten diese nur mit Vorsicht bei Diabetikern verordnet werden.	Bei therapeutischer Anwendung von Phenothiazinen bei Diabetikern ist Vorsicht geboten; häufige Blutzuckerkontrollen sind erforderlich.

Neuroleptika 339

Phenothiazine/Guanethidin und Haloperidol/Guanethidin und Tiotixen/Guanethidin

Über den Wirkmechanismus dieser Interaktion gibt es widersprüchliche Berichte. Es wird vermutet, daß Phenothiazine die Guanethidin (Ismelin)-Aufnahme in die adrenergen Neuronen hemmen und so ihre antihypertensive Wirkung verändern. Die Annahme basiert auf Untersuchungen an mehreren Hypertonikern, bei denen einige Tage nach Einleitung einer Chlorpromazin-Therapie bei schon bestehender Guanethidinbehandlung der Blutdruck erneut stark anstieg. Auch Haloperidol und Tiotixen scheinen die Guanethidinwirkung zu vermindern (47–50). In einer weiteren Publikation wird bei einem Patienten über eine Interaktion zwischen einem Neuronenblocker und Chlorpromazin (51) berichtet. Andererseits wurde nach Phenothiazingabe über eine Potenzierung der Wirkung von Guanethidin und anderer Antihypertonika berichtet (52).

Die gleichzeitige Anwendung dieser Pharmaka sollte nur bei entsprechender Überwachung durchgeführt werden. Unabhängig von der Art der beobachteten Interaktion ist in jedem Fall eine Beeinflussung der Blutdruckwerte zu erwarten. Die Patienten sind entsprechend zu überwachen.

Phenothiazine/flüssige Nahrungsmittel und Arzneimittellösungen
in vitro (2)
z. B.
Kaffee
Obstsaft
Milch
Tee
z. B.
Heparin
Penicillin

Beim Mischen von Phenothiazin-haltigen Arzneimitteln und einer Reihe von Obstsäften, Milch, Tee und Kaffee kommt es zu einer Ausfällung (53). Einige der Ausfällungen lösen sich auch in Salzsäure nicht wieder auf und sind wahrscheinlich auch schlecht resorbierbar. Bei Zusatz eines Phenothiazin-Derivats zu einer Heparin-Lösung fällt Heparin aus (54). Auch eine Penicillin-Lösung wird auf diese Weise durch einen Chlorpromazin-Zusatz inaktiviert (55).

Diese *in vitro*-Kombinationen sind zu vermeiden.

Phenothiazine/MAO-Hemmer (56, 57)
(*Siehe* S. 154, Übersicht über MAO-

Die gleichzeitige Anwendung dieser Arzneimittel kann zu Hypertonien und verstärkten extrapyrami-

Phenothiazin-Tranquilizer sollten bei Patienten während einer MAO-Hemmer-

Kombination	Interaktion	Behandlung
Hemmer und ihre Handelsnamen)	dalen Reaktionen führen. Der Wirkmechanismus dieser Interaktion ist nicht bekannt; möglicherweise wird die Phenothiazin-Metabolisierung durch MAO-Hemmer gehemmt.	Therapie nur mit Vorsicht angewandt werden. Eine Reduzierung der Phenothiazin-Dosis kann erforderlich sein.
Phenothiazine/orale Kontrazeptiva (58) (*Siehe* S. 300–302, Übersicht über orale Kontrazeptiva und ihre Handelsnamen)	Östrogen-haltige orale Kontrazeptiva können die durch Phenothiazine ausgelöste Stimulierung der Prolactin-Sekretion erhöhen, was zu Mammahypertrophie und Galactorrhoe führen kann. Andere Arzneimittel, welche ebenfalls die Prolactin-Ausscheidung stimulieren, könnten eine ähnliche Wirkungsverstärkung bewirken (beispielsweise Reserpin, Methyldopa und Imipramin) (59).	In diesem Fall verstärken orale Kontrazeptiva eine von anderen Arzneimitteln hervorgerufene Interaktion.
Phenothiazine/Phenytoin-Natrium (60) z. B. Chlorpromazin Prochlorperazin	In seltenen Fällen kann die Metabolisierung von Phenytoin durch Chlorpromazin und Prochlorperazin gehemmt werden, wodurch das Risiko einer Phenytoin-Intoxikation erhöht wird. Diese Möglichkeit besteht auch bei anderen Phenothiazin-Tranquilizern.	Die Patienten sind sorgfältig zu überwachen; falls erforderlich, sollte die Phenytoin-Dosis angepaßt werden.
Phenothiazine/Muskelrelaxantien Methotrimeprazin (61) Promazin (62, 63) (*Siehe* Seite 307, Übersicht über Muskelrelaxantien und ihre Handelsnamen)	Es gibt Hinweise dafür, daß Phenothiazine die Cholinesterase-Konzentration im Serum und in den Erythrozyten senken. Methotrimeprazin verlängert nachweislich die Tubocurarin-induzierte Muskelrelaxation. Darüber hinaus ist auch eine Interaktion mit Suxamethonium zu erwarten. Die Gabe von Promazin kann während einer Operation zu einer verlängerten Apnoe führen, wenn der Patient vorher Suxamethonium erhalten hat.	Bei der Verabreichung von Phenothiazin nach vorheriger Suxamethonium-Gabe ist Vorsicht geboten.

LITERATURHINWEISE

1 Forrest, F. M. et al. (1970) *Biol. Psychiat.* **2**, 53.
2 Lader, M. (1977) In: *Drug Interactions*, London, Macmillan, pp. 159–170.
3 Lawson, D. H. and Lowe, D. G. O. (1977) *Am. J. Hosp. Pharm.* **34**, 1225.
4 Boli, P. and Simpson, F. O. (1974) *Br. Med. J.* **1**, 637.
5 Committee on Safety of Medicines (1975) *Adverse Reaction Series*, No. 12.
6 Hospital Pharmacists Consultative Committee (1971) *Working Party's Report, The Addition of Drugs to Intravenous Fluids*, DHSS, July 1971.
7 D'Arcy, P. F. and Thompson, K. M. (1973) *Pharm. J.* **210**, 128.
8 Goodman, L. S. and Gilman, A. (1965) *Pharmacological Basis of Therapeutics*, 3rd ed. New York, Macmillan, p. 169.
9 Loudon, J. B. and Waring, H. (1976) *Lancet* **2**, 1088.
10 Ghose, K. (1977) *Br. J. Hosp. Med.* **18**, 578.
11 Martindale (1977) *The Extra Pharmacopoeia*, 27th ed. London, Pharmaceutical Press, p. 1154.
12 Petrie, J. C. et al. (1974) In: *Clinical Effects of Interaction between Drugs*, Amsterdam, Excerpta Medica, p. 251.
13 Kosterlitz, H. W. (1974) In: *Clinical Effects of Interaction between Drugs*, Amsterdam, Excerpta Medica, p. 231.
14 Barbeau, A. (1969) *Can. Med. Assoc. J.* **101**, 791.
15 *British Medical Journal* (1970) **1**, 446.
16 *Data Sheet Compendium* (1977) London, ABPI, p. 760.
17 Dalen, P. (1972) *Lancet* **1**, 107.
18 Mattsson, B. (1973) *Lancet* **1**, 718.
19 Manyam, N. V. B. and Bravo-Fernandez, E. (1973) *Lancet* **1**, 1010.
20 Schenk, G. and Leijnse-Ybema, H. J. (1974) *Lancet* **1**, 364.
21 Zall, H. et al. (1968) *Am. J. Psychiat.* **125**, 549.
22 Sletten, I. et al. (1968) *Curr. Ther. Res.* **8**, 441.
23 Hamilton, D. V. (1978) *Practitioner* **220**, 469.
24 Luzecky, M. H. et al. (1974) *South Med. J.* **67**, 495.
25 Rado, J. P. (1973) *Br. Med. J.* **3**, 479.
26 Hayes, J. S. and Kaye, M. (1972) *Am. J. Med. Sci.* **263**, 137.
27 Toyer, A. de and Demanet, J. C. (1976) *Q. J. Med.* **45**, 521.
28 Nisbet, P. (1977) *Br. Med. J.* **1**, 904.
29 Webster, B. and Bain, J. (1970) *J. Clin. Endocr.* **30**, 215.

30 Cinotti, G. A. et al. (1972) *Postgrad. Med. J.* **48**, 107.
31 Piters, K. (1976) *J. Clin. Endocr.* **43**, 1085.
32 Moses, A. M. et al. (1973) *J. Clin. Invest.* **52**, 535.
33 DeFronzo, R. A. et al. (1973) *Ann. Intern. Med.* **78**, 861.
34 Fichman, M. P. et al. (1971) *Ann. Intern. Med.* **75**, 853.
35 Rivera, J. L. de (1975) *Ann. Intern. Med.* **82**, 811.
36 Matuk, F. and Kalyanaraman, K. (1977) *Arch. Neurol.* **34**, 374.
37 Aijouni, K. et al. (1974) *Arch. Intern. Med.* **134**, 1103.
38 Ginsberg, S. J. et al. (1977) *N. Engl. J. Med.* **296**, 941.
39 Fine, R. N. et al. (1966) *Am. J. Dis. Child.* **112**, 56.
40 Hagen, G. A. and Frawley, T. F. (1969) *J. Lab. Clin. Med.* **74**, 881.
41 Witton, K. (1965) *Am. J. Psychiat.* **121**, 185.
42 Warnes, H. et al. (1967) *Can. Med. Assoc. J.* **96**, 112.
43 Gram, L. F. and Overo, K. F. (1972) *Br. Med. J.* **1**, 463.
44 Davis, J. M. et al. (1970) In: *Psychopharmacology, A Review of Progress 1957–67*, Washington, Publ. Hlth. Serv. Publication.
45 Martindale (1977) *The Extra Pharmacopoeia*, 27th ed. London, Pharmaceutical Press, p. 1555.
46 Arneson, G. (1964) *J. Neuropsychiat.* **5**, 181.
47 FDA (1970) *Report of Suspected Adverse Reactions to Drugs*, No. 700201–056–00101.
48 Fann, W. E. et al. (1971) *Lancet* **2**, 436.
49 Medical News (1972) *JAMA* **220**, 1288.
50 Davis, J. M. et al. (1973) *Am. J. Psychiat.* **130**, 808.
51 Starr, K. J. and Petrie, J. C. (1972) *Br. Med. J.* **4**, 133.
52 *Drug and Therapeutics Bulletin* (1967) **5**, 89.
53 Lever, P. G. and Hague, J. R. (1964) *Am. J. Psychiat.* **120**, 100.
54 Nelson, R. M. et al. (1958) *Surg. Forum* **9**, 146.
55 Pearson, R. M. and Havard, C. W. H. (1974) *Br. J. Hosp. Med.* **12**, 812.
56 Kline, N. S. (1963) *Bull. WHO* **21**, 397.
57 Goldberg, L. I. (1964) *JAMA* **190**, 456.
58 *Oral Contraceptives* (1974) Bulletin Vol. 5, No. 3. Health Protection Branch, Department of Health and Welfare, Canada.
59 D'Arcy, P. F. and Griffin, J. P. (1972) *Iatrogenic Diseases*, London, Oxford University Press, pp. 114–116.
60 Kutt, F. and McDowell, F. (1968) *JAMA* **203**, 969.
61 Levoprome® (1966) cited in Product Information, Lederle Laboratories.

62 Sphire, R. D. (1964) *Anaesth. Analg. Curr. Res.* **43**, 690.
63 Regan, A. G. and Aldrete, J. A. (1967) *Anaesth. Analg. Curr. Res.* **46**, 315.
64 King, D. A. (1978) *Br. J. Clin. Pharmac.* **6**, 436.

21. TUBERKULOSTATIKA

1. SYNTHETISCH HERGESTELLTE SUBSTANZEN

1. p-AMINOSALICYLSÄURE (PAS) UND AMINOSALICYLATE

p-Aminosalicylsäure (*p-Aminosalicylsäure, PAS-Fatol Infus., INHA-PAS*)
Natrium-Aminosalicylat (*PAS-Heyl Drag.*)
Benzaminosalicylsäure-Calcium (*Calcium B-Pas, Therapas, Benzapas*)

p-Aminosalicylsäure und die Aminosalicylate können prinzipiell die gleichen Nebenwirkungen wie Salicylate bzw. p-Aminophenol-Derivate verursachen, welche bei der Metabolisierung von Sulfonamiden, Phenacetin und Sulfonen gebildet werden. Alle Patienten mit einer Überempfindlichkeit gegenüber dieser Arzneimittelgruppe und gegenüber bestimmten Haartönungsmitteln können auch auf p-Aminosalicylsäure-Derivate überempfindlich reagieren.

Bei längerdauernder Verabreichung von p-Aminosalicylsäure treten vermehrt Magen- und Darmbeschwerden (Übelkeit, Erbrechen, Durchfall) auf. Darüber hinaus werden häufiger Nebenwirkungen wie Fieber, Exantheme, Cyanocobalamin-, Folat- und Proteinresorptionsstörungen mit Fettstühlen, Gelbsucht, Lebernekrosen und Hypokaliämien beobachtet. Vereinzelt wurde auch über das Auftreten hämolytischer Anämien und Thrombozytopenien berichtet. Bei Langzeitbehandlung können Struma oder Hyperthyreosen induziert werden, da die Jodverwertung der Schilddrüse durch p-Aminosalicylsäure beeinträchtigt wird. Im Urin von Patienten, die mit p-Aminosalicylsäure behandelt werden, kommt es zu einer Reduktion aller kupferhaltigen Reagenzien, die zum Nachweis von Glukosurien verwendet werden.

Alle Arzneimittelinteraktionen in diesem Kapitel beziehen sich auf p-Aminosalicylsäure (PAS); sie treffen jedoch auch für alle Aminosalicylate zu.

Kombination	Interaktion	Behandlung
PAS/Isoniazid	PAS vermindert die Acetylierungsgeschwindigkeit von Isoniazid. Dadurch werden höhere Isoniazidkonzentrationen im Blut erzielt, wodurch die antituberkulostatische Wirkung und Toxizität von Isoniazid verstärkt wird (1).	Diese Wechselwirkung wird im allgemeinen eher günstig beurteilt. Das Auftreten sehr hoher Isoniazid-Blutspiegel ist nur bei langsamen Acetylierern zu beachten und besondere Vorsicht bei der gleichzeitigen Verabreichung ange-

Tuberkulostatika 345

		bracht. Insbesondere sollte auf Anfangssymptome einer Isoniazid-Neuropathie geachtet werden.
PAS/orale Antikoagulantien (*Siehe* S. 124, Übersicht über orale Antikoagulantien und ihre Handelsnamen)	Salicylate verdrängen Kumarine aus ihren Proteinbindungsstellen im Plasma, wodurch die gerinnungshemmende Wirkung der Kumarine verstärkt wird; außerdem kann der Prothrombinspiegel absinken (2, 3, 4). Ferner wurde berichtet, daß PAS die Prothrombinsynthese in der Leber hemmt und dadurch die Antikoagulantienwirkung erhöhen kann (5).	Für die Praxis ist diese Interaktion von geringer Bedeutung, da über eine Beeinträchtigung der Antikoagulantientherapie durch PAS keine klinischen Berichte vorliegen.
PAS/Rifampicin	PAS stört nachweislich die Rifampicin-Resorption im Darm, wodurch es zu einer verminderten Wirksamkeit von Rifampicin kommt. Isoniazid dagegen beeinträchtigt die Rifampicin-Resorption nicht (6, 7).	Beide Tuberkulostatika sollten nicht gleichzeitig verabreicht werden. In Kombination mit Rifampicin sollte lediglich Isoniazid (und nicht PAS) gegeben werden.
PAS/Cyanocobalamin	PAS verursacht eine Resorptionsstörung von Cyanocobalamin (Vitamin B_{12}) (8).	

11. ETHIONAMID UND ANDERE THIONAMIDE

Ethionamid (*Iridocin*; Best. v. *Trecator*)

Bei therapeutischer Anwendung von Ethionamid wurden folgende Unverträglichkeitserscheinungen beobachtet:

Gastro-intestinale Störungen mit Appetitlosigkeit, Übelkeit mit gelegentlichem Erbrechen, Krämpfe, Durchfall sowie metallischer Geschmack. Darüber hinaus wurde über Hautreaktionen, Haarausfall, Krämpfe, Taubheit, Gynaekomastie, Kopfschmerzen, Hypotension, Potenzstörungen, Schlaflosigkeit, Leberschädigungen mit Gelbsucht, Menstruationsstörungen, periphere Neuritis und Opticus-Neuritis mit rot/grün-Farbschwäche berichtet. Während der Schwangerschaft sollte Ethionamid nicht angewendet werden.

Prothionamid *(Ektebin, Peteha)*
Pyrazinamid *(Pyrafat)*
Prothionamid soll sich bei zumindest gleich guter antituberkulostatischer Wirkung durch eine verbesserte Magen-Darm-Verträglichkeit auszeichnen.
Unverträglichkeitserscheinungen wie Appetitlosigkeit, Übelkeit, metallischer Geschmack sind weitgehend dosisabhängig und verschwinden nach dem Absetzen. Während einer Schwangerschaft sollte kein Prothionamid verabreicht werden.

Kombination	Interaktion	Behandlung
Ethionamid/Alkohol	Es ist ein Fall bekannt, bei dem Alkoholgenuß während einer Ethionamidtherapie psychotoxische Reaktionen auslöste. Um die klinische Relevanz dieser Interaktion beurteilen zu können, sind weitere Untersuchungen erforderlich (9).	Bis zum Vorliegen weiterer Informationen ist es besser, Patienten von übermäßigem Alkoholgenuß abzuraten.
Ethionamid/Cycloserin	Bisherige Berichte deuten darauf hin, daß Ethionamid die toxische Wirkung von Cycloserin auf das ZNS erhöhen kann. Genauere Angaben über die Häufigkeit und Schwere dieser Potenzierung können aus der bisher vorliegenden Information nicht abgeleitet werden (9).	Wegen einer potentiell toxischen Wirkung auf das ZNS, sollte Ethionamid bei gleichzeitiger Cycloseringabe nur mit Vorsicht eingesetzt werden.
Ethionamid/andere Tuberkulostatika	Die Nebenwirkungen anderer Tuberkulostatika können bei gleichzeitiger Gabe von Ethionamid verstärkt werden (10).	Diese Arzneimittelkombinationen sind nur mit Vorsicht anzuwenden.
Prothionamid/andere Tuberkulostatika	Die Nebenwirkungen anderer Tuberkulostatika können bei gleichzeitiger Gabe von Prothionamid verstärkt werden (10).	Diese Arzneimittelkombinationen sind nur mit Vorsicht anzuwenden.

III. ISONIAZID

Isoniazid (*Cedin, Gluronazid, INH, Neoteben, Rimifon, TB-Phlogin, TB-Phlogin cum B_6, Tebesium Depot, Isoprodian, Rifa 300/INH-Kombipackung, Rimactan 300/INH-Kalender-Packung, Myambutol/INH*) Best. von *Isoniazid-Comp., Isocidoron 444, Tebesium-S*;

Bei der üblichen Dosierung sind Nebenwirkungen relativ selten. Als unerwünschte Wirkungen können u.a. Appetitlosigkeit und Übelkeit auftreten. Toxische Effekte sind hauptsächlich auf eine Überempfindlichkeit oder auf Anwendung von Dosen >10 mg/kg Körpergewicht zurückzuführen. Bei bestehender Überempfindlichkeit gegen Isoniazid können Fieber, Hautausschläge, Lymphadenopathien und in seltenen Fällen auch Blutdyskrasien, Encephalopathien und Gelbsucht auftreten. Bei Überdosierung im Laufe einer längeren Behandlung können Mundtrockenheit, Verstopfung, Miktionsstörungen, Schwindel, Steigerung der Reflexe und Neuritiden beobachtet werden. Darüber hinaus wurde über ZNS-Störungen mit Krämpfen und Psychosen berichtet. Ferner wurden das Auftreten von Hyperglykämien und Gynaekomastien mit einer Isoniazid-Behandlung in Verbindung gebracht.

Unerwünschte Wirkungen sowie Wechselwirkungen mit Isoniazid werden häufiger bei langsamen Acetylierern beobachtet, da bei diesen Patienten höhere Isoniazid-Blutspiegel erreicht werden. Während einer Schwangerschaft sollte grundsätzlich von einer Isoniazid-Gabe abgesehen werden.

Kombination	Interaktion	Behandlung
Isoniazid/Alkohol	Alkoholiker metabolisieren Isoniazid schneller als Nichtalkoholiker. Im Verlauf einer Isoniazid-Behandlung kann sich eine Alkohol-Toleranz entwickeln (11, 12).	Alkoholiker sprechen auf eine Isoniazid-Behandlung weniger gut an.
Isoniazid/Phenytoin	Isoniazid und PAS hemmen nachweislich die Phenytoin-Metabolisierung, was besonders bei langsamen Acetylierern von Bedeutung ist, da diese verstärkt zu einer Phenytoin-Intoxikation neigen (13, 14, 15, 16).	Eine Reduzierung der Phenytoin-Dosierung kann erforderlich sein.

2. ANTIBIOTIKA
1. TUBERKULOSTATISCH WIRKSAME AMINOGLYKOSID-ANTIBIOTIKA
Capreomycin-Sulfat *(Ogostal)*
Streptomycinsulfat *(Solvo-Strept, Streptomycin, Streptothenat;* Best. v. *Combiotic-S, Omnamycin)*
Dihydrostreptomycinsulfat *(Solvo-Strept, Dihydrostreptomycin „Heyl", Protothena)*
Kanamycinsulfat *(Kanamytrex)*
Viomycinsulfat *(Viocin, Vionactan, Viothenat).*

Aminoglykosid-Antibiotika können sowohl durch Schädigung des N. vestibularis als auch des N. cochleae ototoxisch wirken. Darüber hinaus können nephrotoxische Wirkungen sowie eine neuromuskuläre Blockade auftreten. Durch eine gleichzeitige Anwendung zweier Aminoglykosid-Antibiotika werden die Gefahren ototoxischer und nephrotoxischer Nebenwirkungen noch erhöht. Früher wurde eine Mischung aus Streptomycin und Dihydrostreptomycin (Streptoduocin) unter der Vorstellung verwendet, daß diese Mischung die neurotoxische Wirkung der beiden Bestandteile verringert. In Langzeitstudien konnte jedoch nachgewiesen werden, daß die Häufigkeit, mit der Schädigungen des 8. Hirnnervs (N. vestibularis) vorkamen, bei der Kombination häufiger auftraten als bei alleiniger Streptomycingabe. Vielfach wird heute die Meinung vertreten, Dihydrostreptomycin sollte therapeutisch überhaupt nicht mehr eingesetzt werden, da es nachweislich zu irreversibler Taubheit führen kann. Diese tritt häufig ohne vorherige Anzeichen einer vestibulären Störung auf und kann sich sogar noch einige Monate nach Abschluß der Behandlung entwickeln.

Kombination	Interaktion	Behandlung
Aminoglykosid-Antibiotika/Etacrynsäure	Etacrynsäure kann ototoxisch wirken und verstärkt die Ototoxizität der Aminoglykosid-Antibiotika. Am deutlichsten zeigt sich der Effekt bei der Behandlung urämischer Patienten (17, 18).	Diese Kombination ist zu vermeiden.
Aminoglykosid-Antibiotika/Furosemid	Nach hochdosierter i.v.-Gabe von Furosemid bei Patienten mit eingeschränkter Nierenfunktion wurde eine vorübergehende Taubheit beobachtet (19). Furosemid kann in Kombination mit Aminoglykosid-Antibiotika deren Ototoxizität verstärken.	Diese Kombination ist risikoreich, da sie die Ototoxizität der Antibiotika potenzieren kann.

Tuberkulostatika 349

Aminoglykosid-Antibiotika/orale Antikoagulantien	Aminoglykosid-Antibiotika vermindern die Vitamin-K-Synthese in den Darmbakterien (*siehe* Interaktionen mit oralen Antikoagulantien, S. 123).	Eine Hypoprothrombinämie kommt nur bei unzureichender Vitamin-K-Aufnahme mit der Nahrung vor. Jedoch sollte eine Dauerbehandlung mit Aminoglykosid-Antibiotika bei Patienten, die gleichzeitig mit oralen Antikoagulantien behandelt werden, nur mit Vorsicht durchgeführt werden.
Aminoglykosid-Antibiotika/Muskelrelaxantien	Nachweislich können Aminoglykosid-Antibiotika sowohl allein als auch bei gleichzeitiger Applikation mit Muskelrelaxantien Atemlähmungen hervorrufen (*siehe* Interaktionen mit Muskelrelaxantien, S. 307–308).	Bei der Anwendung von Aminoglykosid-Antibiotika während oder nach Operationen ist größte Vorsicht geboten, da sie die Wirkung von Muskelrelaxantien verstärken können.

II. WEITERE TUBERKULOSTATISCH WIRKSAME ANTIBIOTIKA UND ETHAMBUTOL

D-Cycloserin *(D-Cycloserin ,,Roche", Cycloserin ,,Kabi")*
D-Cycloserin wirkt als kompetitiver Antagonist von D-Alanin durch Blockierung des Einbaus von D-Alanin in die Zellwand bakteriostatisch. Die Substanz wird bei Tagesgaben von 0,5 – evtl. 1,0 g im allgemeinen gut vertragen. Zu Beginn treten vorübergehende Nebenwirkungen wie Müdigkeit, Schwindelgefühl, Kopfschmerzen und Parästhesien auf. Bei Tagesgaben von mehr als 1,0 g können toxische Nebenwirkungen von seiten des zentralen Nervensystems auftreten, wie Sehstörungen, Verwirrtheitszustände, und in ca. 8% der Behandlungsfälle können epileptiforme Krampfanfälle ausgelöst werden. Bei Patienten, die anamnestisch Psychosen aufweisen, sowie bei Epileptikern ist D-Cycloserin kontraindiziert. Bei Behandlung von Alkoholikern und Patienten mit D-Cycloserin, bei denen eine gestörte Nierenfunktion vorliegt, ist höchste Vorsicht geboten.

Rifampicin *(Rifa, Rimactan, Rimactan-INH)*
Rifampicin ist ein halbsynthetisches Antibiotikum, dessen Wirkung vor allem das Mykobakterium Tuberkulosis betrifft. Die Verträglichkeit von Rifampicin ist im allgemeinen gut. Vereinzelt wird über Übelkeit und Appetitlosigkeit berichtet. Die Hepatotoxizität von Rifampicin ist gering. Während der ersten Behandlungswochen kann ein leichter Anstieg der Bilirubin-Se-

rumkonzentrationen und in seltenen Fällen eine Gelbsucht beobachtet werden. In einigen Fällen können die alkalischen Phosphatase- und Transaminase-Werte erhöht sein. Ferner wurde über das Auftreten von Leukopenien, Purpura und Thrombozytopenien berichtet, weshalb regelmäßige Blutbildkontrollen und Leberfunktionsteste durchgeführt werden sollten. Patienten mit obstruktiven Gallenwegserkrankungen sollte Rifampicin nicht verabreicht werden. Darüber hinaus sollte eine Behandlung mit Rifampicin während der ersten 3 Schwangerschaftsmonate vermieden werden. Unter der Behandlung mit Rifampicin kann es zu einer hellroten bzw. orangefarbenen Verfärbung des Urins und zur Anfärbung des Sputums kommen; diese Erscheinungen sind jedoch bedeutungslos und auf die rote Eigenfarbe des Antibiotikums zurückzuführen.

Ethambutol (*Myambutol, Etibi-Lsg., EMB-Fatol*; Best. v. *Myambutol-INH I/II*)
Ethambutol wirkt ausschließlich auf wachsende Mykobakterien durch Eingriff in die Proteinsynthese der Tuberkelbakterien. Es sollte nicht alleine angewandt werden, sondern nur in Kombination mit anderen Tuberkulosemitteln. Es besteht keine Kreuzresistenz zu anderen Tuberkulostatika. Ethambutol kann eine seltene Art von Sehstörung am Auge hervorrufen, die sich in einem Auftreten eines Zentralskotoms, Störungen des Farbsinns und Gesichtsfeldeinschränkung ausdrücken. Nach Absetzen der Medikation verschwinden die Sehstörungen normalerweise völlig, was allerdings u. U. Monate dauern kann. Darüber hinaus wurde in einigen Fällen über reversible Paraesthesien berichtet. Bei herabgesetzter Nierenfunktion sollte die Dosierung durch Blutspiegelbestimmungen individuell eingestellt werden. Während der Schwangerschaft sollte Ethambutol nur mit Vorsicht verabreicht werden.

Kombination	*Interaktion*	*Behandlung*
D-Cycloserin/Phenytoin	D-Cycloserin verstärkt die Wirkung von Phenytoin und erhöht dadurch das Risiko einer Phenytoin-Intoxikation (20).	Die Phenytoin-Dosis ist entsprechend zu reduzieren.
Rifampicin/PAS	Die intestinale Resorption von Rifampicin wird durch PAS gehemmt (7). Inzwischen ist bekannt, daß Bentonit, eine Kaolin-ähnliche Substanz, die in den PAS-Teilchen enthalten ist, diese Nebenwirkung verursacht. Im Gegensatz zu PAS beeinträchtigt Isoniazid die Rifampicin-Resorption nicht (6).	Beide Tuberkulostatika sollten nicht gleichzeitig angewendet werden. In Kombination mit Rifampicin sollte lediglich Isoniazid (und nicht PAS) verabreicht werden.

Rifampicin/orale Kontrazeptiva
(21, 22, 23, 24)
(*Siehe* S. 300–302, Übersicht über orale Kontrazeptiva und ihre Handelsnamen)

Diese Kombination führt zu einer verringerten Wirksamkeit der Kontrazeptiva. Während einer Behandlung mit Rifampicin wurden 5 von 88 Patientinnen trotz Verwendung oraler Kontrazeptiva schwanger (21).

Dieser Effekt ist auf einen erhöhten Östrogenabbau durch Rifampicin zurückzuführen, da Rifampicin eine Enzyminduktion in der Leber verursacht (24).

Die Patientinnen sollten darüber informiert werden, daß die Wirksamkeit oraler Kontrazeptiva bei gleichzeitiger Behandlung mit Rifampicin vermindert sein kann.

Zur wirksamen Empfängnisverhütung kann u. U. eine Dosiserhöhung auf z. B. 2 Tabletten täglich bzw. die Anwendung anderer Verhütungsmethoden erforderlich sein. Außerdem verursacht Rifampicin in Kombination mit Kontrazeptiva häufig Menstruationsstörungen (21).

Rifampicin/Corticosteroide (25)

Bei einem Patienten mit Morbus Addison wurde nach Verabreichung von Rifampicin die Halbwertzeit von Cortisol verkürzt, so daß eine Dosiserhöhung der Corticosteroide erforderlich war. Die Halbwertzeit normalisierte sich jedoch nach Absetzen der Rifampicinmedikation. Die beobachtete Interaktion wird auf die enzym-induzierende Wirkung von Rifampicin zurückgeführt. Bei 4 weiteren mit Rifampicin behandelten Tuberkulose-Patienten waren die Produktion sowie die Metabolisierungsgeschwindigkeit von endogenem Cortisol erhöht. Im Anschluß an eine Nierentransplantation führte die zur Tuberkulosebehandlung eingeleitete Rifampicin-Therapie bei 3 Patienten zum erhöhten Glucocorticoid-Katabolismus und Abstoßungsreaktionen bei den Nierentransplantaten. Im Verlauf einer Rifampicin-Behandlung war die Plasmahalbwertzeit von Cortisol vermindert (28) und die Ausscheidung von 6-β-Hydroxycortisol mit dem Urin erhöht (30).

Die therapeutische Anwendung von Rifampicin als Tuberkulostatikum bei Patienten mit Morbus Addison ist problematisch. Der Cortison-Bedarf steigt auf das Vierfache an. Es sollte besser eine Alternativtherapie angewendet werden.

Kombination	Interaktion	Behandlung
	Durch eine Leberbiopsie konnte bei Patienten nach einer Rifampicin-Behandlung eine Erhöhung des Cytochrom-P-450-Gehaltes nachgewiesen werden (29).	
Rifampicin/Methadon (27)	In einer Untersuchung an 30 Patienten wurde Rifampicin (Rifampicin, 600–900 mg/24 Std.) neben Methadon im Rahmen einer Tuberkulose-Behandlung verabreicht. Bei 21 Patienten entwickelten sich Entzugserscheinungen. 6 Patienten mit schweren Entzugserscheinungen wurden auf eine evtl. Beeinflussung der Methadonmetabolisierung durch Rifampicin hin untersucht. Plasmaspiegel von Methadon waren während der Rifampicin-Behandlung bei allen Patienten gleichermaßen erniedrigt. Bei 4 Patienten war die Ausscheidung von Pyrrolidin, einem der Hauptmetaboliten von Methadon, im 24-Stunden-Urin um 150% erhöht. Diese Beobachtungen lassen vermuten, daß der Wirkmechanismus von Rifampicin auf einer Stimulierung der mikrosomalen Leberenzyme beruht. Wenn dies der einzige Mechanismus ist, müßte allerdings in allen Fällen mit einer veränderten Plasma-Halbwertzeit von Methadon gerechnet werden. Bei den o.g. 6 Patienten war jedoch die Halbwertzeit bei 2 Patienten verkürzt, bei 3 Patienten unverändert und bei 1 Patient verlängert. Dieses Ergebnis läßt darauf schließen, daß durch Rifampicin zusätzlich auch eine veränderte Methadon-Verteilung möglich ist.	Bei einer Tuberkulosebehandlung von Drogenabhängigen sollte mit dem Auftreten dieser Interaktion gerechnet werden. Die tuberkulostatische Therapie ist dementsprechend zu wählen; ggf. ist die Methadon-Dosierung anzupassen.

Ethambutol/Aluminiumhydroxyd (31)

Bei Tuberkulose-Patienten wurde die Resorption von Ethambutol durch die gleichzeitige Verabreichung von Aluminiumhydroxid verzögert und reduziert. Es wurden jedoch große interindividuelle Unterschiede gefunden.

Es sollte ein anderes Antazidum gewählt werden, das kein Aluminiumhydroxid enthält.

LITERATURHINWEISE

1 Goodman, L. S. and Gilman, A. (1970) *The Pharmacological Basis of Therapeutics*, 4th ed. New York, Macmillan, pp. 1324–1328.
2 Udall, J. A. (1970) *Clin. Med.* **77**, 20.
3 Koch-Weser, J. and Sellers, E. M. (1971) *N. Engl. J. Med.* **285**, 487, 547.
4 *Drug and Therapeutics Bulletin* (1972) **10**, 25.
5 Goodman, L. S. and Gilman, A. (1970) *The Pharmacological Basis of Therapeutics*, 4th ed. New York, Macmillan, pp. 1320–1324.
6 Boman, G. et al. (1970) *Acta Pharmacol. Toxicol.* **28**, Suppl. 1, 15.
7 Boman, G. et al. (1971) *Lancet* **1**, 800.
8 D'Arcy, P. F. and Griffin, J. P. (1972) *Iatrogenic Diseases*. London, Oxford University Press, pp. 71–72.
9 Hansten, P. D. (1972) *Drug Interactions*. Philadelphia, Lea & Febiger, pp. 104–105.
10 Martindale (1977) *The Extra Pharmacopoeia*, 27th ed. London, Pharmaceutical Press, p. 1588.
11 Azarnoff, D. L. and Hurwitz, A. (1970) *Pharmacol. Physicians* **4**, 1.
12 Meyler, L. (1964) *Side Effects of Drugs*, 4th ed. Amsterdam, Excerpta Medica Foundation, pp. 137–141.
13 Murray, F. J. (1962) *Am. Rev. Respir. Dis.* **86**, 729.
14 Kutt, H. et al. (1966) *Neurology* **16**, 594.
15 Kutt, H. et al. (1970) *Am. Rev. Respir. Dis.* **101**, 377.
16 Brennan, R. W. et al. (1970) *Neurology* **20**, 687.
17 Johnson, A. H. and Hamilton, C. H. (1970) *South. Med. J.* **63**, 511.
18 Mathog, R. H. and Klein, W. J. (1969) *N. Engl. J. Med.* **280**, 1223.
19 D'Arcy, P. F. and Griffin, J. P. (1972) *Iatrogenic Diseases*. London, Oxford University Press, p. 162.
20 *A. M. A. Drug Evaluations* (1971) 1st ed., pp. 429–430.
21 Reimers, D. (1974) *JAMA* **227**, 608.
22 *Oral Contraceptives* (1974) Bulletin Vol. 5, No. 3. Health Protection Branch, Department of Health and Welfare, Canada.
23 Nocke-Finck, L. et al. (1973) *Dtsch. Med. Wochenschr.* **98**, 5121.

24 Jezequel, A. M. et al. (1971) *Gut* **12**, 984.
25 Edwards, O. M. et al. (1974) *Lancet* **2**, 549.
26 Buffington, G. A. et al. (1976) *JAMA* **236**, 1958.
27 Kreek, M. J. et al. (1976) *N. Engl. J. Med.* **294**, 1104.
28 Edwards, O. M. and Courtnay-Evans, R. J. (1974) *Lancet* **2**, 549.
29 Bolt, H. M. et al. (1975) *Eur. J. Clin. Pharmac.* **8**, 301.
30 Yamada, S. and Ivai K. (1976) *Lancet* **2**, 366.
31 Mattila, M. J. et al. (1978) *Br. J. Clin. Pharmac.* **5**, 161.

22. ZYTOSTATIKA

Obwohl die chemischen Strukturen der therapeutisch angewendeten Zytostatika recht unterschiedlich sind, wurde im folgenden eine Unterteilung aufgrund gemeinsamer Wirkmechanismen oder der Herkunft vorgenommen. Fast alle Zytostatika wirken teratogen und hemmen die Knochenmarkstätigkeit. Deshalb muß während der Behandlung eine Schwangerschaft unbedingt vermieden werden.

Darüber hinaus beeinflussen Zytostatika häufig die Erythro-, Leuko- und Thrombopoese und können immunsupressiv wirken, wodurch die Widerstandskraft der behandelten Patienten abnimmt. Die Therapie mit Zytostatika sollte den Spezialisten vorbehalten bleiben. Die Anwendung von Zytostatika bei der Psoriasisbehandlung muß als sehr risikoreich betrachtet werden, da das Ausmaß der Nebenwirkungen bei Langzeittherapie noch unsicher ist und viele dieser Arzneimittel tierexperimentell Neoplasien hervorrufen.

GRUPPE 1: ALKALOIDE
Cholchicin (*Colchineos*)
Vinblastin-Sulfat (*Velbe*)
Vincristin-Sulfat (*Vincristin „Lilly"*)

GRUPPE 2: ALKYLANTIEN
Busulfan (*Myleran*)
Chlorambucil (*Leukeran*)
Cyclophosphamid (*Cyclostin, Endoxan*)
Ifosfamid (*Holoxan*)
Melphalan (*Alkeran*)
Mitobronitol (*Myelobromol*)
Mustine (*Chlormetin, Methyl-bis-β-chloräthylamin-Amp.*)
Pipobroman (*Vercyte*)
Thiotepa (*Thiotepa „Lederle"*)

GRUPPE 3: ANTIBIOTIKA
Actinomycin D *(Dactinomycin, Lyovac-Cosmegen)*
Bleomycin-Sulfat *(Bleomycinum „Mack")*
Daunorubicin-Hydrochlorid *(Daunoblastin, Ondena)*
Doxorubicin *(Adriblastin)*
Mithramycin *(Mithramycin „Pfizer")*
Mitomycin *(Mitomycin medac)*

GRUPPE 4: ANTIMETABOLITEN
Azathioprin *(Imuran; Imurek)*
Cytarabin *(Alexan, Udicil)*
Fluorouracil *(Fluoro-uracil „Roche", Fluroblastin, Efudix)*
Mercaptopurin *(Puri-Nethol)*
Methotrexat *(Methotrexat „Lederle")*
Thioguanin *(Thioguanin-Wellcome)*

GRUPPE 5: ANTIPROLIFERATIV WIRKENDE PHARMAKA
L-Asparaginase *(Crasnitin)*
Carmustin *(Nitrumon, Carmubris)*
Hydroxycarbamid *(Hydroxyurea-medac)*
Procarbazin-Hydrochlorid *(Natulan)*

GRUPPE 6: ÖSTROGENANTAGONISTEN
Tamoxifencitrat *(Nolvadex).*

Zytostatika und antineoplastisch wirkende Arzneimittel werden häufig kombiniert eingesetzt. Die gleichzeitige therapeutische Anwendung von Zytostatika in Dreier- und Viererkombinationen ist Grundlage bedeutender Fortschritte in der Therapie maligner Erkrankungen, insbesondere der Leukämien.
In diesem Buchabschnitt werden Interaktionen zwischen Zytostatika oder antineoplastisch wirkenden Arzneimitteln nicht besprochen. Vielmehr wurde eine Auflistung der gebräuchlichen Kombinationstherapien zusammengestellt.

Zytostatika 357

Die nachstehend aufgeführten Arzneimittelkombinationen wurden bisher bei akuter Leukämie eingesetzt:
CAMP: Cyclophosphamid + Methotrexat + Mercaptopurin + Prednisolon.
CART: Cytarabin + L-Asparaginase + Daunorubicin + Thioguanin.
COAP: Cyclophosphamid + OAP.
DOAP: Daunorubicin + OAP.
L2: Prednisolon + Vincristin + Daunorubicin zur Remissions-Behandlung, Cytarabin + Thioguanin + L-Asparaginase + Carmustin zur Konsolidierung, und Thioguanin + Cyclophasphamid + Hydroxycarbamid + Daunorubicin + Methotrexat + Carmustin + Cytarabin + Vincristin zur Erhaltungstherapie.
OAP: Vincristin + Cytarabin + Prednison.
POMP: Mercaptopurin + Vincristin + Methotrexat + Prednison.
VAMP: Vincristin + Methotrexat + Mercaptopurin + Prednisolon.

Die nachstehend aufgeführten Kombinationstherapien wurden bisher zur Behandlung des Morbus Hodgkin (Lymphogranulomatose) und von Lymphomen eingesetzt.
COPP: Cyclophosphamid + Vincristin + Procarbazin + Prednison.
MOPP: Mustin + Vincristin + Procarbazin + Prednison.
Die Mehrfachtherapie mit Zytostatika und antineoplastisch wirkenden Substanzen sollten den Experten vorbehalten bleiben. Die nachfolgende Tabelle macht auf Interaktionen zwischen anderen Arzneimitteln und Zytostatika aufmerksam.

Kombination	Interaktion	Behandlung
Actinomycin/Impfung	Eine Pockenimpfung oder Infektion mit Windpocken kann zu einer schweren generalisierten Erkrankung führen, mit bisweilen tödlichem Ausgang (1).	Während einer Behandlung mit Zytostatika sollten Patienten nicht geimpft werden.
Azathioprin/Allopurinol (Siehe S. 37) (2)	Allopurinol hemmt die Xanthin-Oxidase, welche Azathioprin in inaktive Metaboliten umwandelt.	Bei kombinierter Gabe von Azathioprin und Allopurinol sollte die Azathioprin-Dosis reduziert werden.

Kombination	Interaktion	Behandlung
Busulphan/andere Arzneimittel, welche Gynaekomastie verursachen z. B. Digitalisglykoside Ethionamid Griseofulvin Phenothiazine Rauwolfia Alkaloide Spironolacton	Busulphan verursacht Gynaekomastie; diese Nebenwirkung kann verstärkt bzw. potenziert werden, wenn diese Substanz gleichzeitig mit anderen Arzneimitteln eingenommen wird, die ebenfalls Gynaekomastien hervorrufen (3).	An das Auftreten dieser Interaktion sollte gedacht werden und der Patient entsprechend informiert werden.
L-Asparaginase/Antidiabetika (4) (Siehe S. 178–181, Übersicht über Antidiabetika und ihre Handelsnamen)	L-Asparaginase beeinträchtigt signifikant die Glukosetoleranz und wirkt darüber hinaus diabetogen (5, 6). Es ist daher zu erwarten, daß L-Asparaginase die Wirkung von Insulin und oralen Antidiabetika antagonisiert.	Diese Kombination ist mit Vorsicht und nur unter häufiger Kontrolle der Blutzuckerspiegel vorzunehmen.
Cyclophosphamid/Allopurinol (Siehe S. 37) (2)	Das Bostoner Collaborative Drug Surveillance Program (7) stellte bei Patienten mit einer neoplastischen Erkrankung (ohne Leukämien) eine Knochenmarkshemmung in 18,8% der ausschließlich Cyclophosphamid behandelten, und in 58,8% der gleichzeitig mit Cyclophosphamid + Allopurinol behandelten Patienten fest.	Allopurinol verstärkt die toxische Wirkung von Cyclophosphamid auf das Knochenmark.
Cyclophosphamid/Antidiabetika	Da es Berichte über eine diabetogene (8) und blutzuckersenkende Wirkung (9) von Cyclophosphamid gibt, muß bei Patienten, die gleichzeitig mit Antidiabetika behandelt werden, mit einer Beeinträchtigung der Stoffwechsellage gerechnet werden.	Beide Medikamente sollten gleichzeitig nur mit Vorsicht angewendet werden, wobei häufige Kontrollen der Blutzuckerwerte erforderlich sind.

Zytostatika

Cyclophosphamid/Muskelrelaxantien (10)	Cyclophosphamid senkt den Serumspiegel der Pseudocholinesterase und kann bei gleichzeitiger Gabe von Suxamethonium, oder Substanzen mit vergleichbarer Wirkung, zu einer verlängerten Apnoe führen.	Während einer Cyclophosphamid-Behandlung sollten die Pseudocholinesterase-Serumspiegel stets kontrolliert werden; bei erniedrigten Werten ist die Anwendung von Suxamethonium oder Substanzen mit vergleichbarer Wirkung zu vermeiden. Falls unbedingt erforderlich, sollte Suxamethonium nur mit äußerster Vorsicht eingesetzt werden.
Mercaptopurin/Allopurinol (*Siehe* S. 37) (2)	Mercaptopurin wird durch die Xanthin-Oxidase, die von Allopurinol gehemmt wird, in inaktive Metaboliten umgewandelt.	Bei gleichzeitiger Gabe von Allopurinol sollte die Dosierung von Mercaptopurin um etwa 75% verringert werden.
Methotrexat/Aspirin (11, 12, 13)	Salicylate können Methotrexat von seinen Bindungsstellungen im Plasma verdrängen. Außerdem hemmen sie die tubuläre Ausscheidung von Methotrexat um etwa 35%, wodurch dessen Toxizität erhöht werden kann.	Klinische Berichte über diese Wechselwirkung liegen bislang nicht vor, jedoch sollte an die Möglichkeit dieser Interaktionen gedacht werden.
Methotrexat/Probenecid (14)	Nach gleichzeitiger Verabreichung von Probenecid und einer Bolusinjektion von Methotrexat wurde eine verlangsamte Elimination von Methotrexat bestimmt. Dabei lagen während eines Zeitraums von 24 h erhöhte Serumkonzentrationen vor. Die mittlere Plasmakonzentration von Methotrexat war 24 h nach der Applikation bei den Patienten, die Methotrexat und Probenecid erhalten hatten, 4 mal so hoch wie bei jenen, denen nur Methotrexat gegeben wurde.	Bei zusätzlicher Gabe von Probenecid sollte die Methotrexatdosis reduziert werden.
Methotrexat/Pockenimpfung (15)	Nach einer Erstimpfung wurde bei Psoriasispatienten, die gleichzeitig mit Methotrexat behandelt wur-	Während einer Methotrexatbehandlung sollten Patienten nicht gegen Pocken

360 Zytostatika

Kombination	Interaktion	Behandlung
	den, eine heftige Reaktion mit Fieber und Impfpusteln beobachtet.	geimpft werden.
Methotrexat/Pockenimpfung + Corticosteroide (16)	Diese Kombination kann zu tödlichen Zwischenfällen führen.	In diesem Fall ist eine Impfung absolut kontraindiziert.
Methotrexat/Sulfonamide (17)	Sulfonamide verdrängen Methotrexat aus seinen Plasmabindungsstellen, wodurch die Toxizität von Methotrexat erhöht wird.	Während einer Methotrexatbehandlung sollten Patienten nur mit großer Vorsicht gleichzeitig mit Sulfonamiden behandelt werden. Dies gilt insbesondere für Langzeitsulfonamide, welche sehr stark an Plasmaproteine gebunden werden (*siehe* S. 106).
Methotrexat/D-Xylose (18)	Bei Kindern mit Lymphoblasten-Leukämie wurde bei Behandlung mit Methotrexat eine Malabsorption nachgewiesen. Bei einer Aufteilung der Dosis über einen größeren Zeitraum ist dieser Effekt weniger stark ausgeprägt.	An das Auftreten dieser Wechselwirkung sollte gedacht werden, ggf. ist eine Dosisanpassung vorzunehmen.
Procarbazin/Alkohol (19)	Procarbazin hemmt die Aldehyddehydrogenase und verursacht „Antabus-ähnliche" Nebenwirkungen.	Die Patienten sollten darauf aufmerksam gemacht werden, daß eine Alkoholunverträglichkeit besteht.
Procarbazin/Zentraldämpfende Pharmaka (19) z. B. Barbiturate stark wirkende Analgetika (z. B. Pethidin)	Zwischen Procarbazin (MAO-Hemmer) und Barbituraten kann es zu Interaktionen kommen, wobei die Metabolisierung der Barbiturate verlangsamt und ihre Wirkdauer verlängert wird (*siehe* Seite 158). Darüber hinaus kann die Wirkdauer von stark wirkenden Analgetika verlängert sein. Bei gleichzei-	Die gleichzeitige Anwendung von Procarbazin und zentraldämpfenden Arzneimitteln sollte grundsätzlich vermieden werden. Beim Auftreten einer hypertensiven Krise sollte der α-Rezeptorenblocker Phentolamin (Regitin) verabreicht werden.

Phenothiazin-Derivate
(*Siehe* Seite 330–338, Übersicht über Phenothiazin-Derivate und ihre Handelsnamen)
Trizykl. Antidepressiva
(*Siehe* S. 154–155, Übersicht über trizyklische Antidepressiva und ihre Handelsnamen)

Procarbazin/Sympathikomimetika und tyraminhaltige Nahrungsmittel (19)
z. B.
Dicke Bohnen
Bier
Fleischbrühe-Extrakte (Maggi)
Eingemachte Feigen
Unverarbeiteter Käse
(insbes. Cheddar u. Gruyère)
Chiantiwein
Wildbret
Leber
Salzheringe
Hefeprodukte

– und Serotonin-haltige Nahrungsmittel (19)
z. B.
Bananen

Thiotepa/Muskelrelaxantien (10)

tiger Gabe von Procarbazin und Phenothiazin-Derivaten kann es zu einem Blutdruckanstieg und verstärkten extrapyramidalen Reaktionen kommen (*siehe* S. 161). Da MAO-Hemmer die Enzymsysteme blockieren, welche trizyklische Antidepressiva metabolisieren, kann die gleichzeitige Anwendung beider Substanzen ernste Komplikationen verursachen (*siehe* S. 162).

Zwischen Procarbazin (MAO-Hemmer) und Sympathomimetika bzw. tyraminreichen Nahrungsmitteln kann es zu Interaktionen kommen (*siehe* S. 154–155).

Thiotepa senkt den Serumspiegel der Pseudocholinesterase und kann bei gleichzeitiger Gabe von Suxamethonium und anderen depolarisierend wirken-

Es ist ratsam, die Kombination von Procarbazin/Sympathomimetika und diesen Nahrungsmitteln zu vermeiden. Beim Auftreten hypertensiver Krisen empfiehlt sich die Gabe von Phentolamin (Regitin).

Bei allen Patienten sollten während einer Thiotepa-Behandlung die Pseudocholinesterase-Serumspiegel kontrolliert werden;

362 Zytostatika

Kombination	Interaktion	Behandlung
	den Muskelrelaxantien zu einer verlängerten Apnoe führen.	bei erniedrigten Werten ist die Anwendung von Suxamethonium oder Substanzen mit vergleichbarem Wirkungsmechanismus zu vermeiden. Falls unbedingt erforderlich, sollte Suxamethonium nur mit äußerster Vorsicht eingesetzt werden.
Zytostatika/i.v.-Zusätze (20) Cytarabin 5-Fluorouracil Methotrexat-Natrium Prednisolon-Natrium-Phosphat Cephalothin-Natrium Vincristin-Sulfat	13 Zweierkombinationen von 6 antineoplastisch wirkenden Arzneimitteln, Antibiotika und Corticosteroiden wurden auf mögliche Wechselwirkungen in einer 5%igen Dextrose-Lösung untersucht (visuell und spektroskopisch). Bei 4 der Kombinationen traten chemische Unverträglichkeitsreaktionen auf: 5-Fluorouracil und Methotrexat-Natrium, 5-Fluorouracil und Cytarabin, Prednisolon-Natriumphosphat und Methotrexat-Natrium und Methotrexat-Natrium und Cytarabin. In den UV-Absorptionsspektren zeigten sich keine signifikanten bzw. sichtbaren Veränderungen bei Infusionslösungen, die Vincristinsulfat und Natrium-Cephalotin enthielten.	Die aufgeführten Arzneimittel sollten nicht gleichzeitig in einer Infusionslösung verabreicht werden; ist eine solche Kombination jedoch erforderlich, sollten die Arzneimittel getrennt injiziert werden.
Zytostatika/andere Arzneimittel, welche die ADH-Sekretion beeinflussen (21) z. B. Amitriptylin (22) Carbamazepin (23)	Im Zusammenhang mit einer Cyclophosphamid- oder Vincristin-Behandlung wurde über eine durch Arzneimittel bedingte Erhöhung der ADH-Sekretion berichtet. Anderen Berichten zufolge tritt eine verminderte ADH-Sekretion dagegen im Zusammenhang mit einer Chlorpropamid-Behandlung bei	Bei einer gleichzeitigen Behandlung mit mehreren dieser Arzneimittel ist Vorsicht geboten. Falls bei einem Patienten Symptome wie Schläfrigkeit, Kopfschmerzen, Appetitlosigkeit, Übelkeit, Erbrechen, Depressionen und Verwirrungszustände

Zytostatika 363

Chlorpropamid (24–29)
Clofibrat (30)
Cyclophosphamid (31)
Diuretika (32)
Fluphenazin (33)
Haloperidol (34)
Tiotixen (35)
Thioridazin (34)
Vinblastin (36)
Vincristin (37, 38)

Patienten mit Diabetes mellitus (24–26) und Diabetes insipidus (27–29) auf. Die gleiche Störung wurde darüber hinaus während der Behandlung mit folgenden Arzneimitteln beobachtet: Amitriptylin, Carbamazepin, Clofibrat, Diuretika, Fluphenazin, Haloperidol, Tiotixen, Thioridazin und Vinblastin. Mit dem Auftreten dieser Störung (mit Wasserretention und Natriurese) muß bei gleichzeitiger Gabe dieser Arzneimittel gerechnet werden.

auftreten, ist an eine Intoxikation zu denken, die auf eine Wasserretention zurückgeht.

LITERATURHINWEISE

1 AMA Department of Drugs (1977) *AMA Drug Evaluations*, 3rd ed. Littleton, Mass. Publishing Sciences Group Inc., p. 1130.
2 Muggia, F. M. et al. (1967) *Arch. Int. Med.* **120**, 12.
3 AMA Department of Drugs (1977) *AMA Drug Evaluations*, 3rd ed. Littleton, Mass. Publishing Sciences Group Inc., p. 1119.
4 Ohnuma, T. et al. (1970) *Cancer Res.* **30**, 2297.
5 Whitecar, J. P. et al. (1970) *Metabolism* **19**, 581.
6 Gailani, S. et al. (1971) *Clin. Pharmacol. Ther.* **12**, 487.
7 Boston Collaborative Drug Surveillance Program (1974) *JAMA* **227**, 1036.
8 Pengelly, C. R. (1965) *Br. Med. J.* **1**, 1312.
9 Kruger, H. U. (1966) *Medsche. Klin.* **37**, 1462.
10 Smith, R. M. jun. et al. (1968) *Anaesth. Analg. Curr. Res.* **48**, 205.
11 Dixon, R. L. et al. (1965) *Fed. Proc.* **24**, 454.
12 Brodie, B. B. (1965) *Proc. R. Soc. Med.* **58**, 946.
13 Martindale (1977) *The Extra Pharmacopoeia*, 27th ed. London, Pharmaceutical Press, p. 157.
14 Aherne, G. W. et al. (1978) *Br. Med. J.* **1**, 1097.
15 Allison, J. (1968) *Lancet* **2**, 1250.
16 Haim, S. and Allroy, G. (1967) *Lancet* **1**, 1165.
17 McIver, A. K. (1967) *Pharm. J.* **199**, 205.
18 Craft, A. W. et al. (1977) *Br. Med. J.* **2**, 1511.

19 *Data Sheet Compendium* (1978) London, ABPI, p. 831.
20 McRae, M. P. and King, J. C. (1976) *Am. J. Hosp. Pharm.* **33**, 1010.
21 Hamilton, D. V. (1978) *Practitioner* **220**, 469.
22 Luzecky, M. H. et al. (1974) *South Med. J.* **67**, 495.
23 Rado, J. P. (1973) *Br. Med. J.* **3**, 479.
24 Hayes, J. S. and Kaye, M. (1972) *Am. J. Med. Sci.* **263**, 137.
25 Troyer, A. de and Demanet, J. C. (1976) *Q. J. Med.* **45**, 521.
26 Nisbet, P. (1977) *Br. Med. J.* **1**, 904.
27 Webster, B. and Bain, J. (1970) *J. Clin. Endocr.* **30**, 215.
28 Cinotti, G. A. et al. (1972) *Postgrad. Med. J.* **48**, 107.
29 Piters, K. (1976) *J. Clin. Endocr.* **43**, 1085.
30 Moses, A. M. et al. (1973) *J. Clin. Invest.* **52**, 535.
31 DeFronzo, R. A. et al. (1973) *Ann. Intern. Med.* **78**, 861.
32 Fichman, M. P. et al. (1971) *Ann. Intern. Med.* **75**, 853.
33 Rivera, J. L. de (1975) *Ann. Intern. Med.* **82**, 811.
34 Matuk, F. and Kalyanaraman, K. (1977) *Arch. Neurol.* **34**, 374.
35 Aijouni, K. et al. (1974) *Arch. Intern. Med.* **134**, 1103.
36 Ginsberg, S. J. et al. (1977) *N. Engl. J. Med.* **296**, 941.
37 Fine, R. N. et al. (1966) *Am. J. Dis. Child.* **112**, 256.
38 Hagen, G. A. and Frawley, T. F. (1969) *J. Lab. Clin. Med.* **74**, 881.

23. PHYTOPHARMAKA

Der Gebrauch von Kräutern in der Heilkunde ist so alt wie die Menschheit selbst. Im Laufe der Zeit hat sich eine große Anzahl dieser Heilkräuter als besonders wirksam erwiesen und in Form von standardisierten Präparaten oder Extrakten einen festen Platz in der medizinischen Praxis eingenommen.

Viele moderne Arzneimittel sind Bestandteile traditioneller Phytopharmaka oder pflanzlichen Ursprungs. Hier sind vor allem die folgenden zu nennen:

Atropin, Antikoagulantien vom Kumarintyp, Curare, Digitalisglykoside, Ephedrin, die Mutterkorn-Alkaloide Ergometrin und Ergotamin, Chinin und Chinidin, Rauwolfia-Alkaloide, Sennoside und die Vinca-Alkaloide, Vinblastin und Vincristin. Diese Arzneimittel sollen nicht mehr besprochen werden, weil dies bereits unter der jeweiligen Arzneimittelgruppe erfolgte. Es soll vielmehr eine Übersicht über jene Kräuter gegeben werden, die nicht in der konventionellen Schulmedizin Anwendung finden, sondern in Kräutermitteln enthalten sind, deren Wirkungen den meisten Ärzten unbekannt sein dürften.

Viele Phytopharmaka bestehen aus einer Mischung verschiedener Kräuter, wobei die Zusammenstellungen dem Arzt häufig unlogisch erscheinen muß; so können beispielsweise in einem Präparat Kräuter mit unterschiedlicher Wirkung kombiniert sein. Ferner gibt es auch sogenannte ,,Phytopharmaka", welche nicht nur Kräuter, sondern auch Bestandteile wie Arsen oder Phenylbutazon etc. enthalten (1).

Nimmt ein Patient zusätzlich zu den ihm vom Arzt verordneten Arzneimitteln Phytopharmaka ein, sollte sich der behandelnde Arzt über *alle* Einzelbestandteile dieser Mittel informieren, um dem Risiko einer Interaktion vorzubeugen.

Oft halten Ärzte pflanzliche Arzneimittel für unschädlich und unwirksam. Dabei können solche Mittel jedoch äußerst toxisch sein. Podophyllin wirkt beispielsweise neurotoxisch und besitzt teratogene Eigenschaften; Safrol, eine Substanz aus der Sassafraswurzelrinde, welche auch in Teemischungen verwendet wird, besitzt hepatotoxische und kanzerogene Eigenschaften. Senecio, ein wirksamer Bestandteil vieler Teemischungen, kann Leberschäden mit Lebervenenobstruktion verursachen sowie zur Entwicklung eine Chiari-Syndroms führen.

In diesem Abschnitt findet sich eine Zusammenstellung von pflanzlichen Arzneimitteln, welche in einem Indikationsgebiet wirksam sind, in dem Interaktionen mit konventionellen Arzneimitteln praktische Bedeutung haben könnten. In diesem Zusammenhang muß darauf hingewiesen werden, daß die relative Wirkung von Kräuterpräparaten von Charge zu Charge sehr unterschiedlich sein kann und daß die meisten Präparate nicht, bevor sie in den Handel gelangen, auf ihre biologische Wirksamkeit hin getestet werden.

Weitere Informationen über Heilpflanzen geben *Dukes* (1), *Culpeper* (2), *Stary* und *Jirasek* (3) und *Wren* (4).

GRUPPE 1 HEILPFLANZEN MIT KARDIALER WIRKUNG, DIE HERZWIRKSAME GLYKOSIDE ENTHALTEN

Adonis vernalis
Convallaria majalis
Cytisus scoparius
Digitalis lanata
Digitalis purpurea
Scilla maritima
Strophanthus kombe

GRUPPE 2 HEILPFLANZEN MIT DIURETISCHER WIRKUNG

Adonis vernalis
Alchemilla arvensis
Alisma plantago
Agrimonia eupatoria
Agropyrum repens
Anacyclus pyrethrum
Arctostaphylos uva-ursi
Barosma betulina
Capsella bursa-pastoris
Carum petroselinium
Chelidonium majus
Chimaphila umbellata
Chondodendron tomentosum
Collinsonia canadensis
Cytisus scoparius
Daucus carota
Galium aparine
Herniaria glabra
Hydrangea aborescens

Hypericum perforatum
Larix americana
Oxalis acetosella
Sassafras variifolium
Senecio species
Taraxacum officinale
Viola tricolor

GRUPPE 3   HEILPFLANZEN MIT SEDIERENDER WIRKUNG
Aconitum napellus
Chelidonium majus
Conium maculatum
Humulus lupulus
Lactuca virosa
Papaver somniferum
Passiflora incarnata
Scopolia carniolica
Scutellaria laterifolia
Valeriana officinalis

Folgende Pflanzen enthalten beispielsweise Tropa-Alkaloide: Atropa belladona, Datura stramonium, Hyoscyamus niger.

GRUPPE 4   HEILPFLANZEN MIT BLUTDRUCKSENKENDER WIRKUNG
Rauwolfia serpentina
Veratrum viride
Viscum album

GRUPPE 5   PFLANZLICHE ZUBEREITUNGEN MIT BLUTDRUCKSTEIGERNDER WIRKUNG
Glycyrrhiza glabra

Der Extrakt aus Glycyrrhiza glabra (Succus liquiritiae) kann eine DOCA-ähnliche Wirkung mit Ödemausbildung und Blutdrucksteigerung ausüben. Über diese Wirkungen wurde ausführlich von D'ARCY und GRIFFIN berichtet (5).

GRUPPE 6 HEILPFLANZEN MIT GERINNUNGSHEMMENDEN INHALTSSTOFFEN

Aesculus hippocastanum

Das in den Blättern und der Rinde enthaltene Aesculin ist eine Kumarin-ähnliche Substanz.

GRUPPE 7 HEILPFLANZEN MIT INHALTSSTOFFEN, DIE EINE GYNAEKOMASTIE VERURSACHEN KÖNNEN

Panax Ginseng und andere Panax-Arten (Ginseng)
Rauwolfia serpentina

Ginseng enthält geringe Mengen von Östron, Östradiol und Östriol in der Wurzel. Während einer Behandlung mit Ginseng wurden Brustschwellungen mit diffuser Ausbildung schmerzhafter Knoten beobachtet (Palmer et al. 26).

Von Rauwolfia-Alkaloiden ist seit über 20 Jahren bekannt, daß sie zu einer Gynaekomastie und Galaktorrhoe führen können. Über diese Nebenwirkungen (Wirkung über Beeinflussung des Hypothalamus) wurde zuerst von Wilkins (7) berichtet.

GRUPPE 8 HEILPFLANZEN, WELCHE HALLUZINATIONEN HERVORRUFEN KÖNNEN

Catharanthus roseus
Cinnamomum camphora*
Corynanthe yohimbi
Datura stramonium
Eschscholtzia californica*
Humulus lupulus*
Hydrangea paniculata*
Lobelia inflata*
Mandragora officinarum
Myristica fragrans
Piper methysticum*
Passiflora incarnata*

Alle mit einem Sternchen markierten Substanzen werden als Marihuana (Cannabis)-ersatz oder auch in Kombination mit Marihuana verwendet (1).

Pflanzliche Arzneimittel 369

Kombination	Interaktion	Behandlung
Pflanzliche Zubereitungen, welche herzwirksame Glykoside enthalten/Digitalis/Digoxin/Digitoxin	Die Wirkung von Digitalis wird verstärkt; so daß eine Digitalisintoxikation verursacht werden kann (1).	Dem Patienten sollte von einer Selbstmedikation abgeraten werden.
Pflanzliche Zubereitungen, welche herzwirksame Glykoside enthalten/andere Arzneimittel	Siehe Übersicht über Interaktionen mit herzwirksamen Glykosiden (S. 241–242).	
Pflanzliche Zubereitungen mit diuretischer Wirkung/antihypertensive Behandlung (*Siehe* S. 201–204, Übersicht über Antihypertensiva und ihre Handelsnamen)	Diese Präparate können die Einstellung der Patienten mit Antihypertensiva erschweren; auch können Hypotonien auftreten.	Den Patienten ist von einer zusätzlichen Selbstmedikation abzuraten.
Pflanzliche Zubereitungen mit diuretischer Wirkung/Digitalisglykoside (*Siehe* S. 241–242, Übersicht über Digitalispräparate und ihre Handelsnamen)	Der durch die Diurese verursachte K^+-Verlust kann die Wirkung und Toxizität der Herzglykoside erhöhen.	Den Patienten ist von einer zusätzlichen Selbstmedikation abzuraten.
Pflanzliche Zubereitungen mit diuretischer Wirkung/Muskelrelaxantien (*Siehe* S. 307, Übersicht über Muskelrelaxantien und ihre Handelsnamen)	Ein evtl. K^+-Verlust infolge einer verstärkten Diurese kann die Empfindlichkeit gegenüber Tubocurarin erhöhen (*siehe* Seite 312).	Den Patienten ist von einer zusätzlichen Selbstmedikation abzuraten.
Pflanzliche Zubereitungen mit diuretischer Wirkung/Alkohol/Antihistaminika (*Siehe* S. 191–193), **Hypnotika** (*Siehe* S. 271–272, 278–282)	Die gleichzeitige Anwendung führt zu einer verstärkten Sedierung, welche die Fahrtüchtigkeit und die Fähigkeit Maschinen zu bedienen herabsetzt.	Der Patient ist vor der gleichzeitigen Anwendung zu warnen.

370 Pflanzliche Arzneimittel

Kombination	*Interaktion*	*Behandlung*
Pflanzliche Zubereitungen mit blutdrucksenkender Wirkung/Antihypertensiva (*Siehe* Seite 201–204), **Diuretika** (*Siehe* S. 251–253).	Bei gleichzeitiger Anwendung kann ein starker Blutdruckabfall auftreten. Darüber hinaus kann die Einstellung mit Antihypertensiva infolge einer wechselnden Wirksamkeit dieser Präparate erschwert werden.	Dem Patienten ist zu empfehlen, auf eine Selbstmedikation zu verzichten.
Lakritze/Antihypertensiva (*Siehe* S. 201–204, Übersicht über Antihypertensiva und ihre Handelsnamen).	Lakritze (Süßholzwurzel oder Extrakt) besitzt eine DOCA-ähnliche Wirkung, welche zu Na$^+$- und Wasserretention führen kann, wodurch die Einstellung mit einem Antihypertensivum erschwert werden kann (5). *Anmerkung: Verschiedene Präparate zur Behandlung von Magenbeschwerden enthalten Lakritze. Carbenoxolon ist ein Derivat der Glycirrhizinsäure (Biogastrone, Biogastrone Duodenal, Neogel-Gel, Ulcus-Tabletten), die sich im Succus liquiritiae befindet.*	Patienten, die mit Antihypertensiva behandelt werden, sollten vor der Einnahme von Succus Liquiritiae gewarnt werden.
Rauwolfia-Alkaloide (5) oder Ginseng (6)/ andere Arzneimittel, welche Gynaekomastien verursachen z. B. Digitalisalglykoside (*siehe* S. 241–242), Ethionamid (*siehe* S. 342), Griseofulvin (*siehe* S. 86–87), Methyldopa (*siehe* S. 201–204), Phenothiazin-Derivate (*siehe* S. 329–331), Spironolacton (*siehe* S. 253)	Bei gleichzeitiger Gabe von Arzneimitteln, welche Gynaekomastien oder Galactorrhoen verursachen, werden diese Nebenwirkungen potenziert.	An ein Auftreten dieser Arzneimittelinteraktion sollte gedacht werden und jede unnötige Medikation vermieden werden.

Pflanzeninhaltsstoffe mit gerinnungshemmender Wirkung/andere Arzneimittel	*Siehe* Arzneimittel-Interaktionen mit Antikoagulantien (S. 124–144).
Heilpflanzen, welche Halluzinationen hervorrufen können/Propranolol (8)	Bei Behandlung von 115 Hypertonikern mit Propranolol (Dociton) wurde bei 17,5% der behandelten Patienten über visuelle Halluzinationen geklagt. Die gleichzeitige Gabe dieser Heilpflanzen und von Propranolol erhöhen also offensichtlich das Risiko für die Auslösung von Halluzinationen.	Den Patienten ist von einer Selbstmedikation abzuraten.
Tintlinge/Alkohol (9, 10)	Der Pilz *Coprinus atramentarius* enthält Bis(-diäthylthiocarbamoyl-)disulfid, dies ist der aktive Wirkstoff von Antabus (Disulfiram). In Kombination mit Alkohol verursacht diese Substanz typische unangenehme Symptome (*siehe* auch S. 75).	Bei bevorzugter Verwendung „natürlicher Nahrungsmittel" sollte auf das Auftreten dieser Wechselwirkung geachtet werden, da der *Coprinus atramentarius* Bestandteil einiger Lebensmittel ist.

LITERATURHINWEISE

1 Dukes, M. N. G. (1977) In: *Side Effects of Drugs Annual 1*, Amsterdam, Excerpta Medica, pp. 371–378.
2 Culpeper, N. (1653) *The Complete Herbal*, reprinted 1974 by ICI, Birmingham, Kynoch Press.
3 Stary, F. and Jirasek, V. (1973) *A Concise Guide in Colour*, Herbs, London, Hamlyn.
4 Wren, R. C. (1975) *Potter's New Cyclopaedia of Botanical Drugs and Preparations*. Desert Hot Springs, Health Science Publications.
5 D'Arcy, P. F. and Griffin, J. P. (1979) *Iatrogenic Diseases*, 2nd ed. Oxford, Oxford University Press.
6 Palmer, B. V. et al. (1978) *Br. Med. J.* **1**, 1284.
7 Wilkins, R. W. (1954) *Ann. N. Y. Acad. Sci.* **59**, 36.
8 Fleminger, R. (1978) *Br. Med. J.* **1**, 1182.
9 Caley, M. J. and Clarke, R. A. (1977) *Br. Med. J.* **2**, 1633.
10 Radford, A. P. (1978) *Br. Med. J.* **1**, 112.

REGISTER

Abführmittel
– flüssiges Paraffin 23
Abiadin 314
Absorption 20
Acebutolol-Hydrochlorid 202, 232
Acelat 228, 253
Acenocumarol 125, 126
Acetazolamid 52, 238, 253, 255
– **/Lithiumcarbonat** 255
Acetohexamid
– Bioverfügbarkeit 18
Acetohexamid
– Sulfonylharnstoff 43
Acetylcholin 45, 49
– **/Tubocurarin** 45
Acetyldigoxin 241
Achromycin 113
– in vitro Unverträglichkeit 12
Achropack 113
Aci-Tensilan 237
Acoin 297
Aconitum napellus 367
Acrylnitrilpolymere 285
Actidil 192
ACTH 48, 49
ACTH-Freisetzung 275
Actinomycin D 356
– Impfung 357
Actomol 154
Adelphan 202
Adelphan-Esidrix 251
Adenylcyclase 47, 48, 49, 50
– Aktivität 50
– Arzneimittelintraktionen (Tabelle)
Adiabetin 180
Adipex neu 158
Adipiodon 195, 197, 198
Adrenalin 12, 32, 187, 194, 202, 235, 263, 314
– Narkoseverstärkung 261
– **/Antidepressiva** 316
– **/Antidiabetika** 317
– **/Arzneimittel in gelöster Form** 317
– **/MAO-Hemmer** 316
– **/trizyklische Antidepressiva** 316
– Medihaler 314
Adrenalinsalze 314
adrenerge Neuronenhemmer 201
Adrenocorticotropes
  Hormon s. ACTH
Adrenosan 314
Adrianol 315
Adriblastin 356
Adumbran 277

Aesculus hippocastanum 368
Äthanol s. **Alkohol** 5, 71
Äthchlorvynol 5
Äther 216, 239, 260, 262
Äthinylöstradiol 300, 301
– /Levonorgestrel 301
– /Lynestrenol 301
Äthionin
– Enzyminduktion 25
Äthylbiscoumacetat
– Arzneimittelbindung 42
Äthylchlorid 260, 263
– Arrthythmien 263
Äthyloestrenol 5, 128, 181
Afdosa-Aerosol 314
Agarol 139
Agrimonia eupatoria 366
Agropyrum repens 366
Agrypnal 272
Akaziengummi 100, 120
Akineton 157
Aktivkohle 244
Albego 277
Albiotic 11
Albumin 40
Albustix-Test 180
Alchemilla arvensis 366
Alcuroniumchlorid 307
Aldace 228, 253
Aldactone 228, 253
Aldehyddehydrogenase
– Hemmung 74
Aldopur 228, 253
Aldosteronantagonisten 253
Alexan 356
Alfamis-E 300
Alginate 97
Alimemazin 192, 193
Alisma plantago 366
Alkalien 239
Alkaloide 355
Alkavervir 203
– **/Anaesthetika** 219
Alkeran 355
Alkohol 9, 34, 37, 71, 149, 204, 263
– Abbaugeschwindigkeit 26
– Absorption 20
– **/Anthelmintika** 73
– **/Antidepressiva** 71
– **/Antidiabetika** 72
– **/Antihypertonika** 73
– **/Antikoagulantien** 71
– **/Antikonvulsiva** 71
– **/Aspirin** 224

- /**Barbiturate** 273
- /**Disulfiram** 74
- **Enzyminduktion** 25, 26
- /**Furazolidon** 90
- /**Gluthethimid** 282
- /**Griseofulvin** 74
- /**Isoniazid** 347
- Leberzirrhose 24
- /**MAO-Hemmer** 155
- /**Methaqualon** 282
- /**Neuroleptika** 336
- /**Paraldehyd** 283
- /**Thiaziddiuretika** 257
- /**Tintlinge** 75
- /**Trizyklische Verbindungen** 72
- Wirkung 71
- /zentral dämpfende Pharmaka 74
Alkohole 96
Alkylantien 355
Allobarbital 271
Allocor 241
Allocor-Ampullen 241
Alloferin 307
Allomed 272
Allopurinol 39, 141, 154
- /Antikoagulation 127
- /Azathioprim 357
- /Cyclophosphamid 358
- Enzymhemmer 31, 32
- /Merkaptopurin 359
- Xanthin-Oxidase-Hemmung 357
Alprenolol 204, 233, 319
- /alkalische Lösungen 239
- Hydrochlorid 202, 232
Alrheumum 129, 229
Althesin 30
Aludrin 314
- Lösung 314
Aluminium 15
Aluminiumhydroxyd 245
- /Ethambutol 352
- Gel 16, 295
- /Tetracycline 21
Alupent 314
Alvonal-MR 241
Ambene 165, 227, 229
Ambenoniumchlorid 193, 273
Amblosin 92
- in vitro Unverträglichkeit 10
Ambodryl 192
Ambramycin 113
Amidopyrin 25
- /Barbiturate 273
- Agranulocytose 273
Amidotrizosäure-Salze 197
Amigen 10
Amikacin 10
Amilorid 253, 257
- Nierenfunktion 253
- Hydrochlorid 253

Amine 96
γ-**Amino-Buttersäure** 148
Aminocapronsäure 8
- /**Orale Kontrazeptiva** 302
Aminofusion 7
Aminoglykosid-Antibiotika 77, 308, 348
- /**Etacrynsäure** 78, 348
- /**Furosemid** 78, 348
- /orale Antikoagulantien 78, 349
- Innenohrschwerhörigkeit 77
- Kombinationen 79
- /**Muskelrelaxantien** 78, 349
- Nephrotoxizität 77, 348
- Neurotoxizität 77
- Ototoxizität 348
- /**Penicilline** 78
- Taubheit, irreversible 77
- /Vitamin-K-Synthese 349
Aminohek 7
Aminomel 7
Aminophyllin 8, 10, 12, 49, 117, 196, 198, 218, 294
- Bioverfügbarkeit 18
- in vitro Unverträglichkeit 10
- /**Lithium** 294
Aminophyllin retard 294
Aminoplasmal 8
Aminosäure-Lösungen 10
Aminosalicylsäure 148
Aminosol 10
Aminosteril 8
Aminovenös 8
Amiphenazol 11, 12, 99, 109, 111
- Hydrochlorid 265
Amitryptylin 35, 45, 51, 72, 90, 133, 205, 207, 337, 362
- Parkinsonsche Krankheit 159
- /plus Chlorpromazin/Prazosin 171
- Hydrochlorid 154
Ammoniumchlorid 52, 109, 116, 196, 253
Amobarbital 38, 272
Amphaetex 157
Amphetamin 20, 51, 52, 90, 208, 210, 213
- Ausscheidung 52
- Sulfat 157
Ampho-Moronal 100
- in vitro Unverträglichkeit 10
Amphotericin 8, 9, 10, 11, 12, 91, 95, 100, 105, 117, 118, 214, 309
- Hypoglykämie 242
- in vitro Unverträglichkeit 10
- /Antibiotika und Arzneimittel in gelöster Form 102
- /Digitalis-Glykoside 101
- /Miconazol 101
- /Muskelrelaxantien 102
- B 100, 308

Ampicillin 8, 9, 10, 11, 12, 89, 92, 105, 117, 118, 218, 302
– Bioverfügbarkeit 18
– Natrium 92
– – /Arzneimittel in gelöster Form 94
– /orale Kontrazeptiva 302
Ampiclox 92
Amuno s. Indometacin 225, 229
Amylobarbital 118, 321
– Natrium 196, 197
Amylnitrit 246
Anabactyl 92
– in vitro Unverträglichkeit 10
Anabolika 5
– /Antikoagulantien 128
– /Antidiabetika 181
Anabol-Tablinen 181
Anacyclin 300
Anacyclus pyrethrum 366
Anadur 128, 182
Anaesthesin 297
Anaesthol 297
Anafranil 154
Analgetika 38
– narkotisch-wirkende 74
– /Antikoagulantien 128
– /Sulfonamide 107
– /Trizyklische Antidepressiva 165
Anamenta 260
Anavar 182
Ancrod 124
– /Aspirin 141
– /Plasma-Expander 141
– /nicht-steroidale Antiphlogistika 141
Andantol 191
Andonis vernalis 366
Androgene 30
Androstanolon 181
Angiotensinamid 315
Anilide 297
Anionenaustauscherharz 21
Anirrit 145, 272
Anisindion 125, 126
Anizon 229
Anovlar 300
Antabus 74, 284
Antazida 30, 295
– /Antikoagulantien 130
– /Digoxin 245
– /Tetracycline 114
Antagonismus
– kompetitiver 43, 45
– physiologischer 43, 45
– Arzneimittel und Metaboliten 46
Antapentan 158
Antazolin-Hydrochlorid 191
– Sulfat 191
Antibiotika 77, 348, 356
– Enzyminduktion 28
– Ototoxizität 257

Anticholinergika 20, 153, 237
Antidepressiva 33, 153, 154, 336
– /Alkohol 71
– /Antikoagulantien 133
– /Antidiabetika 183
– /Guanethidin 207
– /Isoprenalin 319
– Kardiotoxizität 36, 154
– Metabolisierung 32
– Nebenwirkungshäufigkeit 154
– Trizyklische 154
Antidiabetika 37, 178
– /Alkohol 181
– /Anabolika 181
– /Antibiotika 182
– /Antidepressiva 183
– /Antihypertonika 183
– /Antikoagulantien 183
– /Antiphlogistika 184
– /Aspirin 181
– /Clofibrat 185
– /Cyclophosphamid 358
– /Diuretika 186
– /Guanethidin 208
– /hyperglykämisch wirkende Substanzen 186
– /MAO-Hemmer 159
– /orale Kontrazeptiva 187
– /β-Rezeptorenblocker 185
– /Salicylate 181
– /Schilddrüsenhormone 188
– /Sympathikomimetika 187
– /Tetracycline 187
Antiemetika 166, 237
Antihistaminika 51, 74, 102, 153, 166, 190, 291, 336
– /Lithium 295
– Nebenwirkungen 190
– /Alkohol 192
– /Antidepressiva 193
– /Antikonvulsiva 195
– /Arzneimittel in gelöster Form 195
– /Buphenin-Hydrochlorid 194
– /Cholinesterase-Hemmer 193
– /Katecholamine 194
– /trizyklische Antidepressiva 194
– /umweltbelastende Substanzen 195
– /ZNS-dämpfend wirkende Pharmaka 192
Antihypertensiva 201
– /Alkohol 73
– /Antidiabetika 183
– /Diuretika 254
– /Ephedrin 318
– /Narkosemittel 261
Antihypotonika 315
Antikoagulantien 23, 24, 29, 124, 125
– intravenöse Gabe 124
– orale 125, 271
– Langzeittherapie 39

- Wechselwirkungen mit Arzneimitteln 5
- Wirkungsdauer 126
- Wirkungseintritt 126
- therapie, Einstellung 38
- /Alkohol 127
- /Allopurinol 127
- /Anabolika 128
- /Analgetika 128
- /Antazida 130
- /Antibiotika 131
- /Antidepressiva 133
- /Antidiabetika 133
- /Antidote 134
- /Antikonvulsiva 132
- /Antiphlogistika 128
- /Aspirin 225
- /Azapropazon 130
- /Barbiturate 273
- /Benzodiazepine 278
- /Carbamazepin 132
- /Chininsalze 140
- /Chloralhydrat 290
- /Cimetidin 135
- /Clofibrat 135
- /Corticosteroide 136
- /Co-trimoxazol 136
- /Depronal Retard 136
- /Diuretika 137
- /flüssiges Paraffin 138
- /Gluthethimid 282
- /Heparin 137
- /Hypnotika 137
- /Ionen-Austauscher 138
- /kardiodepressiv wirkende Substanzen 135
- /Kontrazeptiva, orale 139
- /Kumarine 36
- /Metronidazol 139
- /Schilddrüsenhormone 140
- /Sedativa 137
- /Silicone 140
- /Thyreostatika 134
- /Tranquilizer 140
- /Trizyklische Antidepressiva 290
- /Tuberkulostatika 135
- /Xanthin-Oxidase-Hemmer 141
- /ZNS-Stimulantien 135
Antikonvulsiva 30, 74, 145, 279
- /Alkohol 71
- /Antikoagulantien 132
- /Antihistaminika 195
- /Doxycyclin 116
- /Orale Kontrazeptiva 303
- /Reserpin 214
- /Trizyklische Antidepressiva 166
Antimetaboliten 356
Antiparkinson-Mittel 153, 166, 237
Antiphlogistika 38
Antipont 180

Antipyrin 41, 165
Antisklorol Forte 246
Antistin 191
- Privin 191
Antra 251
Anturan 255
Anturano 228
Anxiolit 277
Aolept 331
Aponal 154
Apresolin 203
Aprotinin 311
Aptin 202, 232
Aqualon 281
Aquamox 251
Araminum 315
Arbid 191
Arcasin 92
Arcavit-K$_4$ 134
Arctostaphylos uva-ursi 366
Arfonad 201
Argininglutamat 267
Arlef 200, 229
Arilin 139
Artane 157, 237
Arte Rautin Forte 202
Arterenol 315
Artosin 179
Arumil 253
Arwin 141
- Ampullen 124
Arzneimittel
- **Enzyminduktion** 27
- **Metabolisierende Enzyme** 25
- Teilchengröße 17
Arzneimittelresorption
- Nahrungsaufnahme 22
Arzneimittelausscheidung
- Diuretika 54
Arzneimittelinteraktion
- **grundlegende Mechanismen** 3
- **infolge Arzneimittelverdrängung (Tabelle)** 42
- Plasmaeiweißbindung 40
- Elimination von Pharmaka 51
- Gastro-Intestinaltrakt 20
- intravenöse Lösungen 6
- im Gastro-Intestinaltrakt mit **Kationen** 21
- an Rezeptoren 43
- Rezeptorbindungsstellen 40
- in vitro 6
Arzneimittelverteilung im Körper 55
Arzneimittelwechselwirkungen
- Asthmatherapie 50
Asbest 58
Ascorbinsäure 8
Ascoserp 202
Aspirin 38, 128, 224
- intestinale Resorption 21

- Enzymhemmer 32
- Gefäßwirkung von Noradrenalin 227
- Gichtbehandlung 227
- biliäre Indometacinausscheidung 225
- Magenblutungen 224
- Magengeschwüre 224
- Polyarthritis 225
- Prostaglandin-Synthese-Hemmung 227
- Serumspiegel 22
- Thrombozytenaggregation 225
- /Alkohol 224
- /Antidiabetika, orale 226
- /Antikoagulantien 225
- /Antiphlogistika 225
- /Chlorpropamid 226
- /Corticosteroide 225
- /Fenoprofen 226
- gastrointestinale Blutung 224
- /Insulin 226
- /Insulinbedarf 226
- /Methotrexat 226
- /Noradrenalin 227
- /Phenylbutazon 227
- /Probenecid 228
- /Spironolacton 228
- /Sulfinpyrazon 228
- /Sulfonamide 228
- /Tolbutamid 226
Aspirinasthma 224
Aspirinüberempfindlichkeit 230
Asthma Bronchiale 314
Asthmalitan-Depot 314
Asthmatherapie
- Arzneimittelinteraktionen 50
Asthmin 314
Astminhal 314
Asthmo-Kranit 272, 314
Astracillin 92
Atazolin 193
Atenolol 202, 232
Atinal 191
Atma-Sanol 314
Atosil 167, 192
ATP 50
Atropa belladona 367
Atropin 166, 216, 237, 239, 262, 329
- Cholinergika 45
Atropinsulfat 265, 320
- /Reserpin 215
- /Sympathomimetika 325
Aturban 157
Aureomycin 113
Austrovit-K 134
Avil 192
Azapropazon 130, 229
- /Antikoagulantien 130
- Arzneimittelbindung 42

Azathioprin 32, 39, 356
- /Allopurinol 357
- inaktive Metaboliten 357

Bactrim 106, 112, 136, 150
Bakteriostatika 10
Barbellen 272
Barbital 29, 272
Barbiturate 5, 8, 9, 10, 21, 28, 29, 30, 38, 74, 117, 137, 145, 196, 197, 198, 271, 360
- Enzyminduktion 25
- Epilepsiebehandlung 272
- Metabolisierung 32
- Nebennierenrindenfunktion 274
- Toleranzentwicklung 28, 271
- Vergiftung, forcierte Diurese 271
- Wirkprofil 271
- /Alkohol 273
- /Amidopyrin 273
- **/Antidepressiva (MAO-Hemmer)** 274
- — trizyklische 274
- /Antikoagulantien, orale 273
- /Cholinesterase-Hemmer 273
- /Corticosteroide 274
- /Doxycyclin 275
- /Griseofulvin 275
- /Herzglykoside 242
- /Kontrazeptiva, orale 276
- /Lithium 294
- /MAO-Hemmer 158
- /Methotrimeprazin 275
- /Östrogene 276
- /Phenothiazine 275
- /Phenylbutazon 276
- /Phenytoin-Natrium 276
- /Pethidin 276
- lösliche 12
Barosma betulina 366
Baycain 297
Baycaron 252
Baycillin 92
Bayrena 106
Beclamid 146
Bellacornut 237
Belladenal 272
Bellaravil 237, 272
Bella Sanol 272
Bellasthman-Aerosol 314
Bellergal 272
Beloc 203, 232
Bemetizid 251
Bemetrin 277
Benadryl 137, 192, 274
Bendigon 252
Bendor 281
Bendrofluazid 294
Bendroflumethiazid 251, 256
Benemid 228, 255

Register 377

Benperidol 332
Benserazid-Hydrochlorid 290
Bentonit 22, 120, 350
Ben-u-ron 129, 136
Benzaminosalicylsäure-Calcium 344
Benzapas 344
Benzathin Penicillin 92
Benzatropin-Methansulfonat 157
Benzocain 109, 297, 299
Benzodiazepine 29, 140, 145, 147, 275, 277
– /**Antidepressiva, trizyklisch** 278
– /**Antikoagulantien, orale** 278
– /**Muskelrelaxantien** 279
– /**Phenytoin-Natrium** 278
– **Schilddrüsen-Hormone** 279
– Rauchen 27
Benzothiadiazin 186, 254, 310
– Derivate 251
3,4-Benzpyren 26
Benzthiazid 251
Benzylalkohol 86
Benzylpenicillin 10, 11, 12, 92, 102, 117, 118, 198, 267
– in vitro Unverträglichkeit 10
– /**Amine** 95
– /**Antibiotika und Arzneimittel in gelöster Form** 95
– /**Bestandteile von Creme- und Salbengrundlagen** 95
– /**verschiedene Stoffe und Metallionen** 96
Beocid 106
Bepanthen 310
Bepheniumhydroxynaphtoat 17
Beromycin 92
Berotec 314
Betadrenol 203, 232
6-Betahydroxy-Cortisol 30
Betanidin 45
Betnesol-N 77
Bier
– Tyramingehalt 71
Biguanide 72, 133, 208
– Schwangerschaft 181
Biguanid-Derivate 180
Biligrafin 195, 197
Bilirubin 31
– Glucuronidierung 31
Bilirubinplasmaspiegel
– Neugeborene 31
Bilirubinentgiftung 27
Binotal 92
– in vitro Unverträglichkeit 10
Biocillin
– Procain Penicillin 92
Biofanal 100
Biogastrone 370
– Duodenal 370
Biosedon 281

Bioverfügbarkeit 14, 16
– unterschiedliche (Tabelle) 18
Biperiden-Hydrochlorid 157
Bishydroxycumarin
– Bioverfügbarkeit 18
Bisolvonamid 106
Bitaryl 260
Bleivergiftung 39
Bleomycin-Sulfat 356
Bleomycinum „Mack" 356
Blockade
– neuromuskuläre 45
Blutkonserven
– Citratgehalt 264
B_1-Neurischian 237
Bonamine 191
Bonocten 192
Boro-Scopol-Augentropfen 237
Bradex-Vioform 192
Breitband-Penicilline 92
Brevimytal 199
– Natrium 260
β-**Rezeptorenblocker** 202, 232
– /**Antidiabetika** 185
– /**Bronchodilatatoren** 318
– /**Levodopa** 289
– /**Narkosemittel** 262
Bricanyl 314
Brietalnatrium 260
Brinaldix 251
Brinerdin 251
Briserin 251
Brocadopa 288
Brocillin 92
Bromodiphenhydramin-Hydrochlorid 192
Brompheniramin-Maleat 192, 195
Bronchialerkrankungen 314
Bronchisan 314
Bronchitis 314
Bronchodilatatoren 46, 314
Brondiletten 272
Brow-Aerosol 314
Brufen 229
Buclizin-Hydrochlorid 192
Bumetanid 243, 251, 252, 254, 262
Bunitrolol-Hydrochlorid 202, 232
Bupivacain 297
Bupranolol-Hydrochlorid 203, 232
Burimamid 190
Busulphan 355
– /**Digitalisglykoside** 358
– /**Ethionamid** 358
– /**Griseofulvin** 358
– /**Phenothiazine** 358
– /**Rauwolfia Alkaloide** 358
– /**Spironolacton** 358
Butacain 299
Butalbital 272
Butanilicain 321

Butanilicainphosphat 297, 298
Butaperazin 331
Butazolidin (s. Phenylbutazon) 129, 165, 227, 229, 303
Butobarbital 272
Butynoct 272
Butyrophenone 291, 330, 332, 336
- Nebenwirkungen 332
Bykomycin 77

Cabral 130
Cafergot-PB 272
Cafilon 158
Calamin 100
Calciparin 124
Calcium 15
Calcium B-Pas. 344
Calciumcarbonat 120, 245
Calciumchlorid 9, 11, 12, 116
Calciumgluconat 9, 11, 12, 80, 116
- in vitro Unverträglichkeit 10
Calciumsalze 11, 12, 102
Calcium-Sandoz
- in vitro Unverträglichkeit 10
Calmonal 191
Calmoserpin 202
Caltheon 315
Camazepam 277
c-AMP 47, 48, 50
3,5-cAMP-Phosphodiesterase 48
Candio-Hermal 100
Cannabis 368
Capramin-Tabletten 191
Capreomycin-Sulfat 348
Caprinol 202, 252
Capsella bursa-pastoris 366
Carbamate 141
Carbamazepin 117, 132, 146, 147, 149, 337, 362
- /Antikoagulantien 132
- /Phenytoin 150
Carbenicillin 11, 12, 102, 105, 117, 118
- in vitro Unverträglichkeit 10
- /Gentamicin 97
- Natrium 92
- /**Antibiotika und Arzneimittel in gelöster Form** 97
Carbenoxolon 370
Carbidopa 288, 290
Carbinoxamin-Maleat 191
Carbo-Intazin 107
Carbonanhydrase-Hemmer 253
- Glaukom 253
Carbostesin 297, 314
Carboxytolbutamid 39
Carbutamid 179
Cardibeltin 246
Cardio 10 246
Cardiotrat 232, 272

Cardiphanin 232
Cardiwell 246
Cardophyllin
- in vitro Unverträglichkeit 10
Carduben-S 272
Carindapen 92
Carmubris 356
Carmustin 356
Carum petroselinium 366
Catapresan 171, 201, 205
Catechol-O-methyl-transferase 46
Catharanthus roseus 368
Cathejell 192
Causat 272
Cedilanid 241
Cedin 347
Cedocard 246
Cefradin 81, 82
Celadigal 241
Celbenin
- in vitro Unverträglichkeit 11
Celestamine 191
Cellulose
- oxidiert 97
Cepexin 81
Cephalexin 81
- Resorption 82
Cephaloridin 11, 12, 54, 81, 131
- in vitro Unverträglichkeit 10
Cephalosporine 81
- /**Antikoagulantien** 83
- /**Colistin** 82
- /**Probenecid** 83
Cephalotin 10, 11, 12, 80, 81, 95, 105, 116, 117, 118, 197
- **Natrium** 81, 89, 362
Cephazolin-Natrium 81, 82
Ceporexin 81
Ceporin
- in vitro Unverträglichkeit 10
Cepovenin 81
Cerodopa 288
Cetylstearylalkohol 95
Ceverin 240
Chelidonium majus 366, 367
Chiantiwein
- Tyramingehalt 71
Chiari-Syndrom 365
Chimaphila umbellata 366
Chinchonismus 232
Chinidin 5, 204, 243, 365
- Arrhythmiebehandlung 217
- Bioverfügbarkeit 18
- Glaukombehandlung 237
- Glukose-6-Phosphat-Dehydrogenase-Mangel 233
- hämolytische Anämie 233
- Myasthenia gravis 237
- /**Antihypertensiva** 237
- /**Antikoagulantien, oral** 238

- /Arzneimittel in gelöster Form 239
- /Cholinergika 237
- /Digoxin 238
- /Diuretika 238
- /Muskelrelaxantien 239
- /Parasympathikolytika 237
- /Propranolol 239
- Compretten 232
- Duriles 232
- Salze 135, 232
- Überempfindlichkeit 232
Chinin 365
Chloräthyl 260
Chloralate 279
Chloraldurat 138, 279
Chloralhydrat 5, 41, 109, 138, 275, 279
- Enzyminduktion 25
- /Alkohol 280
- /Antikoagulantien, orale 280
- /ZNS-dämpfende Arzneimittel 280
- Rectiole 279
Chlorambucil 355
Chloramphenicol 5, 10, 11, 12, 36, 39, 74, 83, 93, 98, 105, 109, 117, 118, 131, 148, 182, 196, 198, 199, 284
- Bioverfügbarkeit 18
- Enzymhemmer 32
- Enzymhemmung 31
- Halbwertzeit 182
- Resorption 17
- /Antidiabetika, orale 84
- /Antikoagulantien, oral 84
- /Kanamycin 85
- /Natriumsuccinat 86
- /Penicilline 85
- /Phenytoin-Natrium 85
- /Vitamin K 23
Chloranase 179
Chlorcyclizin 193
- Arzneimittelmetabolisierung 31
- Hydrochlorid 191
Chlordane 27
Chlordiazepoxyd 137, 140, 148, 171, 274
- Hydrochlorid 277
- /Pentaerythritol-Tetranitrat 247
- /Trizyklische Antidepressiva 168
Chlorkresol 97
Chlormadinon-Acetat 301
Chlormerodrin 252
Chlormetin 355
Chloroform 239, 260, 263, 328
Chloroquin 42, 51
Chlorothiazid 10, 80, 105, 118, 198, 218, 251, 321
Chlorpentafluoräthan 329
Chlorphenamin-Maleat 191
- in vitro Unverträglichkeit 196
- /Phenytoin 195
Chlorphenazon 41

Chlorpheniramin 148, 321
Chlorpromazin 8, 10, 11, 12, 35, 94, 96, 99, 102, 109, 111, 148, 161, 162, 170, 209, 326, 338, 339, 340
- in vitro Unverträglichkeit 10
- Langzeitbehandlung 331
- Lithiumausscheidung 295
- Wirkungsspektrum 331
- /plus Amitriptylin/Prazosin 334
- /Antazida 333
- /Antikoagulantien, orale 334
- /Corticosteroide 332
- /Digoxin 333
- /Natriumchlorid-Lösung 335
- /Sympathomimetika 335
Chlorpromazinhydrochlorid 265, 267, 330
Chlorpropamid 52, 73, 108, 133, 179, 183, 208, 337, 363
- Dikumarol 53
- Kumulation 53
- Nebenwirkungen 180
- Schwangerschaft 180
- Sulfonylharnstoff 43
Chlorprothixen 333
Chlortalidon 186, 201, 243, 251, 254, 262
Chlortetracyclin 8, 105
- /Arzneimittel in gelöster Form 116
- Bioverfügbarkeit 18
- Hydrochlorid 113
Chlotride 251
Cholesterin 21
- Absorption 21
Cholestase
- intrahepatische 31
Cholestyramin 5, 21
- /Aspirin 21
- /Herzglykoside 242
- /Phenylbutazon 21
- /Vitamin K 23
Cholezystitis 83
Cholinesterasehemmer 45
- irreversible 193, 273
- reversible 193, 273
Cholinester-Basen 95
Chondodendron tomentosum 366
Ciatyl 333
Cibalgin 271
Cibazol 106
Cidomycin
- in vitro Unverträglichkeit 11
Cillimycin 11
Cimetidin 190
Cimporhin 191, 315
Cinnamomum camphora 368
Cinopenil 92
- in vitro Unverträglichkeit 11
Circupon RR 315
Citrullamon 145

Clobazepam 277
Clofibrat 5, 38, 40, 337, 363
– Arzneimittelbindung 42
– **/Antidiabetika** 185
– **/Antikoagulantien** 135
Clomethiazol 74
Clomethiazoläthyldisulfonat 281
Clomipramin 72
– Hydrochlorid 154
Clonazepam 145, 277
Clonidin 73, 167
– /trizyklische Antidepressiva 205
– **/Desipramin-Hydrochlorid** 205
– **Hydrochlorid** 201
Clont 139, 284
Clopamid 251
Clopentixol 333
Clorazepat 277
Cloxacillin 9, 10, 11, 12, 80, 105, 117, 118
– in vitro Unverträglichkeit 10
– Natrium 92
Codein 20, 38
Codelsol
– in vitro Unverträglichkeit 12
Cogentinol 157
Colchicin 255, 355
– **Cholesterinspiegel** 24
– **Vitamin B**$_{12}$ 24
– Gichtbehandlung 24
Colchicum-Dispert 255
Colchineos 355
Colchysat 255
Colistin 11, 89, 103, 116, 309
– **/Cephalosporine** 104
– **/Mepacrin** 104
– **Methansulfonat-Natrium** 103
– **/Antibiotika** 104
Colistinsulfat 103
Collinsonia canadensis 366
Colomba 314
Combiotic 92
Combiotic-S 77, 348
Combipresan 201, 251
Comital 145, 272
COMT 32, 46, 320
Conceplan-Micro 300, 301
Concordin 155
Conium maculatum 367
Constaphyl
– in vitro Unverträglichkeit 10
Contac 700 191, 315
Contrasthman 314
Convallaria majalis 366
Convulex 146
Coprinus atramentarius 371
Coritrat 232
Cor-Neo-Nervacit 272
Corovlies 246
Corticosteroide 185, 303

– **/Antikoagulantien** 136
– **/Aspirin** 225
– **/Barbiturate** 274
– **/Diuretika** 255
– **/Narkosemittel** 262
– **/Rifampicin** 351
– Resorption 17
Corticotrophin 8, 9, 10, 12
Cortidasmyl 313
Cortisol 25, 30, 42, 86, 94, 98, 105, 118, 274, 303
– Arzneimittelverdrängung 42
– Enzymhemmer 32
– Metabolisierung 30
Corynanthe yohimbi 368
Cosavil 192
Co-Trim-Tablinen 136
Crasnitin 356
Crataegus oxyacantha 367
Cryptocillin 92
Crystapen
– in vitro Unverträglichkeit 10
Cumadin 125
Cumarene 125
Curare 365
Curarin-Präparate 307
Cyanocobalamin 8
– **/PAS** 345
Cyclizin 193
– präoperatives Sedativum 199
Cyclizinlaktat
– in vitro Unverträglichkeit 197
Cyclizin
– **/stark wirkende Analgetika** 199
– **Hydrochlorid** 191, 288
– **/Methohexital** 199
Cyclobarbital 272
– **Calcium** 272
Cyclopan 272
Cyclopenthiazid 251
Cyclophosphamid 187, 309, 337, 355, 363
– diabetogene Wirkung 358
– Knochenmarkschädigung 39
– Metabolisierung 32
– **/Allopurinol** 358
– **/Antidiabetika** 358
– **/Muskelrelaxantien** 359
Cyclo-Progynova 301
Cyclopropan 216, 239, 260, 262, 263, 308
– **/Digitalisglykoside** 264
– **/Oxytocin** 264
Cycloserin 148
– **/Phenytoin** 376
Cyclostin 355
Cyclothiazid 201, 251
Cyproheptadin 193
Cyral 145
Cystit 89

Register 381

Cytarabin 356, 362
Cytisus scoparius 366
Cytochrom P-450 28

Dactinomycin 356
Dalmadorm 277
Daonil 179
Dapotum 331
Darebon 202, 251
Darmmotilität 20
Dartalan 331
Datura stramonium 367, 368
Daucus carota 366
Daunoblastin 356
Daunorubicin-Hydrochlorid 356
Davosin 106
DB-retard 180
D-Cycloserin 349
- D-Alanin 349
- „Kabi" 349
- **/Phenytoin** 350
- „Roche" 349
DDT 27
- Enzyminduktion 27
Debrisoquin 45, 167, 171, 219, 322
- **/Antidepressiva, trizyklische** 205
- /Fenfluramin 205
- **/Mazindol** 206
- /Monoamino-Oxidase-Hemmung in Thrombozyten 219
- **/Phenylephrin** 206
- **/Tyramin-haltige Nahrungsmittel** 206
- Sulfat 201
Deca-Durabolin 128, 182
Decarboxylasehemmer 288
Decentan 331
Declinax 201, 219, 322
Declomycin 113
Dehydro Sanol 251
Dehydro Sanol tri 251, 253
Delta-Butazolidin 165
Delta-Butazolidin (mit Prednison) 165
Delta-Oxybuton ret. 227, 229
Demebronc 113
Demecariumbromid 193, 273
Demeclocyclin 113
- **Hydrochlorid, Metallsalze** 116
Demoplas 129, 165, 303
- Ampullen 227, 229
- Comp. 227, 229
De-Penilente 92
Depot-Insulin 178
- „Horm" 178
Depotpen 92
Deripen 92
Desipramin 45, 72, 205, 321
Dexa-Siozwo 315
Dexpanthenol 310
Desipramin 35, 133, 167, 205

- **/Clonidin** 171
- **Hydrochlorid** 154
Deslanoside 241
Dexamphetaminsulfat 157
Dextran 116, 198
- 40 Lösung 8
- 70 Lösung 8
- 110 Lösung 8
- 150 Lösung 8
Dextrane 141
Dextraven 70 8
- 110 8
- 150 8
Dextropropoxyphen 38, 136
Dextrose 267
- Infusionslösungen 99
- Lösung 8
Dextrothyroxin-Natrium 140, 188
Diabetoral 179
Diäthylpropion-Hydrochlorid 157, 208
Diamicron 179
Diamox 238, 253, 294
Dianabol 128, 182
Diapar 180
Diarönt 107
Dia-Tablinen 179
Diazepam 140, 145, 264, 277
Diazoxid 5, 183
Dibenamin 325
Dibenzepin 72, 133
- Hydrochlorid 154
Dibenzyran 203
Dibondrin 192
Dibutil 157
Dichloralhydrat-Phenazon 279
Dichloralphenazon 5, 138, 305
Dichlorfluormethan 328
Dichlordifluormethan 329
Dichlortetrafluoräthan 329
Di-Chlotride 251
Dilcoran 80 246
Dicloxacillin-Natrium 92
Dicuman 125
Dicumarol 25, 39, 41, 108, 125, 126, 183
- Arzneimittelbindung 42
- Chlorpropamid 53
- Enzymhemmer 32
- Absorption 29
- Metabolisierung 29, 32
- /Phenytoinmetabolisierung 132
Diffusion, passive 20
Difhydan 145
Digacin 241
Digazalan 241
Digicor 241
Digilanid 241
Digilong 241
Digilysat 241
Digimed 241
Digimerck 241

Digi-Pulsnorma 272
Digistabil 241
Digitaline 241
Digitalis 38, 57, 310
Digitalisglykoside s. Herzglykoside 365, 370
– /Gynäkomastie 245
Digitalis lanata 366
Digitalis Lanata-Glykoside 241
Digitalis purpurea 366
Digitalis Purpurea-Glykoside 241
Digitoxin 25, 241
Digoxin 36, 56, 241
– Arzneimittelinteraktion 36
– Bioverfügbarkeit 18, 245
– **/Antacida** 245
– **/Antidepressiva, trizyklische** 246
– **/Chinidin** 246
– Präp. 241
Dihydrocodein 199
Dihydergot 325
Dihydroergotamin 325
Dihydroergotoxin 325
Dihydrostreptomycin 308
– „Heyl" 348
Dihydrostreptomycinsulfat 77, 348
Dijodtyrosin 188
Dikumarol 36
Dilatol 194
Diligan 191
Dimapres 201, 251
Dimenhydrinat 10, 11, 12, 118, 191, 198, 267
– in vitro Unverträglichkeit 196
Dimethothiazin
– /Levodopa 336
Dimethylchlortetracyclin 16
Dimethylpolysiloxan 140, 245
Dimetinden-Maleat 191
Diodon 198
Dioxanin 241
Di-Paralen 191
Dipaxin 125
Diphenadion 125, 127
Diphenhydramin 137, 190, 193, 274, 282
– in vitro Unverträglichkeit 197
– Hydrochlorid 192, 267
– **/Methaqualon** 283
Diphenylhydantoin s. Phenytoin 71, 117
Diphenylpyralin-Hydrochlorid 191
Dipyrida 246
Dipyridamol 246
Dipyron 25
Disipal 157, 169, 237, 290
Disorat 203, 232
Distickstoffoxid 260
Distigminbromid 193
Distraneurin 74, 281
Disulfiram 5

– **/Alkohol** 74
– **/Paraldehyd** 284
– Enzymhemmer 32
Ditenate 314
Diu 25 251
Diucomb 251, 253
Diudorm 281
Diuraupur 202
Diuretika 30, 38, 56, 73, 204, 251, 337, 363
– **Arzneimittelausscheidung** 54
– Funktionshemmung der Langerhans-Inseln 254
– kaliumsparende 253
– quecksilberhaltig 252
– **/Antidiabetika** 254
– **/Antihypertensiva** 254
– **/Antikoagulantien** 137
– **/Chinidin** 255
– **/Corticosteroide** 255
– **/Herzglykoside** 254
– **/Lithium** 254
– **/Muskelrelaxantien** 310
– **/Narkosemittel** 262
– **/Spironolacton** 257
– **/Urikosurika** 255
Dixarit 201
Dixyprazin 331
Doberol 203, 232
DOCA 368, 370
Dociton 159, 161, 203, 232, 289
– Halluzinationen 371 s. Propranolol
Dokim 241
Dolanaest 297
Dolantin 199
Dolestan 192
Dolo-Buscopan 272
Dolorex 281
Dolpasse 237
Dominal 330
Dopa 201
Dopa-ratiopharm 288
Dopamin 32, 201, 331
– Morbus Parkinson 288
Dopadecarboxylase 201
Doriden 281, 305
Dormamed 272
Dormatylan 272
Dormilfo 272
Dormised 281
Dormopan 272
Doroma 192
Doxepin 72
– Hydrochlorid 154
Doxitard 113
Doxorubicin 356
Doxycyclin 25
– **/Antikonvulsiva** 116
– **/Barbiturate** 275
– Plasmahalbwertzeit 275

– Hydrochlorid 113
Doxy-Tablinen 113
Dramamine 191
Drenusil 251
Drenusil-R 202, 251
Dromoran 199, 263
Droperidol 261, 332
Drostanolon 128, 182
D-Thyroxin 5
Duo-Medihaler 314
Durabolin 181, 182
Dura-Tablinen 92
Dura-Tetracyclin 113
Durenat 106
Duvadilan 315
Dynothel 140
Dytide 251
Dytide-H 251, 253

EAS-Pfrimmer 8
Eatan 281
Ebalin 192
– Röntgenkontrastmittel 195
Echnatol 191
Ecothiopatjodid 193, 298, 309
Edecrin 252
Ediwal 301
Edrophonium 79, 104
Efcortelan-Lösung
– in vitro Unverträglichkeit 11
Effortil 315
Efudix 356
Eisen 15, 116
Eisendextran 12
Eisen-Dextran-Komplex 110, 117
Eisensalze 112
Eisensulfat
– Bioverfügbarkeit 18
Eiweiß-Hydrolysat 12, 91
Ektebin 346
Eldopatec 288
Eleparon 124
Elfanex 202
Elmedal 129, 165, 227, 229, 303
Elorine 237
Eleudron 106
Elugan 140
Elzogram 81
EMB-Fatol 350
Emedyl 191
Emesan 192
Endoxan 309, 355
Endplatte
– motorisch 45
– neuromuskulär 49
Endrine 314
Enfluran 260
– **/Muskelrelaxantien** 260
Entera-Strept 77
Enterosulfon 107

Envacar 201
Enzyme
– **Arzneimittel, Metabolisierung** 25
– **Hemmer** 31, 201
– **Induktion** 25, 26
Enzym-Lefax 140
Epanutin 145
Epha-Retard 191
Ephedrin 95, 208, 210, 245, 314, 365
– **/Antidepressiva** 317
– **/Antihypertensiva** 318
– **/Arzneimittel in gelöster Form** 318
– Bioverfügbarkeit 18
– Mydriasis 212
– **/Methyldopa** 212
– **/Reserpin** 215
– sulfat 267
Ephetonin 314
Epilan 145
Epilepsiebehandlung 214
– Nitrazepam 279
Epileptiforme Anfälle
– **Risikoerhöhung durch Arzneimittel** 149
Epilunal 145
Epontol 260
Ergenyl 146
Ergometrin 325, 365
Ergotamin 325, 365
Ergotamin-Medihaler 325
Erythrityl-Tetranitrat 246
Erythrocin
– in vitro Unverträglichkeit 11
Erythromycin 8, 10, 11, 12, 80, 86, 93, 98, 105, 117, 118
– Bioverfügbarkeit 18
– in vitro Unverträglichkeit 11
– **/Penicillin** 85
Erythropoese 355
Eschscholtzia californica 368
Escophyllin
– in vitro Unverträglichkeit 10
Esidrix 251
Esimil 201
Esmarin 251
Esucos 331
Etacrynsäure 5, 53, 78, 137, 186, 243, 251, 252, 254, 255, 256, 257, 262, 294
– Hypoalbuminämie 137
– Nieren-Insuffizienz 137
– Ototoxizität 252
– **/Aminoglykosid-Antibiotika** 256
– **/Antikoagulantien** 256
– **/Muskelrelaxantien** 258
Etalontin 300
Etamivan 198
Ethambutol 349, 350
– Schwangerschaft 350
– **/Aluminiumhydroxyd** 352
Ethamivan 10

Ethchlorvynol 138, 281
- /Alkohol 281
- /Antidepressiva, trizyklische 281
- /Antikoagulantien, orale 280
- /ZNS-dämpfende Pharmaka 281
Ethionamid 345, 370
- Schwangerschaft 345
- Unverträglichkeiten 345
- /Alkohol 346
- /Cycloserin 346
- /andere Tuberkulostatika 346
Ethosuximid 145
Ethoxzolamid 253
Ethrane 260, 263
Ethylbiscumacetat 108, 125, 126
Ethynodioldiacetat 300
- /Äthinylöstradiol 300
- /Mestranol 300
Etibi-Lösung 350
Etilefrin 315
Eucard 232
Euglucon 179
Eugynon 301
Eulipos 140
Euphyllin
- in vitro Unverträglichkeit 10
Eusaprim 106, 112, 136, 150
Eusedon 272
Euthyrox 140, 188
Eutonyl 202, 219, 322
Evipan 272
Evipan-Natrium 260
Exlutona 300

Flaxedil 307
Febenol forte 138
Febenol Forte Kindersupp. 279
Fenfluramin-Hydrochlorid 157
- /Debrisoquin 205
Fenipectum 191
Fenistil 191
Fenoprofen 229, 230
- /Aspirin 226
Fenoterol 314
Fenylramidol-Hydrochlorid 130
Feprona 226, 229
Fettsäuren
- mischfunktionelle Oxigenasen 28
Fiobrol 227, 229
First pass-Effekt 55
Flagyl 139
Flamazin 112
Flatudestal 140
Flaxedil 258
Floxapen 92
Fluanxol 333
Flucloxacillin-Natrium 92
Flufenaminsäure 229
Fluorcarbon C-318 329
5-Fluorouracil 362

Fluothan 260
Flupentixol 170, 333, 338
Fluphenazin 331, 337, 363
Flurazepam-Hydrochlorid 277
Flurbiprofen 230
Fluroblastin 356
Fluspirilen 332
Folatsynthese 112
Folsäure
- Absorption 23
- /Methotrexat 45
Fordiuran 252
Forit 332, 338
Forticef 81
Fortravel 191
Fossypol 139
Frigene 328
- /Arrhythmien 328
- /Sensibilisierung gegen Adrenalin 328
- Serumkonzentrationen 328
- toxische Nebenwirkungen 328
Frigen 11 328
- 11/Kardiotoxizität 329
- 12 329
- 21 328
- 113 328
- 114 329
- 142b 329
Frisium 277
Fructose 110
Fulcin 86
Functiocardon 246
Fungizon
- in vitro Unverträglichkeit 10
Furacin 89
Furadantin 89
Furamed 89
Furazolidon 74, 89, 284
- /Alkohol 90
- /Antidepressiva/trizyklische 90
- /Sympathikomimetika 90
Furosemid 38, 53, 54, 186, 243, 251, 252, 254, 255, 256, 262, 294, 310
- in vitro Unverträglichkeit 11
- Ototoxizität 252, 348
- /Aminoglykosid-Antibiotika 256
- /Muskelrelaxantien 257
- Nierenfunktionsstörungen 256
- /Phenytoin 257
Fusid 252

GABA 148
- Transaminase 148
Gabbromycin 77
Galactoquin 232
Galaktorrhoe 368
Galium aparine 366
Gallamin 279, 308
Gallamintriethiodid 258, 263, 307

Gallensalze 21
Ganglien-Blocker 320, 323
- /**Sympathomimetika** 210
Gantanol 106
Gantrisin 106
Gastrografin 197
Gastrovegeton 237
Gelatine 100
Gelbsucht
- Neugeborene 31
- nichthämolytische 31
Gelonida 165
Gentamicin 10, 11, 12, 94, 98, 102, 110
- in vitro Unverträglichkeit 11
- /**Amphotericin** 79
- /**Carbenicillin** 79
- /**Heparin** 79
- /**Sulfadiazin** 79
Gentamicinsulfat 77
Genticin
- in vitro Unverträglichkeit 11
Gerbsäure 239
Gerinox 272
Gernebcin 77
Gerobit neu 158
Gerofuran 89
Gestafortin 301
Gestagenhaltige Präparate 301
Giluco Nitro 246
Gingicain 297
Ginseng 368
- Gynaekomastien 370
Gitalid 241
Gitalin 241
Glaukom 166, 168, 193, 194, 282
Glaxoridin 81
Glianimon 332
Glibenclamid 179
Glukagon 49, 186
Glucocorticoide 30
Glucophage retard 180
Glucoseinfusionen
- /**Herzglykoside** 243
Glukose-6-phosphat 47
Gluronazid 347
Gluthethimid 30, 109, 138, 275, 281, 305
- Arzneimittelmetabolisierung 31
- Enzyminduktion 25
- /**Alkohol** 282
- /**Antidepressiva, trizyklische** 282
- /**Antikoagulantien, orale** 282
Glycerin 96
Glycirenan 314
Glycirrhizinsäure 370
Glycyrrhiza glabra 367
Glykofren 179
Glykol 96
Glykoside, herzwirksame, s. Herzglykoside

Glymidin
- Nebenwirkungen 181
- Schwangerschaft 181
Gramaxin 81
Granulocytopenie 93
Grey-Syndrom 56
Grippemittel 213
Griseofulvin 5, 21, 22, 86, 131, 271, 284, 370
- Absorption 21
- /**Alkohol** 74
- /**Antikoagulantien, oral** 87
- /**Barbiturate** 87
- Bioverfügbarkeit 18
- Enzyminduktion 25
Grisovin 86
Guabeta-N 179
Guanethidin 45, 73, 156, 167, 171, 184, 204, 216, 261, 304, 318, 321
- /**Antidepressiva** 207
- /**Antidiabetika** 208
- Glukosetoleranz 184
- Hemmung der Guanethidinaufnahme 208
- /**Kontrazeptiva, orale** 209
- /**MAO-Hemmer** 207
- /**Mazindol** 209
- /**Phenothiazine** 209
- /**Sympathomimetika** 210
- /**Tiotixen** 339
- /**trizyklische Antidepressiva** 207
- **Sulfat** 201
Guanoxan-Sulfat 201
Gynaekomastie 87, 368
Gynergen 325

Hämorrhagie 37, 41
- Antikoagulantientherapie 37
Halbwertzeit 73
Haldol 331
Halogenierte Kohlenwasserstoffe 195
Haloperidol 35, 170, 295, 332, 337, 338, 363
- /**Guanethidin** 339
- /**Lithium** 335
Halothan 115, 148, 260, 261, 263, 308, 328
- Arrhythmien 263
- /**Phenytoin** 264
Hartparaffin 95
Heilpflanzen
- mit blutdrucksenkender Wirkung 367
- mit blutdrucksteigernder Wirkung 367
- mit diuretischer Wirkung 366
- mit gerinnungshemmenden Inhaltsstoffen 368
- welche Halluzinationen hervorrufen können 368
- Halluzinogene/Propranolol 371
- mit kardialer Wirkung 366

– mit sedierender Wirkung 367
Hemimorphit 120
Heparin 8, 10, 11, 12, 80, 81, 105, 118, 124, 196, 198, 261, 339
– in vitro Unverträglichkeit 11
– Injektions-Lösungen 124
– Natrium 124
Heptabarbital 21, 29, 272
Herniaria glabra 366
Herxheimer-Reaktion 93
Herzglykoside
– ATP-ase-Hemmung 242
– Pharmakokinetik 241
– **/Amphotericin** 242
– **/Barbiturate** 242
– **/Calciumsalze** 242
– **/Cholestyramin** 242
– **/Diuretika** 243
– **/Glukose-Infusionen** 243
– **/Phenylbutazon** 244
– **/Phenytoin** 243
– **/Propranolol** 243
– **/Reserpin** 244
– **/Succinylcholin** 245
– **/Sympathikomimetika** 245
– therapeutische Breite 241
Herzinsuffizienz 38
Herzwirksame Pharmaka 232
Hexachlorcyclohexan 27
Hexamethonium 262, 320, 323
Hexamethonium-Bromid 201
Hexobarbital 272
Hexobarbitalnatrium 260
Hexodorm 272
HG-Insulin Hoechst 178
Histamin 49
– Antihistaminika 45
– freisetzung 50
Hippursäure 52
Histaxin 192
Holografin 197
Holoxan 355
Homatropin 237
– Pos., Augentropfen 237
Homburg-680 237
Hostacain 297, 298, 321
Hostacain spez. 297
Hostacyclin 113
Hovaletten Forte 272
Humatin 77
Humulus lupulus 367, 368
Huntingtonsche Chorea 295, 337
Hydanon 237
Hydantoine 145
Hydantoin 229
Hydergin 325
Hydralazin 10, 12, 73, 94, 110, 111
– **/Narkosemittel** 218
– **/Arzneimittel in gelöster Form** 218
– **Hydrochlorid** 203, 265

– L.E.-Syndrom 203
Hydrangea aborescens 366
Hydrangea paniculata 368
Hydrochlorothiazid 201, 251
– Bioverfügbarkeit 18
Hydrocortisol 303
Hyalase 317
Hyaluronidase 317
Hydrocortison 8, 10, 11, 12, 80, 86, 94, 98, 100, 105, 118, 196, 198, 218, 318
– Bioverfügbarkeit 18
– Natriumsuccinat
– in vitro Unverträglichkeit 11
Hydroflumethiazid 251
Hydrolong 251
Hydromedin 252
Hydromorphon-Hydrochlorid 267
Hydro-Rapid-Tablinen 252
Hydroxycarbamid 356
6-β-Hydroxycortisol 351
Hydroxyhexamid 53
5-Hydroxytryptamin 32
Hydroxyurea-medac 356
Hydroxyzin 10, 11, 86, 96, 196
Hygroton 251
Hyoscin 237
Hyoscyamin 237
Hyoscyamin-Hydrobromid 157
Hyoscyamus niger 367
Hyperbilirubinämie 31
– familiäre 27
Hyperglykämie 47
Hypericum perforatum 367
Hyperkaliämie 38, 257
Hyperlaktazidämie 47
Hyperpax 202
Hypertensin-Ciba 315
Hypnaletten 272
Hypnorex 293
Hypnotika 271, 281, 369
Hypno-Tablinen 271
Hypoglykämie 39, 46, 72, 226
– **/Warnzeichen** 217
Hypokaliämie 102
Hypokalzämie 30
Hypophysenextrakte 264
Hypoprothrombinämie 24, 29, 238, 349

Ibuprofen 229, 230
Ifosfamid 355
Ilvico 192
– Saft 314
Ilvin-Dupletten 192
Imap 332
Imbaral 229
Imbun 229
Imidazol 49
Imipramin 35, 45, 51, 72, 133, 151, 170, 205, 211, 319, 321, 338, 340
– Herzversagen 36

- Hydrochlorid 154
- /Isoprenalin 172
- Metabolisierung 25
- Parkinsonsche Krankheit 159
Immunopen 92
Imunocillin 92
Imuran 356
Imurek 356
Inalgon 272
Inamycin 317
Indandion-Derivate 125, 261
Indometacin 5, 52, 53, 54, 107, 108, 128, 225, 229, 230
- bindung 42
- Bioverfügbarkeit 18
Indoramin 50, 325
Infusionslösungen
- **Unverträglichkeiten mit Arzneimittelzusätzen**
-- **Aminosäuren** 7
-- **Bluttransfusionen** 8
-- **Dextrane** 8
-- **Dextrose** 8
-- **Elektrolyte** 8
-- **Fettemulsionen** 9
-- **Mannit** 9
-- **Natriumbicarbonat** 9
-- Natriumchlorid 9
-- Natriumlaktat
-- **Sorbit** 9
INH 347
INHA-PAS 344
Inhalationsanästhetika 115
Inhalationsnarkotika 260
Inimur 284
Inofal 331
Insektizide 27, 195
- Enzyminduktion 25, 27
Insidon 155
Insulinum 12, 14, 49, 72, 91, 110, 178, 208, 267, 303, 317
- **zweiphasisch** 178
Insulinbedarf 58
Insulinsekretion 43
Insulin-Aminochinurid-Lösung 178
-- **Suspension** 178
- „Brunnengräber" 178
- Hoechst 178
- Leo 178
-- Initard/Mixtard 178
Insulin-Lösung
-- **Rind** 178
-- **Schwein** 178
- Monotard 178
- Novo Actrapid 178
- Novo Lente 178
- Novo-Rapitard 178
- Novo Ultralente 178
- Protaminat-Suspension 178
- S Hoechst 178

- Zink-Humanglobin-Lösung 178
- Zink-Protaminlösung 178
- Zink-Suspension 178
- (Amorph)-Zink-Suspension 178
- (Kristallin)-Zink-Suspension 178
Intal-Comp. 314
Interaktion mit langer Latenzzeit 57
Interaktionen bei Arzneimittelabsorptionen 21
Interaktionen in der Spritze 14
Interaktionen
- **zwischen Lebensmitteln und Arzneimitteln** 33
intestinale Motilität
- **pH-Wert** 20
Intralipid 9
Invenol 179
Inversine 201
in-vitro-Inkompatibilitäten 10
Invertzucker 110, 267
Ionenaustauscherharze
- **/Antikoagulantien** 138
Iprindol 72
Iproniazid 71, 133, 261
- Enzymhemmer 31
Iproniazidphosphat 154
Irgapyrin s. Phenylbutazon 165, 227, 229
Iridocin 345
Ismelin 201, 304
Isobutan 329
Isocarboxazid 71, 133, 154, 261
Isocidoron 345, 347
Isocillin 92
Isoetarin 46, 314
Isoket 246
ISO Mack 246
Isoniazid 22, 148, 182, 347
- /Alkohol 347
- Alkoholtoleranz 347
- Bioverfügbarkeit 18
- Diabetes mellitus 182
- Nebenwirkungen 347
- /Phenytoin 347
- Rifampicin-Resorption 345
- Schwangerschaft 347
- ZNS-Toxizität 24
Isophaninsulin 178
Isoprenalin 46, 50, 55, 263, 314, 325
- **/β-Rezeptorenblocker** 45, 319
- **/Imipramin** 172
- Inhalationstherapie 316
- **/trizyklische Antidepressiva** 319
Isoprodian 347
Isoptin 246
Isosorbid-Dinitrat 246
- **/Propanolol** 248
Isothipendyl-Hydrochlorid 191
Isoxsuprin-Hydrochlorid 315
Ispenoral 92

Itridal 272, 330
Ituran 89

Jatroneural 331
Jatropur 253
Jatrosom 154
Jod 97, 239
Jodide 97
Jurmun 272

Kabrophen 272
Käse
– Tyramingehalt 34
Kakaobutter 95
Kalium 38
Kaliumchlorid
– in vitro Unverträglichkeit 12
Kalium-Chlorid/Dextrose-Lösung 8
Kalium-Chlorid Lösung 8
Kalium-Jodid 197
Kaliumverlust 45
Kalziumchlorid 196
Kanamycin 8, 10, 11, 12, 78, 91, 94, 98, 102, 110, 131, 235, 308
– **/Arzneimittel in gelöster Form** 80
– **/Chloramphenicol** 85
– in vitro Unverträglichkeit 11
– sulfat 77, 265, 348
Kanamytrex 77, 348
Kannasyn
– in vitro Unverträglichkeit 11
Kantrex
– in vitro Unverträglichkeit 11
Kaolin 120, 244
Karzinogene 58
Katecholamine 45, 49, 202, 263
– **/Antihistaminika** 194
– **/Methylxanthine** 47
– /O-methyltransferase 32
Katonil 252
Kautschuk 285
Kautschukherstellung
– Zink 96
Kavitol 134
Keflex 81
Keflin 81
Keflodin 81
Kefspor 81
Kefzol 81
Kemadrin 157, 237
Kepinol 112
Ketamin
– Suxamethonium 264
Ketaminempfindlichkeit
– Alkoholiker 263
Ketanest 263
Ketoprofen 129, 229
Kinetin 317
Kiron 106
Klavikordal 246

Kochsalz-Infusionslösungen 99
Koffein 49
Kohlenwasserstoffe
– chlorierte 27
– halogenierte 328
– polyzyklische 26
Kolton 191
Kombetin 241
Komb.-Insulin 178
Komplexbildungen 21
Konakion 126, 134
Kontrazeptiva 57
– Anämie 23
– **orale** 23, 30, 58, 149, 271
– – Flüssigkeitsretention 149
– – **Interaktionen** 149
Kontrazeptivum 63 ratiopharm 300
Koronarwirksame Substanzen 246
Kreucosan 139
Kumarine 29, 141, 256, 365
– Arzneimittelverdrängung 42
– **/Barbiturate** 29
– **/Cephalosporin** 83
– **/Chloralhydrat** 41
– Enzymhemmer 31
– Metabolismus 29
– Plasmahalbwertzeit 132
Kumarinabbau 29
Kumarinantikoagulantien 25, 148
Kumarin-Derivate 125, 261
Kupfer 116

Labetalol-Hydrochlorid 232
Lactobacillus acidophilus 114
Lactuca virosa 367
Laevulose 8, 110, 116, 267
– Lösung 8
Lakritze
– **/Antihypertensiva** 370
Laktat
– Freisetzung 46
Laktatacidose 73, 115, 180, 187
L-Amino-Omnifundol 8
Lanacard 241
Lanadigin 241
Lanicor 241
Lanimerck 241
Lanitop 241
Lanolin 95
Lanophyllin 241
Lanostabil 241
Lanoxintabl.
– Bioverfügbarkeit 17
Lanatosid C 241
Largactil 171, 330
Larix americana 367
Larodopa 288
Laroxyl 154
Larylin 315
Lasix 252

- in vitro Unverträglichkeit 11
L-Asparaginase 356
- diabetogene Wirkung 358
- Glukosetoleranz 358
- /**Antidiabetika** 358
Latycin 113
Laxantien 138
L-Dopa 24
Lederkyn 106
Ledermix 113
Ledermycin 113
Lederstatin 113
Lefax 140
Lenoxin 241
Lensch-Spray 315
Lentral 246
Lethidrone 263
Leukämiebehandlung (akute) 357
Leukeran 355
Leukomycin (s. Chloramphenicol)
Leukopoese 355
Levallorphan 11, 99
Levanoxol 277
Levarterenolbitartrat 315
Levodopa 288
- /**Antidepressiva** 288
- /**Antihypertonika** 289
- /**Betarezeptorenblocker** 289
- /**Dopadecarboxylase-Hemmer** 290
- /Guanethidin 289
- /Kombination mit Carbidopa 288
- /**MAO-Hemmer** 288
- /**Methyldopa** 212
- /**Mephenamin** 290
- /**Neuroleptika** 336
- /**Orphenadrin** 290
- /**Phenylephrin** 323
- plus Propranolol 289
- /**Pyridoxin** 291
- /**Tranquilizer** 291
- /**Trizyklische Antidepressiva** 168
- /**Vitamin B$_6$** 291
- /Woelm 288
Levomepromazin 330
Levonorgestrel 301
- /**Äthinylöstradiol** 301
Levorphanol 199, 263
Levugen 8
Librax 277
Librium 137, 168, 274, 277
Lidaprim 112
Lidocain 55, 102, 110, 297, 298, 321
- /**Procainamid** 236
- /Suxamethonium 298
- Hydrochlorid 265, 297, 311
Likuden M 86
Limbatril 277
Limbitrol 277
Lincocin 11
Lincomycin 10, 11, 12, 94, 96, 98, 110

Lindan 27
Liothyronin-Natrium 140, 188
Lipofundin 9
Liquemin 124
Liskantin 145
Lithium
- /**Acetazolamid** 294
- /**Aminophyllin** 294
- /**Barbiturate** 294
- Carbonat 212
- Chlorpromazinausscheidung 337
- Diabetes insipidus 294
- Duriles 293
- Hyperglykämie 295, 337
- /**Kochsalz** 296
- kochsalzarme Diät 296
- /**Methyldopa** 295
- /**Natriumbicarbonat** 295
- /**Phenothiazine** 295
- Schilddrüsenunterfunktion 293
- /**Thiaziddiuretika** 293, 294
Lithiumcarbonat 293, 330, 333
Lithiumintoxikationen 293
Lithiumsulfat 293
Lithiumtherapie
- Komplikationen 293
- Morbus Addison 293
Lobelia inflata 368
Locacorten 77
Lokalanaesthetika 170, 297
- /**Cholinesterase-Hemmer** 298
- /**Muskelrelaxantien** 298
- /**Noradrenalin** 298
-- Noradrenalingehalt 321
-- Noradrenalinzusatz 317
- /**Sulfonamide** 299
- Vasokonstriktoren 321
Lokalan-P.-Amp. 297
Lomodex 8
Long-Insulin 178
Lopresor 203, 232
Lorazepam 277
Losporal 81
Lospoven 81
L-Polamidon 199
L-Thyroxin-Natrium 140, 188
Lucosil 106
Ludiomil 155
Luminal 145, 272
Luminaletten 145
Luteinisierendes Hormon (LH) 49
Lymecyclin 113
Lymphoblasten-Leukämie
- Methotrexat 360
Lymphogranulomatose
- Behandlung 357
Lymphombehandlung 357
Lymphome 57
Lyndiol 300
Lynestrenol 300

- /Äthinylöstradiol 300
- /Mestranol 300
Lyogen 331
Lyovac-Cosmegen 356
Lyssipoll 191
Lysthenon 307
Lytosteril 9

Macocyn 113
Macrodex 8
Madopar 290
Madribon 106
Magenentleerungszeit 20
Magnesium 15, 116
- carbonat 100, 245
- oxyd 100, 245
- peroxyd 245
- salze 120
- stearat 324
- trisilicat 245, 295
Maisstärke 100
Major Tranquilizer 291, 330
Makatussin 314
Makrogele 95
Makrogel 4000 100
Malariabehandlung 43
Maliasin 145
Mandragora officinarum 368
Mandrax 192, 281, 283
Mannit-Lösung 9
Mannit Lösungen (20–25%ige) 12
Mannitol-Hexanitrat 246
MAO 33
MAO-Hemmer 32, 34, 183, 193, 201, 211, 239, 317, 320, 322, 324, 360
- /Adrenalin 316
- /Alkohol 155
- /Narkosemittel 155
- /Antidepressiva, trizyklische 162
- /Antidiabetika 159
- /Antihistaminika 155
- /Antihypertonika 156
- /Antikoagulantien 155
- /Anti-Parkinsonmittel 156
- /Appetitzügler 157
- /Barbiturate 158
- /Coffein-Derivate 158
- /Ephedrin 317
- Enzymhemmer 31, 32
- /Insulin 159
- /Nahrungsmittel 153
- /Levodopa 159
- /Mazindol 158
- /Methyldopa 211
- /Methylphenidat-Hydrochlorid 160
- /Muskelrelaxantien 311
- /Narkotika 161
- /Pethidin 161, 261
- /Phenothiazine (Tranquilizer) 161, 339

- /Phenylephrin 322
- /Phenylpropanolamin 324
- /Propranolol 159
- /Rauwolfia Alkaloide 160
- /Reserpin 160
- /Sympathikomimetika 161
- /Thiaziddiuretika 162
- /Tranquilizer 161
- /Tryptophan 163
- /Tyramin 162
- /tyraminhaltige Nahrungsmittel 162
- Wirkmechanismus 153
- /Xanthin-Derivate 158
Maprotilin-Hydrochlorid 155
Marcumar 125
Marezine 191
Marihuana 368
Marplan 154
Marsilid 154
Mazur-A 272
Masterid 128, 182
Mazindol
- /Debrisoquin 206
- /Guanethidin 209
- /MAO-Hemmer 158
- /Methyldopa 213
- /Sympathomimetika 325
Maximed 155
Maycor 246
Mayeptil 331
Meaverin 297
Mebanazin 72, 133, 154, 261
Mebhydrolin Naphtal.-1,5-Disulfonat 191
Mebipen-P-Tabletten 191
Mecamylamin 51, 73, 320, 323
- /Ambenoniumchlorid 210
- Hydrochlorid 201
Mechlozid 251
Meclozin 191, 193
- Hydrochlorid 191
Medazepam 141, 277
Medihaler-ISO-Spray 314
Medinox 272
Medomin 272
Mefenaminsäure 5, 130
Mefrusid 243, 251, 252, 254, 262
Megacillin 92
Megaphen 162, 330
- in vitro Unverträglichkeit 10
Megluminamido-Trizoat 195, 199
Melabon 165
Melleretten 331
Melleril 331
Melphalan 355
Membran-ATP ase 50
Menadion 134
- Natrium-Diphosphat 134
- Natrium-Bisulfit 134
Menaphton 134

- Natrium Bisulfat 134
Menrium 277
Mepacrin 51, 74, 284
- Antimalariamittel 42
- /**Colistin** 104
- /**Nalidixinsäure** 88
- /**Nitrofurantoin** 90
Mephenamin 169
Mephentermin 208, 218
Mephenterminsulfat 315
Mephenytoin 145
Mephin 315
Mepivacain 297
Meprobamat 141, 305
- Bioverfügbarkeit
Mepronox 272
Mepyramin 190
- Maleat 191
Mepyramon 191
Mercaptopurin 32, 39, 356
- /**Allopurinol** 359
Mersalyl-Natrium 252
Mesantoin 145
Mestinon 193, 273
Mestranol 300
Mesuximid 145
Metacyclin-Hydrochlorid 113
Metallionen 97
Metallsalze
- mehrwertige 15
Metandienon 182
Metandriol 182
Metaraminol 8, 9, 10, 11, 12, 91, 96, 99, 102, 110, 315
Metaraminoltartrat 267
Metenolon 128, 182
Metformin 73, 109, 208
- Hydrochlorid 180
Methadon 199, 263
- Metabolit 352
- /**Rifampicin** 352
Methandienon 5
- Enzymhemmer 32
Methandrol 128
Methandrostenolon 128
- Bioverfügbarkeit 18
Methadilazin 168, 195, 291
- Levodopa 336
Methapyrilen-Hydrochlorid 191
Methaqualon 281
- /**Alkohol** 282
- /**Antikoagulantien** 282
- /**Diphenhydramin** 283
- plus **Diphenhydramin/Diazepam** 283
- Hydrochlorid 281
- /**ZNS-dämpfende Arzneimittel** 282
Methergin 325
Methohexital 11, 80, 99, 117, 118, 199, 214, 219
- natrium 198, 260

- /**Arzneimittel in gelöster Form** 265
- /**Propanidid** 265
Methoin 145
Methotrexat 356
- /**Aspirin** 359
- /**D-Xylose** 360
- „Lederle" 356
- Natrium 362
- Plasmaeiweißbindung 226
- /**Pockenimpfung** 359
- /**Pockenimpfung plus Corticosteroide** 360
- /**Probenecid** 359
- Psoriasisbehandlung 359
- /**Sulfonamide** 360
Methotrimeprazin 312, 340
- /**Barbiturate** 335
Methoxamin 196
Methoxamin-Hydrochlorid 314, 315
Methoxyfluran 260, 308
- Arrhythmien 263
- /**Tetracycline** 266
Methylalkohol 95
Methylamphetamin-Hydrochlorid 157, 267
Methyl-bis-β-chloräthylamin-Amp. 355
Methylcellulose 100, 120
Methylchlorid 328
Methyldopa 12, 73, 102, 110, 118, 156, 167, 201, 202, 206, 216, 262, 318, 323, 340, 370
- /**Antidepressiva** 211
- antihypertensive Wirkung 201
- /**Arzneimittel in gelöster Form** 214
- /**Ephedrin** 212
- Hydrochlorid 265
- Wirkungsabschwächung von Levodopa 289
- /**Levodopa** 212
- /**Lithium** 212
- /**Mazindol** 213
- /**Oxprenolol/Phenylpropanolamin** 213
- /**Propranolol** 213
- /**Sympathomimetika** 213
Methylephedrin-Hydrochlorid 314
Methylergometrin 325
α-Methylnoradrenalin 201
Methylphenidat 148, 209
- Enzymhemmer 32
- Hydrochlorid 135
Methylphenobarbital 145, 272
Methylprednisolon
- Bioverfügbarkeit 18
Methylthiouracil 134
Methylxanthine 49
Methyprylon 281
Metiamid 190
Meticillin 8, 10, 11, 12, 80, 110, 117, 118, 198

- in vitro Unverträglichkeit 11
Meticillin-Natrium 92, 265
- /**Antibiotika und Arzneimittel in gelöster Form** 98
Metildigoxin 241
Metipranol 203, 232
Metixen-Hydrochlorid 157
Metoclopramid
- Absorption 20
Metoprolol-Tartrat 203, 232
Metosan 272
Metronidazol 74, 284
- /Antikoagulantien 139
Miconazol
- /Amphotericin 101
Micro 30 301
Microcillin 92
- in vitro Unverträglichkeit 10
Microgynon 301
Microlut 301
Micro Novum 300, 301
Midamor 253
Midocil 179
Migralave 192
Migril 191
Migristene 191
Milch 16
- DDT Gehalt 27
- /**Dimethyltetracyclin (Abb. 4)** 16
- /**Tetracycline** 21, 114
Miltaun 305
Minipress 171, 203, 334
Mintusin 314
Mirado 125
Mirapront 158
Mithramycin 356
- „Pfizer" 356
Mitobronitol 355
Mitomycin 356
- medac 356
Modenol 202
Moduretic 251, 253
Mogadan 277
Moloid 245
Monoaminooxydase-Hemmer (s. MAO-Hemmer) 32
Monochlordifluoräthan 329
Monocillin 92
Morbus Addison 351
- Corticosteroidtherapie 275
Morbus Hodgkin 357
Moronal 100
Morphin 20
- Enzymhemmer 31
- Nalorphin 45
- sulfat 197, 267
Morphium 51, 161
Motival 170
Mozambin 281
Multum 277

Muskelrelaxantien 307
- depolarisierende 164, 264, 307, 308
- nichtdepolarisierende 45
- peripher wirkende 307
- stabilisierende 262, 307, 308
- /Amphotericin 102
- /Anaesthetika 308
- /Analgetika 311
- /Antibiotika 308
- /Benzodiazepin 289
- /Chinidin 310
- /Cholinesterasehemmer 309
- /Cyclophosphamid 359
- /Dexpanthenol 310
- /Diuretika 310
- /Etacrynsäure 258
- /Furosemid 257
- /Hämostatika 311
- /Herzglykoside 310
- /Lokalanaesthetika 311
- /MAO-Hemmer 311
- /Phenothiazin 312
- /Polymyxin 102
- /Procainamid 236
- /Thiotepa 361
- /Zytostatika 309
Mustine 355
Mutterkorn-Alkaloide 365
Myacyne 77
Myambutol 350
- /INH 347
- /INH I/II 350
Myasthenia gravis 238
Mycardol 246
Mycifradin 94
Mycivin 11
Mycostatin 100
Mydriasis
- Ephedrin 318
Mydriatika 237
Myelobromol 355
Mylepsinum 145
Myleran 355
Myokardinfarkt 57
Myristica fragans 368
Mysolin 145
Mysteclin 100
Mytelase 193, 210, 273

Nacom 288, 290
Nadisan 179
Nadolol 203, 232
Nadrothyron 140
Nahrungsmittel 22, 371
- Tyramingehalt 34, 153
- tyraminhaltig 33, 219
Nalidixinsäure 5, 51, 87, 131
- Schwangerschaft 88
- **Mepacrin-Hydrochlorid** 88
- **Nitrofurantoin** 88

Nalorphin 161, 263
Nandrolon 128
– Decanoat 182
– Phenylpropionat 182
Naphazolin-Hydrochlorid 315
– Nitrat 315
Naprosyn 129, 229
Naproxen 129, 229, 230
Nardil 154
Narkosemittel 10, 12, 91, 110, 260, 267
– **/Antidepressiva (MAO-Hemmer)** 261
– **/Antihypertonika** 261
– **/Antikoagulantien** 261
– **/β-Rezeptorenblocker** 262
– **/Blutkonserven** 264
– **/Corticosteroide** 262
– **/Diuretika** 262
– **Drogenabhängigkeit** 263
– **/Hydralazin** 218
– **/Hypertonika** 263
– **/MAO-Hemmer** 155
– **/Muskelrelaxantien** 263
– **/Natriumhydroxid** 264
– **/Protoveratrin A und B** 219
– **/Tranquilizer** 264
Nasalgon-Salbe 314
Nasivin 315
Natisedine 232
Natriumalginat 100, 120
Natrium-Aminosalicylat 344
– Bioverfügbarkeit 18
Natriumbicarbonat 10, 12, 81, 117, 119, 267, 322
Natriumjodid 322
Natrium-Kalzium-EDTA 102, 219
Natriumlaktat Lösung 9, 110, 117
Natriumsalicylat 197
Natriumvalproinat 148
– **/Antidepressiva** 151
– **/Phenytoin** 151
– **/Sedativa** 151
Natulan 284, 356
Naturheilmittel 365
Navidrex 251
Nebacetin 77
Nebenschilddrüsenextrakte 242
Negram 87
Nembutal 272
Neoclinal 272
Neoderm 272
Neogel-Gel 370
Neo-Gynergen 325
Neogynon 301
Neo-Kranit 272
Neomycin 5, 10, 77, 78, 235, 244, 308
– **/Phenoxymethylpenicillin** 94
– **sulfat** 77, 132
– **/Vitamin K** 25
Neo-Nervisal 271
Neo-Novutox 297

Neo-Stediril 301
Neosteron 182
Neostigmin 45, 238, 239
Neostigminbromid 273
Neostigmin-methylsulfat 193, 273
Neo-Synephrin 314
Neoteben 347
Neptall 202, 232
Neuracen 146
Neurocil 330
Neurokombin 237
Neurolepsin 293
Neuroleptika 35, 291, 330
– Dementia sensilis 330
– kindliche Verhaltensstörungen 330
– Manien 330
– Psychosen 330
– Schizophrenie 330
– **/ADH-Sekretion** 337
– **/Alkohol** 336
– **/Levodopa** 336
– **/Lithium** 337
– **/trizyklische Antidepressiva** 338
– **/ZNS dämpfend wirkende Pharmaka** 336
Neuronal 331
Neuronen-Blocker
– **adrenerge** 73
Neurovegetalin Forte 237
Nialamid 72, 133, 154, 261
– Enzymhemmer 31
Niamid 154
Nickel 116
Nicopyron 229
Nierenfunktion 77
– ältere Patienten 57
Nierentransplantation 351
Nifenazon 229
Nifuran 89
Nifuratel 74, 284
Nikotin
– Metabolisierungsgeschwindigkeit 27
Nikotinsäure 196
Nikotinsäurederivate 204
Nilevar 182
Nipramin 205
Nitrangin 246
Nitrazepam 277
Nitrofural 89
Nitrofuranderivate 89
Nitrofurantoin 11, 51, 80, 81, 89, 102, 105, 119, 198, 321
– Bioverfügbarkeit 18
– Resorptionsgeschwindigkeit 17
– **/Arzneimittel in gelöster Form** 91
– **/Mepacrin-Hydrochlorid** 90
– **/Nalidixinsäure** 91
Nitrofurazon
– **/andere Nitrofuranderivate** 91
Nitroglycerin 246

- /**Pentaerythritol-Tetranitrat** 247
Nitronal 272
Nitrosorbon 246
Nitrolingual 246
Nitro Mack-Ret. 246
Nitro-Tablinen 246
Nitrozell 246
Nitrozell-Ret. 246
Nitrumon 356
Nobrium 277
Nogram 87
Noludar 281
Nolvadex 356
Noperil 77
Noracyclin 300
Noradrenalin 8, 9, 12, 32, 48, 55, 81, 91, 96, 110, 194, 196, 201, 202, 210, 263, 298
- /**Antidepressiva** 320
- /**Antihypertensiva** 320
- /**Arzneimittel in gelöster Form** 321
- Bitartrat 267
- /**Lokalanaesthetika** 321
- Narkoseverstärkung 261
Noradrenalinbitartrat 235, 315
Noradrenalingehalt adrenerger Nervenendigungen 45
Norephedrin 210
Norethandrolon 5, 182
Norethisteron 300, 301
Norethisteron-Acetat 300
- /**Äthinylöstradiol** 300
Norethistosteron
- /**Äthinylöstradiol** 300
- **Önanthat** 301
- /**Mestranol** 300
Noretynodrel 300
- /**Äthinylöstradiol** 300
- /**Mestranol** 300
Norflex 157, 169, 237, 290
Norgesic 169, 237, 290
Norgestrel 301
- /**Äthinylöstradiol** 301
Norglycin 179
Noristerat 300, 301
Norkotral 272
Normensan 237
Normi-Nox 281
Normotin-R 198
Normofundin 8
Norfenefrin 315
Norpethidin 276
Norphenefrin-Retard 315
Nortensin 252
Nortriptylin 72, 170, 321, 338
- Metabolisierung 32
Novadral 315
Novanaest-Amp. 297
Noveril 154
Novobiocin 8, 10, 11, 12, 81, 86, 119, 317, 321

- in vitro Unverträglichkeit 12
Novocain 297
Novocamid 232
Novodigal 241
Novodigal-Amp. 241
Novomina 191
Novothyral 140, 188
Nozinan 275, 330
Numotac 314
Nuran 191
Nutriamin 8
Nutrifundin 9
Nyktogen 281
Nystan 100
Nystatin 100

oberflächenaktive Substanzen 95
Obstinol 139
Octafluorcyclobutan 329
Oectrim 112
Östradiol 368
Östradiolvalerianat 301
- /**Norgestrel** 301
Östriol 368
Östrogenantagonisten 356
Östrogene 30, 148
- Metabolisierung 30
- /**Barbiturate** 276
Östron 368
Ogostal 348
Omca 331
Omeril 191
Omexolon 260
Omnamycin 77, 348
Omnisedan 281
Omsat 112
Ondasil 281
Ondena 356
Opiate 20, 261
Opilon 325
Opipramol 72
- Hydrochlorid 155
Optalidon 272
Optimycin 113
Optisulfon 106
Optochinidin 232
- Retard 232
Orabolin 128, 182
Oracef 81
Orale Antidiabetika s. Antidiabetika 179, 284, 303
Orale Kontrazeptiva 5, 300
- /ε-**Aminocapronsäure** 302
- /**Ampicillin** 304
- /**Antibiotika** 302
- /**Antidiabetika** 303
- /**Antihypertonika** 304
- /**Antikoagulantien** 302
- /**Antikonvulsiva** 303
- /**Antiphlogistika** 303

Register 395

- /Barbiturate 276
- /Cholesterinsenkende Präparate 304
- Epilepsie 304
- Glukosetoleranz 303
- /Guanethidin 304
- /Hypnotika 304
- Kombinationspräparate 300
- /Phenothiazine 304
- Prolactinsekretion 304
- /Rauchen 305
- /Rifampicin 304
- /Sedativa 304
- Thrombosen 139
- /ZNS-dämpfende Pharmaka 304
Oralopen 92
Orap 332
Orasthin 264
Oratren 92
Orbinamon 333
Orciprenalin 325
- /β-Rezeptorenblocker 319
- sulfat 314
Orfiril 146
Orgametril 300
Oricillin 92
Orisul 106
Orisulf 106
Orlest 300
Ornatos 191, 315
Orphenadrin 237
- citrat 157, 169, 290
- Hydrochlorid 157, 169, 290
- /Levodopa 290
- Ratiopharm 237
- /Trizyklische Antidepressiva 169
Orsulon 106
Ortho-Novum 300
Orudis 128, 229
Osiren 228, 253
Osmofundin 9
Osmosteril 9
Osnervan 157, 237
Ospen 92
Ospolot 146
Osteomalazie 30
Osyrol 228, 253
- Lasix 252
Otricorten 315
Otriven 315
Ovanon 301
Ovoresta 300
Ovulen 296
Ovysmen 300
Oxacillin-Natrium 92
Oxalis acetosella 367
Oxandrolon 182
Oxazepam 141, 277
Oxazolidin 145
Oxedrintartrat 315
Oxigenasen

- mischfunktionelle 28
Oxprenolol 204, 234, 319
- Hydrochlorid 203, 232
Oxycardin 203
Oxymesteron 128, 182
Oxymethazolin-Hydrochlorid 315
Oxymetholon 128
Oxypertin 332
- /MAO-Hemmer 338
- Winthrop.-Kps. 332
Oxyphenbutazon 5, 36, 40, 52, 53, 107, 129, 165, 229
- Arzneimittelbindung 42
- Enzymhemmung 32
- Metabolisierung 32
Oxytetracyklin 10, 12, 86, 94, 96, 98, 110
- Bioverfügbarkeit 18
- in vitro Unverträglichkeit 12
- Resorption 17
Oxytetracyclin-Hydrochlorid 113, 265
- /Arzneimittel in gelöster Form 117
Oxytocin 264
- /Cyclopropan 264

Paazepam 277
Pacatal 331
Pacepir 251
Pamaquin 42
p-Aminobenzosäure 109, 236
p-Aminobenzosäure-Ester 297
p-Aminosalicylsäure 344 s. PAS
- Enzymhemmer 31
- Reduktionsproben 344
- Überempfindlichkeit 344
Panax Ginseng 368
Pancuronium 263
Pancuroniumbromid 307
Pancuronium „Organon" 307
Pandigal 241
Pankreoflat 140
Pantocain 297
Pantolax 307
Pantothenol 310
Panwarfin 125
Papaverin 204
Papaver somniferum 367
Paracetamol 20, 38, 129, 136, 290
- Absorption 20
Paracodin 199
Paradion 145
Paraffin, flüssig
- Verminderung der Vitamin-K-Resorption 138
Paraldehyd 281
- Wirkungsverstärkung durch Phenytoin 284
- abbau 284
- Ampullen 281

Register

- /**Alkohol** 283
- /**Disulfiram** 284
- /**Phenytoinnatrium** 284
- /**Sulfonamide** 109
- /**synthetischer Kautschuk** 285

Paramethadion 145
Parasympathikolytika
- /**Chinidin** 237

Paramid 106
Pardroyd 128
Parentamin 8
Pargylin 73, 201, 219, 261, 322
- Hydrochlorid 184, 202

Parkemed 130
Parkidyl 157, 237
Parkinsonsche Krankheit 24, 168, 212, 216
Parmedin 288
Parnate 154
Paromomycin 77
Paraffinum subliquidum 23
Partocon 264
Partusisten 314
PAS 22, 23, 148
- Acetylierungsgeschwindigkeit Isoniazid 344
- Cyanocobalamin-Resorption 345
- /**Cyanocobalamin** 345
- Heyl Dragees 344
- Phenytoinmetabolisierung 347
- intestinale Absorption 22
- Enzymhemmer 31, 32
- Hemmung der Prothrombinsynthese 345
- Fatol-Infusion 344
- Rifampicin-Resorption 345
- /**Isoniazid** 344
- /**orale Antikoagulantien** 345
- /**Rifampicin** 345
- Passiflora incarnata 367, 368

Pavulon 307
Pecazin 331
Pectinfant 191
Pen 200 92
Penbristol 92
Penbritin 92
- in vitro Unverträglichkeit 10

Penbrock 92
Pencompren 92
Penfluridol 332
Penicillin 7, 52, 54, 92, 132, 267, 339
- aktive Sekretion 52
- /**Aminoglykoside** 78
- **bakteriostatische Antibiotika** 93
- /**Chloramphenicol** 85
- /**Erythromycin** 85
- penicillinasefest 92
- /**Probenecid** 53
- /**Tetracycline** 115

Penicillin G 92
Penicillin-G-Kalium
- Bioverfügbarkeit 18

Penicillin V 94
Penicillin-V-Kalium
- Bioverfügbarkeit 18

Pen-Sint 92
Pentabarbital 272
Pentaerythritol/Toleranzentwicklung 247
Pentaerythritol-Tetranitrat 246
Pentaerythrityltetranitrat
- Bioverfügbarkeit 18

Pentaerythritol-Tetranitrat
- /**Chlordiazepoxid** 247
- /**Nitroglycerin** 247

Pentazocin 38
- Rauchen 27

Penthran 260
Pentobarbital 25, 81, 117, 119, 196, 318, 321
Pentobarbital-Natrium 196, 197
- Bioverfügbarkeit 18

Pentolinium 262, 321, 323
Pentoliniumtartrat 201
Pentrinal 246
Pentrit 246
Pentrium 277
Perazin 331
Perdiphen 314
Perdormal 273
Peremesin 191
Perfadex 8
Periactinol 191
Periciazin 331
Perikursal 301
Periphere Vasodilatatoren 204
Perlinganit 246
Permease 317
Peroben 192
Perphenazin 35, 170, 331, 338
Perphyllon 272
Persantin 246
Persumbran 277
Pertofran 154, 205
Pervitin 157
Peteha 346
Pethidin 20, 51, 52, 199, 276, 360
- /**Barbiturate** 276
- Enzymhemmer 31
- Hydrochlorid 267
- /**MAO-Hemmer** 161, 261
- Metabolitenbildung 276
- /**Trizyklische Antidepressiva** 169

Pentinimid 145
Petinutin 145
Petnidan 145
Petrium 277
Pflanzeninhaltsstoffe
- **gerinnungshemmende Wirkung/andere Arzneimittel** 371

Pflanzengummi 120
Pflanzliche Arzneimittel 365
Pflanzliche Zubereitungen
- diuretische Wirkung/Alkohol/ Antihistaminika 369
- antihypertensive Behandlung 369
- /Digitalisglykoside 369
- /Muskelrelaxantien 369
- blutdrucksenkende Wirkung/ Antihypertensiva 370
- (herzwirksame Glykoside)/Digitalis/ Digoxin/Digitoxin 369
- /andere Arzneimittel 369
Phaenemal 145
Phanoderm-Calcium 272
Phanodorm 273
Phanotal 272
- Calcium 272
Phasein-Forte 237
Phenacemid 145
Phenacetin 344
Phenacetyl-Harnstoffderivate 145
Phenaemal 272
Phenazon 27, 41, 165
Phendimetrazintartrat 158
Phendional 125
Phenelzin 72, 133, 261
- **Phenylpropanolamin** 163
- **Suxamethonium** 164
- Sulfat 154, 311
Phenergan 192
Phenethicillin-Kalium 92
Phenformin 73, 109, 133, 208
- Hydrochlorid 180
Phenglutarimid-Hydrochlorid 157
Phenhydan 145
Phenindamin 193
- in vitro Unverträglichkeit 197
Phenindamintartrat 191, 197
Phenindion 17, 39, 125, 126, 132, 141
- Bioverfügbarkeit 18
- Metabolisierung 32
Pheniprazin
- Enzymhemmer 31
Pheniramin Maleat 192
Phenmetrazin-Hydrochlorid 158
Phenmetrazintheoclat 158
Phenobarbital 11, 21, 27, 28, 30, 31, 37, 51, 80, 81, 118, 119, 145, 149, 199, 219, 272, 273, 277
- Bioverfügbarkeit 18
- Enzyminduktion 26
- Epilepsiebehandlung 147
- /Griseofulvin 21
- intestinale Griseofulvin-Resorption 275
- /Kumarine 4
- Metabolismus 147
- Natrium 196, 197, 272
- /Phenytoin 28

- Schwangerschaft 31
Phenocillin 92
Phenobarbitaltabletten
- Auflösungsgeschwindigkeit 16
Phenolphthalein 138
Phenolsulphophtalein 52
Phenothiazine 196, 204, 291, 304, 330, 336, 337
- Cholinesterasegehalt der Erythrozyten 312, 340
- Cholinesterase-Konzentration im Serum 340
- Enzymhemmer 32
- Enzymhemmung 334
- Hemmung der Guanethidinaufnahme 339
- Hyperglykämie 295, 337
- Prolactin-Sekretion 340
- /**Antidiabetika** 338
- /**Arzneimittellösungen** 339
- /**Barbiturate** 275
- /**flüssige Nahrungsmittel** 339
- /**Guanethidin** 339
- /**Lithium** 295
- /**MAO-Hemmer** 339
- /**Muskelrelaxantien** 340
- /**orale Kontrazeptiva** 340
- /**Phenytoin-Natrium** 340
- /**Sympathomimetika** 326
Phenothiazinresorption
- Aluminiumhydroxyd 333
Phenothiazin-Derivate 153, 187, 370
Phenoxybenzamin 203, 204, 325
Phenoxymethylpenicillin 92
- /**Neomycin** 94
- **pharmazeutische Zubereitungen** 100
Phenoxypropazin 133
Phenprocumon 125, 127
Phentermin 158
Phentolamin 155, 156, 159, 160, 161, 203, 204, 211, 219, 261, 289, 316, 318, 322, 323, 325, 360, 361
Phenutal 145
Phenylbutazon 5, 27, 39, 40, 52, 53, 107, 108, 129, 148, 165, 184, 229, 303
- /**Acetohexamid** 184
- Agranulocytose 229
- aplastische Anämie 229
- Arzneimittelbindung 42
- /**Barbiturate** 276
- Bioverfügbarkeit 18
- /**Cholestyramin** 21
- Enzymhemmer 31, 32
- Enzyminduktion 25
- /**Herzglykoside** 244
- intestinale Resorption 21
- Metabolisierung 25, 30
- /**Tolbutamid** 184
Phenylbutazontabletten
- Auflösungsgeschwindigkeiten 16

Register

Phenylephrin 10, 210
- Mydriasis 206, 323
- /Antidepressiva 322
- /Antihypertensiva 322
- /Aspirin 324
- Hydrochlorid 314, 315
- /Levodopa 323
- /Phenytoin 324
- /Propanolol 324

Phenylpropanolamin 156, 193, 210, 315
- /Antidepressiva 324
- /Methyldopa 213
- /Phenelzin 163

Phenyramidol 5, 39, 148
- Enzymhemmer 32

Phenytoin 10, 11, 12, 23, 25, 27, 28, 37, 71, 80, 81, 86, 96, 118, 119, 132, 145, 149, 187, 196, 197, 198, 199, 229, 271, 305, 321
- Ausscheidung 146
- /Barbiturate 276
- /Benzodiazepine 278
- Bioverfügbarkeit 18
- /Carbamazepin 149
- /Co-trimoxazol 150
- /Cycloserin 148
- /Dexamethason 150
- /Doxycyclin 150
- entero-hepatischer Kreislauf 146
- Enzyminduktion 25, 26
- Enzymsättigung 146
- Epilepsiebehandlung 284
- /Furosemid 257
- Furosemid Absorptionsreduktion 257
- /Halothan 264
- /Herzglykosie 243
- /Isoniazid 347
- Metabolisierung 30, 32
- Metabolismus 28, 146, 340
- /Natriumvalproinat 151
- /Phenobarbital 28
- /Primidon 149
- Serumspiegel 26
- /Sulfonamide 150
- Wirkungsverstärkung durch Arzneimittel 148
- Wirkungsverminderung durch Arzneimittel 149

Phenytoinmetabolisierung
- Chlorpromazin 340
- Prochlorperazin 340

Phenytoin-Natrium 145
- Dermatitis exfoliativa 146
- Lupus erythematodes 146
- Megaloblasten-Anämie 146
- Nebenwirkungen 146
- Plazentaschranke 146
- Schwangerschaft 146

Phenytointabl.

- Auflösungsgeschwindigkeit 16
Phlogase 129, 229
Phlogat 229
Phlogistol 229
Phosphodiesterase 49, 50
Phospholinjodid 193, 273
Photosensibilisierung 114
Physostigmin 45
Phthalylsulfacetamid 107
Phthalylsulfathiazol 107
Phytomenadion 8, 126, 134
Pimafucort 77
Pimozid 332
Pindolol 203, 204, 232
Piniol-Nasentropfen 315
Piper methysticum 368
Pipobroman 355
Pitocin 264
pK_a-Wert 51
Plasmin 267
Plenastril 128, 182
Plimasin 192
Pluscillin 92
P-Mega-Tablinen 92
Podophyllin 365
Polaronil 191
Polistin T-Caps. Retard 191
Polyarthritis 54
Polyen-Antibiotika 100
Polymyxin B 10, 12, 86, 91, 94, 102, 116, 119
Polymyxin-B-Sulfat 103, 309
- /Antibiotika und Arzneimittel in gelöster Form 105
Polymyxine 103, 309
Polymyxin E 309
Polymyxine
- /Muskelrelaxantien 104
Polypeptidantibiotika 309
Polystyrol 285
Polythiazid 251
Ponalar 130
Ponderax 157, 205
Posdel 192
Postadoxin 191
Postafen 191
Potanal 192
Posedrine-Dragees 146
Praecimat 191
Praecirheumin 303
Praxiten 277
Prazosin 171, 203
- /Amitriptylin plus Chlorpromazin 171, 334
Prednisolon 10, 105, 196, 198
- Bioverfügbarkeit 18
- Enzymhemmer 32
Prednisolon-Natriumphosphat 362
- in vitro Unverträglichkeit 12
Prednison 161

Pregnon 28 300
Preludin 158
Prent 202, 232
Prenylaminlaktat 246
- **/Sympathikomimetika** 247
Pre-Par-Ampullen 315
Presinol 202
Pressimedin 251
Priatan 314
Primidon 145, 149
- Metabolisierung 32
- **/Phenytoin** 149
Primobolan 128, 182
Primolut Nor 300, 301
Priscol 284
Privin 315
Pro-Actidil 192
Probenecid 52, 53, 228, 255
- **/Aspirin** 228
- **/Cephalosporin** 83
- Gichtbehandlung 228
- **/Methotrexat** 359
- **/Penicillin** 53
Procain 12, 51, 91, 95, 102, 109, 110, 236, 297, 298, 299
- Suxamethonium 298
- Hydrochlorid 267, 297, 311
- Penicillin 92
- phosphat 298, 321
Procainamid 204, 243
- Agranulocytose 233
- Arrhythmiebehandlung 217
- Glaukombehandlung 235
- Granulocytopenien 233
- Lupus erythematodes 233
- **Myasthenia gravis** 235
- **Duriles** 232
- **/Aminoglykosid-Antibiotika** 235
- **/Antihypertensiva** 235
- **/Cholinergika** 235
- Hydrochlorid 232
- **/Lidocain** 236
- **/Muskelrelaxantien** 236
- **/Phenytoinnatrium** 236
- **/Sulfonamide** 236
Procarbazin 75, 284
- Hemmung der Aldehyddehydrogenase 360
- **/Alkohol** 360
- **/Serotonin-haltige Nahrungsmittel** 361
- **/Sympathomimetika** 361
- **/serotoninhaltige Nahrungsmittel** 361
- **/Zentraldämpfende Pharmaka** 360
- Hydrochlorid 356
Prochlorperazin 10, 11, 12, 80, 86, 91, 94, 96, 99, 102, 110, 111, 148, 331, 340
- Äthyldisulfonat 267
- Maleat 196
- Methyldisulfonat 265

Procyclidin 237
- Hydrochlorid 157
Pro Dorm 281
Profenamin 157
Progesteron 30, 300
- Metabolisierung 30
Prolactinsekretion 304
- Imipramin 304
- Methyldopa 304
- Reserpin 304
Prolixan 300 229
Promazin 10, 11, 12, 96, 111, 116, 340
- Hydrochlorid 196, 265, 267, 312, 330
Promethazin 8, 10, 11, 12, 86, 91, 96, 99, 111, 167, 190, 193, 194, 291
- in vitro Unverträglichkeit 198
- Levodopa 336
- Hydrochlorid 156, 192, 196, 265, 267
- Maleat 192
Prominal 145, 272
Pronapen plus 92
Pronethalol 48
Propan 329
Propanidid 260
- **/Methohexital-Natrium** 265
- Suxamethonium 264
Propanthelin 20, 237
Propoxyphen
- Rauchen 27
Propylenglykol 100
Propicillin Kalium 92
Proponal 272
Propranolol 46, 55, 73, 161, 185, 234, 262, 289, 319, 329
- **/Antidiabetika** 234
- **/pflanzliche Halluzinogene** 371
- Hypoglykämien 240
- Hydrochlorid 203, 232
- **/Anaesthetika** 216, 239
- **/Antidepressiva** 239
- **/Antidiabetika** 240
- **/Chinidin** 240
- **/Digitalis-Glykoside** 217, 240
- **/Insulin** 217
- **/Isosorbiddinitrat** 218, 240
- **/MAO-Hemmer** 216
- **/Methyldopa** 213
- **/Phenylephrin** 324
Propycil 134
Propylthiouracil 134
Prostaglandin A_1 49
Prostaglandin E_1 49
Prostaglandin E_2 49
Prostaglandin $F_{1\alpha}$ 49
Prostaglandine
- Arteriolenreaktion auf Noradrenalin 26
Prostigmin 193, 238, 273
Protactyl 330
Protaminsulfat 124

Protamin „Roche" 124
- Sulfat-Novo 124, 134
- Sulfat-Vitrum 124
- Zink-Insulin 14
- **Zink-Insulin/Insulin Injektionslösung** 188
Proteina-Gremy-Tablinen 181
Proteinbindung 42
Protein-Hydrolysate 116, 267
Prothionamid 346
- Schwangerschaft 346
- /andere Tuberkulostatika 346
Prothipendyl-Hydrochlorid 330
Prothrombinzeit 29, 37, 41
Protothena 348
Protothenat 77
Protoveratrin A 203
Protoveratrin B 203
Protoveratrin A und B
- /**Anaesthetika** 219
Protriptylin 72, 205, 321
- **Hydrochlorid** 155
Proxen 129, 229
Proxilan 130
Pseudocholinesterase 57, 164
- Cyclophosphamid 309
- Thiotepa 309
- Tumorbehandlung 309
Psychosen
- manisch-depressive 293
Psyquil 330
Pularin
- in vitro Unverträglichkeit 11
Pulmadil 314
Puraeton 314
Puri-Nethol 356
Purostrophan 241
Pyknolepsinum 145
Pyopen
- in vitro Unverträglichkeit 10
Pyrafat 346
Pyrazinamid 346
Pyridostigminbromid 193, 273
Pyridoxin 24, 196
- /**Levodopa** 291

Quadronal 165
Quadro-Nox 272
Quantalan 138
Quecksilbersalze 112
Quilonum 293
Quinalbarbital 119, 319, 321
Quinalbarbital-Natrium 197
- Bioverfügbarkeit 18
Quinethazon 251
Quinicardin 232

Rachitis 30
Rabro-Gel 120
Rastinon 179

Rathimed-N 139
Rauchen 57, 58
- Enzyminduktion 25, 26
Raucombin 202
Rauwolfia-Alkaloide 73, 202, 244, 323, 365, 368
- Psychosen 330
- Gynaekomastien 370
Rauwolfia-serpentina 367, 368
Rauwosanol 202
Rebuso 281
Recipin 202
Redul 28, 180
Redupresin 253
Refagan 191
Refobacin 77
Regelan 135
Regenon 157, 208
Regitin 155, 159, 161, 163, 203, 211, 261, 316, 318, 322, 323, 325, 360, 361
Regulin 158
Remedacen 199
Remicyclin 113
Repeltin 192
Repicin 251
Repocal 272
Resaltex 202, 251
Rescinnamin 202
Reserpin 149, 196, 202, 206, 262, 318, 323, 340
- Bioverfügbarkeit 18
- Depressionen 215
- epileptische Anfälle 149
- Parkinsonismus 289
- Psychosen 330
- Hameln 202
- Saar 202
- /**Antidepressiva, trizyklische** 215
- /**Antikonvulsiva** 214
- /**Atropinsulfat** 215
- /**Digitalisglykoside** 215
- /**Ephedrin** 215
- /**Levodopa** 216
- /**MAO-Hemmer** 214
- /**Trizyklische Antidepressiva** 170
Resimatil 145
Resorcin 97
Retarpen 92
- Forte 92
Reverin 113
Revonal 281
α-Rezeptoren 50
α-Rezeptorenblocker 203
β-Rezeptorenblocker 204
- /**Antidiabetika** 185
- /**Bronchodilatatoren** 318
- /**Levodopa** 289
- /**Narkosemittel** 262
β_2-Rezeptoren 56
H_1-Rezeptoren 190

H$_2$-Rezeptoren 190
Rheomacrodex 8
Rheumaphan 303
Rhinicept 315
Rhinivict 315
Rhinolitan 315
Rhinologica 314
Rhinopront 191, 315
Rhinospray 315
Rhino-Stas 315
Rhinotussal 191, 315
Rhinozin 192
Rhitana 191
Rhodialathan 260
Rhythmusstörungen
– Propranolol und Digitalisglykoside 218
Riboflavin 119
Rifa 304, 349
Rifa 300/INH-Kombipackung 347
Rifampicin 22, 28, 135, 349
– Abstoßungsreaktion 351
– Änderung der Methadon-Verteilung 352
– Cortisol-Halbwertzeit 351
– Cytochrom-P-450 352
– Enzyminduktion 304, 351
– intestinale Resorption 22
– Methadonmetabolisierung 352
– Nierentransplantation 351
– Östrogenabbau 304, 351
– **/Antikoagulantien** 135
– **/Tetracycline** 85
– **/PAS** 350
– **/Corticosteroide** 351
– **/Methadon** 352
– **/orale Kontrazeptiva** 351
– **/PAS** 350
Rifloc 246
Rimactan 304, 349
– INH 349
– 300/INH-Kalender-Packung 347
Rimifon 346
Rimiterol 46, 56
– Bronchodilatation 316
– Hydrobromid 314
– /β-Rezeptorenblocker 319
Ringer-Lösung 8, 116
– Laktat-Lösung 91, 110, 116, 118, 267
Risin 314
Ristocetin 12, 116
Ritalin 135, 148, 160, 209
Ritodrin-Hydrochlorid 315, 316
Rivotril 145, 277
Röntgenkontrastmittel 196, 198
Roeridorm 281
Rolinex 196
Rolitetracyclin 113
Romigal 165
Rondo-Bron 113

Rückresorption
– **passive** 51
Rythmochin 232

Sab 140
Säure-Elektrolyte 12
Säuren 96
Safrol 365
Salbutamol 314, 325
– Bronchodilatation 316
– **/β-Rezeptorenblocker** 319
Sali-Aldopur 251
Sali-Presinol 202, 252
Sali-Raufuncton 251
Salicylamid
– Enzymhemmer 32
Salicylate 107, 108, 128
– **/Antidiabetika** 181
Salicylsäure 20, 51, 52
– Arzneimittelbindung 42
Salyrgan-Ampullen 252
Salurepin 202
Sanatrichom 139
Sandolanid 241
Saroten 154
Sassafras variifolium 367
Sassafraswurzelrinde 365
Sastridex 229
Saurepin 251
Scandicain 297
Schädlingsbekämpfungsmittel 27
Schwangerschaft
– Zigarettenrauchen 26
Schilddrüsenfunktionsteste 279
Schilddrüsenhormone 140
Schiwasol 8
Schwermetalle 96
Scilla maritima 366
Scopolaminum-Hydrobromicum 157
Scopolia carniolica 367
Scutellaria lateriflora 367
Secobarbital 272
Secobarbital-Natrium 272
Secometrin 325
Seda-Intensain 272
Sedanoct 191, 281
Seda-Persantin 272
Sedaraupin 202
Seda-Repicin 202
Seda-Sensit 272
Seda-Tablinen 145, 272
Sedativa 271, 281, 336
– **/Antikoagulantien** 137
– **/Natriumvalproinat** 151
– **/Orale Kontrazeptiva** 304
Seda-Nitro-Mack-Ret. 272
Sedovidon 272
Sefril 81
Segontin 246
Segontin-S 272

Sekretion
– aktive 52
Sekundal-D 192
Selbstmedikation 39, 166, 322
Semap 332
Sembrina 202
Semi-Euglucon 179
Senecioalkaloide 365
Senecio species 367
Sennoside 365
Sequentialpräparate 301
Sequilar 301
Seripur 202
Serotonin 32, 33, 202
Serpasil 202
Serumphosphatase
– alkalische 30
Sigaperidol 332
Sigaprim 112
Silbersalze 112
Silbersulfadiazin 112
Silomat-Saft 314
Simatin 145
Sincomen 228, 253
Sinesalin 251, 256
Sinorytmal 203
Sinovula 300
Sinquam 154
Sintrom 125
Siozwo-Salbe 315
Sirolin retard 191
Sistometril 300
Solbrin 191
Solgol 203, 232
Solu-Cortef
– in vitro Unverträglichkeit 11
Solvo-Strept 77, 348
Somnifen 272
Somnibel 281
Somnomed 281
Somnotropon 281
Somvit 192, 272, 281
Sorbidilat 246
Sorbit Lösung 9
Sotalex 203, 232
Sotalol 204, 320, 329
– Hydrochlorid 203, 232
Spasmoveron 272
Spastretten 271
Speisepilz
– Interaktion 75
Spinalanästhesie 261
Spironolacton 38, 137, 228, 253, 370
– /Aspirin 228
– Bioverfügbarkeit 18
– /Diuretika plus Kaliumsubstitution 257
– Hyperkaliämie 253
– Kombinationsbehandlung 228
– Nierenfunktion 253

– Resorption 17
Spiro-Tablinen 228, 253
Spondryl 303
Stacho-Magentabletten 272
Stadadorm 272
Stagural-Retard 315
Stangyl 155
Stanozolol 128
Stapenor 92
– in vitro Unverträglichkeit 10
Staphylex 92
stark wirkende Analgetika 360
Star-Pen 92
Staurodorm 281
Stearylalkohol
– selbstemulgierend 95
Steclin 113
Stediril 301
Stemetil 331
Stenocardin 232
Steroide 102
– mischfunktionelle Oxigenasen 28
Steroidhormone 29, 271
Stevens-Johnson-Syndrom 107
Stilboestrol
– Bioverfügbarkeit 18
Streptoduocin 77, 348
Streptokinase 8
Streptomagma 348
Streptomycin 10, 11, 12, 51, 57, 77, 78, 91, 94, 98, 102, 110, 308, 322, 348
– /Arzneimittel in gelöster Form 80
– Sulfat 77, 132, 265, 348
Streptomagma 77
Streptothenat 77, 348
Stresson 202, 232
Strodival 241
Stromba 128, 182
Strophanthus kombe 366
G-Strophantin 241
– Ampullen 241
K-Strophantin 241
– Ampullen 241
Strophoperm-Lösung 241
Styrol 285
Subcutin 297
Succinimid 145
Succinyl-Asta 307
Succus liquiritiae 368, 370
Sulfa-Beromycin 106
Sulfadiamethoxin 150
Sulfadiazin 80, 81, 86, 99, 106, 118, 119, 150, 219, 322
– Bioverfügbarkeit 18
– Heyl 106
– Natrium 214
– /Arzneimittel in gelöster Form 109
– in vitro Unverträglichkeit 12
Sulfadimethoxin 106
Sulfadimidin 106, 183, 198, 219

Sulfadimidin-Natrium
- in vitro Unverträglichkeit 12
- /**Arzneimittel in gelöster Form** 110
Sulfa-Furadantin 106
Sulfafurazol 80, 81, 106, 118, 119, 182, 198, 267, 322
- Resorption 22
- Bioverfügbarkeit 18
- /**Thiopental-Natrium** 111
Sulfamerazin 106
- /**Eisensalze** 111
- /**Schwermetallsalze** 111
Sulfamethizol 106, 150
- /**Eisensalze** 112
- /**Hexamethylen-Tetramin** 111
- /**Schwermetallsalze** 112
Sulfamethoxazol 106
- /**Trimethoprim** 112
Sulfamethoxydiazin 106, 150
Sulfamethoxypyridazin 106, 150
Sulfanilamid
- /**Chininsalze** 112
- /**Metallsalze** 112
Sulfaphenazol 39, 106, 148, 150, 182
- Enzymhemmer 32
Sulfapyridin 106
Sulfapyrimidin 180
Sulfathiazol 106
- /**Eisensalze** 113
- /**Hexamethylen-Tetramin** 112
- /**Schwermetallsalze** 113
Sulfinpyrazon 52, 255
- /**Thiopental-Natrium** 111
- /**Aspirin** 228
Sulfonamide 5, 8, 10, 11, 12, 51, 52, 53, 106, 132, 182, 344
- Acetylierung 107
- /**Analgetika** 107
- /**Antidiabetika** 108
- /**Antikoagulantien** 108
- /**Antiphlogistika** 107
- Arzneimittelbindung 42
- Arzneimittelverdrängung 42
- Ausscheidungsgeschwindigkeit 106
- Dosierungshäufigkeit 106
- in vitro Unverträglichkeit 12
- lösliche 12
- /**Lokalanaesthetika** 109
- lokale Applikation 107
- /**Methothrexat** 108
- /**Paraldehyd** 109
- /**Phenytoin** 150
- Plasmaproteinbindung 228
- /**Procain** 109
- /**Procainamid** 236
- Pyrimidin-Derivate 72
- Resorptionsgeschwindigkeit 106
Sulfonamidkombinationen 113
Sulfone 344
Sulfonsäuren 52

Sulfonylharnstoffe 43, 180
Sulfonylharnstoff-Derivate 75, 208, 254, 284
- Nebenwirkungen 180
Sulfopecticept 191
Sulforidazin 331
Sulindac 229
Sulmycin 77
Sultanol 314
Sultiam 146, 147, 148
Supergan 251
Superpep-Reise-Kaugummi-Dragees 191
Supramycin 113
Suprarenin 314
- Lösung 314
Supristol 112
Suractin 92
Surika 229
Sustac-Ret. 246
Suxamethonium 9, 264, 265, 279, 308, 340, 359, 361
- /**Phenelzin** 164
- /**Propanidid** 308
- chlorid 267, 307
- Metabolismus
Suxinutin 145
Sympatizin 315
Sympatol 315
Sympathomimetika 314
- /**Antidiabetika** 187
- /**Atropin** 325
- /**Chlorpromazin** 335
- /**Furazolidon** 90
- /**Ganglienblocker** 210
- /**Guanethidin** 210
- /**Herzglykoside** 245
- /**MAO-Hemmer** 161
- /**Mazindol** 325
- /**Methyldopa** 213
- /**Mutterkorn-Alkaloide** 325
- /**Phenothiazine** 326
- /**Prenylamin** 247
- /**Procarbazin** 361
- /α-**Rezeptorenblocker** 325
- /**Treibgase** 7
- Toleranzentwicklung 316
Sympatholytika
- indirekte 45
Sympatocard 315
Sympaton 315
Synephrintartrat 315
Synistamin 191
Syntocinon 264
Systodin 232
Syntubin 258

Tagamet 135
Tamoxifencitrat 356
Tanderil 129, 229

Taractan 333
Taraxacum officinale 367
Tardocillin 1200 92
Tavor 277
Taxilan 331
TB-Phlogin 347
TB-Phlogin cum B_6 347
Tecoryl 314
Tebesium Depot 347
Tebesium-S 347
Teflin 113
Tegretal 132, 146
Temazepam 277
Temesta 277
Temserin 203, 232
Tenormin 202, 232
Tensatrin 203
Tensilet 201
Tensilon 79, 104
Tenuate 157, 208
Tephorin 191
Terbolan 252
Terbutalin
− Bronchodilatation 316
− /β-Rezeptorenblocker 319
Terbutalinsulfat 314
Teronac 158, 206, 325
Terramycin 113
− in vitro Unverträglichkeit 12
Terravenös 113
Testosteron 25
− Enzymhemmer 32
Tetrabakat 113
Tetrablet 113
Tetracain 109, 297, 299
− Hydrochlorid 297
− Hydrochlorid-Lösung 297
Tetracitro-S 113
Tetrachloräthylen 22, 73
Tetracycletten 113
Tetracycline 8, 9, 10, 11, 12, 86, 91, 93, 94, 96, 98, 99, 102, 105, 110, 113, 132, 196, 214
− /**Aluminiumhydroxyd** 21
− /**Antacida** 114
− /**Antidiabetika** 187
− /**Antikoagulantien** 115
− /**Bestandteile galenischer Zubereitungen** 120
− Bildung von Komplexsalzen 15
− Bioverfügbarkeit 18
− /**Eisensalze** 114
− Generica 113
− Hydrochlorid 113, 265, 267
− /**Arzneimittel in gelöster Form** 118
− in vitro Unverträglichkeit 12
− /**Methoxyfluran** 115
− /**Milch** 114
− /**Penicilline** 85, 115
− /**Phenformin** 115

− Resorption 17
− /**Rifampicin** 85
Tetracyn
− in vitro Unverträglichkeit 12
Tetrahydrozolin-Hydrochlorid 315
Tetralysal 113
Tetra-Tablinen 113
Thalamonal-Ampullen 332
Theophyllin 48, 49
− Bioverfügbarkeit 18
Theralene 192
Therapas 344
Thiamin-Hydrochlorid 97
Thiaziddiuretika 45, 52, 53, 238
− /**Alkohol** 257
− Gallamin 310
− /**Lithium** 293, 294
− /**MAO-Hemmer** 162
− /**Muskelrelaxantien** 258
− /**Tubocurarin 310**
Thiazide 73, 186, 243, 251, 254, 255, 262, 310
− /**Ganglienblocker** 254
− /**Guanethidin** 254
− Hyperurikämie 251
− Hypokaliämie 251, 254
− /**Methyldopa** 254
− /**Rauwolfia-Alkaloide** 254
Thietylperazin 331
Thioalkohole 97
Thio-Barbityral 260
Thioguanin 32, 356
− Wellcome 356
Thiomersal 97
Thionamid 345
Thiopental 96, 119, 261, 319, 322
− „Lentia" 260
Thiopentalnatrium 196, 197, 260
− /**Arzneimittel in gelöster Form** 266
− /**Sulfafurazol** 266
Thiopropazat-Hydrochlorid 331
Thioproperazin-Dimethansulfonat 331
Thioridazin 337, 363
− Hydrochlorid 331
Thiotepa 309, 355
− „Lederle" 309, 355
− Pseudocholinesterase 361
− /**Muskelrelaxantien** 361
Thiouracil
− Hypoprothrombinämie 134
Thioxanthene 291, 330, 333, 336
Thomapyrin 165
Thrombasal 125
Thrombophob.-Injektions-Lösungen 124
Thybon 140, 188
Thymoxamin 50, 325
Thyreostat 134
Thyroid
− Bioverfügbarkeit 18

Thyroxin 279
Tigron-Emulsion 139
Timolol 204, 320
Timololmaleat 203, 232
Timonil 146
Tintlinge
– **/Alkohol** 371
Tiotixen 333, 337, 363
– **/Guanethidin** 339
Triaminic 315
TMS 480 112
Tobramycin 10, 77
Tobrasix 77
Tofranil 154, 170
Tolazamid 179
– Sulfonylharnstoff 43
Tolazolin 75, 284
Tolbet 179
Tolbutamid 5, 25, 73, 108, 133, 179, 208
– Abbau 39
– Albuminbindung 39
– Arzneimittelverdrängung 42
– Bioverfügbarkeit 18
– Halbwertzeit 26, 182
– Hypoglykämie 42
– Metabolisierung 32
– Resorption 17
– Tablinen 179
Tolbutamidtabl.
– Auflösungsgeschwindigkeit 16
Toleran 260, 272
Toliprolol-Hydrochlorid 203, 232
Tolycain 297
Tomanol 165, 227, 229
Tonexol 297
Tonus-Forte 315
Toquilon 281
Torecan 331
Torrat 203
Tosmilen 193, 273
Totocillin 92
TPE 1800 8
Tragacanth 100, 120
Tramazolin 315
Trandate 232
Tranquase 277
Tranquilizer 74, 187
– **/Antikoagulantien** 140
– **/Levodopa** 291
– **/Narkosemittel** 264
– **/Trizyklische Antidepressiva** 170
Tranquo-Buscopan 277
– Tablinen 277
Tranxilium 277
Tranylcypromin 161, 261
– Sulfat 154
Trapanal 260
Trasicor 203, 232
Trasitensin 251
Trasylol 311

Travelin 191
Trecator 345
Treibgase, frigenhaltig 328
Tremaril 157
Tremarit 157
Treupel 165
Triäthanolamin 267
Triaminic 191, 192
Triamteren 186, 253, 254, 257
– Nierenfunktion 253
Trichex 139
Trichloräthylen 115, 260, 263, 264, 328
– Arrhythmien 263
Trichlorfluormethan 328
Trichlormethiazid 251
Trichlortrifluoräthan 328
Tricho-Cordes 139
– Gynaedron 139
Trichomonadeninfektion 139
Trichostop 139
Tricyclamol 236
Tridion 145
Trifluoperazin-Hydrochlorid 331
Trifluperidol-Hydrochlorid 332
Triflurpromazin 330
Triglobe 112
Trihexyphenidyl 237
– Hydrochlorid 157
Tri-Jodthyronin 279
Trimedil 191
Trimeprazin 167, 193, 194, 291
– **/Levodopa** 336
Trimetaphan 262
Trimethoprim 106
– **/Sulfamethoxazol** 112
Trimetaphan-Campfersulfonat 201
– **/Tubocurarin** 211
Trimethadion 145
Trimipramin 72, 155
Trinordiol 301
Triparanol
– Enzymhemmer 31
Tripelennamin 86
– in vitro Unverträglichkeit 199
– Hydrochlorid 192
Triperidol 332
Triprolidin-Hydrochlorid 192
Trizyklische Antidepressiva 133, 209, 320
– **/Adrenalin und Noradrenalin** 164
– **/Alkohol** 165
– **/Analgetika** 165
– **/Anticholinergika** 166
– **/Antihistaminika** 166
– **/Antihypertonika** 167
– **/Antikoagulantien** 166
– **/Antikonvulsia** 166
– **/Barbiturate** 167
– **/Benzodiazepine** 278
– **/Chlordiazepoxid** 168

- /Debrisoquin 205
- /Digoxin 246
- epileptische Anfälle 166
- /Ethchlorvynol 168
- /Glutethimid 168
- /Levodopa 168
- /MAO-Hemmer 169
- /Methyldopa 208
- /Neuroleptika 170
- /Orphenadrin 169
- /Pethidin 169
- /Rauwolfia Alkaloide 170
- /Reserpin 170
- /Sympathomimetika 170
- /Tranquilizer 170
Tropa-Alkaloide 367
Trophysan 10
Tromexan 125
Truxal 333
Truxaletten 333
Tryptizol 154
Tryptophan
- /MAO-Hemmer 163
Tubocurarin 263
Tuberkulosebehandlung bei Drogenabhängigen 352
Tuberkulostatika 22, 344
- /Ethionamid 346
- /Prothionamid 346
Tubil 128
Tubocurarin 45, 239, 257, 258, 261, 308, 340
Tubocurarinchlorid 307
- /Acetylcholin 45
- /Trimetaphan 211
Tussifrenon 314
Tussipect 314
Tussiva 191, 314
Tybrain 314
Tyramin 32, 90
- Metabolisierung 32
Thyreoideae glandulae sicc. 140
Tyzine 315

Ubretid 193
Udicil 356
Überleitungsstörungen 314
Ulcodyston 272
Ulcus-Tablinen 370
Ulgastrin-S 272
Ultrapen 92
Ultrax 106
Umbrium 277
Umwelt
- chemische Schadstoffe 39
Umweltverschmutzung 25, 27
Unverträglichkeiten
- in vitro 10
Urikosurika
- /Diuretika 255

Uroflux 251
Urografin 197
Uroheparin 124
Urolong 89
Urolucosil 106
Urospasmon 89
Uro-Tablinen 89
Urovison 195
Utivitol-Forte-Amp. 310

Valabrana 237
Valeriana officinalis 367
Valium 145, 277
Valproinat 146
Valproinsäure
- **Natriumsalz** 146
Vamin 10
Vaminaco mit Fructose 8
Vancomycin 10, 11, 12
Vasoplex 315
Vasopressin 264
Vasoxine 314, 315
Vegolysen 201
Velbe 355
Veramon 272
Verapamil-Hydrochlorid 246
Veratrumalkaloide 73, 203
Veratrum viride 367
Vercyte 355
Veriloid 203
Verophen 330
Verteilungskoeffizient 20
Vertirosan 191
Vesparax 272
Vetren-Ampullen 124
Vibramycin 113
Vibravenös 113
Vibrocil 191, 315
Vikaman 134
Viloxazin-Hydrochlorid 155
Vinblastin 337, 363, 365
- Sulfat 355
Vinca-Alkaloide 365
Vincristin 337, 363, 365
- Neuropathie 57
- „Lilly" 355
- Sulfat 355, 362
Vinylchlorid 328
Viocin 77, 348
Viola tricolor 367
Viomycin 10, 78, 102, 308
- **/Arzneimittel in gelöster Form** 81
- sulfat 77, 348
Vionactan 77, 348
Viothenat 77, 348
Viscum album 367
Viskaldix 251
Visken 203, 232
Viskenit 203
Vitac 315

Register 407

Vitamine 110
Vitamin-A
– Mangel 23
– Resorption 21
Vitamin B 10, 24, 102
Vitamin-B Injektionslösung 265
– Mangel 23
Vitamin B$_6$
– /Levodopa 291
Vitamin B$_{12}$ 345
– Absorption 23, 24
– /Colchicin 24
Vitamin B und C
– in vitro Unverträglichkeit 12
Vitamin C 102
– Injektionslösung 265
Vitamin D 30, 242
– Resorption 21
Vitamin D$_3$ 30
– biologische Halbwertzeit 30
– Metabolisierungsgeschwindigkeit 30
Vitamin E 10
Vitamin K 5, 108, 134
– Aufnahme 349
– /Chlortetracyclin 24
– /Cholestyramin 24
– Kumarine 45
– Resorption 21
– Hemmung 131
– Synthese 23
– Darmbakterien 131
Vitamin K$_1$ 126, 134
Vivalan 155
Volon-A-Rhin 315
Vomex-A 191
Voyal 191

Wachs
– emulgierendes 95
Warfarin 8, 21, 25, 37, 41, 71, 119, 282, 317
– Arzneimittelverdrängung 42
– Bioverfügbarkeit 18
– bindung 40
– /Cholestyramin 21
– Enzymhemmer 32
– Halbwertzeit 26

– /Heptabarbital 21
– intestinale Absorption 21
– Isomere 139
– Metabolisierung 32
– Natrium 125, 127
– renale Clearance 130
– Verteilungsvolumen 56
Wein
– Tyramingehalt 71
Wick-Spray 315
Wismutcarbonat 246

Xanthine 141
– /MAO-Hemmer 158
Xanthinoxidase-Hemmer 39
– /Antikoagulantien 141
– Enzymhemmer 31
Xylanest 297
Xylestesin 297, 298
Xylocain 297
D-Xylose
– /Methotrexat 360
Xylometazolin-Hydrochlorid 315

Yermonil 300

Zentromid 145
Zentropil 145
Zigarettenkonsum 26
Zink-Insulin 226
Zinkoxyd 97, 100
Zöliakie 56
Zolicef 81
Zucker 96
Zyloric 127, 141, 255
Zyklustabletten IB-2 300
– IB-4 300
Zytostatika 355
– Hemmung der Knochenmarkstätigkeit 355
– immunsupressive Wirkung 355
– Leukämiebehandlung 356
– Mehrfachtherapie 357
– Schwangerschaft 355
– teratogene Wirkung 355
– /ADH-Sekretion 362
– /i.v.-Zusätze 362